Psychotherapie in der Psychiatrie

Herausgegeben von
Hanfried Helmchen, Michael Linden, Ulrich Rüger

Autoren
U. Baumann, W. Bender, G. Benedetti, M. Berger, W. Blankenburg, H. J. Bochnik,
D. Bolk-Weischedel, B. Brauchli, H. D. Brenner, G. Buchkremer, H. Busch,
R. Cohen, S. Elhard, M. Ermann, P. Fiedler, M. Friedrich, H. Friedl,
C. Gärtner-Huth, O. Geibel, V. Geiger, W. Greve, H. W. von Grünberg, I. Hand,
P. Hartwich, H. Heimann, H. Helmchen, S. O. Hoffmann, G. Hole, W. Kopittke,
H. U. Lange, M. Linden, R. Metzger, H. J. Möller, Ch. Müller, P. Müller,
M. Müller-Küppers, K. Münzel, R. Olbrich, B. Olbrich-Symannek, J. Paal,
U. H. Peters, H. Pohlmeier, H. Quint, H. Radebold, Ch. Reimer, H. Remschmidt,
W. Richtberg, H. K. Rose, H. Rothenbacher, G. Rudolf, U. Rüger, A. J. Rush,
D. Sandner, Ch. Scharfetter, A. Schinkel, Th. Schönfelder, S. Schröder, D. Schulte,
F. Schwarz, H. Siedow, W. Stramke, R. Strunk, J. Sturm, L. Teusch, R. Tölle,
W. Tunner, B. Vock, H. Watzl, S. Wedel, W. Th. Winkler, M. Wolfersdorf

Mit 21 Abbildungen und 33 Tabellen

Springer-Verlag
Berlin Heidelberg New York 1982

Herausgeber

Prof. Dr. med. H. Helmchen
Direktor der Psychiatrischen Klinik und Poliklinik der Freien Universität Berlin,
Eschenallee 3, D-1000 Berlin 19

Dr. med. Dipl.-Psych. M. Linden
Oberarzt der Psychiatrischen Klinik und Poliklinik der Freien Universität Berlin,
Eschenallee 3, D-1000 Berlin 19

Prof. Dr. med. U. Rüger
Oberarzt der Psychiatrischen Klinik und Poliklinik der Freien Universität Berlin,
Eschenallee 3, D-1000 Berlin 19

CIP-Kurztitelaufnahme der Deutschen Bibliothek.
Psychotherapie in der Psychiatrie / Hrsg. Hanfried Helmchen . . .
Autor: U. Baumann . . . – Berlin ; Heidelberg ; New York ; Springer, 1981

ISBN-13:978-3-540-10967-9   e-ISBN-13:978-3-642-68201-8
DOI: 10.1007/ 978-3-642-68201-8

NE: Helmchen, Hanfried [Hrsg.]
Baumann, Urs [Mitverf.]

Gesamtherstellung: K. Triltsch, Würzburg
2126/3020-543210

Mitarbeiterverzeichnis

Baumann, U. Prof. Dr. phil., Dipl.-Psychologe
Direktor des Instituts für Psychologie der Christian-Albrecht-Universität
Olshausenstr. 22, 2300 Kiel

Bender, W. Dr. med. et phil.
Oberarzt an der Psychiatrischen Klinik der Universität München
Nußbaumstr. 7, 8000 München 2

Benedetti, G. Prof. Dr. med.
Psychiatrische Universitäts-Poliklinik des Kantonspitals Basel
Petersgraben 4, CH-4031 Basel

Berger, M. Dr. med.
Oberärztin der Abt. für Kinder- und Jugendpsychiatrie der Psychiatrischen
und Neurologischen Klinik d. Universität, Hauptstr. 5, 7800 Freiburg/Br.

Blankenburg, W. Prof. Dr. med.
Direktor der Psychiatrischen Klinik und Poliklinik der Philipps-Universität
Marburg, Ortenbergstr. 8, 3550 Marburg/L.

Bochnik, H. J. Prof. Dr. med.
Direktor des Zentrums der Psychiatrie der Johann-Goethe-Universität Frankfurt
Heinrich Hoffmann-Str. 10, 6000 Frankfurt/M. 71

Bolk-Weischedel, D. Dr. med., Nervenärztin, Psychoanalytikerin
Eichkampstr. 108, 1000 Berlin 19

Brauchli, B. Dr. phil.
Klin. Psychologe, Forschungsabteilung, Psychiatrische Universitätsklinik Bern
Bolligenstr. 111, CH-3072 Bern/Ostermundingen

Brenner, H. D. Dr. med. et phil.
Leiter der Forschungsabteilung der Psychiatrischen Universitätsklinik Bern
Bolligenstr. 111, CH-3072 Bern

Buchkremer, G. Dr. med.
Oberarzt der Abt.: Klinik für Psychiatrie der Psychiatrischen und Nervenklinik
der Universität, Albert-Schweitzer-Str. 131, 4400 Münster

Busch, H. Priv.-Doz. Dr. med.
Ärztlicher Direktor der Landesnervenklinik, 6508 Alzey

Cohen, R. Prof. Dr. phil.
Sozialwissenschaftliche Fakultät, Postfach 55 60, 7750 Konstanz

Elhard, S. Prof. Dr. med.
Vorsteher der Abteilung für Psychotherapie und Psychosomatik, Psychiatrische
Klinik und Poliklinik der Universität, Nußbaumstr. 7, 8000 München 2

Ermann, M. Prof. Dr. med.
Leitender Oberarzt der Psychosomatischen Klinik des Zentralinstituts
für Seelische Gesundheit, J 5, 6800 Mannheim 1

Fiedler, P. Prof. Dr. phil.
Hochschullehrer für Klinische Psychologie und Psychotherapie
Psychologisches Institut der Universität Heidelberg
Hauptstr. 47–51, 6900 Heidelberg

Friedrich, M. Dipl.-Psychologin
Psychiatrisches Landeskrankenhaus Weißenau, Akademisches Krankenhaus
Abteilung für Psychiatrie I der Universität Ulm, 7980 Ravensburg-Weißenau

Friedl, H. Dr. med.
Ehemals Oberarzt des Bereichs Depression am Psychiatrischen Landeskranken-
hauses Weißenau, Abteilung Psychiatrie I der Universität Ulm; jetzt
Lothringerstr. 14, A-3400 Kloster Neuburg

Gärtner-Huth, C. Dr. med., Dipl.-Psychologin
Zentrum der Psychiatrie der Johann-Goethe-Universität
Heinrich-Hoffmann-Str. 10, 6000 Frankfurt/M. 71

Geibel, O. Dr. med.
Psychiatrisches Landeskrankenhaus Weißenau
Weinsgartshofer Str. 2, 7980 Ravensburg-Weißenau

Geiger, V. Dr. med.
Psychiatrische Poliklinik des Max-Planck-Instituts für Psychiatrie
Kräpelinstr. 10, 8000 München 40

Greve, W. Prof. Dr. med.
Chefarzt der Psychiatrischen Abteilung der Schloßpark-Klinik
Heubnerweg 2, 1000 Berlin 19

Grünberg, H. W. von Dr. med.
Niedergelassener Nervenarzt, Oststr. 24, 4400 Münster/Westf.

Hand, I. Priv.-Doz. Dr. med.
Oberarzt der Psychiatrischen Klinik und Poliklinik der Universität Hamburg
Martinistr. 52, 2000 Hamburg 20

Hartwich, P. Prof. Dr. med.
Oberarzt der Abteilung Psychiatrie der Medizinischen Fakultät
an der RWTH Aachen
Goethestr. 27/29, 5100 Aachen

Heimann, H. Prof. Dr. med.
Direktor der Psychiatrischen Klinik der Universität
Osianderstr. 22, 7400 Tübingen

Helmchen, H. Prof. Dr. med.
Direktor der Psychiatrischen Klinik und Poliklinik der Freien Universität Berlin
Eschenallee 3, 1000 Berlin 19

Hoffmann, S. O. Prof. Dr. med., Dipl.-Psychologe
Leitender Oberarzt der Abteilung für Psychotherapie und Psychosomatik
am Klinikum der Albert-Ludwig-Universität
Habsburger Str. 62, 7800 Freiburg/Br.

Hole, G. Prof. Dr. med.
Ärztlicher Direktor des Psychiatrischen Landeskrankenhauses Weißenau,
Abteilung Psychiatrie I der Universität Ulm
Kirchstr. 3, 7980 Ravensburg-Weißenau

Kopittke, W., Dipl.-Psychologe
Psychiatrisches Landeskrankenhaus Weißenau, Abteilung Psychiatrie I
der Universität Ulm
Kirchstr. 3, 7980 Ravensburg-Weißenau

Lange, H. U. Dr. med., Dipl.-Psychologe
Rhein. Landes- und Hochschulklinik Essen, Hufelandstr. 55, 4300 Essen 1

Linden, M. Dr. med., Dipl.-Psychologe
Psychiatrische Klinik und Poliklinik der Freien Universität Berlin
Eschenallee 3, 1000 Berlin 19

Metzger, R., Arzt
Bereich Depression am Psychiatrischen Landeskrankenhaus Weißenau
Abteilung Psychiatrie I der Universität Ulm
Kirchstr. 3, 7980 Ravensburg-Weißenau

Möller, H. J. Dr. med.
Oberarzt der Psychiatrischen Klinik und Poliklinik der Technischen Universität
München, Ismaningerstr. 22, 8000 München 80

Müller, Ch. Prof. Dr. med.
Direktor der Psychiatrischen Klinik der Universität Lausanne
CH-1008 Prilly-Lausanne

Müller, P. Priv.-Doz. Dr. med.
Leiter der Poliklinik der Klinik für Psychiatrie der Universität Göttingen
von-Siebold-Str. 5, 3400 Göttingen

Müller-Küppers, M. Prof. Dr. med.
Direktor der Abteilung für Kinder- und Jugendpsychiatrie der Psychiatrischen
Klinik der Universität Heidelberg
Blumenstr. 8, 6900 Heidelberg

Münzel, K. Dr. phil.
Institut für Psychologie/ Klinische Psychologie der Universität München
Kaulbachstr. 93, 8000 München 40

Olbrich, R. Dr. med., Dipl.-Psychologe
Oberarzt am Psychiatrischen Landeskrankenhaus Reichenau
Postfach 3000, 7750 Konstanz

Olbrich-Symannek, B. M. A., Psychologin
Psychiatrisches Landeskrankenhaus Reichenau, Postfach 3000, 7750 Konstanz

Paal, J. Dr. med.
Niedergelassener Nervenarzt, Sperberweg 7, 6072 Dreieich-Buchschlag

Peters, U. H. Prof. Dr. med.
Direktor der Nervenklinik der Universität Köln
Joseph-Stelzmann-Str. 9, 5000 Köln 41

Pohlmeier, H. Prof. Dr. med.
Leiter der Abteilung für Medizinische Psychologie an der Universität Göttingen
Humboldtallee 1, D-3400 Göttingen

Quint, H. Prof. Dr. med. et phil.
Direktor der Klinik für Psychotherapie und Psychosomatik im
Universitätsklinikum Essen, Hufelandstr. 55, 4300 Essen

Radebold, H. Prof. Dr. med.
Interdisziplinäre Arbeitsgruppe für angewandte Soziale Gerontologie (ASG)
Gesamthochschule Kassel, Postfach 10 13 80, 3500 Kassel

Reimer, Ch. Dr. med.
Oberarzt der Klinik für Psychiatrie, Medizinische Hochschule Lübeck
Ratzeburger Allee 160, 2400 Lübeck

Remschmidt, H. Prof. Dr. med. et phil.
Direktor der Klinik für Kinder- und Jugendpsychiatrie und des Instituts für
Ärztlich-pädagogische Jugendhilfe der Philipps-Universität Marburg
Hans-Sachs-Str. 6–8, 3550 Marburg/L.

Richtberg, W. Dr. phil., Dipl.-Psychologe
Zentrum der Psychiatrie im Klinikum der J.-W.-v.-Goethe-Universität
Heinrich-Hoffmann-Straße 10, 6000 Frankfurt/M.

Rose, H. K. Prof. Dr. med.
Medizinische Hochschule Hannover – Psychiatr. Klinik
Postfach 61 01 80, 3000 Hannover 61

Rothenbacher, H. Dr. med.
Oberarzt im Suchtbereich des Psychiatrischen Landeskrankenhauses Weißenau
Kirchstr. 3, 7980 Ravensburg-Weißenau

Rudolf, G. Prof. Dr. med.
Freie Universität Berlin – Universitätsklinikum Charlottenburg
Abteilung für Psychotherapie und Psychosomatische Medizin
Spandauer Damm 130, 1000 Berlin 19

Rüger, U. Prof. Dr. med.
Oberarzt der Psychiatrischen Klinik und Poliklinik der Freien Universität Berlin
Eschenallee 3, 1000 Berlin 19

Rush, A. J. Prof. Dr.
Department of Psychiatry – University of Texas
Harry-Hines Boulevard, Dallas, Texas, 75235, USA

Sandner, D. Dr. phil., Dipl.-Psychologe
Forschungsstelle für Psychopathologie und Psychotherapie in der
Max-Planck-Gesellschaft, Montsalvatstr. 19, 8000 München 40

Scharfetter, Ch. Prof. Dr. med.
Psychiatrische Universitätsklinik Zürich, Lenggstr. 31, CH-8029 Zürich 8

Schinkel, A., Ärztin
Bereich Depression am Psychiatrischen Landeskrankenhaus Weißenau
Abteilung Psychiatrie I der Universität Ulm
Kirchstr. 3, 7980 Ravensburg-Weißenau

Schönfelder, Th. Prof. Dr. med.
Direktorin der Abteilung für Kinder- und Jugendpsychiatrie der Psychiatrischen
und Nervenklinik der Universität Hamburg
Martinistr. 52, 2000 Hamburg 20

Schröder, S. Dr. med.
Oberärztin der Psychiatrischen Abteilung der Schloßparkklinik
Heubnerweg 2, 1000 Berlin 19

Schulte, D. Prof. Dr.
Psychologisches Institut der Ruhr-Universität Bochum, 4630 Bochum

Schwarz, F. Dr. med.
Forschungsstelle für Psychopathologie und Psychotherapie in der
Max-Planck-Gesellschaft, Montsalvatstr. 19, 8000 München 40

Siedow, H. Prof. Dr. med. et phil.
Direktor des Psychiatrischen Landeskrankenhauses Reichenau
Postfach 30 00, 7750 Konstanz

Stramke, W. Dipl.-Psychologe
AG für Evaluative Forschung der Psychiatrischen Klinik am Zentralinstitut
für Seelische Gesundheit, J 5, 6800 Mannheim 1

Straub, R., Dipl.-Psychologe
Bereich Depression am Psychiatrischen Landeskrankenhaus Weißenau
Abteilung Psychiatrie I der Universität Ulm
Kirchstr. 3, 7980 Ravensburg-Weißenau

Strunk, P. Prof. Dr. med.
Ärztlicher Direktor der Abteilung für Kinder- und Jugendpsychiatrie
der Psychiatrischen und Neurologischen Klinik der Universität Freiburg
Hauptstr. 5, 7800 Freiburg/Br.

Sturm, J. Dr. med.
Leit. Arzt der Psychosomatischen Klinik, Kurbrunnenstraße, 6702 Bad Dürkheim

Teusch, L. Dr. med., Dipl.-Psychologe
Rheinische Landes- und Hochschulklinik Essen, Hufelandstr. 55, 4300 Essen 1

Tölle, R. Prof. Dr. med.
Direktor der Psychiatrischen und Nervenklinik der Westfälischen
Wilhelms-Universität, Roxeler Str. 131, 4400 Münster/Westf.

Tunner, W. Prof. Dr.
Institut für Psychologie/Klinische Psychologie der Universität München
Kaulbachstr. 93, 8000 München 40

Vock, B., Ärztin
Bereich Depression am Psychiatrischen Landeskrankenhaus Weißenau
Abteilung Psychiatrie I der Universität Ulm
Kirchstr. 3, 7980 Ravensburg-Weißenau

Watzl, H., Dipl.-Psychologe
Sozialwissenschaftliche Fakultät, Universität Konstanz
Postfach 55 60, 7750 Konstanz

Wedel, S. Dr. med.
   Psychiatrische und Nervenklinik der Universität Hamburg
   Martinistr. 52, 2000 Hamburg 20
Winkler, W. Th. Prof. Dr. med.
   Dir. i. R. des Westfälischen Landeskrankenhauses, Tannenweg 3, 4830 Gütersloh
Wolfersdorf, M. Dr. med.
   Oberarzt des Bereichs Depression am Psychiatrischen Landeskrankenhaus
   Weißenau, Abteilung Psychiatrie I der Universität Ulm
   Kirchstr. 3, 7980 Ravensburg-Weißenau

Vorwort

„Psychotherapie in der Psychiatrie" ist ein Thema, das heute dringlicher denn je erfordert, aktuelle Entwicklungen der Psychotherapie darzustellen und ihren Stellenwert für die psychiatrische Behandlung sowie ihre Bedeutung für den einzelnen psychisch Kranken zu prüfen. Denn diese Fragen blieben in der Diskussion der letzten Jahre weitgehend ungeklärt. Die öffentliche Diskussion des Themas Psychotherapie war eher von allgemeinen fachlichen wie auch politischen Fragestellungen gekennzeichnet. Ärzte, Psychologen, Sozialarbeiter, Vertreter berufsständischer Organisationen und von Therapieverbänden, Krankenkassen, Politiker und nicht zuletzt auch Patienten waren und sind an dieser Diskussion beteiligt.

Zu den im engeren Sinne fachlichen und wissenschaftlichen Hauptfragen gehört das Problem des Wirksamkeitsnachweises. Zum einen wurde in den letzten Jahrzehnten das Spektrum tradierter suggestiv-supportiver oder psychoanalytischer Psychotherapien durch die Entwicklung neuer Psychotherapieverfahren erweitert und auch strukturell verändert. Damit stellte sich die Frage, welche Therapieform bei welchem Patienten und welchen psychiatrischen Krankheitsbildern die wirksamste und damit indizierte Behandlungsmethode ist. Zum anderen wurden in den letzten Jahren insbesondere im Bereich der Psychopharmakotherapie neue Methoden der Wirksamkeitsprüfung entwickelt, an deren Standards die Beurteilung auch psychotherapeutischer Verfahren nicht einfach vorübergehen kann.

Mit diesem Problem des Wirksamkeitsnachweises ist auch eines der derzeit wichtigsten gesundheitspolitischen Probleme eng verknüpft. Vor allem von den Kostenträgern der Krankenversorgung wird eine Abgrenzung von kurativer Psychotherapie gegen andere professionelle zwischen- und mitmenschliche Hilfen gefordert. Ohne diese Trennung ist eine Finanzierung aus der Krankenversicherung bei den vorgegebenen Begrenzungen der Leistungsfähigkeit nur schwer vorstellbar. Empirisch begründete und praktikable Abgrenzungskriterien sind indessen nicht bekannt. Selbst wenn es aber gelänge, solche zu entwickeln, so bleibt es doch immer auch eine auf Wertvorstellungen bezogene Entscheidung, wo die Grenze zwischen Krankheit und allgemeinen Lebensproblemen gezogen werden soll; und es bleibt ebenso eine gesundheitspolitische Entscheidung, welche Veränderungen ein Therapieverfahren erbringen können muß, um seinen Preis wert zu sein.

Einige Voraussetzungen dieser Diskussion finden sich bereits in dem Bericht der Bundesregierung über die Lage der Psychiatrie mit dem Untertitel „Zur psychiatrischen und psychotherapeutisch/psychosomatischen Versorgung der Bevölkerung" mit seinen über die Behandlung und den einzelnen Kranken hinausgehenden Zielsetzungen. Ungeklärt bleibt dabei die Frage, wer an der psychotherapeutischen Versorgung der Bevölkerung beteiligt werden soll. Die Diskussion um einen eigenen Facharzt für Psychotherapie mit vorwiegend psychoanalytischem Schwerpunkt ist noch unentschieden. Der Referentenentwurf der Bundesregierung für ein sogenanntes Psychotherapeutengesetz, mit dem ein nicht-ärztlicher, d. h. ein psychologischer Heilberuf geschaffen werden soll, konnte keine Gesetzeskraft gewinnen.

Vor diesem Hintergrund wurde der Kongreß der Deutschen Gesellschaft für Psychiatrie und Nervenheilkunde (DGPN) 1980 in Berlin konzipiert. Ausgehend von den dort eingebrachten Beiträgen und Diskussionen wurde das vorliegende Buch geschrieben.

Das Ergebnis ist eine Art Bestandsaufnahme, wie „Psychotherapie in der Psychiatrie" 1980 verstanden und angewandt wird, welche Voraussetzungen dabei wirksam sind und wie sie zukünftig weiterentwickelt werden sollte. Beabsichtigt war keine umfassende Abhandlung, sondern eher eine exemplarische Illustration verschiedener Ansprüche, Möglichkeiten und Begrenzungen von Psychotherapie bei psychisch Kranken.

So wurden

- die Breite psychotherapeutischer Zielsetzungen und Vorgehensweisen am Beispiel schizophrener Erkrankungen, einem tradierten Kernbereich psychiatrischer Tätigkeit, verdeutlicht;
- psychotherapierelevante Aspekte von Depression und Suizidalität, einem anderen wesentlichen Bereich psychiatrischer Tätigkeit, beschrieben;
- psychoanalytische und verhaltensmodifikatorisch orientierte Psychotherapie für Zwang und Angst, soweit sie Ausdruck typischer Formen neurotischer Störungen sind, einander gegenübergestellt und die psychotherapeutische Beeinflussung tiefgreifender Persönlichkeitsstörungen am „Borderline-Syndrom" exemplifiziert;
- alterstypische Modifikationen der Zielsetzungen, Indikationen und Anwendungsweisen von Psychotherapie bei psychischen Erkrankungen des Kindes- und Jugendalters ebenso wie auch bei solchen des höheren Lebensalters dargestellt.

Wohl kein Zufall und sicher Grund zur Aufmerksamkeit ist, daß in dieser Darstellung die Süchte nur gestreift wurden und die organischen psychischen Erkrankungen fehlen.

Die Herausgeber danken R. Cohen, A. Dührssen, K. Heinrich, H. Helmchen, H. Imhof, H. Lauter, W. Stucke, R. Tölle, W. Th. Winkler, die durch ihre Vorbereitungsarbeit das Konzept des Buches mitgestalteten sowie den Autoren, die sich mit den zahlreichen Anregungen und Wünschen der Herausgeber sehr konstruktiv auseinandergesetzt haben und die Mühsal gelegentlich weitgehender Neufassungen ihrer Beiträge nicht scheuten.

Die Herausgeber hoffen, daß dieses Buch einen Schritt auf einem Wege markiert, der von „Psychotherapie und Psychiatrie" über „Psychotherapie in der Psychiatrie" zu einer „psychiatrischen Psychotherapie" führt.

Berlin, im Oktober 1981   Die Herausgeber

Inhaltsverzeichnis

I Grundlagen und Konzepte

1 Psychotherapie – Bedürfnis, Angebot und Bedarf

H. Helmchen, M. Linden, U. Rüger

Dem heute anerkannten mehrdimensionalen Konzept zu Entstehung und Verlauf psychiatrischer Krankheiten entspricht ein mehrdimensionaler Therapieansatz, in dem psychotherapeutischen Verfahren häufig eine gewichtige Rolle zufällt. Indessen ist die Frage, ob, wann und welche Form psychotherapeutischer Intervention indiziert ist, immer noch nicht befriedigend zu beantworten (Baumann, 1981). Diese Diskrepanz verdeutlicht zum einen methodologische Schwierigkeiten empirischer Validierung psychotherapeutischer Differentialindikationen. Sie verweist zum anderen aber auch auf ein offenbar erhebliches Bedürfnis nach Psychotherapie. Dieses Bedürfnis spiegelt sich ebenso in einer langen Tradition von Versuchen, Verhaltens- und Erlebensstörungen mit psychischen Mitteln zu beeinflussen, wie auch in Umfang und Vielfalt des derzeitigen Angebots an psychotherapeutischer Hilfe. Schlagwörter wie „Psycho-Boom", „Psycho-Markt" oder „Psycho-Szene" charakterisieren die aktuelle Situation. Sie ist gekennzeichnet durch ein schnelles und deutliches Anwachsen der Zahl von Verfahren, die Hilfe mit psychischen Mitteln versprechen, durch zunehmend mehr Menschen, die solche Hilfe anbieten und Menschen, die dieser Hilfe bedürfen oder zumindest zu bedürfen glauben.

Im folgenden soll versucht werden, einige Ursachen dieses Bedürfnisses nach Psychotherapie zu diskutieren, das zur Zeit vorhandene Angebot an psychotherapeutischer Hilfe zu schätzen und einige Überlegungen zu einem an objektiven Kriterien gemessenen Bedarf anzuschließen.

1.1 Bedürfnis nach Psychotherapie

Ein vermehrtes Bedürfnis nach psychotherapeutischer Hilfe kann aus einer Zunahme subjektiven Leidens herrühren. Erhöhte psychische Belastungen, verminderte Belastbarkeit bzw. Verarbeitungsfähigkeit des einzelnen sowie verstärkte Wahrnehmung seelischer Mißbefindlichkeit in den modernen Massengesellschaften werden als Gründe angeschuldigt. Dabei wird darauf verwiesen, daß die undurchschaubare Komplexität des heutigen Lebens, die Dichte des Zusammenlebens verschiedenartiger Persönlichkeiten (Szasz, 1972), das Wohnen in der Enge, Hellhörigkeit und Stereotypie moderner Mietskasernen (Dessai, 1973), die Lärm- und Reizüberflutung in einer zerstörten Umwelt, die Monotonie und Zwänge der industriellen und bürokratisierten Arbeitswelt (Gardell, 1978) nicht anders als leidvoll erfahren werden können. Eine Antwort auf die Zunahme solcher psychischer Leiden kann ein verstärkter Ruf nach psychotherapeutischer Hilfe sein. Das dahinterliegende Bedürfnis sollte erkannt und verstanden werden, auch wenn damit noch nicht entschieden ist, ob Psychotherapie tatsächlich die beste Antwort auf diese Probleme darstellt.

Daß dieses Hilfsbedürfnis als Wunsch nach Therapie artikuliert wird, verwundert nicht so sehr in unserem arbeitsteiligen Zeitalter der Fachleute. Er wird noch dadurch verstärkt, daß der Krankheitsbegriff einerseits überdehnt und für die Gesamtheit seelischen Unwohlseins in Anspruch genommen, andererseits aber auch vollständig abgelehnt wird (Szasz, 1972). Die daraus resultierende Randunschärfe des psychiatrischen Krankheitsbegriffes (Degkwitz und Siedow, 1981) führt zu der Schwierigkeit, Psychotherapie als Heilbehandlung gegen andere Arten zwischenmenschlicher Hilfe abzugrenzen. In jedem Fall wird aus dem jeweiligen Verständnis von Wesen und Grenzen psychischer Krankheit die Begründung für Art und Umfang bestimmter therapeutischer Forderungen abgeleitet. Ein Blick auf die Entwicklung der modernen Psychiatrie mag dies verdeutlichen.

Aus der romantischen Naturphilosophie entwickelte sich Anfang des 19. Jahrhunderts eine spekulative Psychopathologie (Leibbrand und Wettley, 1961), die Geisteskrankheiten als Folge einer schuldhaften Fehlentwicklung verstand. Heinroth brachte die Seelenstörung in Beziehung zum Gewissen und meinte, daß „allen früher genannten ätiologischen Faktoren . . . ein schon im Ganzen verfehltes Leben vorausgegangen ist" (Leibbrand und Wettley, 1961). Ideler schrieb in seinem „Grundriß der Seelenheilkunde" (1838): „Der Wahnsinn ist niemals die Wirkung einer einzelnen Ursache, sondern stets Erzeugnis einer bis zur vollständigen und anhaltenden Unterdrückung der Besonnenheit gesteigerten Leidenschaft, deren Entwicklung bis zu diesem Grade als das gemeinsame Ergebnis aller vorausgegangenen Lebenszustände und ihrer Verhältnisse zur Außenwelt angesehen werden muß." (zit. n. Leibbrand und Wettley, 1961).

Heinroth und Ideler zählten zu den sogenannten Psychikern. Sie verwiesen aber nicht nur auf die lebensgeschichtliche Bedingtheit und damit letztlich Verstehbarkeit seelischer Krankheit, sondern auch auf die Schuldhaftigkeit und insofern auch Selbstverantwortlichkeit des Kranken. Diese Position blieb jedoch auch schon im letzten Jahrhundert nicht unwidersprochen. Jacobi (1844) schrieb in „Die Hauptformen der Seelenstörungen": „Das sittliche und religiöse Wesen des Kranken muß dabei als vollkommen unbeteiligt anerkannt werden, wenn nicht auf der einen Seite der Begriff von Krankheit oder der andere Begriff von sittlicher Freiheit preisgegeben werden soll." „Halte man sich nicht an diese Erfahrung, so gerate man in eine bedenkliche Art, lieblose Urteile über Menschen zu fällen, die sich nicht wehren können. Das sei typisch laienhaft. Hier zeigt sich als Folge dann ein psychotherapeutischer Pessimismus" (Leibbrand und Wettley, 1961).

Ein anderer, sehr wirksamer Einfluß auf das Verständnis psychischer Störungen kam aus der Aufklärung. Das Kantsche Wort „Aufklärung ist der Ausgang des Menschen aus seiner selbstverschuldeten Unmündigkeit" begründete und rechtfertigte auch die Analogie zwischen unmündigem Kind und Geisteskranken und führte zur Konzeption, psychiatrische Therapie sei weitgehend Pädagogik (Schrenk, 1973). Entsprechend war der Umgang mit psychisch Kranken patriarchalisch geprägt. Der Psychiater erzog, führte, übte seine Kranken als Vater und Lehrer. Dieses Element des „moral management" setzte in philanthropisch-humanistischer Überzeugung begründete psychische Mittel gegen physische Mittel des mechanischen Zwanges („no-restraint") und kann als ein Vorläufer psychiatrischer Psychotherapie verstanden werden. Dieser Ansatz barg allerdings auch die Gefahr in sich, die unmündige Abhängigkeit des Kranken zu perpetuieren, ein Problem, dem die Psychiatrie bis heute nie ganz entgangen ist.

Im Gefolge der Aufklärung wurde der Geisteskranke allgemein als Kranker anerkannt und seine Gleichstellung mit dem körperlich Kranken bereits um die Mitte des vorigen Jahrhunderts gefordert (Griesinger, 1868). Mit der aufkommenden Krankheitslehre der sich verwissenschaftlichenden Psychiatrie („Geisteskrankheiten sind Gehirnkrankheiten") gewann der Kranke nun zwar den Schutz der Krankenrolle, verlor aber gleichzeitig ein Stück seiner Individualität als Person. Der medizinisch geschulte Psychiater wandte sich mit zunehmender Trennung von Krankem und Krankheit immer stärker der letzteren zu.

In unserem Jahrhundert wurde die doppelgleisige Entwicklung im Verständnis psychischer Störungen weitergeführt, ja noch verstärkt. Auf der einen Seite kam es zu Erfolgen der biologischen Forschung mit umfangreichen Befunden zur Entstehung und Behandlung von psychischen Störungen und einem erheblichen Einfluß auf die Routineversorgung psychisch Kranker. Auf der anderen Seite entwickelten sich psychologische Theorien zu fast allen einschlägigen psychischen Störungsformen, und es bildete sich eine Fülle verschiedener psychotherapeutischer Schulen heraus. Trotzdem haben sich psychologische und biologische Modellvorstellungen psychischer Krankheiten bisher nur punktuell, aber kaum auf breiter Front gegenseitig befruchtet. Die anhaltende Trennung zwischen biologisch und psychologisch orientierten Therapeuten sowie auch die Trennung zwischen einzelnen Therapierichtungen birgt die Gefahr einer einseitigen Überbetonung einzelner Sichtweisen und Therapieverfahren in sich. Von daher ist zu verstehen, daß sowohl in der Fachwelt wie in der Öffentlichkeit Teilaspekte psychischer Störungen überbetont und als allgemein gültig dargestellt werden. Für den Bereich der Psychotherapie ist eine der wichtigsten übergeneralisierenden Annahmen, daß psychische Störungen psychische Ursachen haben und daß dementsprechend Psychotherapie die erforderliche Methode der Wahl sei. Wenn nun „psychische Störung" im Verständnis vieler Menschen zum Synonym für seelisches Problem, Mißbefindlichkeit oder psychische Krise und Psychotherapie zur griffigen Vokabel für Beratung, menschliche Zuwendung, Zielgebung, Problemlösung, Überwindung von Schwierigkeiten, Beistand in Krisen oder psychische Hilfe im weitesten Sinne wird, dann muß ein erhebliches Bedürfnis nach Psychotherapie entstehen.

Der Begriff „Psychotherapie" hat offensichtlich in weiten Kreisen eine positive Konnotation im Sinne von anerkannt, fachmännisch, wirkungsvoll und menschlich. Es entspricht dem Vorverständnis vieler Menschen und den Erfahrungen der Normal-Psychologie, daß zuhörendes Eingehen auf menschliche Probleme hilfreich und deshalb auch bei therapiebedürftigen Störungen anzuwenden ist. Des weiteren rührt die positive Konnotation von Psychotherapie wohl auch aus der Gegenüberstellung zur Pharmakotherapie her. Die Verteufelung von Psychopharmaka wird als Beweis für die Indiziertheit von Psychotherapie benutzt. Wenn „der Arzt seine Unfähigkeit, den Patienten, dessen ihm unverständliches Verhalten zu begreifen, durch Vergabe eines Medikamentes kompensiert" oder wenn es „das Medikament ermöglicht, ... die Auseinandersetzung mit dem „Warum" eines Vorfalles zu vermeiden" (Wolff und Hartung, 1972), dann erscheint gleichzeitig Psychotherapie als das eigentlich indizierte Verfahren. Es wird zudem dadurch noch besonders wertvoll, daß es schwer zugänglich ist. Die Wirksamkeit psychotherapeutischer Interventionen wird dabei weitgehend unterstellt und nicht überprüft. Wulff (1972) meint beispielsweise: „Daß (die Psychoanalyse) im therapeutischen Arsenal der Psychiatrie eine wichtige, wenn nicht sogar entscheidende Rolle spielt, kann keinem Zweifel unterliegen. Die Veränderung des Klimas und die Humanisierung des Umgangs mit psychisch Kranken in einigen psychiatrischen Institutionen ist vor allem ihr zuzuschreiben." Veröffentlichungen in der Presse oder auch Filme mit erheblicher Publikumsresonanz wie „Family life", „Ich habe dir nie einen Rosengarten versprochen" oder „Einer flog über das Kuckucksnest" verstärken den Eindruck in der Öffentlichkeit, daß psychotherapeutisches und psychosozial orientiertes Eingehen auf psychiatrische Patienten die eigentlich effiziente und angezeigte Behandlungsmethode wäre. Auch die Tatsache, daß viele Erscheinungsformen psychischer Störungen bislang, mit welchen Mitteln auch immer, nur ungenügend beeinflußbar sind, wird gelegentlich als Aufforderung zu verstärktem psychotherapeutischem Bemühen angesehen.

Wenn somit Psychotherapie im Bewußtsein der Öffentlichkeit die Behandlungsmethode der Wahl bei psychischen Störungen ist, dann erklärt das mit, warum ein erhebliches Bedürfnis nach Psychotherapie besteht.

Das Bedürfnis nach Psychotherapie wird jedoch nicht nur von Laien oder Patienten geäußert, sondern auch von den Fachleuten, die in der Versorgung psychisch Kranker arbeiten. Eine bedeutsame Ursache dafür könnte im Wandel der Arzt-Patienten-Beziehung liegen. Die Rechts- und Organisationsformen, unter denen Ärzte zunehmend gezwungen sind zu arbeiten, erschweren vielfach eine personale Arzt-Patienten-Begegnung. Der Wunsch nach psychotherapeutischer Erfahrung erscheint in diesem Zusammenhang gelegentlich wie der Versuch, Probleme der Arbeitsstruktur durch eine höhere personale Qualifikation zu überwinden. So wurde von Teilnehmern der „Lindauer Psychotherapiewochen 1977" als vorrangiges Lernziel das Bedürfnis nach Selbsterfahrung bezeichnet, das definiert wurde als „Akzeptanz therapeutischen Verhaltens, bei dem die therapeutische Haltung in Abhängigkeit von der Therapeutenpersönlichkeit für den professionellen Einsatz erarbeitet und trainiert wird" (Lermer, 1980). Und Enke (1976) hat auf das allen angewandten Humanwissenschaften immanente problematische und zugleich komplementäre Verhältnis hingewiesen, das zwischen dem Lernen von theoretischen Regeln und Gesetzmäßigkeiten einerseits und dem Erfahren jeweils einmaliger zwischenmenschlicher Situationen andererseits besteht.

Beispiele für Faktoren, die eine personale Arzt-Patienten-Beziehung zerstören können, sind die zunehmende Justifizierung und die weitgehende Spezialisierung.

Die Diskussion um die Patientenaufklärung hat in den letzten Jahren dazu geführt, daß „eine defensive Medizin" Platz zu greifen droht (Wachsmuth und Schreiber, 1980) und daß Vorschriften über schriftliche Einverständniserklärungen bis hin zu Forderungen nach prozeßgerechten Krankengeschichten das Arzt-Patienten-Verhältnis formalisieren und bürokratisieren (Helmchen, 1981). Daraus erwächst auf seiten der Ärzte das Bedürfnis, diese negativen Auswirkungen auf die Arzt-Patienten-Beziehung abzuschwächen, indem der Arzt wieder zunehmend zu lernen wünscht, die seelische Belastbarkeit seines Patienten richtig einzuschätzen und etwa eine angemessene Aufklärung als Element des therapeutischen Prozesses zu handhaben.

Auch die Spezialisierung innerhalb der Medizin hat zu erheblichen Belastungen des Arzt-Patienten-Verhältnisses geführt. In der Regel sind heute mehrere Ärzte gleichzeitig an der Behandlung eines Patienten beteiligt. Das hat Teilung von Verantwortung für den Kranken, Fragmentierung der Arzt-Patienten-Beziehung und schließlich Verlust eines einheitlichen Krankheitsverständnisses zur Folge. Kranker und Arzt geraten sich gegenseitig als Personen aus dem Blick. Bricht diese anthropologische Matrix dann doch durch als menschliches Leiden, als Sinnfrage, als biographische Determinante, als Resonanzboden oder als Bewältigungshindernis für Krankheit, dann spürt der spezialisierte oder partialisierte Arzt, daß er solcher Situation unsicher oder gar hilflos gegenübersteht. Er kann das dann abwehren, indem er sich und den Kranken auf den Krankheitsvordergrund konzentriert oder aber den Patienten an einen Spezialisten für Seelisches überweist. Er kann aber auch das Bedürfnis entwickeln, darauf eingehen zu wollen und damit umgehen zu können. Auch so entsteht ein Bedürfnis nach Psychotherapie, wie es sich beispielsweise in der Entwicklung von Balint-Gruppen ausdrückt. Eine alte ärztliche Fähigkeit wird hier in ihrer Bedeutung wieder entdeckt. Dieses Bedürfnis nach Psychotherapie wird um so stärker werden, je mehr das Arzt-Patienten-Verhältnis durch innere oder äußere Einflüsse versachlicht und entpersonalisiert wird. Dieser Prozeß dürfte noch lange nicht abgeschlossen sein.

In der Liste der vielfältigen Gründe, die ein Bedürfnis nach Psychotherapie wekken, dürfen schließlich auch berufsständische Probleme nicht unerwähnt bleiben. Es ist beispielsweise zu fragen, ob der Begriff „Psychotherapie" etwa im Vergleich zu „Beratung" nicht deshalb sehr viel häufiger benutzt wird, weil bestimmte Formen von Psycho-„Therapie" unter bestimmten Voraussetzungen bereits heute von den Krankenkassen bezahlt werden, so daß die Hoffnung bestehen könnte, irgendwann alle dem Begriff Psychotherapie subsummierten Tätigkeiten aus dem Krankenversicherungssystem bezahlt zu erhalten.

Ein anderer Grund dürfte in der zunehmenden Zahl von Psychologen mit psychotherapeutischer Ausrichtung liegen, die in die Behandlung psychischer Störungen einbezogen werden möchten, jedoch zwangsläufig nur auf ein Teilspektrum möglicher Behandlungsverfahren begrenzt sind. Wer aber nur eine Therapieform beherrscht oder ausüben darf, läuft möglicherweise Gefahr, diese Therapie auch dann anzuwenden oder zu propagieren, wenn sie für einen gegebenen Fall nur eine Methode der zweiten oder dritten Wahl ist. 7000 bis 9000 Personen, die sich als psychotherapeutisch orientierte Fachleute verstehen oder als solche angesprochen werden, stellen fraglos auch ein erhebliches Potential zur Bedürfnisweckung für Psychotherapie dar.

1.2 Angebot an Psychotherapie

Das Angebot an psychotherapeutischer Hilfe ist derzeit in der Bundesrepublik Deutschland sowohl quantitativ wie qualitativ kaum zu überblicken. Im Berliner Branchen-Fernsprechbuch 1980/81 werden auf mehr als doppelt soviel Seiten wie 1977/78 von Psychologen, Ärzten, Theologen und anderen Personen psychotherapeutische Hilfen annonciert. Zur Wahl stehen Psychoanalyse, Verhaltens-, Gesprächs-, Gestalt-, Spiel-, Kunst-, Mal-, Musik-, Reinkarnations-, Sozial-, Psycho-Therapie, Autogenes Training, Hypnose, Tiefensuggestion. Formal werden Einzel-, Kinder-, Jugendlichen-, Ehe-, Paar-, Familien- oder Gruppen-Therapien durchgeführt. Indikationen sind Depressionen, Ängste, Süchte, Schlafstörungen, aktuelle Krisen, Streß-, Sexual-, Kontakt-, Leistungs-Schwierigkeiten, Probleme mit Erziehung, Ehe, Partnerschaft und anderen Lebensfragen.

Inwieweit dieses beliebige Beispiel repräsentativ für das Gesamtangebot an Psychotherapie ist, läßt sich nur partiell und andeutungsweise aus dem Abschlußbericht über ein Forschungsvorhaben entnehmen, das 1977/78 vom Max-Planck-Institut für Psychiatrie im Auftrag des Bundesministers für Jugend, Familie und Gesundheit zur Frage des nichtärztlichen Psychotherapeuten durchgeführt wurde (Dvorak, Fichter, Wittchen, 1979; Fichter, Wittchen, 1980). Da eine eindeutige Definition „psychotherapeutischer Tätigkeit" ebensowenig möglich schien wie eine akzeptable Abgrenzung zwischen Beratung und Psychotherapie, wurden als Kriterien für „psychotherapeutische Tätigkeit" eine entsprechende Selbstbeurteilung der Befragten sowie eine Mindestdauer von mehr als drei Sitzungen pro „Patient" mit psychischen Problemen festgelegt. Nach diesen unzureichend weit erscheinenden Kriterien waren in der Bundesrepublik und Berlin (West) Ende 1977 etwa 7500 nichtärztliche Personen, davon 62% Psychologen, 12% Sozialarbeiter/Sozialpädagogen, 4,3% Lehrer, 3,3% Theologen „psychotherapeutisch" bzw. ca. 9000 Personen „beratend/psychotherapeutisch" tätig. Am häufigsten wurden Verhaltens- und Gesprächspsychotherapie mit etwa je 38% und psychoanalytische Psychotherapie mit 12% angewandt. Die „Patienten" litten u. a. zu 24% unter Neurosen, zu 15% unter nicht weiter klassifizierten Beschwerden wie Kopfschmerzen oder Schlafstörungen und zu 9% unter psychosomatischen Störungen. Die für die Psychotherapie in der Psychiatrie relevantesten Aussagen dieser Untersuchung sind, daß nur ein geringer Teil dieser psychotherapeutisch Tätigen in psychiatrischen Kliniken, teilstationären und rehabilitativen Einrichtungen und Ambulanzen tätig ist, daß chronische Erkrankungen, wie z. B. chronische Psychosen oder psychische Störungen bei chronisch-körperlichen Leiden und noch mehr psychogeriatrische Erkrankungen von diesem Angebot kaum erreicht werden und daß bei den Therapeuten als notwendig erachtete Qualifikationsvoraussetzungen für Psychotherapie bei psychisch Kranken, vor allem psychiatrische Kenntnisse und praktische Erfahrungen mit psychisch Kranken, kaum erfüllt werden.

Auch die Zahl psychotherapeutisch tätiger Ärzte läßt sich nur ungefähr über die Mitgliederzahlen der entsprechenden wissenschaftlichen Gesellschaften schätzen. In den psychoanalytisch orientierten Gesellschaften, d. h. der Deutschen Gesellschaft für Psychotherapie, Psychosomatik und Tiefenpsychologie (DGPPT), in der die meisten Mitglieder der Deutschen Psychoanalytischen Gesellschaft (DPG), der Deutschen Psychoanalytischen Vereinigung (DPV) und der Deutschen Gesellschaft für Analytische Psychologie (DGAP) vertreten sind, sowie in der Allgemeinen Ärztlichen Gesellschaft für Psychotherapie (AÄGP) sind etwa 1200 Ärzte zusammengefaßt. In der Arbeitsgemeinschaft der Ärzte in der Gesellschaft für Wissenschaftliche Gesprächspsychotherapie (GWG) sowie in der Arbeitsgemeinschaft Verhaltenstherapeutisch Tätiger Ärzte (AVTÄ) sind jeweils etwa 100 Ärzte zusammengeschlossen. Von der Gesamtzahl der etwa 1400 psychotherapeutisch ausgebildeten Ärzte ist indessen nur ein Bruchteil unmittelbar im Bereich der Psychiatrie tätig.

Diese Zahlen über Psychotherapie ausübende Personen lassen zudem kaum einen Rückschluß auf das tatsächliche Psychotherapieangebot zu. Es muß davon ausgegangen werden, daß unter den insgesamt etwa 10 000 psychotherapeutisch tätigen Personen eine ganze Reihe sind, die nur in einem Bruchteil ihrer Gesamtarbeitszeit tatsächlich psychotherapeutisch tätig sind. Dies gilt beispielsweise für viele Ärzte mit der Zusatzbezeichnung „Psychotherapie". Des weiteren ist aus den genannten Zahlen nur schwer ableitbar, wie viele Patienten tatsächlich im engeren Sinne psychotherapeutisch behandelt werden. Einige Psychotherapeuten, beispielsweise jene, die ausschließlich die klassische psychoanalytische Methode anwenden, nutzen zwar einen Großteil ihrer Arbeitszeit für die Behandlung, können jedoch wegen der speziellen Eigenheiten der Methode nur einen kleinen Patientenkreis versorgen.

Wenn schon die Quantität des Psychotherapieangebotes letztlich nicht bestimmbar ist, so gilt das noch mehr für die Qualität. Die aufgezählten Anhaltspunkte dafür, wer sich als Psychotherapeut bezeichnet und welche Formen von Psychotherapie angeboten werden, weisen auf ein recht breites, methodisch und qualitativ außerordentlich heterogenes Angebot an „Psychotherapie" hin. Das Angebot scheint sich vorwiegend an Menschen außerhalb der Psychiatrie und nur in geringem Umfang an psychisch schwer Kranke zu wenden. Die Grenzen zwischen Psychotherapie als Heilbehandlung mit psychischen Mitteln, Beratung, Selbsterfahrung, persönlicher Erlebniserweiterung und Training allgemeiner sozialer Fertigkeiten sind fließend. Für die ganze Breite dieses Feldes ist das Indikationsproblem noch kaum gelöst, und das Problem der „Therapeuten-Compliance" (Linden, 1981) wird praktisch völlig ignoriert. Weder die Selbsteinschätzung des Therapeuten noch eine langjährige Ausbildung stellen eine Garantie dafür dar, daß ein Therapeut auch tatsächlich die Psychotherapie durchführt, die er auszuüben angibt. Daraus folgt für die tägliche Praxis, daß die Überweisung für Psychotherapie eher von persönlicher Bekanntschaft abhängig ist und weniger den üblichen Überweisungskanälen folgt. Das Angebot an Psychotherapie reduziert sich damit im Einzelfall nochmals in Abhängigkeit von der Informiertheit vorbehandelnder Stellen.

Inwieweit Psychotherapie auch da durchgeführt wird, wo sie nicht eigens als solche deklariert wird, läßt sich nur vermuten. Berücksichtigt man, daß unter dem Titel „Psychotherapie" häufig Beratung, Assistenz bei Problemlösungen, Unterstützung bei schwierigen Initiativen und ähnliches verstanden wird, dann muß vermutet werden, daß innerhalb der Psychiatrie im täglichen Umgang mit den Kranken sehr viel geschieht, was auch als Psychotherapie bezeichnet werden kann. Psychiater verbringen einen Großteil ihrer Zeit sowohl im ambulanten wie auch im stationären Bereich im Gespräch mit den Patienten, wobei viele dieser Gespräche eindeutig psychotherapeutische Zielsetzungen haben (Linden und Albrecht, 1981). Diese Art des psychotherapeutischen Angebots spielt möglicherweise für die psychotherapeutische Versorgung der psychisch Kranken eine der wichtigsten Rollen, ohne daß sie zahlenmäßig bislang belegt werden kann.

1.3 Bedarf an Psychotherapie

Wenn zu Beginn von „Bedürfnis" gesprochen wurde, dann waren damit im wesentlichen Forderungen nach Psychotherapie gemeint, die aus subjektiven Bedürfnissen oder aus philosophischen und politischen Grundpositionen heraus erwachsen. Dem muß eine Abschätzung des Bedarfs gegenübergestellt werden, worunter im wesentlichen die Notwendigkeit von Psychotherapie als Behandlungsmethode der Wahl für bestimmte Erscheinungsformen psychiatrischer Erkrankungen zu verstehen ist, die deshalb in solchen Fällen auch zur Verfügung stehen und eingesetzt werden sollte. Zwischen Bedürfnis und Bedarf gibt es ein sehr komplexes Wechselverhältnis, worauf nicht weiter eingegangen werden kann (Hofstätter, 1957; Jakubaschk et al., 1978; Bauer et al., 1980). Vieles von dem, was oben als Bedürfnis nach Psychotherapie formuliert wurde, kann auch zur Begründung eines Bedarfs führen.

Soweit Schätzungen des Bedarfs an Psychotherapie vorliegen, gehen sie meist von epidemiologischen Zahlen über die Häufigkeit von Neurosen, psychoreaktiven Störungen oder kaum definierten Beschwerdebildern aus (Winkler, 1972; Bauer, 1975). Damit wird unterstellt, daß einerseits alle psychischen Störungen und Erkrankungen dieser Art psychotherapiebedürftig und psychotherapierbar seien und andererseits bei vielen anderen psychiatrischen Erkrankungen kein Bedarf an Psychotherapie bestehe. Beide Annahmen treffen nicht zu. Einerseits belegen auch zahlreiche Beiträge dieses Buches, daß etwa bei psychotischen Erkrankungen ein Bedarf für Psychotherapie besteht (Rüger, 1979). Zum anderen verweist etwa der Katalog von Kontraindikationen für Psychotherapie aus den „Psychotherapierichtlinien" von 1967 auf die fehlenden Erfolgsaussichten von Psychotherapie bei im einzelnen näher definierten neurotischen Zuständen (Kohlhausen, 1967).

Bedarf läßt sich verkürzt übersetzen in Indikation für Psychotherapie. Sein Kriterium sollte die nachgewiesene Wirksamkeit für definierte Indikationen der jeweiligen Psychotherapieverfahren sein (Müller-Oerlinghausen und Linden, 1981) – nicht nur wegen der Belastung allgemeiner Kostenträger, sondern mehr noch, um den einzelnen Kranken nicht voraussehbar erfolglos, d. h. unnötig zu belasten oder ihm eine andere wirksame Therapie vorzuenthalten. Diese definierten Indikationen dürfen sich aber nicht nur auf nosologische Krankheiten beziehen, denn häufig gibt es auch psychotherapeutische Indikationen für patientenbezogene Teilprobleme. So kann etwa bei schizophrenen Psychosen die Indikation für eine komplettierende supportive Psychotherapie gegeben sein, die die Compliance für eine rezidivprophylaktische Langzeitmedikation verbessert; oder im Rahmen endogen depressiver Erkrankungen kann eine kompensierende Psychotherapie angezeigt sein, die dem Patienten hilft, die Sekundärwirkungen der Erkrankung besser zu verarbeiten.

Unter Berücksichtigung dieser verschiedenen Aspekte müßte für eine realistische Bedarfsschätzung an Psychotherapie die Zahl der Kranken mit definierten Erkrankungen oder krankheitsbedingten Zuständen bekannt sein, bei denen umschriebene differentielle Indikationen für vorhandene Therapieverfahren mit nachgewiesener Wirksamkeit vorliegen. Solche Voraussetzungen sind bisher allenfalls in Ansätzen vorhanden. Deshalb können die oben skizzierten Bedürfnisse nach Psychotherapie zu massiven Verzerrungen der Bedarfsschätzungen führen (Katschnig, 1975). Die Schätzungen schwanken zwischen 6 Mill. Bundesbürgern mit psychischen Erkrankungen, bei denen eine Behandlungsbedürftigkeit angenommen und daraus der Bedarf an Psychotherapie erschlossen wird und ca. 15 bis 20 Tausend Patienten pro Jahr, die von 1000 Psychotherapeuten psychoanalytisch behandelt werden könnten (Bauer, 1975).

Es gibt jedoch nicht nur das Problem einer möglichen Überschätzung des psychotherapeutischen Bedarfs, sondern ebenso die Möglichkeit einer Unterschätzung. Es muß davon ausgegangen werden, daß ein Teil von Patienten, denen mit Psychotherapie geholfen werden könnte und die behandelt werden sollten, aufgrund krankheitsbedingter Passivität oder in Unkenntnis über entsprechende Behandlungsmöglichkeiten oder in Ratlosigkeit gegenüber der Vielfalt der Angebote oder auch in Ablehnung der Formen des Angebotes den Weg zur Behandlung nicht findet (Möller, 1972).

Die Konsequenz aus den aufgezeigten Überlegungen besagt, daß eine realistische Bedarfsschätzung für Psychotherapie zur Zeit nicht möglich ist. Voraussetzungen dafür wie Felderhebungen zur wahren Prävalenz spezieller behandlungsbedürftiger Krankheitszustände sowie verbesserte differentielle Wirksamkeitsnachweise für psychotherapeutische Verfahren müssen erst noch geschaffen werden.

1.4 Literatur

Bauer M (1975) Bemerkungen zum Status quo der ambulanten und stationären Psychiatrie in der BRD. Psychiat. Prax. 2:13–27

Bauer M, Bosch G et al. (1980) Psychiatrie 3. Aufl., Georg-Thieme-Verlag, Stuttgart – New York S 400

Baumann U (Hrsg) (1981) Indikation zur Therapie psychiatrischer Störungen. Urban & Schwarzenberg, München Wien Baltimore

Degkwitz R, Siedow H (Hrsg) (1981) Zum umstrittenen pschiatrischen Krankheitsbegriff. In: Standorte der Psychiatrie, 2: Urban & Schwarzenberg, München Wien Baltimore, S 152

Dessai E (1973) Kinderfreundliche Erziehung in der Dreizimmerwohnung. S. Fischer-Verlag, Frankfurt, S 190

Dvorak A, Fichter M, Wittchen H-U (1979) Zusammenfassung des Abschlußberichtes vom August 1978 über das Forschungsvorhaben betreffend nichtärztliche Psychotherapeuten. Durchgeführt vom Max-Planck-Institut für Psychiatrie München, im Auftrag des Bundesministers für Jugend, Familie und Gesundheit. Spektrum 8:131–150

Enke H, Walter H-J (1976) Zur Identität des Psychoanalytikers und der psychoanalytischen Schulen. Gruppendynamik 7:120–132

Fichter MM, Wittchen H-U (1980) „Nicht-ärztliche" Psychotherapie im In- und Ausland. Beltz-Verlag, Weinheim Basel, S 259

Gardell B (1978) Arbeitsgestaltung, intrinsische Arbeitszufriedenheit und Gesundheit. In: Frese M, Greif S, Semmer N (Hrsg) Industrielle Psychopathologie. Huber-Verlag, Bern, S 52–111

Griesinger W (1968/69) Über Irrenanstalten und deren Weiterentwicklung in Deutschland. Arch Psychiat 1:8–43

Helmchen H (1981) Aufklärung und Einwilligung bei psychisch Kranken. In: Bergener M (Hrsg): Psychiatrie und Rechtsstaat. Luchterhand-Verlag, Neuwied-Darmstadt, S 79–96

Hofstätter PR (1957) (Hrsg) Psychologie. S. Fischer-Verlag, Frankfurt/M. S 48

Jakubaschk J, Klug J, Weyerer S, Dilling H (1978) Bedarf und Behandlungsbedürftigkeit – Überlegungen zur psychiatrischen Versorgung. Psychiat Prax 5:203–211

Katschnig H (1975) Psychotherapiebedarf. Psychiat Prax 2:28–34

Kohlhausen K (1967) Tiefenpsychologisch fundierte und analytische Psychotherapie in der kassenärztlichen Versorgung. Dtsch Ärztebl 64

Leibbrand W, Wettley A (1961) Der Wahnsinn. Alber-Verlag, Freiburg München, S 698

Lermer St (1980) Welche Ziele verfolgen jüngere und ältere Teilnehmer an psychotherapeutischen Fort- und Weiterbildungsveranstaltungen. Psychother Med Psychol 30:108–112

Linden M (1981) Definition of Compliance. Intern J Clin Pharmacol Ther Toxicol 19:86–90

Linden, M, Albrecht J (1981) Individueller Arzt-Patient-Kontakt auf einer psychiatrischen Akutstation. Psychother Psychosom Med Psychol 31:87–90

Moeller ML (1972) Krankheitsverhalten bei psychischen Störungen und die Organisation psychotherapeutischer Versorgung. Nervenarzt 43:351–360

Müller-Oerlinghausen B, Linden M (1981) Rationalität der Indikation zu psychopharmakologischer Behandlung. In: Baumann U (Hrsg) Indikation zur Psychotherapie. Urban & Schwarzenberg, München Wien Baltimore, S 210–220

Rüger U (1979) Kombination von psychiatrischer Pharmakotherapie und Psychotherapie. Nervenarzt 50:491–500

Schrenk M (1973) Über den Umgang mit Geisteskranken. In: Hippius H, Janzarik W, Müller M (Hrsg) Monographien aus dem Gesamtgebiete der Psychiatrie, Bd. 10. Springer-Verlag, Berlin Heidelberg New York, S 195

Szasz TS (1972) Der Mythos von der seelischen Krankheit. In: Keupp H: Der Krankheitsmythos in der Psychopathologie. Urban & Schwarzenberg, München Wien Baltimore, S 44–56

Wachsmuth W, Schreiber HL (1980) Der unheilvolle Weg in die defensive Medizin. Frankfurter Allgemeine Zeitung, Nr. 230:10–11

Winkler W Th (1972) Bedarf an Psychotherapie und derzeitiges Angebot. Psychother Med Psychol 22:81–88

Wolff R, Hartung K (1972) Psychologische Verelendung und die Politik der Psychiatrie. In: Enzensberger HM, Michel KM (Hrsg) Kursbuch 28, Das Elend mit der Psyche, I Psychiatrie. Rotbuch-Verlag, Berlin, S 1–104

Wulff E (1972) Psychoanalyse als Herrschaftswissenschaft. In: Enzensberger HM, Michel KM (Hrsg) Kursbuch 29, Das Elend mit der Psyche, II Psychoanalyse. Rotbuch-Verlag, Berlin, S 1–22

2 Zur historischen Entwicklung der Beziehungen zwischen Psychotherapie und Psychiatrie in Deutschland seit 1900 unter besonderer Berücksichtigung der Psychoanalyse

W. Th. Winkler

2.1 Vorbemerkung

An dieser Stelle kann nur ein sehr gedrängter Überblick über die historische Entwicklung der Beziehungen zwischen Psychotherapie und Psychiatrie gegeben werden. Besonderes Gewicht wird dabei auf die Beziehungen zwischen Psychiatrie und Psychoanalyse gelegt. Auf die Darstellung psychotherapeutischer Ansätze innerhalb der Psychiatrie im 19. Jahrhundert muß ganz verzichtet werden. Der daran interessierte Leser sei auf die Monografie von Schrenk (1973) verwiesen. Einen Gesamtüberblick über den Stand der Psychotherapie gegen Ende des 19. Jahrhunderts bietet das Lehrbuch von Löwenfeld (1897). Die hier vorgelegte Betrachtung beginnt mit der Jahrhundertwende.

2.2 Die Kraepelinsche Ära der Psychiatrie (1899 bis 1920)

Die von Kraepelin auf der Basis klinischer Empirie geschaffene psychiatrische Systematik setzte sich seit der 6. Auflage seines Lehrbuches (1899) überall durch. Nachdem er schon früher die erworbenen Geistesstörungen, die Geistesstörungen aus krankhafter Veranlagung, psychopathische Zustände und Entwicklungshemmungen voneinander unterschieden hatte, war von ihm in der 6. Auflage seines Lehrbuches unter dem Aspekt des Verlaufes und der Prognose erstmals eine Trennung der manisch-depressiven Psychosen von der von ihm so benannten „Dementia praecox" vollzogen worden (de Boor, 1954). – Der Begriff der „Dementia praecox" ist dann allerdings bereits 1911 von Bleuler durch den Begriff der „Schizophrenie" ersetzt worden. Diese neue Bezeichnung brachte das krankheitsspezifische Phänomen der Spaltung zum Ausdruck und präjudizierte nicht den für Kraepelin unerläßlichen Ausgang schizophrener Psychosen in Demenz.

In Band IV der 8. Auflage seines Lehrbuches handelte Kraepelin (1915) in dem Kapitel über psychogene Erkrankungen die Neurasthenie, die Erwartungs(angst)neurose, das induzierte Irresein, den Verfolgungswahn der Schwerhörigen, die Unfallneurosen (Schreckneurose und traumatische Neurose), die psychogenen Geistesstörungen der Gefangenen und den Querulantenwahn ab. Der Hysterie, die Kraepelin teils zu den psychogenen Neurosen (S. 1397), teils zu den Psychopathien

(S. 1781) rechnete, wurde von ihm wegen der Besonderheit ihrer Symptomatik ein eigenes Kapitel gewidmet. Die Zwangsneurose (inkl. der Phobien) fand zusammen mit der Nervosität und den Perversionen ihren Platz in dem Kapitel über „originäre Krankheitszustände". Die Ursache der Zwangsneurosen sah Kraepelin in einer psychopathischen Veranlagung (S. 1881).

Die offizielle Psychiatrie war damals in ausgesprochener Weise naturwissenschaftlich und somatologisch orientiert, die Psychopathologie von einer rationalistischen Psychologie geprägt. Jaspers warf Kraepelin sogar einen „antipsychologischen Geist" vor. In seinem Lehrbuch über allgemeine Psychopathologie (1. Aufl. 1913, 2. Aufl. 1920) traf Jaspers dann die grundlegende Unterscheidung zwischen „Entwicklung" und „Prozeß" sowie zwischen verständlichen und kausalen Zusammenhängen und somit die Unterscheidung zwischen einer verstehenden und einer erklärenden Psychologie, wodurch er eine theoretische Grundlage für den in praxi immer schon angestrebten verstehenden Zugang des Psychiaters zum psychisch Kranken schuf.

Einen wesentlichen Auftrieb erhielten die Erforschung psychogener Erkrankungen und die Psychotherapie durch das häufige Vorkommen hysterischer Reaktionen während des Ersten Weltkrieges. Bonhoeffer (1915) erkannte als erster, daß es sich dabei stets um eine Fixierung plötzlicher Schreckwirkungen (Zittern, Versagen der Gliedmaßen etc.) unter Beteiligung von Wunschvorstellungen handelte (s. dazu auch Kretschmer, 1923). Das Arsenal an psychotherapeutischen Methoden war damals noch gering; es beschränkte sich im wesentlichen auf die Persuasion, die Hypnose und die Wachsuggestion. Zur Behandlung hysterischer Soldaten wurde eine besondere Methode, die „einzeitige Wachsuggestivtherapie" (mit Zuhilfenahme faradischer Ströme) erarbeitet. – Über die Auswirkungen der Erfahrungen mit den Kriegsneurosen während der Ersten Weltkrieges schrieb Kronfeld (1930): „Wer bis dahin Psychotherapie betrieben hatte, war dem akademischen Klinizismus immer etwas verdächtig gewesen; nunmehr trat die Psychotherapie, wenn auch in ihrer rohesten und äußerlichsten Form, als gleichberechtigte Disziplin neben die somatotherapeutischen Disziplinen; und zugleich trat ihre besondere soziale Bedeutung praktisch hervor. ... In Deutschland trugen die Kriegserfahrungen den psychotherapeutischen Gedanken in weiteste ärztliche Kreise (S. 455)."

Die Psychoanalyse wurde seitens der offiziellen deutschen Psychiatrie nur sehr zögernd zur Kenntnis genommen. Vielfach wurde an ihr auch scharfe Kritik geübt, vor allem von Hoche, dem damaligen Ordinarius für Psychiatrie in Freiburg i. Brsg., der (laut Freud, 1914) die psychoanalytische Bewegung als eine „psychische Epidemie" und als „fanatische Sekte, welche ihrem Oberhaupte blind ergeben ist", bezeichnete (s. auch Hoche, 1935).

Kraepelin (1915) tat das Werk Freuds als „Gedankenspielereien" ab (S. 1884). Kronfeld (1925) beschrieb den Entwicklungsgang der Psychoanalyse in jener Zeit als „ständigen Kampf gegen herrschende und ablehnende Einflüsse im Wissenschaftsbetriebe" (S. 156). – Jaspers (1920) akzeptierte wenigstens das psychoanalytische Konzept der Verdrängung und der kathartischen Methode. Sein Urteil über die Psychoanalyse kristallisierte sich in dem Satz: „Hier wurde das psychologische Verstehen wieder geübt, aber unter einem Wust theoretischer Konstruktionen beinahe begraben" (S. 410).

Nahrung bekam die Kritik an der Psychoanalyse auch dadurch, daß sich selbst einige Schüler von Freud (1914) kritisch zu bestimmten Positionen der Psychoanalyse (insbesondere zu der Libidotheorie) äußerten und eigene Wege zu beschreiten begannen. 1911 trennte sich dann Adler, 1913 Jung von Freud, der gekränkt von „Abfallsbewegungen" sprach (1914, S. 91).

Ich selbst meine, daß die ablehnende Einstellung der offiziellen deutschen Psychiatrie den Psychoanalytikern in der damaligen Zeit dazu verholfen hat, eine eigene berufliche Identität zu erwerben, daß sich die ablehnende Einstellung aber höchst nachteilig auf die weitere Entwicklung der deutschen Psychiatrie ausgewirkt hat. Vor allem vermochte sich die deutsche Psychiatrie lange Zeit nicht von der Vorstellung zu lösen, daß den Neurosen generell eine psychopathische Veranlagung zugrunde liege. – Ferner meine ich, daß die von Freud (1914) beklagten „Abfallsbewegungen" immerhin die Entwicklung und Verselbständigung der Individualpsychologie (Adler, 1912) und der analytischen Psychologie (Jung, 1913) mit jeweils eigenem Lehrgebäude ermöglichten.

2.3 Wachsende Bedeutung der Psychotherapie für die Psychiatrie (1918 bis 1933)

Schon vor dem Ersten Weltkrieg hatten sich erste Ansätze zu einer psychodynamischen Betrachtung psychotischer Krankheitsbilder seitens einiger Psychiater bemerkbar gemacht. So hatte Birnbaum (1911) auf psychogene Wahnbildungen aufmerksam gemacht und Gaupp (1910) die Persönlichkeit der Wahnkranken in den Mittelpunkt seiner Betrachtungen gestellt und von charakterogener Wahnbildung gesprochen.

Es war dann Kretschmer, der in seiner Monographie über den „sensitiven Beziehungswahn" (1. Aufl. 1918) den Fragen nach der Bedeutung der präpsychotischen Persönlichkeit und den wahnauslösenden Erlebnissen näher nachging. Er konnte zeigen, daß es sich bei den Kranken um Persönlichkeiten mit einem von ihm als „sensitiv" bezeichneten Charakter (asthenische Struktur mit Gemütsweichheit, Empfindsamkeit, Verwundbarkeit, skrupulöser Gewissenhaftigkeit, Neigung zur „Affektverhaltung", aber sthenischem Gegenpol mit Ehrgeiz und Eigensinn) handelt und die Wahnsymptomatik jeweils in Konfliktsituationen vom Typus der „beschämenden Insuffizienz" (ethische Niederlagen, eigenes moralisches Versagen) aufgetreten war, wobei sich die Wahnbildung als Folge einer „Inversion" interpretieren ließ. Unter einer „Inversion" verstand Kretschmer den „reflektorischen Umschlag einer mit Bewußtsein übermäßig innerlich verarbeiteten Vorstellungsgruppe in einen selbständigen, bewußten, sekundären Dauermechanismus, der dem Primärerlebnis assoziativ verwandt, aber nicht kombinatorisch daraus entwickelt ist" (4. Aufl. 1966, S. 35). Wenn Kretschmer auch die sensitive Persönlichkeitsstruktur als Ausdruck einer bestimmten Konstitution und somit als anlagebedingt ansah, so eröffnete ihm seine psychodynamische Betrachtungsweise doch einen psychotherapeutischen Zugang zu den Wahnkranken.

Mit der Darstellung des „sensitiven Beziehungswahnes" begründete Kretschmer im übrigen die mehrdimensionale Diagnostik, d. h. eine Diagnostik, in welcher gleichermaßen alle an einem Krankheitsgeschehen beteiligten Faktoren berücksichtigt werden. Da der mehrdimensionalen Diagnostik eine ebenso mehrdimensional angelegte Therapie zu folgen hat, ergab sich aus ihr ein weites Feld für psychotherapeutische Maßnahmen innerhalb der Psychiatrie, sogar bei schizophrenen Psychosen (Kretschmer, 1929 und 1974, S. 67–80).

In diesem Zusammenhang muß auf die von Birnbaum (1923) entwickelte „psychiatrische Strukturanalyse", die in manchem der mehrdimensionalen Betrachtungsweise gleicht, hingewiesen werden. Als besonders wichtig erwies sich die von Birnbaum getroffene Unterscheidung von „pathogenetischen" und „pathoplastischen" Faktoren. Dabei fanden auch die psychodynamischen und psychogenetischen Momente entsprechende Berücksichtigung.

Zweifellos hatte sich Kretschmer schon vor der Niederschrift seiner Monographie über den sensitiven Beziehungswahn mit Werken von Freud befaßt und von ihm Anregungen empfangen. Anhand wieder aufgefundener Manuskripte ließ sich belegen, daß er von 1922 bis 1926 Vorlesungen zur Einführung in die Psychoanalyse gehalten hat; sie wurden posthum 1973 veröffentlicht. In diesen Vorlesungen kritisierte Kretschmer zwar die Überspitzung der Libidotheorie Freuds als „Pansexualismus", doch referierte er die wichtigsten Funde der Psychoanalyse durchaus sachlich und zustimmend. – In sein Lehrbuch „Medizinische Psychologie" (1. Aufl. 1922) sind manche der aus seiner Beschäftigung mit der Psychoanalyse stammenden Einsichten eingegangen. – Später machte sich bei Kretschmer allerdings eine ausgesprochen ambivalente Einstellung zur Psychoanalyse bemerkbar.

An der Universitätsnervenklinik Marburg/Lahn entwickelte Kretschmer ab 1926 ein psychotherapeutisches „Schema", das durch einen „vollkommen elastischen … Einsatz sämtlicher zur Verfügung stehender methodischer Technizismen (vertiefte Exploration, frei assoziative Traumanalyse, Assoziationsexperiment, kathartische Hypnose, Rorschach)" und „inhaltlich durch die umfassende Berücksichtigung sämtlicher Gesichtspunkte des Neurosenaufbaus, sowohl in der Richtung der Persönlichkeits- wie der Erlebnisanalyse, und schließlich in der bewußt aktiven psychagogischen Endführung in der zweiten Behandlungshälfte" gekennzeichnet war (1973, S. 92).

Seit Beginn der zwanziger Jahre wuchs allgemein bei den deutschen Psychiatern das Interesse an der Psychotherapie, auch an der Psychoanalyse. Das läßt sich u. a. an den damals erschienenen, von Psychiatern verfaßten Lehrbüchern über Psychotherapie ablesen: Schultz (1918, 5. Aufl. 1930), Kronfeld (1925), Mohr (1925), Stoltenhoff (1926), Birnbaum (1927) und Prinzhorn (1929). Das von Birnbaum (1930) herausgegebene Handwörterbuch der medizinischen Psychologie enthält hervorragende Beiträge zur Psychoanalyse von Hartmann (1930).

Für die in psychiatrischen Einrichtungen untergebrachten Patienten entwickelte Simon (1929) in den zwanziger Jahren in Gütersloh eine „aktivere Krankenbehandlung", die er selbst als Psychotherapie verstand. Er hatte die Bedeutung der permanenten Wechselwirkung zwischen dem einzelnen und seiner Mitwelt, sowie die negativen Auswirkungen des Anstaltsmilieus auf das Verhalten und die symptomatologische Ausgestaltung der Krankheitsbilder erkannt und daraus die therapeutischen Konsequenzen gezogen. Die „aktivere Krankenbehandlung" bestand keineswegs nur aus Arbeitstherapie, sondern aus einer umfassenden Milieutherapie. Stets bemühte er sich darum, bei psychisch Kranken die „gesund gebliebenen Anteile des Ichs" anzusprechen und zu stärken. In vielerlei Hinsicht praktizierte er in großem

Stil eine Therapie, die man heute als Verhaltenstherapie zu bezeichnen hätte. Vor allem arbeitete er nach dem Prinzip der Belohnung erwünschten Verhaltens.

Mitte der zwanziger Jahre setzte eine im wesentlichen von Psychiatern inaugurierte Einigungsbewegung innerhalb der Psychotherapie ein. Zu dem damaligen Zeitpunkt waren die Anhänger der verschiedenen psychotherapeutischen Richtungen (Psychoanalyse, Individualpsychologie, analytische Psychologie) untereinander noch sehr zerstritten. Im Jahre 1926 fand in Baden-Baden unter starker Beteiligung der erste „Allgemeine Ärztliche Kongreß für Psychotherapie" statt (Eliasberg, 1927). In die Zeit zwischen dem zweiten und dritten Psychotherapiekongreß (1927/28) fiel dann die Gründung der „Allgemeinen Ärztlichen Gesellschaft für Psychotherapie" (Winkler, 1977). Den Vorsitz führte zunächst R. Sommer, Ordinarius für Psychiatrie und Neurologie in Gießen, ab 1929 E. Kretschmer, seinerzeit Ordinarius für Psychiatrie und Neurologie in Marburg/Lahn. Als offizielles Organ der neu gegründeten Gesellschaft erschien ab 1928 die „Allgemeine ärztliche Zeitschrift für Psychotherapie und psychische Hygiene". – Diese erfolgversprechende Einigungsbewegung zerbrach aber bereits wenige Jahre später an der veränderten politischen Lage.

2.4 Verfemung der Psychoanalyse während des „Dritten Reiches" (1933 bis 1945) und ihre Konsequenzen

Nach der Machtübernahme durch die Nationalsozialisten setzte alsbald ein massiver politischer Druck auf alle Lebensbereiche in Deutschland ein. Auch von der „Allgemeinen Ärztlichen Gesellschaft für Psychotherapie" wurde eine „Gleichschaltung", d. h. eine Unterwerfung unter die nationalsozialistischen Doktrinen gefordert. E. Kretschmer legte sein Amt als Vorsitzender nieder. Man half sich dann mit der Gründung einer „Überstaatlichen Allgemeinen Ärztlichen Gesellschaft für Psychotherapie", deren Vorsitz C. G. Jung übernahm, und einer „Deutschen Allgemeinen Ärztlichen Gesellschaft für Psychotherapie", die als Ländergruppe der überstaatlichen Gesellschaft fungierte und von M. H. Göring (Vetter des gleichnamigen „Reichsmarschalls") geleitet wurde (Winkler, 1977).

Die Psychoanalyse unterlag der Verfemung seitens des Nationalsozialismus: Zahlreiche Psychoanalytiker aus Deutschland, später auch aus Österreich, sahen sich zur Emigration ins Ausland gezwungen, so auch S. Freud selbst. Die rechtzeitig geflüchteten jüdischen Psychoanalytiker entgingen auf diese Weise dem Konzentrationslager und ihrer Ermordung.

Hier ist nun nachzutragen, daß sich vor allem in Berlin eine große Gruppe von Psychoanalytikern zusammengefunden hatte. Dort war bereits im Jahre 1910 durch den Psychiater und Psychoanalytiker K. Abraham die „Berliner psychoanalytische Vereinigung" und im Jahre 1920 durch M. Eitington die erste psychoanalytische Poliklinik gegründet worden. Im Jahre 1926 war die Umbenennung der genannten Vereinigung in „Deutsche Psychoanalytische Gesellschaft" vorgenommen worden, und von dieser waren die Zulassungs- und Ausbildungsrichtlinien für Psychoanalyse formuliert worden.

Bis zum Beginn des Zweiten Weltkrieges verließen rund vier Fünftel der Mitglieder der Deutschen Psychoanalytischen Gesellschaft Deutschland, darunter Th. Benedek, M. Eitington, O. Fenichel, R. Fliess, E. Fromm, F. Fromm-Reichmann, G. Groddeck, M. Klein, H. Meng, W. Reich, Th. Reik und R. Spitz. F. Alexander, K. Horney und S. Radó waren schon vor 1933 in die USA übergesiedelt (Baumeyer, 1971).

Im Jahre 1936 erzwangen die nationalsozialistischen Behörden den Austritt der Deutschen Psychoanalytischen Gesellschaft aus der Internationalen Psychoanalytischen Vereinigung. Im gleichen Jahr wurde im Einverständnis mit S. Freud das „Deutsche Institut für psychologische Forschung und Psychotherapie" gegründet, dessen Leitung M. H. Göring übernahm. Dem Institut, in welchem u. a. F. Böhm, K. Müller-Braunschweig, W. Kemper und H. Schultz-Hencke arbeiteten, waren psychotherapeutische Arbeitsgemeinschaften aus München, Wuppertal, Düsseldorf und Stuttgart angeschlossen. Durch diese Konstruktion ergab sich ein gewisser Schutz der nicht ins Ausland emigrierten Psychotherapeuten vor politischem Zugriff und die zwar erzwungene, aber doch positiv zu wertende Notwendigkeit zur Kooperation zwischen den verschiedenen psychotherapeutischen Schulen (Winkler, 1977). Vor allem in Berlin konnte – wenn auch nur in der Verborgenheit – wissenschaftlich weitergearbeitet werden. – Im Jahre 1938 mußte die Deutsche Psychoanalytische Gesellschaft aufgelöst werden.

Die Verfemung der Psychoanalyse und die Politisierung der Psychotherapie durch den Nationalsozialismus erschwerten im damaligen Deutschen Reich die wechselseitige Durchdringung von Psychiatrie und Psychotherapie und behinderten die Weiterentwicklung der Psychotherapie.

2.5 Integration des psychoanalytischen Gedankengutes in die Psychiatrie der Schweiz

Da sich E. Bleuler, der damalige Ordinarius für Psychiatrie in Zürich, und seine damaligen Mitarbeiter C. G. Jung und L. Binswanger bereits kurz nach der Jahrhundertwende unvoreingenommen mit der Psychoanalyse befaßten, kam es in der Schweiz frühzeitig zu einer Integration psychoanalytischen Gedankengutes in die Psychiatrie. Das eindrucksvollste Dokument dieser frühen Integrationsleistung ist der Handbuchbeitrag über „Dementia praecox oder Gruppe der Schizophrenien" von Bleuler (1911). In dem Vorwort schrieb E. Bleuler seinerzeit: „Die ganze Idee der Dementia praecox stammt von Kraepelin; auch die Gruppierung und Heraushebung der einzelnen Symptome ist fast allein ihm zu verdanken ... Ein wichtiger Teil des Versuches, die Pathologie weiter auszubauen, ist nichts als die Anwendung der Ideen Freuds auf die Dementia praecox."

Jung (1913), der zum Begründer der analytischen Psychologie wurde, und Binswanger (1947, 1955, 1962), der die Daseinsanalyse ins Leben rief, übten ebenso wie Wyrsch (1956 a und b), Müller (1952) und Klaesi (1922) die einst gleichfalls bei Bleuler (1911) gearbeitet hatten, einen großen Einfluß auf die schweizerische Psychiatrie aus. „Sie alle vermittelten ein mehr oder weniger offenes Verständnis für das Psychische im ganzen, im speziellen haben sie sich alle sehr für die Erlebensweite des psychisch Kranken interessiert. Diese Vorbilder und manch andere, nicht namentlich erwähnte, bewirkten, daß in der Schweiz die Psychiatrie seit Jahrzehnten für psychotherapeutische Belange relativ aufgeschlossen ist" (Trenkel, 1980).

Ein großer Vorzug war auch, daß sich die Beziehung zwischen der Psychotherapie und der Psychiatrie in der Schweiz ungetrübt durch Politik und den Zweiten Weltkrieg entfalten konnte. – Bald nach dem Krieg (1947) wurde innerhalb der „Schweizerischen Ärztegesellschaft für Psychiatrie" eine „Schweizerische Ärztegesellschaft für Psychotherapie" gegründet.

2.6 Zum Einfluß der Psychoanalyse auf die Psychiatrie in den USA und in Großbritannien

USA

Nachdem Freud im Jahre 1909 in Worcester bei Boston fünf Vorlesungen mit dem Titel „Über Psychoanalyse" gehalten hatte, begann sich auch in den USA die Psychoanalyse auszubreiten. Im Jahre 1911 wurde „The New York Psychoanalytic Society" unter dem Vorsitz von Brill und 1912 auf Initiative von Putnam und Jones die „American Psychoanalytic Association" gegründet (Freud, 1914). Von vornherein erwies sich die nordamerikanische Psychiatrie gegenüber der Psychoanalyse als relativ aufgeschlossen. In Baltimore vertrat Meyer (1957), ein von Bleuler (1911) beeinflußter Schweizer Psychiater, seit Beginn der zwanziger Jahre ein Konzept, das u. a. die prinzipielle Verstehbarkeit psychotischer Erlebnisweisen beinhaltete. Ein bedeutsames Ereignis war im Jahre 1925 die Gründung der „Menninger Foundation" durch K. und W. Menninger (1968) mit Eröffnung einer psychiatrischen Klinik in Topeka und Einrichtung des „Topeka Institute for Psychoanalysis". Wie kaum sonstwo gelang dort die vollständige Durchdringung von Psychiatrie und Psychoanalyse in klinischer Praxis, Forschung und Lehre, d. h. die Realisierung einer „dynamischen Psychiatrie". – Ausdrücklich ist noch Sullivan (1953, 1954) zu erwähnen, der in der Psychiatrie eine Wissenschaft von den zwischenmenschlichen Beziehungen sah und sehr großen Einfluß auf die Psychiatrie in den USA ausübte.

Durch den Zustrom von Emigranten aus Deutschland und Österreich bekam die psychoanalytische Forschung in den USA in den dreißiger Jahren einen gewaltigen Auftrieb. Die von Sullivan und Fromm-Reichmann gegründete „Washington School of Psychiatry" wurde zum Zentrum der soziologisch und psychoanalytisch orientierten amerikanischen Schizophrenieforschung (Stierlin, 1958). – Besonders hervorgehoben werden müssen die Entwicklung der psychoanalytischen Ichpsychologie (Federn, 1956; Hartmann, 1960), der groß angelegte Versuch einer konsequenten analytischen Psychotherapie von Schizophrenen (Fromm-Reichmann, 1959; Hill, 1958; Rosen, 1953), die Erforschung der frühen Objektbeziehungen (Spitz, 1960; Mahler, 1972), die psychoanalytisch orientierte Familienforschung und die sich aus ihr ergebende Familientherapie, insbesondere bei Schizophrenen (Lidz, 1959/60; Ackerman, 1971; Bateson, 1969; Boszormenyi-Nagy u. Framo, 1969; Bowen, 1971; Jackson, 1960; Wynne et al., 1958), die Einbeziehung der Kulturpsychologie und der Soziologie in die Psychoanalyse (Horney, 1951 a, b; Fromm, 1971), sowie die Narzißmusforschung (Kohut, 1973; Kernberg, 1979)[1]. Die neuen For-

---

1 Die in Klammern angegebenen Jahreszahlen beziehen sich zum großen Teil auf das Erscheinungsjahr deutscher Übersetzungen und geben daher nicht den Gang der Entwicklung wieder.

schungsergebnisse waren für die Psychiatrie von großer Relevanz, weil sie das Verständnis der Psychodynamik psychotischer Störungen und der Borderline-Symptomatik wesentlich vertieften.

Die enge Verflechtung von Psychiatrie und Psychoanalyse, die sich in den USA aus dieser Entwicklung ergab, fand ihren Niederschlag auch in den Lehrplänen für das Medizinstudium und die Facharztweiterbildung. – Fast alle jüngeren Psychoanalytiker sind dort zugleich Fachärzte für Psychiatrie (Thomae, 1964). Unter dem Eindruck der Erfolge einer biologisch orientierten Psychiatrie scheint die Zahl der Psychiater, die auch Psychoanalytiker sind, in der letzten Zeit aber abzunehmen.

Großbritannien

In Großbritannien, wohin während der Zeit der nationalsozialistischen Gewaltherrschaft u. a. S. Freud, A. Freud, Klein, Balint sowie Foulkes emigriert waren, konstituierten sich zwei verschiedene psychoanalytische Schulrichtungen, von denen die eine durch A. Freud (1952, 1968), die andere durch Klein (1962) gegründet worden ist. Beide waren besonders mit der psychoanalytischen Therapie von Kindern befaßt. Für die Psychiatrie erwiesen sich die von A. Freud (1952, 1968) aufgedeckten infantilen Abwehrmechanismen und die von Klein (1962) beschriebenen frühen Objektbeziehungen als bedeutungsvoll, weil sie einen tiefen Einblick in die Herkunft regressiver psychotischer Erlebnisweisen gestatteten.

Durch Foulkes (1978), Bion (1971) und Main (1981) wurde ab 1942 im Northfield Hospital das Konzept einer analytischen Gruppenpsychotherapie und der therapeutischen Gemeinschaft entwickelt. „Northfield wurde dann zum Zentrum für die Entwicklung neuer Gruppentechniken und zur Geburtsstätte der britischen gruppenanalytischen Schule" (Hilpert, 1981). Aus der Monographie von Hilpert et al. wird ersichtlich, daß das später vor allem durch Jones (1976) propagierte Konzept der therapeutischen Gemeinschaft von der oben genannten Forschergruppe stammt, also psychoanalytischen Ursprungs ist. – Für die praktische Arbeit in psychotherapeutischen und psychiatrischen Einrichtungen ist die Berücksichtigung der Gruppendynamik auf den Krankenstationen mit den wechselseitigen Übertragungen und Gegenübertragungen zu einem unerläßlichen therapeutischen Instrument geworden.

Balint (1970) ist die Transferierung psychoanalytischen Gedankengutes in die Praxis niedergelassener Allgemeinärzte zu danken.

2.7 Beziehung zwischen der Psychiatrie und Psychotherapie in der Bundesrepublik Deutschland seit 1945

Situation im Nachkriegsdeutschland

Infolge der durch das nationalsozialistische Regime erzwungenen Maßnahmen war nicht nur die Psychotherapie, sondern – wegen der „Euthanasie"-Aktionen – auch die Psychiatrie aufs schwerste getroffen. Die Unterbrechung der wissenschaftlichen Kontakte zum Ausland hatte zu einem immensen Nachholbedarf besonders auf dem Gebiet der Psychotherapie geführt. Allenthalben erwachte ein bemerkenswertes Interesse an der Psychotherapie. – Die Spaltung Deutschlands hatte zur Folge, daß sich in der Nachkriegszeit die Psychotherapie in der DDR vorzugsweise an russischen Autoren, vor allem an der Pawlow-Schule, in der Bundesrepublik Deutschland aber an der angelsächsischen Literatur orientierte. Im folgenden kann nur auf die Weiterentwicklung in der Bundesrepublik Deutschland und Berlin (West) eingegangen werden.

Organisatorischer Wiederaufbau

In die ersten Nachkriegsjahre fielen die Gründungen bzw. Wiedergründungen der (1938 zwangsweise aufgelösten) „Deutschen psychoanalytischen Gesellschaft" (1946) und des „Zentralinstitutes für psychogene Erkrankungen der Reichsversicherungsanstalt Berlin" durch Kemper und Schultz-Hencke (1946), der (1933 umgewandelten) „Allgemeinen Ärztlichen Gesellschaft für Psychotherapie" (AÄGP) durch Kretschmer (1948), der „Deutschen Gesellschaft für Psychotherapie, Psychosomatik und Tiefenpsychologie" (1949) und der „Deutschen Psychoanalytischen Vereinigung" (1950); die Veranstaltung von Psychotherapiekursen an der Universitätsnervenklinik Tübingen durch Kretschmer (ab 1948) und der Lindauer Psychotherapiewochen durch Speer (ab 1950); die Herausgabe der Zeitschrift „Psyche" (ab 1947/48), der „Zeitschrift für Psychotherapie und medizinische Psychologie" (ab 1951), der „Praxis der Kinderpsychologie und Kinderpsychiatrie" (ab 1951) sowie der Zeitschrift „Psychosomatische Medizin und Psychoanalyse" (ab 1953); die Gründung des „Instituts für Psychotherapie Berlin" als psychoanalytische Ausbildungsstätte (1947) und einer ganzen Reihe weiterer psychotherapeutischer Ausbildungsinstitute (s. dazu auch Baumeyer, 1971).

Eine Zusammenarbeit zwischen den verschiedenen psychotherapeutischen Fachgesellschaften mit der „Deutschen Gesellschaft für Psychiatrie und Nervenheilkunde" ergab sich in der Folgezeit bei Einführung der Zusatzbezeichnung „Psychotherapie" zum sonstigen Arzttitel (1956), bei der Einführung der tiefenpsychologisch fundierten und analytischen Psychotherapie in die kassenärztliche Versorgung (1967), die sich insbesondere dank der am „Zentralinstitut für psychogene Erkrankungen der Versicherungsanstalt Berlin" erzielten Erfolge (Dührssen, 1972) durchsetzen ließ, bei der Einführung der Medizinischen Psychologie, der Medizinischen Soziologie und der Psychotherapie/Psychosomatik als Pflichtfächer für das Medizinstudium (1970) und bei der Erarbeitung des „Berichtes über die Lage der Psychiatrie in der Bundesrepublik Deutschland" (1975). – Die Kongresse der „Allgemeinen Ärztlichen Gesellschaft für Psychotherapie" wurden öfters mit Kongressen der „Gesellschaft Deutscher Neurologen und Psychiater" (1949, 1951, 1953, 1955) und einmal mit dem aus ihr hervorgegangenen „Gesamtverband Deutscher Nervenärzte" (1963) kombiniert. Nachdem sich die „Deutsche Gesellschaft für Psychiatrie und Nervenheilkunde" konstituiert hatte, tagte die „Allgemeine Ärztliche Gesellschaft für Psychotherapie" einmal gemeinsam mit dieser in Bad Nauheim (1958). Durch die zeitliche und örtliche Zuordnung der Kongresse der „Allgemeinen Ärztlichen Gesellschaft für Psychotherapie" zu neurologisch-psychiatrischen Kongressen sollte eine Integration der Psychotherapie in das weite Feld der Nervenheilkunde erreicht werden.

Beitrag der Psychoanalyse zur Therapie Schizophrener

Auch in den Nachkriegsjahren verhielt sich die offizielle Psychiatrie der Psychoanalyse gegenüber reserviert. Doch gewann die Psychoanalyse zunehmend Einfluß auf die psychiatrische Neurosenlehre, wie überhaupt psychoanalytische Forschungsergebnisse im Laufe der Zeit mehr und mehr Eingang in die offizielle deutsche Psychiatrie fanden.

Besonderes Interesse beanspruchten in den fünfziger Jahren die unter psychoanalytischem Aspekt unternommenen Versuche, Schizophrene psychotherapeutisch anzugehen. Die analytische Psychotherapie von Schizophrenen wurde in Berlin von Schultz-Hencke (1952), Bach (1957, 1967), Beese (1957, 1965), Fuchs-Kamp (1957, 1960) und Staabs (1957, 1960) sowie an den Universitätsnervenkliniken in Tübingen von Winkler (1957, 1960, 1966), Winkler u. Häfner (1954), in Heidelberg von Bräutigam (1965) und Eicke (1965), in Freiburg i. Brsg. und Gießen von Bister (1960, 1965 a, b) erprobt. Diese Bemühungen fanden ihren Rückhalt darin, daß seinerzeit auch am Burghölzli in Zürich von Benedetti u. Müller und einer großen Mitarbeitergruppe sehr konsequent und wissenschaftlich gut untermauert analytische Psychotherapie mit Schizophrenen betrieben wurde [s. dazu die von Benedetti u. Müller herausgegebenen Referatsammlungen des ersten, zweiten und dritten Symposiums über die Psychotherapie der Schizophrenie (1957, 1960; Müller u. Benedetti, 1965) sowie Müller, 1961].

Die analytische Psychotherapie von Schizophrenen führte zu wesentlichen neuen Einsichten in die Psychodynamik der Psychosen und bei einzelnen Patienten mit entsprechender Indikation zu bemerkenswerten therapeutischen Erfolgen, jedoch erwies sie sich als außerordentlich zeitaufwendig und deshalb als nicht in großem Stil praktikabel. Immerhin trug sie wesentlich dazu bei, einen neuen Zugang zum schizophrenen Kranken zu gewinnen. Die Einführung der Psychopharmaka in die Therapie der Psychosen (ab 1953) wirkte sich dann allerdings hemmend auf den Impetus der mit Schizophrenen analytisch arbeitenden Psychiater aus. Später traten sozialpsychiatrische Gesichtspunkte und damit auch die Soziotherapie zunehmend in den Vordergrund. Doch ist neuerdings die Einsicht herangereift, daß die Pharmakotherapie der Psychosen in der Regel durch sozio- und psychotherapeutische Maßnahmen ergänzt werden muß, also eine mehrdimensionale Therapie nach wie vor geboten ist. – In der Rehabilitationsklinik Karlsbad-Langensteinbach realisierte Bister (1979) später die analytische Milieutherapie.

Psychotherapie (im allgemeinen Sinn) und Psychiatrie

Einige Ordinarien für Psychiatrie setzten sich in den fünfziger und sechziger Jahren sehr nachhaltig für eine volle Integration der Psychotherapie in die Psychiatrie ein. Zu ihnen gehörten u. a. Mauz (1965), der sich psychotherapeutisch insbesondere mit Wahnkranken befaßte und dessen Ziel es war, seine ganze Klinik in Münster mit Psychotherapie zu durchdringen, Störring, (1953, Kiel), Ruffin (1960, Freiburg i. Brsg.) und Schulte (1962, Tübingen).

Mitte der sechziger Jahre setzte (im wesentlichen aus den USA) ein Zustrom neuer psychotherapeutischer Methoden ein: zunächst die Verhaltenstherapie (Wolpe, 1972; Lazarus, 1978; Eysenck u. Rachman, 1967), die Gesprächspsychotherapie (Rogers, 1973; Tausch, 1970) und das Psychodrama (Moreno, 1959), zuletzt auch die Gestalttherapie (Perls, 1974, 1976), die Transaktionsanalyse (Berne, 1967) und die Bioenergetik (Lowen, 1975) sowie die kognitive Psychotherapie (Beck, 1978). – Hinzu kamen neue Methoden psychoanalytischer Provenienz wie das katathyme Bilderleben (Leuner, 1970), die Dynamische Psychotherapie (Dührssen, 1972), die themenzentrierte Interaktion (Cohn, 1975) und die interaktionelle Gruppenpsychotherapie (Heigl-Evers u. Heigl, 1972, 1978). – Ein noch ungelöstes Problem stellt die klare Indikationsstellung für die einzelnen Methoden und ihre Integration in ein sinnvolles Gesamtkonzept dar.

So steht die Psychiatrie in der Bundesrepublik Deutschland heute vor der Frage, wie sie das große Angebot an psychotherapeutischen Methoden integrieren will. Meine persönliche Überzeugung ist, daß die deutsche Psychiatrie gut daran täte, einerseits mehr noch als bislang die psychoanalytischen Erfahrungen gemäß dem neuesten Stand der Forschung zu übernehmen und andererseits die Möglichkeiten der lerntheoretisch fundierten Verhaltenstherapie voll auszuschöpfen. Auf dieser breiten Basis können dann auch andere der oben genannten neuen Psychotherapieverfahren Anwendung finden, zumal sie teilweise aus der Psychoanalyse hervorgegangen sind.

2.8 Literatur

Ackerman NW (1971) The growing edge of family therapy. Fam Process 10:143–156
Adler A (1912) Über den nervösen Charakter. Bergmann, München
Adler A (1920) Praxis und Theorie der Individualpsychologie. Bergmann, München
Bach H (1957) Analytische Behandlung einer Schizophrenie und einer schizoiden Psychopathie (Vergleich). In: Benedetti G, Müller C (Hrsg) Internationales Symposium über die Psychotherapie der Schizophrenie. Karger, Basel New York, S 254–263
Bach H (1967) Psychosebehandlungen in Psychiatrischen Institutionen durch niedergelassene Psychotherapeuten. Psychosom Med Psychoanal 13:196–212
Balint M (1970) Der Arzt, sein Patient und die Krankheit. Fischer, Frankfurt Hamburg
Bateson G, Jackson DD, Haley J, Weakland JW (1956) Towards a theory of schizophrenia. Behavioral Science 1:231–246
Baumeyer F (1971) Zur Geschichte der Psychoanalyse in Deutschland. Z Psychosom Med 17:203–240
Beck AT (1978) Wahrnehmung der Wirklichkeit und Neurose. Pfeiffer, München
Beese FW (1957) Der psychotische Objektverlust im Verlauf der analytischen Psychotherapie. In: Benedetti G, Müller C (Hrsg) Internationales Symposium über die Psychotherapie der Schizophrenie. Karger, Basel New York, S 231–248
Beese FW (1965) Erfahrungsbericht über Psychotherapie von Psychosen im Zeitraum von 1952–1964 in einer kleineren psychiatrischen Klinik. In: Müller C, Benedetti G (Hrsg) Psychotherapie der Schizophrenie (3. Internationales Symposium). Karger, Basel New York, S 143–152
Benedetti G (1954) Psychotherapie einer Schizophrenen. Psyche 8:1–16
Benedetti G (1955) Psychotherapie eines Schizophrenen. Psyche 9:23–41
Benedetti G (1964) Klinische Psychotherapie. Huber, Bern
Benedetti G (1975) Ausgewählte Aufsätze zur Schizophrenielehre. Vandenhoeck & Ruprecht, Göttingen
Benedetti G, Müller C (Hrsg) (1957) Internationales Symposium über die Psychotherapie der Schizophrenie. Karger, Basel New York
Benedetti G, Müller C (Hrsg) (1960) 2. Internationales Symposium über die Psychotherapie der Schizophrenie. Karger, Basel New York
Bericht über die Lage der Psychiatrie in der Bundesrepublik Deutschland – Zur psychiatrischen und psychotherapeutisch/psychosomatischen Versorgung der Bevölkerung (1975) Deutscher Bundestag, 7. Wahlperiode, Drucksache 7/4200
Berne E (1967) Spiele der Erwachsenen. Rowohlt, Reinbek
Binswanger L (1947) Ausgewählte Vorträge und Aufsätze, Band I: Zur phänomenologischen Anthropologie. Francke, Bern

Binswanger L (1955) Ausgewählte Vorträge und Aufsätze, Band II: Zur Problematik der psychiatrischen Forschung und zum Problem der Psychiatrie. Francke, Bern

Binswanger L (1962) Grundformen und Erkenntnis menschlichen Daseins. Reinhardt, München Basel

Bion WR (1971) Erfahrungen in Gruppen und andere Schriften. Klett, Stuttgart

Birnbaum K (1911) Zur Frage der psychogenen Krankheitsformen, Bd II. Z Neurol 7:404

Birnbaum K (1923) Der Aufbau der Psychose. Springer, Berlin

Birnbaum K (1927) Die psychischen Heilmethoden. Thieme, Leipzig

Birnbaum K (Hrsg) (1930) Handwörterbuch der medizinischen Psychologie. Thieme, Leipzig

Bister W (1960) Über das Schulderleben bei Schizophrenen in psychotherapeutischer Sicht. In: Benedetti G, Müller C (Hrsg) 2. Internationales Symposium über die Psychotherapie der Schizophrenie. Karger, Basel New York, S 258–271

Bister W (1965a) Über kommunikative Einflüsse bei der klinischen und ambulanten Psychotherapie von Schizophrenen. In: Müller C, Benedetti G (Hrsg) Psychotherapie der Schizophrenie (3. Internationales Symposium). Karger, Basel New York, S 82–89

Bister W (1965b) Symptomwandel bei Schizophrenen in psychotherapeutischer Sicht. Enke, Stuttgart

Bister W (1979) Der Einfluß des therapeutischen Milieus auf die rehabilitative Behandlung Schizophrener in psychodynamischer Sicht. Gütersloher Fortbildungswoche 1979 (Referatsammlung) S 1–16. Landschaftsverband Westfalen Lippe, Münster

Bleuler E (1911) Dementia praecox oder Gruppe der Schizophrenien. Deuticke, Leipzig Wien (Handbuch der Psychiatrie, B spezieller Teil, 4. Abteilung, 1. Hälfte) Hrsg: G. Aschaffenburg

Bonhoeffer K (1915) Fälle von sogenannter Granatexplosionslähmung. Zentralbl Neurol 34:73

Boor W de (1954) Psychiatrische Systematik, ihre Entwicklung in Deutschland seit Kahlbaum. Springer, Berlin Göttingen Heidelberg

Boszormenyi-Nagy J, Framo JL (1969) Intensive family therapy. Harper & Row, New York

Bowen M (1971) The use of family theory in clinical practice. In: Haley J (ed) Changing families. Grune & Stratton, New York

Bräutigam W (1965) Zur Erkrankungssituation und psychotherapeutischen Indikation bei Schizophrenen. In: Müller C, Benedetti G (Hrsg) Psychotherapie der Schizophrenie (3. Internationales Symposium). Karger, Basel New York, S 177–188

Cohn RC (1975) Von der Psychoanalyse zur themenzentrierten Interaktion. Klett, Stuttgart

Dührssen A (1972) Analytische Psychotherapie in Theorie, Praxis und Ergebnissen. Vandenhoeck & Ruprecht, Göttingen

Eicke D (1965) Depersonalisationsphänomene als kommunikatives Mittel. In: Müller C, Benedetti G (Hrsg) Psychotherapie der Schizophrenie (3. Internationales Symposium). Karger, Basel New York, S 77–81

Eliasberg W (1927) Bericht über den I. Allgemeinen ärztlichen Kongreß für Psychotherapie in Baden-Baden, 17.–19. April 1926. Marhold, Halle

Eysenck HJ, Rachman S (1967) Neurosen: Ursachen und Heilmethoden. Deutscher Verlag der Wissenschaften, Berlin

Federn P (1956) Ichpsychologie und die Psychosen. Huber, Bern Stuttgart

Foulkes SH (1978) Praxis der gruppenanalytischen Psychotherapie. Reinhardt, München Basel

Freud A (1952) Das Ich und die Abwehrmechanismen. Imago, London

Freud A (1968) Wege und Irrwege in der Kinderentwicklung. Huber, Bern und Klett, Stuttgart

Freud S (1910) Über Psychoanalyse. Gesammelte Werke, Bd VIII. Imago, London, S 1–60

Freud S (1914) Zur Geschichte der psychoanalytischen Bewegung. Gesammelte Werke, Bd X. Imago, London, S 43–113

Fromm E (1971) Analytische Sozialpsychologie und Gesellschaftstheorie. Suhrkamp, Frankfurt

Fromm-Reichmann F (1959) Intensive Psychotherapie. Hippokrates, Stuttgart

Fromm-Reichmann F (1978) Psychoanalyse und Psychotherapie. Klett + Cotta, Stuttgart

Fuchs-Kamp A (1957) Zur Innenwelt einer paranoiden Psychose. Ausschnitte aus einer Behandlung. In: Benedetti G, Müller C (Hrsg) Internationales Symposium über die Psychotherapie der Schizophrenie. Karger, Basel New York, S 205–219

Fuchs-Kamp A (1960) Hebephrenie. Grundsätzliches zu Struktur und Therapie. In: Benedetti G, Müller C (Hrsg) 2. Internationales Symposium über die Psychotherapie der Schizophrenie. Karger, Basel New York, S 156–177

Gaupp R (1910) Über paranoische Veranlagung und abortive Paranoia. Zentralbl Neurol 67:317

Hartmann H (1930) Psychoanalyse. In: Birnbaum K (Hrsg) Handwörterbuch der medizinischen Psychologie, S 421–427. Thieme, Leipzig

Hartmann H (1960) Ich-Psychologie und Anpassungsproblem. Klett, Stuttgart

Hartmann H (1964) Zur psychoanalytischen Theorie des Ichs, Klett, Stuttgart

Heigl-Evers A (1972) Konzepte der analytischen Gruppenpsychotherapie. Vandenhoeck & Ruprecht, Göttingen

Heigl-Evers A, Heigl F (1980) Zur Bedeutung des therapeutischen Prinzips der Interaktion. In: Haase HJ (Hrsg) Psychotherapie im Wirkungsbereich des psychiatrischen Krankenhauses, S 87–103. Fachbuch Verlagsgesellschaft mbH, Erlangen

Hill LB (1958) Der psychotherapeutische Eingriff in die Schizophrenie. Thieme, Stuttgart

Hilpert H, Schwarz F, Beese F (Hrsg) (1981) Psychotherapie in der Klinik. Von der therapeutischen Gemeinschaft zur stationären Psychotherapie. Springer, Berlin Heidelberg New York

Hoche AE (1935) Aus der Werkstatt. Lehmanns Verlag, München

Horney K (1951a) Neue Wege in der Psychoanalyse. Kilpper, Stuttgart

Horney K (1951b) Der neurotische Mensch in unserer Zeit. Kilpper, Stuttgart

Jackson DD (Hrsg) (1960) The etiology of schizophrenia. Basic Books, New York

Jaspers K (1920) Allgemeine Psychopathologie, 2. Aufl. Springer, Berlin

Jones M (1952) Social psychiatry. Tavistock, London

Jones M (1976) Prinzipien der therapeutischen Gemeinschaft. Huber, Bern Stuttgart Wien

Jung CG (1912) Wandlungen und Symbole der Libido. Deuticke, Leipzig Wien

Jung CG (1913) Versuch einer Darstellung der psychoanalytischen Theorie. Deuticke, Leipzig Wien

Jung CG (1928) Die Beziehungen zwischen dem Ich und dem Unbewußten. Reichel, Darmstadt

Kernberg OF (1979) Borderline-Störungen und pathologischer Narzißmus. Suhrkamp, Frankfurt

Klaesi J (1922) Einiges über Schizophreniebehandlung. Z ges Neurol u Psych 78:606–620

Klein M (1962) Das Seelenleben des Kleinkindes. Klett, Stuttgart

Kohut H (1973) Narzißmus. Suhrkamp, Frankfurt

Kraepelin E (1899) Psychiatrie – Ein Lehrbuch für Studierende und Ärzte, 6. Aufl. Barth, Leipzig

Kraepelin E (1915) Psychiatrie – Ein Lehrbuch für Studierende und Ärzte, Bd IV. Klinische Psychiatrie, III. Teil, 8. Aufl. Barth, Leipzig

Kretschmer E (1922) Medizinische Psychologie. Thieme, Leipzig

Kretschmer E (1923) Über Hysterie. Thieme, Leipzig

Kretschmer E (1929) Psychotherapie der Schizophrenie und ihrer Grenzzustände. In: Bericht über den IV. Allgemeinen Ärztlichen Kongreß für Psychotherapie in Bad Nauheim 11.–14. April 1929, Hirzel, Leipzig, S 78–88 Hrsg Cimbal W

Kretschmer E (1949) Psychotherapeutische Studien. Thieme, Stuttgart

Kretschmer E (1966) Der sensitive Beziehungswahn, 4. Aufl. (1. Aufl. 1918). Springer, Berlin Heidelberg New York

Kretschmer E (1973) Vorlesungen über Psychoanalyse. Hippokrates, Stuttgart

Kretschmer E (1974) Psychiatrische Schriften 1914–1962. Springer, Berlin Heidelberg New York

Kronfeld A (1925) Psychotherapie, 2. Aufl. Springer, Berlin

Kronfeld A (1930) Psychotherapie. In: Birnbaum K (Hrsg) Thieme, Leipzig Handwörterbuch der medizinischen Psychologie, S 453–458

Lazarus AA (1978) Verhaltenstherapie im Übergang. Reinhardt, München

Leuner H (1970) Das katathyme Bilderleben. Thieme, Stuttgart

Lidz T, Cornelison A, Fleck S et al. (1959/60) Zur Familienumwelt des Schizophrenen. Klett, Stuttgart

Löwenfeld L (1897) Lehrbuch der gesamten Psychotherapie mit einer einleitenden Darstellung der Haupttatsachen der medizinischen Psychologie. Von Bergmann, Wiesbaden

Lowen A (1975) Bioenergetik. Rowohlt, Reinbek

Mahler M (1972) Symbiose und Individuation, Bd I. Psychosen im frühen Kindesalter. Klett, Stuttgart

Main TF (1981) Das Konzept der therapeutischen Gemeinschaft. In: Hilpert H, Schwarz R, Beese F (Hrsg) Psychotherapie in der Klinik, S 46–66. Springer, Berlin Heidelberg New York

Mauz F (1949) Der psychotische Mensch in der Psychotherapie. Arch Psychiatr 181:337–341

Mauz F (1965) Psychotherapeutische Möglichkeiten bei Wahnkranken. Referatsammlung XVIII. Gütersloher Fortbildungswoche, S 37–45. Landschaftsverband Westfalen-Lippe, Münster

Menninger K (1968) Das Leben als Balance. Piper, München

Meyer A (1957) Psychobiology. Thomas, Springfield

Mohr F (1925) Psychophysische Behandlungsmethoden. Hirzel, Leipzig

Moreno JL (1959) Gruppenpsychotherapie und Psychodrama. Thieme, Stuttgart

Müller C (1955/56) Über Psychotherapie bei einem chronischen Schizophrenen. Psyche 9:350–369

Müller C (1961) Die Psychotherapie Schizophrener an der Züricher Klinik. Versuch einer vorläufigen katamnestischen Übersicht. Nervenarzt 32:354–368

Müller C, Benedetti G (Hrsg) (1965) Psychotherapie der Schizophrenie (3. Internationales Symposium). Karger, Basel New York

Müller M (1952) Die körperlichen Behandlungsverfahren in der Psychiatrie. Thieme, Stuttgart

Perls F (1974) Gestalttherapie in Aktion. Klett, Stuttgart

Perls F (1976) Grundlagen der Gestalttherapie. Pfeiffer, München

Prinzhorn H (1929) Psychotherapie. Thieme, Leipzig

Rogers ER (1973) Die klient-bezogene Gesprächstherapie. Kindler, München

Rosen JN (1953) Direct analysis. Grune & Stratton, New York

Rosen JN (1964) Psychotherapie der Psychosen. Hippokrates, Stuttgart

Ruffin H (1960) Das Altern und die Psychiatrie des Seniums. In: Gruhle HW, Jung R, Mayer-Gross W, Müller M Psychiatrie der Gegenwart; Forschung und Praxis, Bd II Klinische Psychiatrie. S 1088–1160. Springer, Berlin Göttingen Heidelberg

Schrenk M (1973) Über den Umgang mit Geisteskranken. Springer, Berlin Heidelberg New York

Schulte W (1962) Klinik der „Anstalts"-Psychiatrie. Thieme, Stuttgart

Schultz JH (1918, 5. Aufl. 1930) Psychotherapie. Fischer, Jena

Schultz JH (1943) Die seelische Krankenbehandlung, 5. Aufl. Fischer, Jena

Schultz JH (1952) Psychotherapie – Leben und Werk großer Ärzte. Hippokrates, Stuttgart

Schultz-Hencke H (1951) Lehrbuch der analytischen Psychotherapie. Thieme, Stuttgart

Schultz-Hencke H (1952) Das Problem der Schizophrenie – Analytische Psychotherapie und Psychose. Thieme, Stuttgart

Simon H (1929) Aktivere Krankenbehandlung in der Irrenanstalt. de Gruyter, Berlin Leipzig

Spitz R (1960) Die Entstehung der ersten Objektbeziehungen, 2. Aufl. Klett, Stuttgart

Spitz R (1967) Vom Säugling zum Kleinkind. Klett, Stuttgart

Staabs G von (1957) Der Sceno-Test als Mittel in der Behandlung einer Schizophrenie. In: Benedetti G, Müller C (Hrsg) Internationales Symposium über die Psychotherapie der Schizophrenie. Karger, Basel New York, S 314–326

Staabs G von (1960) Einblicke in die psychotische Erlebensweise einer 15jährigen Patientin anhand des Sceno-Tests. In: Benedetti G, Müller C (Hrsg) 2. Internationales Symposium über die Psychotherapie der Schizophrenie. Karger, Basel New York, S 114–137

Stierlin H (1958) Einleitung zur deutschen Ausgabe von L. B. Hill: Der psychotherapeutische Eingriff in die Schizophrenie. Thieme, Stuttgart

Stoltenhoff H (1926) Kurzes Lehrbuch der Psychoanalyse. Enke, Stuttgart

Störring GE (1953) Bewußtsein und Besinnung. Thieme, Stuttgart

Sullivan HS (1953) The interpersonal theory of psychiatry. Norton, New York

Sullivan HS (1954) Conceptions of modern psychiatry. Norton, New York Toronto

Tausch R (1970) Gesprächspsychotherapie, 5. Aufl. Hogrefe, Göttingen

Thomä H (1964) Stellung und Bedeutung der Psychotherapie in der amerikanischen Psychiatrie und psychosomatischen Medizin. In: Görres A Denkschrift zur Lage der ärztlichen Psychotherapie und der psychosomatischen Medizin. Steiner, Wiesbaden

Trenkel A (1981) Zur Situation der Psychotherapie in der Schweiz. Z. Psychother Med Psychol 31, Heft 6

Winkler WT (1957) Bericht über den Verlauf einer psychotherapeutischen Behandlung bei einer an Katatonie leidenden Patientin. In: Benedetti G, Müller C (Hrsg) Internationales Symposium über die Psychotherapie der Schizophrenie. Karger, Basel New York, S 162–193

Winkler WT (1960) Erfolgreiche analytische Kurztherapie bei einem Schizophrenen. In: Benedetti G, Müller C (Hrsg) 2. Internationales Symposium über die Psychotherapie der Schizophrenie. Karger, Basel New York, S 30–42

Winkler WT (1966) Indikation und Prognose zur Psychotherapie der Psychosen. Z Psychother Med Psychol 16:41–51

Winkler WT (1977) 50 Jahre AÄGP – ein Rückblick. Z Psychother Med Psychol 27:74–84

Winkler WT, Häfner H (1954) Kontakt und Übertragung bei der Psychotherapie Schizophrener. Z Psychother Med Psychol 4:179–184

Wolpe J (1958) Psychotherapy by reciprocal inhibition. University Press, Stanford

Wolpe J (1972) Praxis der Verhaltenstherapie. Huber, Bern Stuttgart Wien

Wolpe J, Lazarus AA (1966) Behavior therapy techniques. Pergamon Press, New York

Wynne LC, Ryckoff IM, Day J, Hirsch SJ (1958) Pseudomutuality in the family relations of schizophrenics. Psychiatry 21:205–220

Wyrsch J (1956a) Zur Geschichte und Deutung der endogenen Psychosen. Thieme, Stuttgart

Wyrsch J (1956b) Über die Bedeutung von Freud und Kraepelin für die Psychiatrie. Nervenarzt 27:529–535

3 Psychotherapeutische Grundeinstellung versus psychotherapeutische Technik.
Die Grundstruktur psychotherapeutischen Vorgehens

U. H. Peters

3.1 Einleitung

„Der Zielpunkt des Arztes ist (dennoch) unter allen Umständen die Person, das Ich des Kranken, und alle Maßregeln, aus welchem Gebiete der ärztlichen Hilfe sie hergenommen sein mögen, haben einen psychischen Zweck: die Zurückführung der Kranken zu sich selbst, die Wiederherstellung ihrer Selbstbestimmungsfähigkeit (oder ihrer Freiheit)."

Dieser Satz stammt nicht aus einem modernen Werk der Ich-Psychologie, sondern wurde von Heinroth (1825) in einem Kapitel über den „Richtigen Standpunkt des Irrenarztes" formuliert. Hierauf antwortete ihm Pinel:

„Wie, ist denn diese Vorschrift etwas Neues? Haben wir nicht schon längst darauf gedrungen, dergleichen Kranke als *Menschen* zu betrachten und *menschlich zu behandeln?* [ ] Bedarf es hiezu einer Reform der psychischen Medizin? einer neuen Theorie? Dieß alles lehrt ja schon der gesunde Menschenverstand, und noch mehr das gesunde Menschen = *Herz!*" (zit. nach Heinroth, 1825, S. 45. Hervorhebungen durch Heinroth).

Heinroth entgegnet darauf, es bestehe gleichwohl ein großer Unterschied:

„Bisher betrachtete man die (psychische) Krankheit für sich, und den Menschen auch für sich, gleichsam als zwei voneinander gesonderte Individuen. [ ] Demzufolge ging das Augenmerk der *ärztlichen* Behandlung nicht auf den *Menschen,* sondern nur auf die (vermeintlich organische) *Krankheit.*" (Heinroth a.a.O., S. 45/46. Hervorhebungen durch Heinroth.)

Heinroth will nicht die Krankheit *medizinisch* behandeln und getrennt davon den Menschen *menschlich,* er will – so erklärt er sein psychotherapeutisches Programm – das Ich des Kranken zu sich selbst zurückführen. Die Erlebnisseite der Krankheit, jeder Krankheit, der körperlichen und der psychischen, ist gemeint. Wir haben es nicht mit einem Vorläufer der psychotherapeutischen Grundeinstellung Winklers (1965) zu tun, es ist die psychotherapeutische Grundeinstellung bereits selbst. Aus heutiger Sicht fehlt bei Heinroth lediglich die andere Seite, das Ich des Therapeuten, das in den therapeutischen Prozeß hineingezogen wird. Die Beobachtung des heute Gegenübertragung genannten Vorganges wäre damals bei dem seit 1775 bekannten animalischen Magnetismus zwar möglich gewesen, jedoch war der Magnetismus noch nicht als ärztliche Therapie anerkannt.

Die von Heinroth kritisierte Haltung wurde dennoch von der Mitte des vorigen Jahrhunderts an bis tief in die Gegenwart hinein vorherrschend.

3.2 Psychotherapeutische Beziehung

Winkler hat 1965 die nun von ihm als psychotherapeutische Grundhaltung bezeichnete Einstellung der objektivierenden Betrachtung der naturwissenschaftlichen Medizin gegenübergestellt, nach welcher sich der Patient „mit ähnlichen Vorstellungen und Erwartungen zum Arzt begibt, wie er sie beim Wegbringen seines Wagens zur Inspektion hat".

Es sei ein grundsätzlicher Irrtum, daß man Psychotherapie ebenso zur Anwendung bringen könne wie einen Apparat, eine Operation, eine Technik; die psychotherapeutische Grundeinstellung und die darin enthaltene Bereitschaft zur Kommunikation sei die Voraussetzung für psychotherapeutisches Handeln.

Das Phänomen ist eher in seiner psychoanalytischen Version als „Übertragung" geläufig. Der Therapeut erlaubt nicht nur dem Patienten eine Gefühlsbeziehung, sondern geht auch selbst eine ein. Es handelt sich aber keineswegs um ein auf Psychoanalyse beschränktes Phänomen, sondern läßt sich bei jeder Form von Psychotherapie nachweisen, wie ich an anderer Stelle dargelegt habe (Peters, 1977). Die besondere Beziehung zwischen Psychotherapeut und Patient war schon beim Exorzismus geläufig (s. Peters, 1977), bekam bei der Hypnose den Namen „Rapport" (Ellenberger, 1973) und wurde dann erst in der Psychoanalyse als Übertragungs-Gegenübertragung bekannt. Winklers (1965) Beschreibung der psychotherapeutischen Grundeinstellung betont vielleicht wie vor ihm schon Heinroth (1825) aus dem Gegensatz zum naturwissenschaftlichen Arztideal zu sehr die Gefühle des Therapeuten (demgegenüber steht das Geflecht von Patienten- und Therapeutengefühlen). Diese psychotherapeutische Patienten-Therapeuten-Beziehung ist selbst bei der Verhaltenstherapie die unabdingbare Voraussetzung für den Erfolg der Therapie, mag dies von ihren Theoretikern auch noch so sehr geleugnet werden (Peters, 1977). Daher muß der angehende Psychotherapeut den Umgang mit dieser Therapeuten-Patienten-Beziehung erlernen. Hierfür ist gegenwärtig die Eigenanalyse als einzige Methode bekannt. Es wäre dringend erforderlich, weitere Methoden zu ersinnen.

Zusammenfassend für diesen Teil möchte ich betonen, daß die psychotherapeutische Grundeinstellung etwas ist, was sich in jeder Psychotherapie von selbst bildet, ganz gleich, was ihre Theorie und ihr Verfahren ist. Die Beziehung ist somit keineswegs identisch mit der Arzt-Patienten-Beziehung. Der Psychotherapeut kann und muß im einzelnen die Regeln erlernen, nach denen sich die Grundeinstellung konstituiert. Er muß ferner lernen, die Beziehung auf beiden Seiten zu steuern.

3.3 Psychotherapeutisches Verfahren: begründet durch eine Theorie

Andererseits macht die psychotherapeutische Grundbeziehung, machen auch Übertragung und Gegenübertragung für sich allein noch keine Psychotherapie aus. Es genügt nicht, wenn der Therapeut dem Patienten mit noch so warmen Gefühlen gegenübersitzt. (Häufigster Fehler heutiger junger Therapeuten, die sich mit Enthusiasmus in die Therapie stürzen, aber noch ohne Kenntnisse über Verfahren und

Theorie sind.) Die psychotherapeutische Beziehung muß ergänzt werden durch ein *Verfahren,* eine Vorschrift regelhaften Vorgehens (der Ausdruck „Technik" ist eher zu vermeiden), die sich aus der *Theorie* ableitet. Es mag einer der Gründe für das Scheitern von Heinroth (1825) sein, daß er kein praktikables Verfahren hinterließ, mit dessen Hilfe man seine theoretischen Vorstellungen in psychotherapeutisches Handeln hätte umsetzen können.

Auch heute gibt es durchaus noch Theorien ohne Therapien. Ein Beispiel wäre die Strukturdynamik Janzariks, deren tiefe Einsichten bisher nicht therapeutisch nutzbar gemacht werden können (Janzarik, 1980). Auch Bochniks psychotherapeutische Theorie ist bisher ohne Verfahren (Bochnik et al., 1981).

Die Verfahrensvorschrift ihrerseits leitet sich aus einer Theorie ab. Die Theorie *erklärt* die Vorgänge bei der Ausführung der Therapie. Der Erfolg der Psychotherapie hängt allerdings offenbar davon ab, daß die Theorie für Patient und Therapeut gleichermaßen akzeptabel ist. Exorzismus ist als Therapie deshalb unwirksam geworden, weil niemand mehr daran „glaubt". Der Exorzismus ist als Beispiel weiter geeignet. Seine Theorie besagt nämlich, daß (funktionelle) Krankheiten daraus entstehen, daß Dämonen in den Körper eindringen. Das therapeutische Verfahren muß dann zum Ziele haben, die Dämonen zum Verlassen des Körpers zu bewegen. Dies geschieht durch Drohung, Aufforderung im Namen einer höheren Macht oder durch Verlockung. Wir lächeln heute über Theorie und Therapie, weil wir andere bevorzugen.

Wenn man die Opposition von Theorie und Therapie anerkennt, lernt man verstehen, warum es so viele Theorien nebeneinander geben kann, die in ihren Therapien mit Erfolg wirksam sind. Jede dieser Theorien ist ihrem eigenen historischen und soziokulturellen Zusammenhang zuzuordnen. Es gibt also nicht *die* einzig richtige Psychotherapie, die aus einer falschen Analogie zu technisch-medizinischen Verfahren immer wieder gefordert wird.

3.4 Die strukturellen Beziehungen

Es lassen sich somit mehrere Oppositionen i. S. von Jakobson (1966) herausarbeiten, denn mehrfach bestehen „wechselseitige Implikationen von zwei konträren oder kontradiktorischen Formen" (Holenstein, 1975). In der psychotherapeutischen Beziehung implizieren sich (in psychoanalytischen Begriffen) Übertragung auf Seiten des Patienten und Gegenübertragung auf Seiten des Therapeuten gegenseitig. Ebenso implizieren sich psychotherapeutisches Verfahren und Theorie. Auf der übergeordneten Ebene stehen psychotherapeutische Beziehung und psychotherapeutisches Verfahren in Opposition. Die Grundstruktur der Psychotherapie ergibt sich daher in folgender Weise:

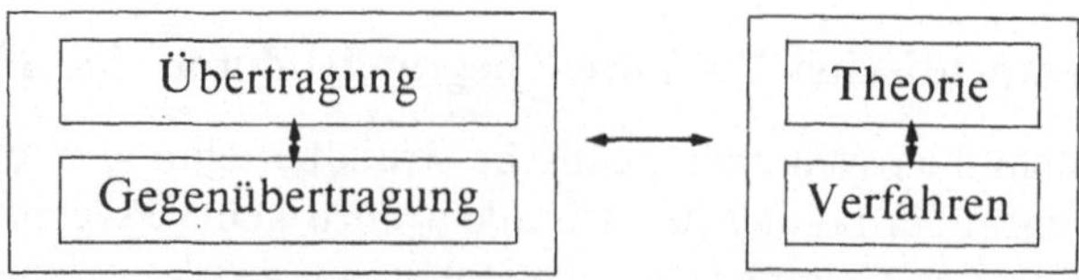

Jeder der Doppelpfeile bedeutet ein System von Regeln, das die Teile miteinander verbindet. Jeder Kasten bedeutet ebenfalls ein System von Regeln. Diese können im einzelnen wechseln, jedoch bleiben die Beziehungen der Einzelteile zueinander erhalten.

Die wissenschaftstheoretischen Fragen der Auffindung und Erkennung von Regeln sowie ihre Zusammenfügung zu Regelsystemen (= Theorien) können an dieser Stelle nicht mehr eingehender erläutert werden. Dazu sei insbesondere auf Hübner (1978) verwiesen.

3.5 Schluß

Als ich nach solchen Überlegungen noch einmal den einzigen Fall durchsah, an dem Winkler die psychotherapeutische Grundeinstellung erläuterte, erkannte ich, daß Winkler bei ihm ebenfalls ein Verfahren anwandte, allerdings ohne dessen Bedeutung explizit zu machen. Eine Frau im Konflikt zwischen einer triebhaften Bindung an einen Mann und dem Wunsch nach Aufrechterhaltung der Wertewelt kam zu Winkler. Winkler gab keinen Rat und keine Medikamente, aber er gestattete auch nicht nur die Entwicklung der Grundbeziehung, sondern setzte biographische Anamnese und autogenes Training als Technik ein, worauf der Konflikt leicht und rasch gelöst wurde (Winkler, 1965).

Solche Erörterungen mögen für einen Mediziner allzu theoretisch klingen. Da aber nach der Weiterbildungsordnung der Psychotherapeut in Zukunft drei Psychotherapien seiner freien Wahl beherrschen muß, bedarf man dringend einer genauen Kenntnis der grundlegenden Strukturelemente, welche Psychotherapien von anderen Formen menschlichen Umgangs und auch von Scharlatanerie zu unterscheiden erlauben.

Es sind etwa 30 anerkannte psychotherapeutische Verfahren bekannt (Ellenberger, 1976; Gottwald, 1980). Man mag über eine solche Vielfalt lächeln, sie entspricht aber offensichtlich einer Vielfalt bei Therapeuten und Patienten. Dies bedeutet, daß Theorie und therapeutisches Vorgehen weitgehend variabel bleiben, die psychotherapeutische Grundbeziehung gilt dagegen, wenn auch mit Abschattungen, gleichermaßen für alle Psychotherapien.

3.6 Literatur

Bochnik et al. (1981) Dieser Band S 36
Ellenberger H (1973) Die Entdeckung des Unbewußten. Huber, Bern Stuttgart Wien
Ellenberger H (1976) Dévelopement historique de la notion du processus psychotherapeutique. L'union médic Can 105: 1820–1830
Gottwald C (1980) Nichtanalytische Psychotherapien. In: Peters UH (Hrsg) Psychiatrie. Psychologie des 20. Jahrhunderts, Bd X. Kindler, Zürich, S 984–1003
Heinroth JCA (1825) Anweisung für angehende Irrenärzte zu richtiger Behandlung ihrer Kranken. Vogel, Leipzig
Holenstein E (1975) Roman Jacobsons phänomenologischer Strukturalismus. Suhrkamp, Frankfurt
Hübner K (1978) Kritik der wissenschaftlichen Vernunft. Alber, Freiburg München
Jakobson R (1966) Selected writings. 4 Bde. Monton, Den Haag
Janzarik W (1980) Strukturdynamik. In: Peters UH (Hrsg) Psychiatrie. Psychologie des 20. Jahrhunderts, Bd X. Kindler, Zürich, S 109–124
Peters UH (1977) Übertragung-Gegenübertragung. Geschichte und Formen der Beziehungen zwischen Psychotherapeut und Patient. Kindler, München
Winkler WTh (1965) Die psychotherapeutische Grundeinstellung des Arztes. Therapiewoche 15:531–537

4 Klient versus Patient

D. Schulte, H. Heimann

4.1 Pro Klient

D. Schulte

Die Frage nach den Begriffen „Patient" oder „Klient" ist auf den ersten Blick nebensächlich. Doch mit dieser Begriffswahl sind zwei grundsätzlichere Fragen und Problembereiche verknüpft:

- Die Bevorzugung des einen oder anderen Begriffs geht oft einher mit bestimmten weiterreichenden Vorstellungen des Therapeuten über das, was Psychotherapie ist und was psychische Störungen sind; die Begriffe stehen für eine generellere Orientierung.
- Sprachliche Bezeichnungen haben unter Umständen Rückwirkungen auf den so Bezeichneten.

Benennung und Rollenzuweisung. Nach der alltäglichen, vorwissenschaftlichen Vorstellung ist die sprachliche Bezeichnung eines Sachverhaltes ein einseitiger Vorgang, nämlich die Zuordnung eines sprachlichen Symbols, eines Namens, zu einem Gegenstand. Der „Gegenstand" ist in unserem Falle jedoch ein Mensch, der auf die Benennung reagiert. Sein Selbstverständnis wird dadurch beeinflußt, wie er von der Umgebung bezeichnet wird. Auch die Menschen der Umgebung richten ihr Verhalten danach, wie eine Person benannt wird, welches „Etikett" sie erhält. Denn die Erwartungen, Emotionen und Vorurteile, die mit diesem Etikett verbunden sind, werden auf den so Bezeichneten übertragen. Die so veränderten Erwartungen der sozialen Umwelt bewirken entsprechende Verhaltensänderungen; es entsteht ein sozialer Druck, die zugewiesene Rolle zu übernehmen.

Die Begriffe „Patient" und „Klient" kennzeichnen das Verhältnis des Therapeuten zu seinem Gegenüber. Patient ist man nur als Gegenüber zu einem Arzt; der Begriff ist nur in Relation zum Begriff Arzt definiert. Durch die Begriffe Arzt und Patient werden weitgehend eindeutig die Rollen und damit das (Rollen-)Verhalten beider Beteiligten festgelegt: Der eine der beiden Interaktionspartner hat die Probleme, der andere hat das Wissen und die Mittel, um diese Probleme zu lösen. Konstituierend für die Rollenverteilung ist daher in erster Linie die Fachkompetenz des Arztes. Wird aus einem Kranken ein Patient – indem er einen Arzt aufsucht –, so gerät er per definitionem in eine unterlegene Position. Entsprechend ist das Verhalten von Patienten in Interaktionen mit Ärzten.

Klient, lat. cliens, meint ursprünglich den Schutzbefohlenen eines Patrons. Heute versteht man unter Klient eher den Auftraggeber eines Rechtsanwalts oder auch anderer Spezialisten. Übertragen auf die uns interessierende Beziehung bedeutet das, daß der Klient Auftraggeber des Therapeuten ist; der Klient erbittet und erhält eine bestimmte Dienstleistung von einem Spezialisten. Bei diesem Rollenverständnis besteht eine bedeutend geringere Abhängigkeit; die Beziehung zwischen Klient und Therapeut ist eher gleichberechtigt. Nur hinsichtlich relativ eng begrenzter Bereiche, derentwegen die Hilfe des Therapeuten in Anspruch genommen wird, ist die Interaktion durch die Kompetenz des Spezialisten geprägt.

Es ist zu fragen, welches (Rollen-)Verhalten einem Klienten oder Patienten möglich ist, welches für welche Form von Therapie wünschenswert ist – und welches für den Therapeuten angenehmer ist! In der Regel ist es der Therapeut, der entsprechend seiner theoretischen Orientierung (seiner beruflichen Ausbildung, seiner therapeutischen Ausrichtung, aufgrund berufspolitischer Perspektiven, aufgrund institutioneller Sachzwänge) seinen Gesprächspartner als Klienten oder als Patienten bezeichnet. Damit schreibt der Therapeut seinem Gesprächspartner gewollt oder ungewollt eine bestimmte Rolle zu, die dieser übernehmen wird.

Möglicherweise wird durch die Begriffswahl das Verhältnis zwischen Therapeut und Klient/Patient auch in juristischem Sinne definiert: Ausübung der Heilkunde ist juristisch gebunden an das Arzt-Patient-Verhältnis. Daraus resultieren Folgen für die Finanzierung der Therapie. Die Begriffe Klient und Patient erhalten damit eine politische Bedeutung, auf die jedoch hier nicht näher eingegangen werden soll.

Rollendefinition. Patient zu sein impliziert, krank zu sein. Auf die Diskussion um die Angemessenheit des sogenannten Krankheitsmodells für psychische Störungen wird hier nicht eingegangen; für unseren Zusammenhang interessiert lediglich die Perspektive, die sich daraus für den Klienten/Patienten ergibt. Ist eine Person Patient, ist sie also krank, so heißt das: Meine Probleme, meine Auffälligkeiten, sind nur Ausdruck einer dahinterliegenden Krankheit, die mir als Laien weitgehend unverständlich ist. Daraus folgt:
- Ich bin hilflos und nicht kompetent, mein Problem selber zu lösen;
- ich bin nicht verantwortlich für die auftretenden aktuellen Probleme, sondern diese sind Folge meiner Krankheit;
- ich bin von der sozialen Umwelt zu bemitleiden und mit Rücksicht zu behandeln.

Der Begriff Klient impliziert, daß ein Fachmann für die Lösung eines mehr oder minder umgrenzten Problems herangezogen wird. Ein Problem ist allgemein definiert als ein momentaner Zustand, der von einem erwünschten Zustand abweicht, ohne daß unmittelbar Mittel und Wege gegeben sind, den gewünschten Zustand herbeizuführen. Für einen Klienten ist demnach sein jetziger Zustand belastend, unbefriedigend. Über die Ursachen dieses unbefriedigenden Zustandes ist damit noch nichts ausgesagt; Ursache kann durchaus auch eine Krankheit sein. Der Klient muß einen Weg aus diesem belastenden Zustand finden. Der Therapeut kann ihm dabei helfen. Daraus folgt für das Selbstverständnis des Klienten:
- Ich bin weitgehend ratlos, aber nicht unbedingt hilflos;
- möglicherweise habe ich selber zu den Problemen beigetragen; ich bin nicht frei von Mitverantwortung, vor allem für die Lösung meiner Probleme;
- ich sollte von der Umwelt „normal" behandelt werden, denn Probleme zu haben ist normal, ist menschlich.

Für die Rolle des Patienten ist demnach kennzeichnend eine gewisse Hilflosigkeit, Nicht-Verantwortlichkeit und Unmündigkeit. Der Patient ist „Konsument" der

Behandlung; die Therapie ist für ihn vergleichbar mit einer Pille. Nicht ich als Patient muß etwas tun, sondern andere sorgen für mich und tun etwas mit mir. Die Rolle des Klienten ist aktiver. Der Therapeut hilft, löst aber nicht für den Klienten sämtliche Probleme. Der Klient muß selber seine Anliegen und Fragen vorbringen, und er behält zu einem großen Teil selber die Verantwortung.

Der Grad der Aktivität und Selbstverantwortlichkeit, der von den beiden Rollen in unterschiedlichem Maße gefordert wird, mag abhängen von der Schwere der Störung oder Krankheit; doch es ist auch nicht auszuschließen, daß durch die Begriffswahl zum großen Teil erst definiert wird, wie schwer die entsprechende Person gestört ist.

Bestimmte psychotherapeutische Richtungen haben die Eigenverantwortlichkeit des Klienten und seine aktive Rolle als zentral herausgestellt. Das gilt in erster Linie für die Klientenzentrierte Gesprächspsychotherapie. Der Klient übernimmt weitgehend die Verantwortung für den Therapieverlauf. Er bestimmt durch die Wahl der Inhalte, was in der Therapie angesprochen wird. Der Therapeut reagiert zunächst einmal nur auf diese Äußerungen des Klienten. Rogers übernahm damit bewußt eine Gegenposition zu stärker dirigistischen, interpretierenden Vorgehensweisen. Entsprechend wird in der Klientenzentrierten Gesprächspsychotherapie vom „Klienten" gesprochen.

In der Verhaltenstherapie ist die Begriffswahl uneinheitlich. Die dem Patienten/Klienten zugeschriebene Rolle ist in jedem Falle sehr aktiv: Der Klient wird an der diagnostischen Informationserhebung beteiligt; das Therapieziel wird von Klient und Therapeut gemeinsam diskutiert und festgelegt, Diagnosestellung im Sinne eines Bedingungsmodells und die Therapieplanung werden dem Klienten mitgeteilt und mit ihm besprochen. Die therapeutischen Selbstkontrollmethoden sind ein deutlicher Beleg für die aktive Rolle des Klienten in der Verhaltenstherapie. Als allgemeine Zielsetzung verhaltenstherapeutischer Behandlung gilt es, den Klienten zunehmend zu seinem eigenen Therapeuten zu machen.

Zusammenfassend ist festzustellen, daß die Begriffswahl als solche weniger wichtig ist. Von Bedeutung ist lediglich das Verständnis des Therapeuten von der Rolle seines Gegenübers und die Rollenfestlegung, die durch diese Begriffswahl erfolgt.

4.2 Pro Patient

H. Heimann

1. Sperber (1980), schreibt in einem Essai „Der freie Mensch": „Frei ist nur, wer psychisch fähig ist, die Verantwortung zu tragen, die er mit seinen Entschlüssen und Taten auf sich nimmt." Mit diesem Satz sind Richtung und Ziel jeglicher Psychotherapie oder Lebenshilfe bezeichnet. Ihre Methoden dienen dazu, dem Patienten oder dem Klienten Schritte zu ermöglichen, die Fremdbestimmung in seiner Lebensführung abzubauen und den Raum des möglichen Bei-sich-selbst-seins, d. h. den Raum seiner persönlichen Freiheit zu erweitern. „Frei ist nur, wer psychisch fähig ist, die Verantwortung zu tragen, die er mit seinen Entschlüssen zu Taten auf sich nimmt." Fremdbestimmung bezeichnet in diesem Zusammenhang alles, was das Bei-sich-selbst-sein des Menschen in seiner Verantwortlichkeit hindert, begrenzt oder aufhebt. Dies gilt nicht nur für den Patienten oder den Klienten, sondern ebensogut für

den Arzt, den Psychotherapeuten oder für den Berater in Lebensfragen. Die Minderungen oder Begrenzungen des Bei-sich-selbst-seins lassen sich in 3 Kategorien fassen: 1. Die sozio-ökonomischen Verhältnisse, 2. die biologischen Begrenzungen des Lebens und 3. die durch die seelische Entwicklungsgeschichte des Individuums bedingten und notwendigen, aber unreflektierten Übernahmen von den das Leben des Kindes beschützenden Bezugspersonen, d. h. die unbewußten Introjekte. Für die Diskussion „Patient versus Klient" erscheint mir dieser anthropologische Hintergrund entscheidend, weil er medizinische oder soziologische „Modelle" psychischer Störungen als vordergründige Verkürzungen relativiert und die eigentliche Problemebene der therapeutischen Aufgabe sichtbar werden läßt, nämlich die Befreiung des Menschen aus nichtverschuldeter Selbstentfremdung.

2. Patient und Klient erscheinen vor diesem Hintergrund auf den ersten Blick als *in ihrer Selbstentfremdung unterschiedlich Betroffene.* Zunächst definieren sie sich selbst dadurch, daß sie entweder einen Arzt oder einen Berater aufsuchen bzw. von ihren Angehörigen oder Freunden dahin gebracht werden. Dieser Entschluß läßt in der Regel bereits Schlüsse auf die Tiefe und die lebensgeschichtliche Bedeutung der Störung zu, welche behandelt oder bearbeitet werden soll.

Der Begriff des *Patienten* setzt voraus, daß *ein Leiden* vorliegt, dessen Ausmaß *tätige Hilfe* fordert, eine Hilfe, welche nach Klärung der Bedingungskonstellationen im Idealfall sowohl biologische wie psychodynamische und psychosoziale Maßnahmen umfaßt, oder, wie man das heute so schön formuliert, „heilkundliche Tätigkeiten". Hier ist einem Mißverständnis vorzubeugen: Es trifft *nicht* zu, daß Ärzte oder „heilkundlich Tätige" *Krankheiten* behandeln, selbst wenn diese in der Diagnosekartei mit einer ICD-Nummer versehen werden. Behandelt wird immer der Mensch als Person, der Patient. Das gilt auch für die Körpermedizin. Nosologische Systeme sind Abstraktionen, die der Verständigung dienen, sozusagen Annäherungen an die Lebens- und Leidenswelt des konkreten Patienten (Heimann, 1981). Aus dem Gesagten ergibt sich, daß das Verhältnis zwischen Arzt und Patient zunächst ein *asymmetrisches* ist, was aus den Erwartungen des Patienten und aus der Kompetenz des Arztes, insbesondere seinen *aktiven* Einwirkungsmöglichkeiten hervorgeht. Diese Asymmetrie wird am augenfälligsten dort, wo der Patient gar nicht mehr in der Lage ist, die „tätige Hilfe" des Arztes aufzusuchen, z. B. beim Bewußtlosen, beim Schwerkranken und beim Moribunden, aber auch bei gewissen Formen der Geisteskrankheit, die das Leben des Patienten gefährden. In allen diesen Extremfällen besteht für den Arzt eine Behandlungspflicht, die auch dann nicht aufhört, wenn der „Fall" hoffnungslos ist, der Arzt den Patienten zu der Schwelle des Todes begleitet, oder, was für chronisch Geisteskranke und geistig Schwerbehinderte gilt, dem Patienten in seiner ihm noch möglichen eingeschränkten Existenz zur Seite steht. Natürlich ist er dabei nicht allein, sondern arbeitet in einer Gemeinschaft mit kundigem Pflegepersonal und entsprechend geschulten Spezialisten (Psychologen, Beschäftigungstherapeuten etc.). Die ärztliche Verantwortung bleibt aber dabei unbestritten. Sie ist an ärztliche Kompetenz gebunden.

Anders der *Klient:* Ich kann Klient aber nicht Patient meiner Kreissparkasse sein. Ich bin in einen Verkehrsunfall verwickelt und werde nun Klient eines Anwalts, der meine Interessen vertritt. Ich möchte ein Haus bauen und werde Klient eines Architekten, der mit seiner Sachkenntnis meine Wünsche zu erfüllen versucht. Diese Beispiele zeigen, daß das Klientverhältnis ein wesentlich eingegrenzteres ist als das Patientverhältnis. Ein eingrenzbares finanzielles oder rechtliches Problem steht an, und ich suche die Kompetenz des Sachkundigen. Klient und Sachkundiger stehen unter dem Gesichtspunkt der Freiheit in einem *symmetrischen Verhältnis,* und es ist berechtigt, ihre gegenseitige Auseinandersetzung als einen „Problemlösungsprozeß" zu bezeichnen, was für das Arzt-Patienten-Verhältnis zunächst nicht gilt.

Freilich muß nun sogleich angemerkt werden, daß der Klient, welcher bei einem Therapeuten Hilfe in einer ihn bedrängenden Lebensproblematik sucht, Behinderungen seines Bei-sich-selbst-seins, also seiner persönlichen Freiheit zur Verantwortlichkeit aufweisen kann, die ihn in dieser Hinsicht nicht grundsätzlich von einem Patienten unterscheiden. Umgekehrt sucht gelegentlich auch ein Patient seinen Arzt auf, um einfachen, sachkundigen Rat zu holen. Die Bezeichnungen Klient und Patient scheinen sich hier zu überlappen, was einer Klärung des Selbstverständnisses nicht förderlich ist. An diesem Punkt zeigt sich jedoch der tendenzielle oder, man dürfte vielleicht auch sagen, ideologische Hintergrund der Bezeichnung „Klient". Es entspricht der heutigen technologischen Auffassung von Lebensprozessen, daß sie durch eine *psychologische Technik,* eine oder gar mehrere der unzähligen auf dem Markte angepriesenen psychotherapeutischen Methoden, in einen einfachen „Problemlösungsprozeß" verwandelt werden können. Deshalb ist es heute nobler, Klient und nicht Patient zu sein, weil das Odium von Leid und Schwäche durch diese Umbenennung verschwindet. Es ist vielleicht nicht von ungefähr, daß auch in psychologischen Beratungsstellen der früher übliche und eigentlich angemessene Name „*Ratsuchender*" in Klient umbenannt wurde.

3. Betrachtet man das Verhältnis von Patient zu Klient noch einmal vor dem Hintergrund der Freiheit als einer anthropologischen Bestimmung des Bei-sich-selbstseins in der Überwindung der Minderung und Einschränkung durch eine psychosoziale, biologische und psychodynamische Selbstentfremdung, werden die Gefahren deutlich, die den beiden Begriffen tendenziell anhaften. Der *Patient* steht in Gefahr, daß sein Helfer, möge er nun Arzt sein, Psychologe oder was auch immer, die Asymmetrie des Patient-Helfer-Verhältnisses nicht zu überwinden vermag oder es gar in seinem persönlichen Interesse verfestigt, den Patienten also *unterfordert* und in Abhängigkeit erhält. Eine Gefahr liegt auch darin, daß die Beschränkungen des Bei-sich-selbst-seins zu sehr nur aus einem biologischen Aspekt betrachtet und daß darüber die psychosozialen und psychodynamischen Beschränkungen und ihre möglichen Beeinflussungen übersehen werden. Ziel jeder therapeutischen Aktivität muß, unter dem Leitgedanken der Befreiung, der Ausgleich des Asymmetrie-Verhältnisses zwischen Patient und Helfer sein, wenn dies auch unter vernünftigen Kriterien immer nur in einer relativen Weise gelingen kann.

Auf der anderen Seite liegt die Gefahr des *Klient-Sachverständigen-Verhältnisses* in der *Überforderung des Klienten,* nämlich dann, wenn die Minderungen und Begrenzungen seines Bei-sich-selbst-seins aus biologischen und psychosozialen Verhältnissen nicht gesehen werden und der „Problemlösungsprozeß" an diesen Klippen scheitert. Der Klient wird dann überfordert, und der Sachverständige, wer er auch immer sein mag, ist nicht in der Lage, seine eigenen Beschränkungen wahrzunehmen.

4. Wir sind davon ausgegangen, daß für Patient, Klient und für seine Helfer dasselbe Verhältnis von Freiheit als eines Bei-sich-selbst-seins zur Verantwortlichkeit und seine Minderungen durch sozioökonomische, psychosoziale, biologische und le-

bensgeschichtliche Beschränkungen und Grenzen gültig ist. Diese Sicht verhindert, daß wir einer oberflächlichen und kurzsichtigen *Technologie des Helfens und Helfenwollens* verfallen und uns der Einsicht in die Unerbittlichkeit der Begrenzungen menschlichen Lebens und Könnens verschließen. Wir stehen dann nicht in Gefahr, *alle* Übel der Selbstentfremdung einer einzigen der von uns erwähnten drei Kategorien zuzuschieben, und wir vermögen dann auch unser therapeutisches Wirken in einem größeren Zusammenhang zu sehen, etwa wie es der Arzt und Psychiater Neumann schon 1859 formulierte: „Wir fassen also die Freiheit des Menschen nicht als eine von ihm untrennbare fundamentale Eigenschaft auf, deren er nie verlustig gehen könne. Vielmehr erscheint sie uns *als die allgemein menschliche Aufgabe,* die jedes Individuum für sich *in besonderer persönlicher Weise* löst und zwar mehr oder minder unvollkommen, je nachdem es die Selbstherrschaft über Denken und Wollen zur größeren oder geringeren Vollkommenheit entwickelt." Vielleicht läßt sich das Ziel jeder therapeutischen Bemühung sowohl für Helfer wie für Patient oder Klient jetzt nochmals in den Worten von Manès Sperber formulieren: „In der Bindung frei bleiben und sich aus einer souveränen Freiheit heraus binden – das sind die charakteristischen Verhaltensweisen des frei gewordenen Menschen."

4.3 Literatur

Heimann H (1981) Der psychiatrische Patient und unsere wissenschaftlichen Modellvorstellungen. In: Festschrift für Prof. Möller. Patmos, Düsseldorf
Neumann H (1859) Lehrbuch der Psychiatrie. Encke, Erlangen
Sperber M (1980) Der freie Mensch. Die Arche, Zürich

5 Besinnungstherapie als Hilfe zur Selbsthilfe

Von der nervenärztlichen Beratung zu einer psychiatrischen Psychotherapie [1]

H. J. Bochnik, C. Gärtner-Huth und W. Richtberg

5.1 Einführung und Zusammenfassung

Hier sollen die Grundlinien einer vieljährig bewährten psychiatrischen Psychotherapie dargestellt werden, die durch Beratungen und Übungen an der Besinnungsfähigkeit des Patienten ansetzt. Wir gingen von der Reflexion alltäglicher nervenärztlicher Aufgaben und Hilfsmöglichkeiten aus, die auf Störungsminderung, Kompensationsverbesserung sowie auf Lebensführungshilfen abzielen. Zur Psychotherapie werden diese Bemühungen, wenn sie auf Selbsthilfe durch Änderung innerer Haltungen, Einstellungen und Wertungen abzielen. Über Teilaspekte wurde bereits und wird an anderer Stelle berichtet (s. u. 5.6 Lit.) Eine Diskussion der Zusammenhänge mit den bekannten Psychotherapierichtungen verbietet sich hier.

Besonderheiten einer psychiatrischen Psychotherapie liegen in der Verbindung psychiatrischer Aufgaben und Fähigkeiten mit psychotherapeutischen Kompetenzen. Die Beherrschung einer psychotherapeutischen Methode, die nur im Neurosenbereich gewonnen worden ist, begründet keine darüber hinausgehende diagnostisch-therapeutische Kompetenz. Die Weiterentwicklungen psychotherapeutischer Methoden sollten daher stärker als bisher von speziellen medizinischen Erfahrungsbereichen wie Psychiatrie, Kinderheilkunde, Innere-, Rehabilitations-Medizin usw. ausgehen. Nur so können integrierte und nicht nur additive Psychotherapien entstehen.

Allgemeine Voraussetzung einer psychiatrischen Psychotherapie sind die mehrdimensionale psychiatrische Diagnostik, Differentialdiagnostik und Therapieplanung, die auf Störungsminderung und Kompensationsverbesserung in biologischen, psychischen und sozialen Bereichen sowie auf Lebensführungshilfen abzielen (s. Bochnik u. Richtberg, 1977, sowie Bochnik u. Gärtner-Huth, 1981).

Eine spezielle Voraussetzung ist die *patientenzentrierte ärztliche Grundhaltung.* Zu ihr gehört die bewußte Beachtung und respektvolle Achtung des Patienten als Person, einschließlich der emotionalen Arzt-Patienten-Beziehungen, in denen sich das Vertrauen des Patienten zum Therapeuten als starkes Element der psychotherapeutischen Wirksamkeit entwickeln kann (über „Vertrauen" und „Verhaltensbildung" siehe: Bochnik et al. 1981).

---

1 Der hier erlaubte Umfang machte erhebliche Verkürzungen bis auf komprimierte Thesen erforderlich. Eine ausführliche Darstellung ist im perimed-Verlag in Vorbereitung.

5.2 Besinnungsfähigkeit als Therapieansatz

Besinnung (Störring, 1953, Bochnik u. Richtberg, 1979, 1980 a) ist die Fähigkeit zum freien motivbildenden Abwägen von Einsichten, Absichten, Einstellungen, Haltungen und Wertungen unter Einbeziehung persönlicher Ziele und Pflichten sowie Leitbilder und Stilformen. Besonnenheit als tragendes Element der freien Willensbildung ist mehr als nur eine kognitive Leistung: Besonnenheit setzt einerseits die frei verfügbare Fähigkeit zur Distanzierung von eigenen Emotionen, Überzeugungen, Vorurteilen, aber auch von neurotischen und psychotischen Störungen voraus. Andererseits gehört die Befähigung zur willentlichen Identifizierung mit Menschen, Sichtweisen und Situationen dazu. Frei verfügbare Distanz und Identifikation als Grundlagen des besonnenen motivbildenden Abwägens sind somit wesentliche Besinnungsfunktionen. Obwohl Besinnung die höchste menschliche Befähigung ist, bestimmt sie keineswegs die meisten alltäglichen Handlungen, die häufiger von Konventionen, Emotionen und Schablonen entlastend, aber unreflektiert gesteuert werden (s. Bochnik u. Richtberg, 1980 a). Aus besinnungstherapeutischer Sicht ist die Besinnungsfähigkeit daher auch eine *„aktivierbare Notfallfunktion"*, die häufiger ungeübt als gestört ist (eine typische Besinnungsstörung durch Leidenschaften und Süchte ist die Depravation (Bochnik u. Richtberg, 1980 b)).

„Besinnungstraining" – ein meditativer Weg – zielt auf rational-emotionale Klärung durch wechselweise distanzierenden und identifizierenden Umgang mit Emotionen, Vorurteilen, Komplexen, mit Situationen und Personen in der *Phantasie* wie in der *Realität*. Meist geht es dabei um das Suchen nach Freiheitsmöglichkeiten, um Sinnfragen und Sinngebungen, um das Abwägen von Alternativen sowie um Ermutigungen zum Gehen eines bewußt persönlichen Weges. Vorbereitet wird so auf Situationen, in denen es auf besonnenes Tragen, Ertragen und Gestalten, aber auch (angesichts von Problemen, mit denen man leben muß, weil man sie nicht lösen kann) auf die Leistung einer angemessenen Resignation ankommt. Es geht konkret um die Entwicklung von Einsicht, Umsicht, Voraus- und Vorsicht, um Rücksicht und Nachsicht und um deren Früchte. Solche Entwicklungen brauchen Zeit, die psychotherapeutisch zwar verkürzt, aber nicht übersprungen werden kann.

Besinnungsanregung setzt Überwindung von Besinnungsschwächen, meist aus Übungsmangel oder aus katathymen, neurotischen, ideologischen oder psychotischen Besinnungsbehinderungen, voraus. Schwere neurotische Besinnungsblockaden zählen zur Domäne der Psychoanalyse. Psychotische Besinnungsblockaden benötigen zusätzlich und vor allem biologische Therapie. Erfolglose besinnungstherapeutische Versuche können an dieser Grenze diagnostisch aufschlußreich sein.

Indikationen für Besinnungstherapie sind *immer* gegeben, *wenn die Selbsthilfe des Patienten durch Besinnung angeregt werden kann.* Dies ist bei den meisten psychiatrischen Krankheiten möglich, wenn auch nicht in jedem Einzelfalle und nicht zu jeder Zeit.

5.3 Beispiele für besinnungstherapeutische Indikationen

Integriert mit der somatischen Behandlung körperlicher wie psychotischer Erkrankungen sind psychotherapeutische Kompensationsverbesserungen und Lebensführungshilfen zu geben: / In der Rehabilitation (Individuation und Sozialisation, vgl. Bochnik, 1977). / In Überlastungssituationen, Konflikten, bei abnormen Erlebnisreaktionen, „Randneurosen", bei abnormen Persönlichkeitsentwicklungen (wie Suchten und Perversionen), insbesondere aber auch in Lebenskrisen (s. Bochnik u. Richtberg, 1978).

5.4 Spezielle besinnungstherapeutische Hinweise und Anregungen

Der *Zeitaufwand* nützlicher Besinnungstherapie reicht von einmaligen Anstößen bis zu mehrjährigen lebensbegleitenden Beratungen, von einfachen Distanzierungsübungen bis zu systematischen Meditationen. Oft kann die Selbsthilfe schon in 2 bis 5 Sitzungen angeregt werden.

Die Aufklärung der *„existentiellen Essentials"* gehört zu den wichtigen Besinnungsthemen in Krisen, Konflikten und Überlastungen. Dadurch werden Kompensationsbedingungen, Risiken, Sinnfragen und dergleichen hinsichtlich Partnerschaft, Familie, Wohnung, Beruf, Zeit- und Geldbilanzen usw. verdeutlicht.

Aus diesen Einsichten sind Verhaltensprioritäten abzuleiten.

Die persönliche Zukunft ist ein qualitativ besonderes (wissenschaftstheoretisch gesehen „historisches") Besinnungsthema. Zukunft entfaltet sich aus der jeweils einmaligen gelebten Vergangenheit in enger Verflochtenheit mit subjektiv bedeutsamen Personen und Situationen. Zukunft ist meist weder feststellbar noch „fest-gestellt", aber doch auch gegenwärtig gestaltbar.

Zeichnen sich *existentielle Bedrohungen* ab, dann sind besinnungstherapeutische Vorbereitungen auf das möglicherweise Kommende angezeigt: Es geht um Gestalten, Annehmen, „Stärkersein" ebenso wie um Ausweichen oder Fliehen. „Armor fati" (Nietzsche) und das „Zu-Grunde-Gehen" (Heidegger) sind Modelle, an denen der Umgang mit Lebenssinn (auch ganz ohne Literarisierung) persönlich entwickelt werden kann.

5.5 Beispiele für besinnungstherapeutische Übungen

Distanzierende Zäsuren und Freiräume schaffen! Bestimmte Zeiten sollen von unfruchtbarem kreisenden Konfliktgrübeln freigemacht werden („Jetzt keine Sprechstunde für den Konflikt"). Gleichzeitig sind echte „Sprechstunden für den Konflikt" zu seiner ernsthaften Bearbeitung vorzusehen. In der distanzierenden Zäsur liegt auch ein Effekt der stationären Krisenintervention (näheres s. Bochnik u. Richtberg, 1978).

Im Alleinsein „sich selbst kennenlernen"! Beachten, daß der Psychotherapeut durch Gerede zur Unzeit zum anästhesierenden Konsumgut und zum Alibi für das Ausweichen vor schmerzhaften Begegnungen mit sich selbst sein kann.

Perspektiven bewußt wechseln lernen. Der Patient lernt dabei, sich selbst, Situationen und andere Menschen durch die Augen eines anderen sehen. Die Unterschiede von „Wahrheit und Perspektive" und von alternativen Standpunkten können in der Distanz zu Einsichten werden. Verständnis und sogar Mitleid mit Feinden und Gegnern kann erarbeitet werden und so zur Überlegenheit verhelfen. Die dabei auftauchenden Alternativen sind meditativ zu „durchdenken und zu durchfühlen".

Bei starken *Widerständen* gegen den Perspektivenwechsel (wegen Konflikten, Komplexen oder Vorurteilen) ist das Prinzip zu erklären und an einem emotional unbelasteten Thema zu üben (z. B. „Ich – durch die Augen des Zugschaffners").

Entscheidungstraining übt das Auffinden und Abwägen von Verhaltensalternativen und deren mutmaßlichen Folgen, die meditativ zu „durchdenken und zu durchfühlen" sind und die dabei auf „Lebbarkeit" mit persönlichem Stil und persönlichen Zielen zu prüfen sind.

Dies kann weiterentwickelt werden zu *Planspielen der Phantasie*, die mit konkreten Möglichkeiten vertraut machen können. Bemühungen um Disziplin und Realität sind wichtig.

Besinnungstherapeutische Einstiege sind auch über das autogene Training, insbesondere durch formelhafte Vorsatzbildung (Schultz, 1953, Hoffmann, 1977) ebenso möglich wie über katathymes Bilderleben (s. Leuner, 1980) und über das Psychodrama (Moreno, 1959).

Fehlermöglichkeiten der Besinnungstherapie: Geltungsgenüßliches ausweichendes Phantasieren einerseits und Verkümmerung des emotionalen Engagements andererseits.

5.6 Literatur

Bochnik HJ (1961) Der einzelne Fall. Beitr Sexualforsch 24:75–84

Bochnik HJ (1977) An den Bundesärztetag 1975 – Fördert Psychotherapie! Spektrum 6:

Bochnik HJ, Richtberg W (1977) Prinzipien der Bestimmung des Leidensschwerpunktes zwischen Krankheit, Person und Sozialfeld. METAMED 1:226–236

Bochnik HJ (1978) Krankheit, Persönlichkeit und die kranke Persönlichkeit als Therapieprobleme. In: Flügel KA (Hrsg) Neurologische und psychiatrische Therapie. perimed, Erlangen

Bochnik HJ, Richtberg W (1978) Krise und Notfall als psychiatrische Aufgaben. In: Haase HJ (Hrsg) Krisenintervention in der Psychiatrie. Schattauer, Stuttgart New York, S 209–219

Bochnik HJ, Richtberg W (1979) Zur Phänomenologie und Psychopathologie von Erregungszuständen. Psychiat Clin (Basel) 12:105–115

Bochnik HJ, Richtberg W (1980a) Schablonen: Entlastung und Beschränkung – Eine phänomenologische Analyse der Erhaltungstendenz von Antrieben und Affekten bei Gesunden und psychisch Kranken. Psychiat Clin (Basel) 13:25–37

Bochnik HJ, Richtberg W (1980b) Depravation – Ausdruck und Folgen einer suchtspezifischen Besinnungsstörung. In: Keup W (Hrsg) Folgen der Sucht. Thieme, Stuttgart New York, S 83–99

Bochnik HJ (1980) Zur Indikation von Psychotherapien. In: Haase HJ (Hrsg) Psychotherapie im Wirkungsbereich des psychiatrischen Krankenhauses. perimed, Erlangen, S 42–46

Bochnik HJ, Gärtner H, Richtberg W (im Druck) Vertrauen – Anvertrauen – Vertrauenswürdigkeit: Liberale Lebenselemente einer humanen und ökonomischen Medizin sind gefährdet. In: Bergener M (Hrsg) Psychiatrie und Rechtsstaat. Luchterhand, Neuwied

Bochnik HJ, Gärtner H, Richtberg W (1981) Vertrauen: Fundament des ärztlichen Berufes. In: Schriften des Ärzterates im Bistum Essen. Bd 4 Verlag Wort und Werk, Sankt Augustin S 11–46

Bochnik HJ, Gärtner-Huth C (1981) Psychiatrische Erkenntnisziele: Regeln und Individualität in historischen Prozessen – Grundzüge einer prognose- und therapieorientierten Diagnostik.

In: Degkwitz R, Siedow H (Hrsg) Standorte der Psychiatrie, Bd 2, S 82–131, Urban &
    Schwarzenberg, München (1981)
Bochnik HJ, Gärtner-Huth C, Richtberg W (1981) I. Ärztliches Verhalten vermittelt Heil-
    kunde – trägt Psychotherapie. II. Lernziel: Ärztliches Verhalten, Thesen für Klinik und Pra-
    xis I. III. Lernziel: Ärztliches Verhalten bei schwierigen Patienten (unheilbar Kranke und
    Sterbende, Psychotische, persönlich Abnorme und Behinderte). Thesen für die Praxis an
    heilkundlichen Grenzen. Psycho 7:454–458, 9 (im Druck), 10 (im Druck)
Hoffmann B (1977) Handbuch des autogenen Trainings. dtv, München
Leuner H (1980) Katathyms Bilderleben – Ergebnisse in Theorie und Praxis. Huber, Berlin
    Stuttgart Wien
Moreno JL (1959) Gruppenpsychotherapie und Psychodrama. Thieme, Stuttgart
Schultz IH (1953) Das Autogene Training, 8. Aufl. Thieme, Stuttgart
Störring GE (1953) Besinnung und Bewußtsein. Thieme, Stuttgart

6 Zur Indikation hermeneutischer Methoden in der Psychotherapie am Paradigma der Daseinsanalyse

W. Blankenburg

Die Daseinsanalyse wird vielfach als überholt angesehen. Aber mögen auch ihr begriffliches Instrumentarium und manche ihrer Formulierungen als zeitbedingt anzusehen sein, die von ihr akzentuierten Probleme sind es nicht. Diesbezüglich kann man die These wagen: Zeitbedingt ist nicht so sehr, daß sie aufgeworfen wurden, als vielmehr ihre passagere Unterbelichtung.

Über die Daseinsanalyse und ihre Abgrenzung von anderen Therapierichtungen, wie auch über die unterschiedlichen Auffassungen, die dieser Name deckt, ist viel geschrieben worden (s. Literatur). Sie wird hier im folgenden nicht isoliert gesehen, sondern nur als ein Prototyp hermeneutisch orientierter Verfahren überhaupt. Deren Eigenart und Indikationsschwerpunkte bilden das eigentliche Thema dieses Beitrages – und zwar im Kontrast zu primär konditionalanalytisch ausgerichteten Ansätzen.

Als „hermeneutisch" gilt in diesem Zusammenhang jede Methode, die nicht „erklären", sondern „verstehen" will, wobei auf die gegenwärtig aktuelle – auch für die Grundlagenklärung von Psychiatrie und Psychotherapie wichtige – „dritte Runde" (Apel et al., 1978; Apel, 1979) der um diese Kontroverse entbrannten wissenschaftstheoretischen Diskussion hinzuweisen ist. – Phänomenologisch ist die hermeneutische Methode, insofern sie nicht auf etwas anderes zurückführen, sondern zum *Vorschein* bringen möchte. Begegnendes soll aus sich selbst heraus „zur Sprache gebracht" bzw. „sprechender gemacht" werden, was zugleich ein nicht heteronomie-, sondern autonomiebezogenes Vorgehen (Blankenburg 1981 b) impliziert. Daß dies – auch unabhängig von der jeweiligen Ätiologie – bereits ein wichtiger Schritt zur Therapie – Hermeneutik demnach also Mäeutik – sein kann, stellt eine grundlegende Arbeitshypothese dieser Vorgehensweisen dar.

Die damit angesprochene Gegenüberstellung mag das *Schema* auf den Seiten 42 und 43 verdeutlichen.

Es handelt sich um Pole eines Spektrums, zwischen denen es die verschiedenartigsten Übergänge, Interferenzen, Zweideutigkeiten gibt. Hinsichtlich methodischer Ausrichtung und subjektiver Einstellung verhalten sich beide Pole *konträr,* im Hinblick auf die anstehenden Aufgaben ärztlicher Psychotherapie jedoch *komplementär.* Das ist im Auge zu behalten. Man sollte nicht den einen gegen den anderen ausspielen, wie dies häufig geschieht, sondern die Indikationen für das eine wie für das andere nüchtern gegeneinander abwägen. Daß die Daseinsanalyse auf der rechten Seite dieses Spektrums zu suchen ist, wie die Verhaltenstherapie auf der linken, versteht sich von selbst.

**Polare Ausrichtungen
psychotherapeutischer Ansätze**

Konditionalanalytisch orientierte Psychotherapie	Hermeneutisch orientierte Psychotherapie
Konditionalanalytisches Erklären aus Bedingungen des faktischen Auftretens und Verschwindens psychopathologischer Auffälligkeiten	Hermeneutisches Verstehen aus Bedingungen der Möglichkeit (d.h. aus Wesensmöglichkeiten)
Isolieren von einzelnen Funktionen einzelnen Funktionsstörungen einzelnen Bedingungen derselben	Einbeziehen von pathologischen Auffälligkeiten in den Prozeß dialektischer Selbstentfaltung bzw. Destruktion des Menschseins
Bevorzugte Gewichtung *äußerer* Bedingungen, letztlich von *Veränderbar-Machen* von Manipulierbar-Machen	Bevorzugte Gewichtung *innerer* (systemimmanenter) Bedingungen, letztlich von *Sinnfindung*
Heteronomie-orientiert	Autonomie-orientiert
Krankheits-zentriert	Person-zentriert
Distanzierte Einstellung	Partizipierende Einstellung
Primär: Tendenz zur Objektivierung	Primär: „Einführung des Subjekts"

führt
methodologisch
notwendig
zum

*Hinunter*projizieren des jeweils Vorliegenden auf ein niedriges (d.h. determinierenderes) Strukturniveau	*Hinauf*projizieren des jeweils Vorliegenden auf ein hohes (d.h. weniger determinierendes) Strukturniveau

mit der Gefahr

reduktionistischer *Unter*interpretation	projektiver *Über*interpretation

in beiden Fällen
droht Hybris

am Ende alles erklärbar und manipulierbar machen zu können	alles verstehen zu können

vor allem dann, wenn

Erklären für Verstehen gehalten wird	Verstehen an die Stelle von Erklären tritt

Gefahren

Gefahr kurzfristiger Strategien	Gefahr unendlicher Analysen
Psychotherapie kann zu reiner Technik werden	zu reiner Lebenshilfe oder Seelsorge werden

Nachteile

Abhängigkeit des Effizienz-Verständnisses von dessen Operationalisierbarkeit: Psychotherapie gerät unter methodologische Zwänge	Mangelnde Operationalisierbarkeit von „Effizienz" und infolgedessen mangelnde Kontrollierbarkeit der Effizienz dieser Psychotherapien

Fortsetzung

	Vorzüge	
Kontrollierbarkeit der Effizienz		Kritik gegenüber vordergründiger Effizienz-Bezogenheit
Rationalität des Vorgehens		Umsicht des Vorgehens
Schlagkräftige Zielgerichtetheit		Methodische Zielorientierung (Offenhalten der Frage, welches Ziel denn jeweils anstrebenswert sei)

Daseinsanalyse bedeutet den Versuch, einen begegnenden Menschen – für uns ist es in der Regel ein Patient – in der Gänze seines Da-seins (sowohl im Querschnitt seines gegenwärtigen Befindens, Erlebens, Sichverhaltens als auch im Längsschnitt seines Werdens, d. h. seiner Herkunfts- und Zukunftsbezogenheit) zu verstehen und ihm womöglich durch dieses Verstehen ein Stück weiterzuhelfen. Der erste Schritt dahin ist der, das Ganze einer Persönlichkeit samt Umwelt und Mitwelt in größtmöglicher Unmittelbarkeit auf sich wirken zu lassen und in eigens dazu präparierten Kategorien (die die uns geläufige Subjekt-Objekt-Spaltung, einschließlich derjenigen zwischen Patient und Arzt, unterlaufen) einzufangen. „Umwelt" und „Mitwelt" sind dabei stets mehrdeutig zu verstehen, je nachdem, ob wir sie als intersubjektiv und subjektiv konstituierte (entworfene) oder als Intersubjektivität und Subjektivität prägende oder aber als sich im Wechselspiel von beidem darstellend ins Auge fassen. In jedem Falle kommen wir nicht umhin, nach der Konstitution von Selbst und Welt – und als wichtige Gelenkstellen zwischen ihnen: nach der konstituierenden Funktion von Leiblichkeit und Intersubjektivität – zu fragen.

Zu der hier angesprochenen Unmittelbarkeit gibt es verschiedene methodische Zugangswege. Einer bedient sich – lediglich als Leitfaden – der selbst- und weltauslegenden Funktion der Sprache. Daseinsanalytische Phänomenologie ist infolgedessen über weite Strecken eine Phänomenologie präpositionaler Bestimmungen (In-sein, Mit-sein, Sein-bei, être-au, pour-soi, à travers usw.) sowie verbalisierter Substantive (Räumlichung, Zeitigung etc.). Was damit erschlossen wird, ist ein anderes Bezugsnetz als das an der Subjekt-Objekt-Spaltung orientierte; ein Beziehungsnetz, das vielleicht auch irgendwann einer – wenngleich andersartigen – Mathematisierung zugänglich sein wird. Diesbezüglich ist auf Querverbindungen zur strukturalistischen und zur ethnomethodologischen Forschung zu verweisen.

Die Daseinsanalyse beginnt in mancher Hinsicht dort, wo die übrigen Psychotherapie-Konzepte ihr Fernziel sehen, nämlich bei der komplexen Struktur des Ganzen. So wie das konditionalanalytisch orientierte Vorgehen von der Isolierung einzelner Faktoren weiterschreitet zur Aufklärung komplexer Zusammenhänge, so müssen ganzheitsorientierte Ansätze in umgekehrter Richtung vom synthetischen Blick auf globale Strukturzusammenhänge übergehen zu immer detaillierteren Analysen. Daraus resultiert die Wende von der Daseinsanalyse i.e.S. zur phänomenologischen Konstitutionsanalyse als Grundlage einer „konstitutiven Psychotherapie" (Blankenburg noch unveröffentlicht).

Eingeleitet wurde diese Wende durch die letzten Veröffentlichungen von Binswanger, die freilich noch zu sehr im Theoretischen blieben, als daß sie auf die Praxis der Psychotherapie hätten Einfluß nehmen können. Die phänomenologische Forschung der letzten zehn Jahre (Tatossian, 1979) hat hier jedoch eine neue Situation geschaffen, die nicht ohne Auswirkungen auf die Psychotherapie bleiben kann.

Diese konstitutive Psychotherapie fragt: „Wie konstituiert sich etwas *als* etwas *für* jemanden?" oder „Wie konstituiert sich jemand *als* jemand für jemanden?" (mithin auch dieser für sich selbst). Im Rahmen der Frage nach einem wechselseitigen Sich-Konstituieren von Selbst und Welt lösen sich beide – Selbst und Welt – in Geschehen auf. Sie stellen sich als Produkte prozessualer Abläufe (d. h. konstituierender Prozesse) dar. Diese Fragestellung führt von der vom Patienten erfahrenen und gestalteten Wirklichkeit zurück zu Wirklichkeitsbildeprozessen, die sowohl für den einzelnen Patienten als auch (historisch) für ganze Sozietäten zu verfolgen sind.

Solches Vorgehen trägt zunächst retrospektiven Charakter im Sinne einer nachträglichen Aufschlüsselung – quasi „Archäologie" – des Aufbaues von Wirklichkeit für einen Patienten (incl. seiner eigenen). Wenn die Daseinsanalyse zeitweilig den Charakter einer mehr theoretischen Disziplin annahm, dann nicht von der Sache selbst her, sondern infolge der Schwierigkeit, die nötige Geistesgegenwart aufzubringen, in unmittelbarer Gegenwart ablaufende, ebenso wie früher abgelaufene, konstitutive Prozesse (i. S. einer „gigantischen Vivisektion", Fink, 1976) präsent und therapeutisch angehbar zu machen. Dennoch ist dieses Postulat, Prozesse des Aufbaues von Wirklichkeit für den Patienten zu *re*aktualisieren und an ihnen zu arbeiten, unabweisbar. Hier liegen entscheidende Aufgaben für die Zukunft.

Die Analyse konstitutiver Prozesse hat demnach manches mit der Psychoanalyse gemeinsam; sie setzt nur radikaler an als diese, lehnt sich aber, was die Pragmatik angeht, vorerst noch an sie an und übernimmt streckenweise ihre Technik. Sie erfordert ein weiteres Ausholen, insofern sie hinter die Voraussetzungen der uns geläufigen Modellvorstellungen (z. B. eines psychischen Apparates), hinter klinische Kennerschaft und vorwissenschaftliche Eindrücke – sie alle in ihrer Art respektierend – zurückfragt. Vereinfachend kann man sagen: Wo die Psychoanalyse relativ rasch mit dem *Übersetzen* der als verschlüsselte Sprache verstandenen Symptome beginnt, ist es der Daseinsanalyse zunächst um ein rückhaltloseres *Übersetzen* in die Andersartigkeit des Selbst- und Weltbezuges des Patienten zu tun. Die wesentlichen Unterschiede wie auch die deutlichen Konvergenzen vor allem in der Psychosentherapie Benedettis u. Chr. Müllers (Blankenburg, 1977; S. 954 ff.) wurden an anderer Stelle herausgearbeitet.

Welche *Entwicklungstendenzen* zeichnen sich darüber hinaus ab?

1. Die Orientierung an festen Maßstäben: z. B. das Messen an Authentizität (Hora, 1959), am Annehmen der eigenen Endlichkeit (z. B. Storch, 1965), an der „natürlichen Konsequenz des Erfahrungsganges" (Binswanger, 1957), an der „Offenständigkeit des Daseins" (Boss u. Condrau, 1980) usf.) weicht einer dialektischen Beweglichkeit (Weeks, 1977; Blankenburg, 1980, 1981 b) auf der Suche nach einem individuellen, diesem bestimmten Patienten angemessenen Maß. Verwiesen sei auf das Konzept verschiedenartiger anthropologischer Proportionen zwischen polar divergierenden Vereinseitigungen des menschlichen Daseins (Blankenburg im Druck a).

2. An die Stelle von Absolutheitsansprüchen einer bestimmten Psychotherapierichtung tritt das Aufeinanderbeziehen komplementärer methodischer Ansätze (s. o.) und ein nüchterneres Abgrenzen von *Indikationsschwerpunkten*. Für hermeneutische Verfahren wie die Daseinsanalyse zeichnen sich Indikationen dort ab,

a) wo Pathologisches sich nicht klar und eindeutig von der unverwechselbaren Eigenart bzw. vom Selbstentfaltungsprozess eines Menschen abgrenzen läßt und innerhalb des Abweichenden, Auffälligen, Pathologischen prospektive Potenzen aufleuchten.

b) wo konditionalanalytisch orientierte Therapien aus anderen Gründen auf Probleme stoßen; α) sei es, daß ihnen enge Grenzen gesetzt sind wie in der Alterspsychiatrie oder auf dem Felde der Rehabilitation z. B. bei chronisch Schizophrenen; β) sei es, daß sie so weitgehende Eingriffs- bzw. Manipulationsmöglichkeiten eröffnen, daß eine Zieldiffusion droht, weil die Orientierung an einem „Wogegen" (d. h. an einem anfangs vielleicht noch so klar erscheinenden Beseitigungsauftrag) nicht mehr zureicht. Die Frage lautet hier nicht mehr wie unter α) „Was tun, wenn nichts mehr zu machen ist?" (Bochnik, S. 36 ff.), sondern: „Was tun, wenn zuviel machbar wird?" Dabei ist nicht nur an eine bislang in wenigen Bereichen sich abzeichnende Grenzenlosigkeit des Machbaren zu denken, sondern auch an (bei manchen Therapien zu den beabsichtigten Wirkungen in Konkurrenz tretende) unerwünschte Nebenwirkungen, die eine neue umsichtigere Zielorientierung notwendig erscheinen lassen.

Zusammenfassend kann man für hermeneutische Verfahren wie die Daseinsanalyse zwei Indikationsschwerpunkte hervorheben:

1. Primär kommen in Betracht: relativ „ich-nahe" Störungen, d. h. Veränderungen, mit denen die Patienten sich mehr oder weniger (teils bewußt, teils unbewußt) identifizieren, bei denen auch für den Außenstehenden das Pathologische von dem zur Eigenart der Persönlichkeit des Kranken Gehörigen nicht klar abgrenzbar ist. Dies ist der Fall: z. B. bei bestimmten Borderline-Verfassungen, manchen (keineswegs allen) Schizophrenien, Postpubertätskrisen, Anorexia-nervosa-Patienten, aber auch bei manchen depressiven Entwicklungen in der zweiten Lebenshälfte, wie z. B. „Leerlauf-Depressionen", und nicht zuletzt bei sog. „existentiellen" Depressionen.

Unter „Leerlauf-Depressionen" verstehe ich depressive Verstimmungen, die bei eher unterforderten Menschen (vornehmlich bei relativ isoliert lebenden Frauen im Klimakterium oder Postklimakterium) auftreten, auf den ersten Blick of endomorph anmuten, ohne es zu sein, im übrigen dadurch gekennzeichnet sind, daß sie in einem sozialtherapeutischen Stations-Milieu auffallend rasch – auch ohne Medikamente – aufhellen; was aber nicht bedeutet, daß allein schon dadurch eine anhaltende Lösung zu erzielen wäre.
Um die zuvor genannten „existentiellen Depressionen" ist es stiller geworden. Das bedeutet nicht, daß es sie nicht mehr gibt. Sie werden nur heute zumeist im Rahmen der neueren Narzißmus-Konzepte der Psychoanalyse oder auch im Zusammenhang mit Borderline-Syndromen abgehandelt.

2. Ferner kommt hermeneutischen Verfahren wie der Daseinsanalyse in jenen Fällen eine *komplementäre* Funktion zu, bei denen eine konditionalanalytisch fundierte Therapie entweder versagt oder aber so weitgehende Veränderungsmöglichkeiten eröffnet, daß neue Zieldefinitionen notwendig werden.

6.1 Literatur

Apel K-O (1979) Die Erklären: Verstehen-Kontroverse in transzendental-pragmatischer Sicht. Suhrkamp, Frankfurt
Apel K-O, Manninen J, Tuomela R (Hrsg) (1978) Neue Versuche über Erklären und Verstehen. Suhrkamp, Frankfurt
Binswanger L (1947/1955) Ausgewählte Vorträge und Aufsätze, Bd I u. II. Francke, Bern
Binswanger L (1957) Schizophrenie. Neske, Pfullingen
Blankenburg W (1977) Die Daseinsanalyse. In: Eicke D (Hrsg) Die Psychologie des 20. Jahrhunderts, Bd III. Kindler, Zürich, S 349–371

Blankenburg W (1980) Hysterie in anthropologischer Sicht. In: Bräutigam W (Hrsg) Medizinisch-psychologische Anthropologie. Wissenschaftliche Buchgesellschaft, Darmstadt, S 349–371

Blankenburg W (1981) A dialectical conception of anthropological proportions. In: Jenner FA, Koning JAA de (eds) Phenomenological Psychiatry. Academic Press, London

Blankenburg W (1981a) Wie weit reicht die dialektische Betrachtungsweise in der Psychiatrie? Z Klin Psychol Psychother 29:45–66

Blankenburg W (1981b) Nomothetische und idiographische Methodik in der Psychiatrie. Schweiz Arch Neurol Neurochir Psychiat 128:13–20

Blankenburg W (1981c) Die Bedeutung des konstitutiven Ansatzes für die Psychotherapie Schizophrener. Vortrag beim 7. Int. Sympos. on the Psychotherapy of Schizophrenia. Heidelberg 30. IX.–3. X. 81

Bochnik HJ (1981); in diesem Band ab S 36

Boss M (1979) Von der Psychoanalyse zur Daseinsanalyse. Europaverlag, Wien München Zürich

Boss M, Condrau G (1980) Die Weiterentwicklung der Daseinsanalyse nach Ludwig Binswanger. In: Peters UH (Hrsg) Die Psychologie des 20. Jahrhunderts, Bd X. Kindler, Zürich, S 728–739

Bräutigam W (1980) (Hrsg) Medizinisch-psychologische Anthropologie. Wissenschaftliche Buchgesellschaft, Darmstadt

Cargnello D (1968/69) From psychoanalytic naturalism to phenomenological anthropology (Daseinsanalyse). Hum Cont 1:421–435

Condrau G (1979) Daseinsanalytische Psychosomatik. In: Hahn P (Hrsg) Die Psychologie des 20. Jahrhunderts. Kindler, Zürich, S 199–220

Ey H (1978) The subject of action. Phenomenology and psychotherapy. In: Thymieniecka Th (ed) Analecta Husserliana, vol VII. Reidel, Dordrecht, pp 99–106

Fink E (1976) Nähe und Distanz. Alber, Freiburg München

Hora Th (1959) Ontic perspectives in psychoanalysis. Am J Psychoanal 19:132–147

Hora Th (1962) Existential psychiatry and group psychotherapy. In: Ruitenbeek HM (ed) Psychoanalysis and existential philosophy. Dutton, New York, pp 130–154

Kaam A van (1966) The art of existential counseling. Dimension Books, Wilkes-Barre

Kimmich H (1978) Anthropologie und Menschlichkeit. Der Beitrag Ludwig Binswangers zur Humanisierung der Psychiatrie. Inaug. Dissertation, Universität Göttingen

Koemeda A (1977) Überfordertes Dasein. Walter, Olten

Kuhn K (1963) Daseinsanalyse und Psychiatrie. In: Psychiatrie der Gegenwart, 1. Aufl. Bd I/2. Springer, Berlin Heidelberg Göttingen, S 853–902

Lehmann E (1980) Der daseinsanalytische Ich- und Selbstbegriff und seine Bedeutung für die Psychologie und Psychotherapie. Inaug. Dissertation, Universität Zürich

Mucchielli R (1967) Analyse existentielle et psychothérapie phénoméno-structurale. Dessart, Bruxelles

Probst-Frey C (1979) Autismus und Wahn bei Binswanger, Blankenburg und Boss. Juris, Zürich

Sonnemann U (1959) Die Daseinsanalyse in der Psychotherapie. In: Frankl VE, Gebsattel VE v., Schultz JH (Hrsg) (Handbuch der Neurosenlehre und Psychotherapie, Bd III S 589–613) Urban & Schwarzenberg, München Berlin

Stack GJ (1977) A phenomenology of the hysteric personality. Journal of the British Society for Phenomenology (JBSP) 8:15–27

Storch A (1965) Wege zur Welt und Existenz des Geisteskranken. Hippokrates, Stuttgart

Tatossian A (1979) Phénoménologie des psychoses. Masson, Paris New York Barcelona Milan

Thomae H (1973) Formen der Daseinsermöglichung. In: Gadamer HG, Vogler P (Hrsg) Neue Anthropologie, Bd V. Thieme, Stuttgart; dtv, München

Weeks GR (1977) Toward a dialectical approach to intervention. Hum Dev 20:277–292

Wyss D (1973) Beziehung und Gestalt. Vandenhoek & Ruprecht, Göttingen

Wyss D (1976) Die anthropologisch-existenzialontologische Psychologie und ihre Auswirkungen insbesondere auf die Psychiatrie und Psychotherapie. In: Balmer H (Hrsg) Die Psychologie des 20. Jahrhunderts, Bd I. Kindler, Zürich, S 460–569

Wyss D (1977) Die tiefenpsychologischen Schulen von den Anfängen bis zur Gegenwart. Vandenhoek & Ruprecht, Göttingen

7 Patientorientierte Psychotherapie-Indikation in der Psychiatrie

R. Tölle

Wir halten es für selbstverständlich, daß der Psychiater wie jeder Arzt die Behandlungsverfahren patientgerichtet, d. h. den Bedürfnissen des jeweiligen Kranken entsprechend einsetzt. Dennoch fällt es schwer zu bestimmen, worin eine patientbezogene Psychotherapie-Indikation im einzelnen besteht. Zunächst müssen wir fragen, wie Psychotherapie-Indikationen zustandekommen.

7.1 Theorie- und schulbezogene Indikation

Solange die Psychoanalyse inform ihres Standardverfahrens die einzige erprobte Psychotherapiemethode war, galt sie als die Psychotherapie schlechthin. Mangels Alternativen war die Indikationsfrage eingeengt: Psychoanalyse oder keine Psychotherapie. Analog verlief später die erste Periode der Verhaltenstherapie in der klinischen Psychologie (s. Abschn. 7.4).

7.2 Ätiologiebezogene Indikation

Die Psychoanalyse erforschte zunächst hauptsächlich die (im damaligen Verständnis) psychogenen Erkrankungen, dementsprechend war ihr Anwendungsgebiet auf Neurosen begrenzt, genauer gesagt: auf einen Teil der Neurosen (vgl. Abschn. 3). Insofern war die Indikation durch die Ätiologie bestimmt. Lange Zeit blieben Neurosenlehre und analytische Psychotherapie fast deckungsgleiche Arbeitsgebiete. Erst in jüngerer Zeit wurde die Neurosenlehre über ihren psychoanalytischen Ansatz hinaus zu einer umfassenderen Krankheitslehre erweitert (Mester u. Tölle 1981). Psychotherapie richtet sich heute nicht mehr auf Neurosen allein. Der Begriff „psychogen" erwies sich nicht nur als Indikationskriterium wenig tauglich, sondern auch an sich als fragwürdig (als ob die Seele ein Organ oder eine Instanz wäre).

7.3 Strukturbezogene Indikation

Die Psychotherapie-Indikation an der Persönlichkeitsstruktur auszurichten, ist weniger patientorientiert als es dem Wort nach scheinen mag. Für das klassische psychoanalytische Vorgehen gelten enge Grenzen, die auf Grund von Persönlichkeitsmerkmalen gesetzt werden. Die Beziehungen zwischen Persönlichkeitsstruktur und Therapieaussicht sollen hier nicht bezweifelt werden; das Problem liegt im Ausschluß der übrigen „ungeeigneten" Patienten von dieser Therapie, und das hieß lange Zeit: von jeder Therapie. Hieraus ergab sich eine Selektion nach dem Schweregrad. „Die schweren Neurosen sind in der Regel therapieresistent und stellen deshalb keine Behandlungsindikation für eine große Psychotherapie dar" (Baumeyer, 1962). Abgelehnt wurden diese Patienten je nach Stil einer psychotherapeutischen Institution zum Teil in geradezu entmutigender Weise mit dem Hinweis auf die Persönlichkeitsstruktur. Auch in manchen Veröffentlichungen wirken diese Negativ-Kataloge geradezu diskriminierend. Aber auch wo die Argumentation sachlich ist, werden die Grenzen selbst heute noch vielfach sehr eng gezogen (Heigl, 1976), so daß bei dieser Art der Selektion hauptsächlich diejenigen neurotischen Patienten behandelt werden, deren Spontanprognose ohnehin günstig ist.

Als ein weiteres Beispiel sei die Psychotherapie psychosomatisch Kranker angeführt. Es ist nicht zu übersehen, daß die Alexithymie-Diskussion auch die Funktion hatte, die vergleichsweise wenig günstigen Ergebnisse der psychoanalytischen Therapie bei diesen Kranken zu legitimieren. Benedetti (1980) hat auf Grund eingehender psychoanalytischer Therapien die Alexithymie als ein „im Verlauf der Psychotherapie vorübergehendes psychodynamisches Phänomen" relativiert. Wenn die besonderen Schwierigkeiten der analytischen Psychotherapie von psychosomatisch Kranken andererseits dazu Anlaß gaben, in verstärktem Maße andere Psychotherapie-Verfahren einzusetzen (Schepank, 1977; Bräutigam, 1978), wird auch hier der Nutzen differenzierter Psychotherapie-Indikationen deutlich.

7.4 Methodenbezogene Indikation

Es bedurfte großer Anstrengungen, die allzu engen psychoanalytischen Festlegungen der Therapieindikation auf Theorie, Ätiologie und Struktur aufzulockern. Erst nach langen Auseinandersetzungen fanden die psychoanalytisch orientierten Verfahren der Fokal- und Kurz-Psychotherapie Anerkennung.

Etwa gleichzeitig wurden in der klinischen Psychiatrie Psychotherapie-Verfahren entwickelt, die Erkenntnisse der Psychoanalyse einbezogen, ohne sich aber deren Theorie und Standardtechnik anzuschließen. Beispielhaft hierfür ist das 1936 von Mauz beschriebene ärztliche Gespräch. Die ebenfalls in den dreißiger Jahren von dem amerikanischen Psychologen Rogers (1973) entwickelte klientzentrierte Therapie weist wesentliche Ähnlichkeiten mit dieser ärztlichen Psychotherapie auf. Für diese Verfahren erscheint die Bezeichnung allgemeine Psychotherapie zutreffend im Hinblick auf ihre breite Anwendbarkeit und auch im Sinne einer Basis psychotherapeutischen Verhaltens und Vorgehens.

Während die Psychiatrie die psychodynamische Psychotherapie integrierte und differenzierende Verfahren entwickelte (s. Abschn. 5), wurde sie mit der Verhaltenstherapie konfrontiert, die in ihrer Anfangszeit ebenso theorie- und schulbezogen vorging wie seinerzeit die Psychoanalyse. Hierüber schrieb Lazarus (1976) später: „Viele Verhaltenstherapeuten haben sich allerdings in ihrem Eifer für experimentelle Strenge und ihrem Bemühen, das unwegsame Gelände interner und subjektiver

Phänomene zu umgehen, auf einen sehr engen Bereich menschlicher Erfahrung festgelegt...". Bastine (1980) spricht diesbezüglich von einem „technischen Modell" der Psychotherapie.

Da zudem die klinischen Psychologen, die bis dahin nur wenig psychotherapeutisch tätig waren, anfangs fast ausschließlich die Verhaltenstherapie vertraten, bildete sich eine Art berufsstandsbezogenes Psychotherapie-Denken aus. Klinische Psychologie und Psychotherapie wurden eine Zeit lang beinahe synonym verstanden, wie zuvor Psychoanalyse und Psychotherapie. Diese Phase scheint inzwischen überwunden zu sein.

Überraschend schnell entschärfte sich die polemische Konfrontation Psychoanalyse versus Verhaltenstherapie und machte einer mehr pluralistischen Auffassung der Psychotherapien Platz. Was zum Beispiel Lazarus (1976) als multimodale Verhaltenstherapie bezeichnet, entspricht in wesentlichen Zügen dem mehrdimensionalen Therapiedenken in der Psychiatrie.

Mit dem pluralistischen Ansatz gehen nun aber auch Tendenzen einher, die skeptisch zu beurteilen sind. Zunächst die Tendenz, die entdeckten Gemeinsamkeiten der einzelnen Psychotherapieverfahren zu überziehen und die gegebenen Unterschiede zu verwischen. Die Auffassungen, Verhaltenstherapie sei letztlich auch psychodynamische Therapie, oder Psychoanalyse sei ein Lernprozeß, sind Halbwahrheiten, die weniger dem wissenschaftlichen Denken und der empirischen Erfahrung entstammen als einem unkritischen Dilettantismus. Psychodynamische Therapien können nur auf der Grundlage der psychoanalytischen Erkenntnisse entwickelt und angewandt werden, Verhaltenstherapien nur auf der Basis der experimentellen Psychologie. Voraussetzung für das therapeutische Handeln sind jeweils sorgfältige theoretische Fundierung, intensives Einüben in die Methodik und umfassende klinische Erfahrung. Ein Methodenmixtum zu konstruieren, hieße die Therapieansätze zu verwässern und die Psychotherapie der Alternativen zu berauben, die mit diesem unterschiedlichen Verfahren für eine differenzierte Indikation zur Verfügung stehen.

Entsprechendes gilt für das Verhältnis von Psychotherapie und Soziotherapie: einerseits also die Psychotherapie-Situation, die Patient und Therapeut herstellen, sozusagen neben und in Stellvertretung der eigentlichen Lebenssituation des Patienten, um in dieser emotionalen Beziehung Therapie zu ermöglichen – andererseits die therapeutische Arbeit im psychosozialen Feld des Patienten, in der Handlungsebene seines Alltages, wie sie vor allem aus sozialpädagogischen Ansätzen entwickelt wurde und auch in der klinischen Psychologie als kontextuelle Intervention (Bastine, 1980) bekannt ist. Auch wenn eine scharfe Grenzziehung zwischen Psychotherapie und Soziotherapie nicht sinnvoll erscheint, so sind doch die Unterschiedlichkeiten der Vorgehensweisen im Sinne von Behandlungsalternativen zu betonen. Manche Bestrebungen in der heutigen Sozialpsychiatrie laufen Gefahr, den soziotherapeutischen Ansatz zu verallgemeinern und Psychotherapie hierin aufgehen zu lassen.

Eine zweite skeptisch zu betrachtende Tendenz hängt hiermit zusammen, sie besteht in der Abkehr von psychotherapeutischen Methoden überhaupt. „Jede Entscheidung: jetzt mache ich Therapie... bedeutet, daß ich den anderen zum Objekt meines Handelns mache. Es bedeutet, daß ich die offene Begegnung durch eine geschlossene ersetze, in der ich Therapeut bin... insofern ist jede Therapie Ersatz: sie hebt ab von dem unmittelbaren mitmenschlichen Einfühlungsvermögen ... (Plog, 1979). Ähnliche Denkweisen finden sich in der neueren Version der Gesprächspsychotherapie von (Tausch u. Tausch, 1979). Demgegenüber muß betont werden, daß die Psychotherapieforschung längst gezeigt hat, daß methodisches Vorgehen einerseits, Einfühlungsvermögen und persönliches Engagement andererseits zugleich unbedingte Erfordernisse psychotherapeutischen Handelns sind, die sich keineswegs ausschließen. Vor der Notwendigkeit zurückzuschrecken, den Patienten zu „behandeln", d. h. seine Konflikte und Beschwerden zum Gegenstand, zum Objekt einer Behandlung zu machen, entspräche mindestens zum Teil einer Identifikation mit dem Widerstand des Patienten.

Abkehr von methodischem Vorgehen würde letztlich Abkehr von Psychotherapie überhaupt bedeuten. Die Folge wäre, daß an die Stelle von Psychotherapie ein wohlgemeinter, vielleicht auch sentimental getönter freundschaftlich-menschlicher Umgang mit dem Kranken träte, den der „Therapeut" jedoch kaum bei einer größeren Zahl von Patienten und über längere Zeit durchhalten könnte, abgesehen von der zweifelhaften Effizienz. Wenn in diesem Zusammenhang von der Partnerbeziehung des Patienten und Therapeuten gesprochen wird, entsteht der Eindruck, daß hier ein vielschichtiges und gewiß nicht bewältigtes Problem der Psychotherapie simplifiziert wird.

7.5 Diagnosenbezogene Indikation

Nachdem neben dem klassischen psychoanalytischen Vorgehen weitere analytisch orientierte Verfahren des ärztlich-psychotherapeutischen Gespräches entwickelt worden waren, wurde es möglich, Psychotherapie differenzierter einzusetzen. Diese Entwicklung kündigt sich bereits bei Mauz (1936) an, der das ärztliche Gespräch insbesondere auf Patienten mit funktionellen Beschwerden ausrichtete. Später wurden analoge Vorgehensweisen für die Psychotherapie bei Sucht und sexuellen Deviationen (Bräutigam, 1958 bzw. 1966) als Kontakt-Psychotherapie, bei Delinquenten (Goudsmit, 1963/64) und als kommunikative Psychotherapie bei melancholisch Kranken (Schulte, 1962) entwickelt, um nur einige Beispiele zu nennen.

In der amerikanischen Psychiatrie entstand die brief contact psychotherapy; jedoch hielt die Mehrheit der amerikanischen Analytiker an dem herkömmlichen Stil und dem Standardverfahren der Psychoanalyse fest. Hierin liegt vermutlich der Hauptgrund für die heutige Krise der amerikanischen Psychoanalyse. Eine differenziertere Entwicklung und größere Verbreitung von analytisch orientierten, methodisch vielseitigeren und in der Indikation mehr patientbezogenen Psychotherapieverfahren hätte diese ungünstige Entwicklung vermutlich verhindert.

Die genannten Psychotherapie-Verfahren sind am besten als dynamische Psychotherapien zu kennzeichnen, so auch der Name des von Dührssen (1972) entwickelten Verfahrens. Psychodynamik ist hier im Sinne der Definition von Benedetti (1979) als Ertrag der Psychoanalyse für die Psychiatrie zu verstehen.

Analog verlief die Differenzierung der Verhaltenstherapie.

Die diagnosenorientierte Psychotherapie-Indikation wird heute jedoch kontrovers diskutiert. Der in der Psychiatrie vorherrschenden Auffassung, daß die Diagnose bei der Indikationsstellung nicht außer Acht bleiben kann, steht die Denkweise: Behandlung ohne Diagnose gegenüber, die einerseits von der Labeling-Theory, andererseits von der Arbeitsweise psychologischer Psychotherapeuten herrührt. Ohne eine Diagnose zu behandeln, kann seine Berechtigung da haben, wo allgemeinmenschliche Probleme von Klienten angegangen werden, die weder psychopathologische oder psychosomatische Störungen aufweisen noch in ihrer Persönlichkeitsstruktur tief gestört sind. Anders sind die Bedingungen bei Patienten mit klinischer Symptomatik, bei denen eine differenzierte Indikation zur Psychotherapie auch, wenn auch nicht allein, von der Diagnose abhängig ist. Mit Diagnose ist hier weniger eine nosologische Zuordnung anhand einer vorgegebenen Klassifikation gemeint als eine empirische, patientbezogene Diagnose, die sowohl die Symptomatik (deskriptive Diagnose) als auch die psychodynamischen und anderen Entstehungsbedingungen des Krankheitsbildes (genetische Diagnose) umfaßt.

7.6 Zielorientierte Indikation

Zielgerichtet ist hier in einem bestimmten Wortsinn gemeint: auf ein zuvor definiertes Ziel hin orientiert. Dieses Indikationsdenken ist in der Psychotherapie inzwischen selbstverständlich geworden, nachdem neben dem Ziel einer Umstrukturierung der Persönlichkeit (in der klassischen Psychoanalyse) weitere Therapieziele definiert wurden, wie z. B. in der prägnanten und praxisnahen Psychotherapie-Definition von Wolberg (1967): „Psychotherapie ist eine Behandlung emotionaler Probleme mit psychologischen Mitteln, wobei ein dafür ausgebildeter Psychotherapeut mit Bedacht eine berufliche Beziehung zum Patienten herstellt mit dem Ziel, 1. bestehende Symptome zu beseitigen oder zu mildern, 2. gestörte Verhaltensweisen zu wandeln und 3. die günstige Entwicklung und Reifung der Persönlichkeit zu fördern".

In diese drei Kategorien faßt Wolberg (1967) die vielfältigen Zielsetzungen zusammen, die in den individuellen Psychotherapie-Situationen zu verfolgen sind. Allerdings sind die angezielten Effekte nicht unabhängig voneinander: Symptombeseitigung kann positive Verhaltensänderung bewirken und Persönlichkeitsreifung ermöglichen; Verhaltensmodifikation kann Umstrukturierung begünstigen; mit der weiteren Persönlichkeitsentwicklung können Symptome und Verhaltensstörungen zurücktreten.

Auch die heutige klinische Psychologie legt einen starken Akzent auf die individuelle „Zielfindung" und die gemeinsame „Zielvereinbarung" von Patient und Therapeut und sieht das wesentliche Ziel in den „Zukunftsperspektiven des Patienten" (Bastine, 1978, 1980). Im Einzelfall kommt es darauf an, realistisch abzuschätzen, welches Ziel nicht nur erwünscht sondern auch unter den gegebenen Bedingungen erreichbar ist, wobei Zielsetzungen auch in Etappen erfolgen und Psychotherapie-Verfahren gestaffelt eingesetzt werden können.

Das soll am Beispiel der Angstneurosen erläutert werden. Wenn ein angstneurotischer Patient seine aktuelle Partnerproblematik in den Vordergrund stellt und die ausgesprochene Dynamik dieses Konfliktes erkennbar ist, wird zunächst eine psychodynamisch orientierte, konfliktzentrierte Psychotherapie sinnvoll sein. Bei einem anderen Angstneurotiker, dessen Aktionsradius infolge zunehmenden Vermeidungsverhaltens äußerst eingeengt ist, wird man eine Verhaltenstherapie bevorzu-

gen. Wenn neurotische Angst extrem ausgeprägt ist und den Patienten handlungs-
unfähig macht, ist es indiziert, die Therapie mit anxiolytischen Medikamenten einzuleiten. Bei den nicht seltenen vital-depressiven Wellen in angstneurotischen Verläufen kann zeitlich begrenzt eine antidepressive Pharmakotherapie angezeigt sein.
Nach jahrzehntelangem Verlauf und einer gewissen Abmilderung der angstneurotischen Symptomatik im Sinne eines Residualzustandes wird insbesondere eine führende und stützende Psychotherapie (Kind, 1972) nützlich sein.

Einer Krankheit ist also nicht eine Psychotherapie-Methode allein zuzuordnen.
Im Sinne einer zielorientierten Indikation ist das therapeutische Vorgehen unterschiedlich von Patient zu Patient, aber auch im Verlauf der Behandlung eines Patienten.

7.7 Folgerungen

a) Patientorientierte Indikation

Es war von verschiedenen Indikationsmodi in der Psychotherapie die Rede: theorie-
und schulbezogene, ätiologie- und diagnosebezogene, methoden- und strukturbezo-
gene, schließlich zielorientierte Indikation. Wenn dabei die im Titel des Referates
angesprochene patientorientierte Indikation nicht erörtert wurde, liegt der Grund
darin, daß sie nicht in einer Reihe mit den vorgenannten Indikationskriterien steht,
sondern sich als Konsequenz aus den bisherigen Überlegungen ergibt. Eine Indikationsstellung, die soweit wie möglich patientorientiert im individuellen Sinne sein
soll, kann nicht eindimensional sein, sondern muß verschiedene Gegebenheiten berücksichtigen: die klinische Symptomatik und das Bedingungsgefüge, die Persönlichkeitsstruktur und psychosoziale Situation des Patienten, die individuell erarbeiteten bzw. erreichbaren Zielsetzungen machen zusammen eine patientorientierte
Psychotherapie-Indikation aus. Demgegenüber sollen rein theorie- und methoden-
bezogene Überlegungen soweit wie möglich zurücktreten, sie können jedoch nicht
außer Acht bleiben, da der einzelne Psychotherapeut, der mit dem Patienten konfrontiert wird, nur eine oder wenige Psychotherapie-Methoden beherrscht und anwenden kann.

Von den einzelnen Indikationsansätzen kommt die zielorientierte Indikation der
patientgerechten Psychotherapie am nächsten, wenn anstelle abstrakter und a prio-
ri-Zielsetzungen konkrete und erreichbare Therapieziele im Einzelfall verfolgt werden. Das wurde am Beispiel der Angstneurosen verdeutlicht.

b) Integriertes Psychotherapie-Modell?

Psychotherapie muß in der Anwendung pluralistisch sein. Ärzten ist das mehrdimensionale Therapievorgehen eher selbstverständlich, es entspricht den klinischen
Notwendigkeiten, ist also empirisch begründet, entbehrt aber größtenteils der theoretischen Fundierung. Demgegenüber ist in der klinischen Psychologie das Theorie-
bedürfnis größer. In der wissenschaftlichen Literatur fällt auf, daß in psychiatrischen Publikationen weit häufiger ein Fallbeispiel zum Ausgangspunkt der Darstellung herangezogen wird, in klinisch-psychologischen Veröffentlichungen hingegen
öfter ein Modell bzw. eine Strategie der Psychotherapie.

Die klinische Psychologie ist mehr als die Psychiatrie der Frage nach einem einheitlichen Psychotherapie-Modell nachgegangen. Der „integrative Ansatz" ist nach (Bastine, 1978) der Versuch, „Erkenntnisse aus verschiedenen psychotherapeutischen Ansätzen in einem Modell zusammen zu führen und für einen allgemeinen Psychotherapie-Ansatz nutzbar zu machen". Wie weit das gelingen wird, ist heute nicht abzusehen. Für die Weiterentwicklung der Psychotherapien dürfte es jedoch grundsätzlich vorteilhaft sein, wenn an die Stelle bisheriger Schulpolemiken nun das Interesse an einer Integration der Psychotherapie-Lehren tritt. Im Hinblick auf die praktische Anwendung der Psychotherapie kann jedoch nicht eine einheitliche Psychotherapie das Ziel sein, sondern eine Vielfalt psychotherapeutischer Ansätze im Sinne von Behandlungsalternativen. Die einzelnen Verfahren sollen durchaus in Konkurrenz treten, nämlich hinsichtlich der therapeutischen Effizienz bei möglichst exakt definierten Indikationen.

Vergleichende Therapieforschung in diesem Sinne ist in allen Bereichen der Medizin geläufig und wird heute auch in der klinischen Psychologie gefordert, wie die Fortsetzung des Zitates von Bastine (1978) zeigt: „Dieses Bemühen ... hat seine Wurzel in der Einsicht, daß der Psychotherapeut eine Vielzahl von Methoden benötigt, um bei den gegebenen Problemen der Klienten wirksam helfen zu können, und daß die Einengung auf einzelne psychotherapeutische Schulen dabei eher hinderlich ist".

c) Differenzierte Psychotherapie

Eine differenzierende Psychotherapie setzt also die Möglichkeit voraus, eine Reihe unterschiedlicher Psychotherapie-Verfahren je nach Zielsetzung bei einem bestimmten Patienten anwenden zu können. Hiermit aber ist der einzelne Psychotherapeut, sei er Arzt oder Psychologe, überfordert. Zur Realisierung der differenzierenden Psychotherapie ist in der Psychiatrie eine Therapeuten-Gruppe notwendig, zu der in der Regel neben Ärzten und Psychologen, die etwa gleiche Funktionen wahrnehmen, auch Sozialarbeiter oder Sozialpädagogen sowie Fachkrankenschwestern und -pfleger für Psychiatrie gehören. Würden solche Therapeuten-Gruppen auf die stationäre Behandlung in Kliniken und größeren Fachabteilungen beschränkt bleiben, käme die Psychotherapie in eine Sackgasse. Auch im Ambulanzbereich können sich Gruppen von Therapeuten mit unterschiedlichen Behandlungsakzenten bilden, nicht nur in dem Ambulanzen stationärer Einrichtungen, sondern auch in Gemeinschaftspraxen und anderen Behandlungszentren. Diese Organisationsform ist auch für die psychotherapeutische Weiterbildung vorteilhaft.

Eine derartige Zusammenarbeit von Therapeuten unterschiedlicher Ausbildung und Funktion liegt dem Arzt in der heutigen Medizin näher als dem Psychologen. In der Kardiologie, Onkologie und anderen medizinischen Disziplinen ist die Zusammenarbeit von Internisten, Chirurgen, Radiologen usw. selbstverständlich. Niemand würde es verstehen, wenn in der Karzinomtherapie ausschließlich operative oder Bestrahlungs- oder medikamentöse Behandlungen angeboten würden.

Auch in psychologischen Institutionen ist die Zusammenarbeit mehrerer Therapeuten üblich, allerdings handelt es sich meist um Psychologen gleicher Psychotherapie-Ausbildung und -Ausrichtung. Für die psychologische Beratung und Klienten-Behandlung können diese Therapeuten-Gruppen ausreichend sein, nicht aber für die psychotherapeutische Patientenversorgung.

In der Psychiatrie arbeiten Ärzte wie Psychologen in der Diagnostik wie in der Therapie grundsätzlich mehrdimensional. Psychotherapie und Somatotherapie schließen dabei einander ebenso wenig aus wie ein bewährtes Psychotherapie-Verfahren das andere. Ein differenziertes Behandlungsangebot herzustellen und eine ganzheitliche Therapie zu gewährleisten, ist die vorrangige Zielsetzung einer patientorientierten Krankenversorgung.

7.8 Literatur

Bastine R (1978) Strategien psychotherapeutischen Handelns. In: Reimer F (Hrsg) Möglichkeiten und Grenzen der Psychotherapie im Krankenhaus. Thieme, Stuttgart

Bastine R (1980) Adaptive Indikationen in der zielorientierten Psychotherapie. In: Baumann U (Hrsg) Indikation zur Psychotherapie. Urban & Schwarzenberg, München Wien Baltimore

Baumeyer F (1962) Erfahrungen über die Behandlung psychogener Erkrankungen in Berlin. Z Psychosom Med 8:167

Benedetti G (1979) Psychodynamik als Grundlagenforschung der Psychiatrie. In: Kisker KP, Meyer JE, Müller C, Strömgren E (Hrsg) Psychiatrie der Gegenwart, 2. Aufl, Bd I/1. Springer, Berlin Heidelberg New York, S 43–90

Benedetti G (1980) Beitrag zum Problem der Alexithymie. Nervenarzt 51:534–541

Bräutigam W (1958) Psychotherapie bei Süchtigen. Nervenarzt 29:445–451

Bräutigam W (1966) Indikation und Prognose bei analytisch nicht behandelbaren Krankheitsbildern. Z Psychother Med Psychol 16:105–113

Bräutigam W (1978) Verbale und präverbale Methoden in der stationären Therapie (Neue therapeutische Zugänge zum psychosomatisch Kranken). Z Psychosom Med Psychoanal 24:146–155

Dührssen A (1972) Analytische Psychotherapie in Theorie, Praxis und Ergebnisse. Vandenhoek & Ruprecht, Göttingen

Goudsmit W (1963/64) Psychotherapie bei Delinquenten. Psyche 17:664–684

Heigl F (1976) Indikationen zur Psychotherapie. Nervenarzt 47:217–224

Kind H (1972) Die allgemeine Psychotherapie des Nervenarztes. In: Kisker KP, Meyer JE, Müller C, Strömgren E (Hrsg) Psychiatrie der Gegenwart, 2. Aufl, Bd II/1. Springer, Berlin Heidelberg New York, S 727–764

Lazarus AA (1976) Multimodal behavior therapy. Springer, Berlin Heidelberg New York Deutsche Ausgabe: Multimodale Verhaltenstherapie. Fachbuchhandlung für Psychologie, Frankfurt 1978

Mauz F (1936) Aufbau und Behandlung des funktionellen Krankseins. Nervenarzt 9:355–358

Mester H, Tölle R (1981) Neurosen. Springer, Berlin Heidelberg New York

Plog U (1979) Therapie – Hilfe, Ersatz, Macht? DGSP-Rundbrief Nr 9, S 5–9

Rogers CR (1951) Client-centered therapy. Mifflin, Boston Deutsche Ausgabe: Die klient-bezogene Gesprächstherapie. Kindler, München 1973

Schepank H (1977) Analytische Psychosomatik und Medizin – Selbstverständnis und Selbstverständlichkeiten. Z Psychosom Med Psychoanal 23:1–23

Schulte W (1962) Psychotherapeutische Bemühungen bei der Melancholie. Dtsch Med Wochenschr 44:2225–2231

Tausch R, Tausch A (1979) Gesprächspsychotherapie. Einfühlsame hilfreiche Gruppen- und Einzelgespräche in der Psychotherapie und im alltäglichen Leben, 7. Aufl. Hogrefe, Göttingen

Wolberg LR (1967) The technique of psychotherapy. 2. edit. Grune & Stratton, New York

8 Patientenbezogene Differentialindikation Psychotherapeutischer Verfahren aus Psychologischer Sicht

U. Baumann

8.1 Unterschiedliche Indikationsfragen

Die Frage nach der Indikation zur Psychotherapie beschäftigt die Psychotherapieforschung seit Beginn dieses Jahrhunderts. Im Rahmen der neueren empirischen Therapieforschung wird aus psychologischer Sicht die Indikationsfrage – in Anlehnung an die Überlegungen von Paul und Kiesler (Grawe, 1978; Baumann u. von Wedel, 1981) – wie folgt formuliert: bei welchem Patienten ist welche Behandlung durch welchen Therapeuten zu welcher Zielsetzung indiziert. Diese idealtypische Indikationsfrage, bei der konkrete Randbedingungen wie z. B. Zeit und Geld nicht berücksichtigt sind, enthält neben Patient und Technik, die die Bestimmungsstücke der üblichen Indikationsfrage ausmachen, zusätzlich die Parameter Therapeut und Therapieziel. Die komplexe Indikationsfrage „Patient, Technik, Therapeut, Therapieziel" läßt sich in unterschiedliche Teilfragen aufgliedern (s. Abb. 1):

Indikationsfragen

Gegeben	Gesucht			
	Patient	Therapeut	Technik	Ziel
1 Patient	/		○	
2 Patient	/			○
3 Therapeut	○	/		
4 Technik	○		/	
	○ gesuchte Größe			

– zu (1): Diese Konstellation kann als klassische, patientenbezogene Indikationsfrage bezeichnet werden.
– zu (2): Durch die Symptomatik sind nicht immer die Therapieziele eindeutig festgelegt. Erst die Präzisierung der Therapieziele läßt die Technik näher bestimmen.
– zu (3): Die „therapeutenbezogene" Indikationsfrage („mit welchem Patienten kann ich gut zusammenarbeiten") wird außerhalb des Psychotherapiebereiches kaum gestellt, da in der Regel der Versorgungsauftrag keine Selektionen zuläßt.
– zu (4): Diese Selektionsform findet man bei Spezialinstitutionen (z. B. Drogenberatungsstellen), aber auch bei Psychotherapeuten, die vorwiegend in *einer* Therapierichtung (z. B. Psychoanalyse) tätig sind und andere psychotherapeutische Aktivitäten nicht durchführen wollen oder können.

Im folgenden wird der Stellenwert der einzelnen Indikations-Teilfragen geklärt, indem die Parameter Technik, Therapeut und Therapieziel näher betrachtet werden. Basierend auf diesem Indikationskonzept und einer Bewertung der empirischen Therapieforschung werden für den Psychotherapiesektor Schlußfolgerungen gezogen. Für eine detaillierte Diskussion sei auf Baumann (1981 a) verwiesen.

8.2 Unterscheidbare Psychotherapieformen

Psychotherapie, lange Zeit ein Kürzel für tiefenpsychologisch orientierte Aktivitäten, die von Ärzten, aber auch anderen Berufsgruppen (vgl. „Laienanalyse") ausgeübt wurden, ist heute ein vielschichtiger Begriff geworden. Der Begriff Psychotherapie kann auf verschiedenen Betrachtungsebenen diskutiert werden:

1. Wissenschaftlich-technologische Ebene: wie ist das psychotherapeutische Handeln zu begründen, welche Theorien zur Entstehung und Veränderung der Störungen liegen vor, welche Therapieziele werden angestrebt?

2. Ausbildungsebene: welche Gebiete sind dem angehenden Psychotherapeuten zu vermitteln (Theorie, Fertigkeiten, praktische Erfahrung, Selbsterfahrung)?

3. Berufsebene: welche Berufsgruppen sind zur Ausübung von Psychotherapie berechtigt?

4. Finanzaspekt: bei welchen psychischen Störungen, bei welchen Psychotherapeuten und bei welchen Tätigkeiten soll die Allgemeinheit, z. B. im Rahmen von Krankenkassen, die Kosten übernehmen?

Die einzelnen Punkte sind nicht unabhängig voneinander, doch dürfen sie nicht miteinander vermengt oder einzelne Ebenen verabsolutiert werden. Je nach Favorisierung einzelner Gesichtspunkte und je nach Erfahrungshintergrund resultieren andere Psychotherapiedefinitionen. Eine einheitliche, allgemein verbindliche Definition ist daher nicht vorhanden. Nach Strotzka (1975) lassen sich aber Bestimmungsstücke anführen, die eine Eingrenzung und Beurteilung dessen, was sich Psychotherapie nennt, ermöglichen.

Die Zahl der Aktivitäten, die sich Psychotherapie nennen, ist fast unbegrenzt; Leese (1979) spricht von über 200 unterschiedlichen Formen. Aufgrund der theoretischen Kernannahmen, der berufs- und wissenschaftssoziologischen Perspektiven erscheint eine Typisierung des Psychotherapiesektors durch drei Hauptströmungen sinnvoll (Korchin, 1976): tiefenpsychologische – (Hauptvertreter Psychoanalyse), verhaltensorientierte – (Verhaltenstherapie), humanistisch-erlebnis-orientierte Richtungen (Hauptvertreter Gesprächspsychotherapie).

Bei der *Psychoanalyse* stand ursprünglich die sogenannte Standardtechnik im Vordergrund, doch liegt heute eine breite Palette an unterschiedlichen Behandlungsformen vor (z. B. Kurztherapie, Gruppentherapie). Exakte Umschreibungen dessen, was als wesentliche Elemente der einzelnen Therapieformen gilt und wie die Anwendungsbereiche voneinander abzugrenzen sind, stehen bisher aus (Kächele u. Schors, 1981). Indikationsaussagen beruhen vor allem auf vielfältiger klinischer Erfahrung und haben mehr den Charakter von Groborientierungen als den von strengen Zuweisungsregeln (Heigl, 1978). Bei der *Verhaltenstherapie* finden wir heute eine Vielzahl an Techniken, die nur noch einen ganz allgemeinen gemeinsamen Nenner haben (vgl. Baade et al., 1980). Die einzelnen Methoden, ursprünglich als separate Therapieformen verstanden, haben immer mehr den Charakter von „Bausteinen" (Bergold u. Selg, 1975) übernommen, die je nach konkreten Randbedingungen unterschiedlich miteinander kombiniert werden. Als Beispiel seien die kognitive Verhaltenstherapie bei depressiven Erkrankungen genannt, bei der eine Vielzahl an Einzelmaßnahmen miteingeht (Hautzinger u. Linden, 1980), oder Programme zur Behandlung von Alkoholikern (Cohen et al., 1980). Vor allem im stationären Raum geht die Verhaltenstherapie von einem individuellen, auf wenige Stunden pro Woche beschränkten Geschehen auf ein umfassendes Behandlungsprogramm über, das die unterschiedlichsten Lebensbereiche umfaßt und von einem ganzen Team durchgeführt wird (vgl. auch psychoanalytischer Gesamtbehandlungsplan; Heigl, 1981). Die Vielzahl an empirischen Studien läßt zwar ein begründetes Handeln zu, doch haben die Handlungsregeln nicht den Stellenwert von umgrenzten Indikationsaussagen. Steht bei Psychoanalyse und Verhaltenstherapie eher die Therapie von psychischen Störungen im Vordergrund, so sind die *humanistisch-erlebnisorientierten* Ansätze (Gesprächspsychotherapie, Gestalttherapie, Bioenergetik, Encounter; vgl. Völker, 1980) mehr auf allgemeine Persönlichkeitsentfaltung (Selbstfindung, -aktualisierung) ausgerichtet (Tausch u. Tausch 1979: „einfühlsame hilfreiche Gespräche"). Indikationsaussagen treten bei dieser Sicht in den Hintergrund und werden teilweise aus grundsätzlichen Überlegungen abgelehnt (Gegenposition: Biermann-Ratjen et al. 1979). Dadurch bekommen diese Vorgehensweisen mehr den Charakter von unspezifischen therapeutischen Aktivitäten (vergleichbar mit der psychotherapeutischen Grundhaltung), die vor allem bei komplexeren, schwerern Störungen durch spezifischere Formen zu ergänzen wären.

Die Problematik unterschiedlicher Psychotherapierichtungen kann wie folgt angegangen werden:

– Es wird eine einzige Richtung oder sogar Technik favorisiert und die anderen Vorgehensweisen als „un-psychotherapeutisch" ignoriert. Indikationsaussagen erübrigen sich dabei oder sind zumindest nur systemintern zu stellen.
– Es wird eine schulenübergreifende differentielle Sicht vertreten (Grawe, 1976), indem man verschiedene Verfahren aus unterschiedlichen Richtungen anhand einheitlicher Parameter vergleicht und daraus Indikationsaussagen ableitet. Bisher liegen dazu nur wenig Studien vor.
– Man rückt von den traditionellen Schulbegriffen ab und sucht neue Leitbilder, die übergreifend und allen Methoden gemeinsam sind. Diese Suche nach einer Metatheorie ist skeptisch zu beurteilen (Westmeyer, 1981), da weder in der Psychiatrie noch in der Psychologie eine allgemein anerkannte übergeordnete Theorie zum menschlichen Verhalten vorliegt. Die Suche nach neuen Leitbildern wird daher eher neue Therapierichtungen hervorbringen, die auch Indikationsregeln benötigen.

Unterschiedliche Richtungen können ein Ärgernis darstellen, wenn sie sich vor allem durch Omnipotenzanspruch, Dogmatismus und Sektenbildung hervortun. Wenn sie sich aber stärker als bisher um wissenschaftliche Fundierung, Präzisierung der Begriffe und Überprüfung der Aussagen bemühen würden, könnte die Vielfalt eine Bereicherung darstellen. Für Menschen mit unterschiedlichen Wertvorstellungen, Leitbildern und Zielen sind auch verschiedene therapeutische Vorgehensweisen sinnvoll.

8.3 Therapeut als indikationsrelevante Größe

Bei den meisten medizinischen Behandlungsformen (z. B. Chemotherapie) spielen sich Behandlung und Beziehung zwischen Arzt und Patient auf unterschiedlichen Datenebenen ab (biologische und psychologische Ebene), so daß Indikationsfragen auf der Behandlungs- und nicht auf der Beziehungsebene beantwortet werden können. Anders verhält es sich bei Psychotherapie, in der Behandlungstechnik und Beziehung miteinander verwoben sind, da sich beide auf der psychologischen Datenebene abspielen (vgl. Übertragungs-, Gegenübertragungskonzept der Psychoanalyse). Geht man davon aus, daß Beziehungen als dynamische, adaptive Prozesse zwischen komplexen und offenen Systemen verstanden werden müssen, so ist deren Verlauf nur begrenzt vorhersagbar. Im Rahmen von Psychotherapie muß die Technik optimal auf den dynamischen Beziehungsablauf abgestimmt bzw. die Beziehung so gestaltet werden, daß die Technik ihre Wirkung voll entfalten kann. Indikationsaussagen, die sich unabhängig von den konkreten Randbedingungen auf die Technik beziehen, können nur einen globalen Handlungsrahmen abgeben, der im Therapieverlauf spezifiziert wird. Eine Verbesserung von Indikationsregeln und Prognosen ist dann zu erwarten, wenn die Person des Therapeuten (z. B. Schichtzugehörigkeit, Sprachstil) und seine Interaktion mit dem Patienten in die Indikationsstellung miteinfließen (Probetherapie). Die Frage „mit welchem Patienten kann ein Therapeut zusammenarbeiten bzw. nicht" stellt daher, sofern sie nicht allein behandlungsentscheidend ist, eine durchaus zulässige Differenzierung der Indikationsfrage dar.

8.4 Therapieziele

Die von einem Patienten zu Therapiebeginn vorgebrachten psychischen Störungen sind nicht mit dem Therapieziel identisch; erst deren genaue Analyse und Einbettung in theoretische Bezüge lassen die Therapieziele genauer bestimmen. Verschiedene Gründe sind verantwortlich, daß diese Abklärungen nicht immer zu einer eindeutigen Zielperspektive, sondern zur unterschiedlichen Zielhierarchie führen. Als Beispiele seien genannt: unpräzise Störungstheorien, aus denen nicht eindeutige Ziele folgen; uneinheitliche Positionen in der Therapieliteratur (vgl. die frühere Diskussion um kontrolliertes Trinken vs. Abstinenz); Interferenz zwischen Zielen, die sich auf den Patienten allein beziehen, und Zielen, die auf den Patienten und seine Umwelt (z. B. Partner, Kinder) als System bezogen sind. Daher müssen oft die Therapieziele erst zwischen Therapeut, Patient und – teilweise – Umwelt festgelegt werden. Zielfindungsprozesse stellen somit einen wesentlichen Bestandteil von Psychotherapie dar (Bastine, 1978). Die Verknüpfung der Zielthematik mit Wertfragen macht diesen Prozeß besonders schwierig.

Durch die Zielfestlegung ist aber in der Regel nicht die Technik bestimmt. Für die meisten Therapieziele stehen unterschiedliche Therapiemethoden zur Verfügung, so daß sich Indikationsentscheidungen auf Ziel-/Technik-Relationen beziehen. Dabei sind bei der Entscheidung nicht nur das Kriterium der Effektivität (wie gut wirkt etwas) heranzuziehen, sondern auch die Kriterien Kosten/Nutzen und Angemessenheit im Hinblick auf allgemeine Menschenbilder und die Wertvorstellungen des Patienten.

8.5 Einige Ergebnisse der empirischen Indikationsforschung

Die empirische Therapieliteratur, die vorwiegend aus den Bereichen Verhaltenstherapie und Gesprächspsychotherapie und zum geringen Teil aus tiefenpsychologischen Richtungen stammt, läßt folgende Schlußfolgerungen zu: die grundsätzliche Effektivität von Psychotherapie (spezifiziert nach den erwähnten Richtungen) kann als nachgewiesen angesehen werden (Baumann, 1981 b). Eine eindeutige Zuordnung zwischen Krankheitseinheiten im Sinne von ICD-Diagnosen und einzelnen Behandlungsformen ist in den meisten Fällen nicht möglich, da vielfach mehrere Methoden bei ähnlichen Störungen erfolgreich waren (Goldstein u. Stein, 1976; Kazdin u. Wilson, 1978). Die Frage, ob und welche Form von Psychotherapie indiziert ist, kann daher nicht von Diagnosen allein beantwortet werden, sondern erfordert eine detaillierte Persönlichkeitsdiagnostik, wie es Heigl (1978) für die Psychoanalyse oder Schulte (1976) für die Verhaltenstherapie beschreiben. Begnügt man sich mit globaleren Indikationsregeln („Wenn Neurosen, dann Psychotherapie"), so sind diese genügend empirisch untermauert, sofern man Psychotherapie auf die oben genannten Richtungen eingrenzt. Ähnliches gilt für den Stellenwert von Psychopharmakatherapie gegenüber Psychotherapie oder deren Kombination, wo entsprechend globale Indikationsregeln auf der Basis von kontrollierten empirischen Studien vorhanden sind (Baumann, 1980). Für manche Aktivitäten, die sich als Psychotherapie bezeichnen, ist der Handlungsrahmen aber nicht von empirischen Studien getragen, sondern mehr von Kasuistik. Einzelfälle können für die Indikationsforschung einen wichtigen Beitrag liefern, wenn sie kritisch aufgearbeitet sind und sie nicht den Stellenwert von unreflektierten Evidenzerlebnissen haben.

8.6 Schlußfolgerungen

Trotz der Vielzahl an empirischen Therapiestudien, die zumindest in einzelnen psychotherapeutischen Richtungen durchgeführt worden sind, ist das Handlungswissen für eine konkrete Psychotherapie gering (Reimer, 1978; Haase, 1980). Dies trifft aber nicht nur für den Bereich der Psychotherapie sondern auch für den der Psychopharmaka zu. Angst u. Woggon (1980, S. 246) betonen für die Psychopharmakabehandlung, daß „beim weitgehenden Fehlen gültiger allgemeiner Behandlungsregeln jede Therapie Ähnlichkeit mit einem Experiment hat". Für den Sektor Psychotherapie sind die Gründe vor allem in folgenden Punkten zu sehen:

1. methodisch fragwürdige Therapiestudien (Köhnken et al., 1979); zu wenig Überprüfung von standardisierten Techniken, zu wenig Verbundforschung.

2. Therapiestudien mit Variation der Dimensionen Patient, Therapeut, Technik, Therapieziel ohne Berücksichtigung der in der Gesundheitsversorgung wirksamen Kräfte, d. h. Erforschung idealisierter Therapiebedingungen. So sind z. B. bei ungenügender Versorgung (zu wenig Therapeuten, zu große Distanz zum nächsten Therapeuten usw.) andere Indikationsregeln relevant als bei ausreichendem Therapieangebot. Bei nicht kooperierenden Bezugspersonen müssen für die Kindertherapie andere Maßnahmen ins Auge gefaßt werden als bei Kooperation. Die Indikationsforschung müßte daher in Zukunft stärker als bisher reale Indikationsmodelle untersuchen (Baumann u. von Wedel, 1981).

3. Grundsätzliche Grenzen von allgemeinen Indikationsaussagen wegen des spezifischen Ansatzes von Psychotherapie.

Erfolgreiches therapeutisches Handeln kann z. Z. also nicht allein durch das Befolgen von Indikationsregeln garantiert werden; es werden zusätzliche Regeln aus der Prozeßforschung benötigt, die eine Optimierung des Therapieverlaufes gewährleisten und eine Spezifizierung des durch die Indikation gegebenen Handlungsrahmens erlauben. Die theoretische und empirische Psychotherapieliteratur gibt genügend Hinweise, die diese Optimierung und Spezifizierung rational begründen und sie vom Versuchs- und Irrtumshandeln abheben. Erforderlich ist aber bei der Komplexität und Unbestimmtheit psychotherapeutischen Handelns eine besonders sorgfältige Ausbildung. Der angehende Psychotherapeut sollte sich theoretisch und praktisch mit unterschiedlichen Vorgehensweisen auseinandersetzen, um so den Stellenwert einzelner Therapiemethoden besser einordnen zu können. Dies schließt nicht aus, daß man sich mit *einer* Richtung besonders intensiv beschäftigt. Ausbildung in Wochenendkursen, Privatinstitutionen usw., wie es heute vielfach geschieht, ermöglicht in der Regel keine pluralistische Ausbildung und dient im besten Fall einer einseitigen Spezialisierung. Es sind daher für angehende Psychotherapeuten (ärztliche und nichtärztliche) in genügendem Maße die erforderlichen Ausbildungsplätze zu schaffen, wie sie für angehende Fachärzte, Lehrer, Juristen usw. bereits seit langem zur Verfügung stehen. Viele bedauerliche Aktivitäten des „Selbsterfahrungs-Psycho-Marktes" würden damit an Bedeutung verlieren, da deren Ausbildungsfunktion nicht mehr benötigt würde.

Die Glaubwürdigkeit von Psychotherapie ist nicht nur von der Präzision der Indikationsregeln abhängig (vgl. Psychopharmaka), sondern auch vom Ausbildungsstand und Berufsethos der Psychotherapeuten. Es wäre wichtig, wenn dies stärker als bisher erkannt würde und die Grenze zwischen rational begründetem psychotherapeutischem Handeln und leerem Versprechen deutlicher gezogen würde.

8.7 Literatur

Angst J, Woggon B (1980) Psychopharmakatherapie. In: Kisker KP, Meyer JE, Müller C, Strömgren E (Hrsg) Psychiatrie der Gegenwart, 2. Aufl, Bd I/2. Springer, Berlin Heidelberg New York
Baade FW, Borck J, Koebe S, Zumvenne G (1980) Theorien und Methoden der Verhaltenstherapie. Sonderheft II/1980 der „Mitteilungen der DGVT". Steinbauer, Rau, München
Bastine R (1978) Strategien psychotherapeutischen Handelns. In: Reimer F (Hrsg) Möglichkeiten und Grenzen der Psychotherapie im psychiatrischen Krankenhaus. Thieme, Stuttgart, S 59–66
Baumann U (1980) Nutzen und Wirksamkeit psychischer Behandlungsmethoden in der Psychiatrie – einige grundsätzliche Überlegungen. In: Häfner H, Picard W (Hrsg) Psychiatrie in der Bundesrepublik Deutschland fünf Jahre nach der Enquête. Rheinland-Verlag, Köln, S 65–75
Baumann U (Hrsg) (1981a) Indikation zur Psychotherapie. Urban & Schwarzenberg, München
Baumann U (1981b) Differentielle Therapiestudien und Indikation. In: Baumann U (Hrsg) Indikation zur Psychotherapie. Urban & Schwarzenberg, München
Baumann U, von Wedel B (1981) Stellenwert der Indikationsfrage im Psychotherapiebereich. In: Baumann U (Hrsg) Indikation zur Psychotherapie. Urban & Schwarzenberg, München
Bergold J, Selg H (1975) Verhaltenstherapie. In: Schraml WJ, Baumann U (Hrsg) Klinische Psychologie, 3. Aufl, Bd I. Huber, Bern, S 335–377

Biermann-Ratjen E, Eckert J, Schwartz HJ (1979) Gesprächspsychotherapie – Verändern durch Verstehen. Kohlhammer, Stuttgart

Cohen R, Appelt H, Eckert A, Olbrich R, Watzl H (1980) Erfahrungen mit einem verhaltenstherapeutischen Programm für alkoholkranke Frauen. In: Haase HJ (Hrsg) Psychotherapie im Wirkungsbereich des psychiatrischen Krankenhauses. Perimed, Erlangen

Goldstein AP, Stein N (1976) Prescriptive psychotherapies. Pergamon, New York

Grawe K (1976) Differentielle Psychotherapie, Bd I. Huber, Bern

Grawe K (1978) Indikation in der Psychotherapie. In: Pongratz L (Hrsg) Hogrefe, Göttingen (Handbuch der Psychologie, Bd 8/2, S 1849–1883)

Haase HJ (Hrsg) (1980) Psychotherapie im Wirkungsbereich des psychiatrischen Krankenhauses. Perimed, Erlangen

Hautzinger M, Linden M (1980) Kognitive Psychotherapie. Nervenarzt 51:637–643

Heigl F (1978) Indikation und Prognose in Psychoanalyse und Psychotherapie, 2. Aufl. Vandenhoeck & Ruprecht, Göttingen

Heigl F (1981) Psychotherapeutischer Gesamtbehandlungsplan. In: Baumann U (Hrsg) Indikation zur Psychotherapie. Urban & Schwarzenberg, München

Kächele H, von Schors R (1981) Ansätze und Ergebnisse psychoanalytischer Therapieforschung. In: Baumann U, Berbalk H, Seidenstücker G (Hrsg) Klinische Psychologie-Trends in Forschung und Praxis, Bd 4. Huber, Bern

Kazdin AE, Wilson GT (1978) Evaluation of behavior therapy. Wiley, New York

Köhnken G, Seidenstücker G, Baumann U (1979) Zur Systematisierung von Methodenkriterien für Therapiestudien. In: Baumann U, Berbalk H, Seidenstücker G (Hrsg) Klinische Psychologie-Trends in Forschung und Praxis, Bd 2. Huber, Bern, S 72–128

Korchin S (1976) Modern clinical psychology. Basic Books, New York

Leese S (1979) Caveat emptor? – The cornucopia of current psychotherapies. Am J Psychother 33: Editorial

Reimer F (Hrsg) (1978) Möglichkeiten und Grenzen der Psychotherapie im psychiatrischen Krankenhaus. Thieme, Stuttgart

Schulte D (Hrsg) (1976) Diagnostik in der Verhaltenstherapie, 2. Aufl. Urban & Schwarzenberg, München

Strotzka H (Hrsg) (1975) Psychotherapie; Grundlagen, Verfahren, Indikationen. Urban & Schwarzenberg, München

Tausch R, Tausch M (1979) Gesprächspsychotherapie 7. Aufl. Hogrefe, Göttingen

Völker U (Hrsg) (1980) Humanistische Psychologie. Beltz, Weinheim

Westmeyer H (1981) Allgemeine methodologische Probleme der Indikation in der Psychotherapie. In: Baumann U (Hrsg) Indikation zur Psychotherapie: Urban & Schwarzenberg, München

II Anwendungsbereiche

A Schizophrene Erkrankungen

1 Analytisch gerichtete Psychotherapie schizophrener Psychosen

G. Benedetti

Analytisch gerichtete Psychotherapie der Psychosen ist heute ein Gebiet, das sich, mindestens was die Schizophrenie und die Grenzformen anbetrifft, in Tausenden von wissenschaftlichen Publikationen dokumentiert. Es ist unmöglich, selbst wenn man sich auf das schizophrene Spektrum beschränkt, dieses in einem kurzen Referat zu überblicken. Dem Rahmenthema entspricht jedoch die Frage nach der Entwicklung der Lehre und der therapeutischen Indikation.

Wenn ich zunächst das Grundanliegen dieser Arbeit, die ich vor bald drei Jahrzehnten mit Müller (1957), in der Schweiz entwickelt habe, auf eine kurze Formel bringen darf, möchte ich das in folgender Weise sagen: diese Psychotherapie versucht, psychotische Störungen der Ichbildung und des Ichvollzuges, oder, wie Scharfetter (1976) sich ausdrückt, der Ichidentität, der Ichkonsistenz, der Ichdemarkation in ihrer lebensgeschichtlichen Perspektive zu verstehen und zu beantworten.

Man nimmt an, daß besondere psychopathologische zwischenmenschliche Vorgänge in der Kindheit und in der Adoleszenz zu einer Indentitätsstörung führen. Sie wurden von verschiedenen Autoren ausführlich beschrieben. Ich erwähne sie hier nur stichwortartig: „double bind", Bateson et al. (1956); „Pseudomutualität", Wynne et al. (1958); „Verletzung der Generationsgrenze", Lidz (1968); „amorphe oder fragmentierte Aufmerksamkeitsleistungen im Familiengespräch", „Transmission von Irrationalität", Wynne u. Thaler-Singer (1965); verlängerte oder fehlende „postnatale Symbiose", Mahler (1970); „pathologische projektive Identifikationen", Rosenfeld (1969); „abnorme Vorgänge der Familienbindung- und Delegierung auf Es- Ich- oder Überichebene", Stierlin (1975). Die Identitätsstörung mündet später in eine schizophrene Psychose, wenn das Ich in oder nach der Adoleszenz durch Realitätsprüfung, durch das Verstehen zwischenmenschlicher Zusammenhänge, durch die Unterscheidung von eigenen und fremden Handlungen, Gefühlen und Motiven gestärkt werden sollte.

Freilich sind diese genannten psychotherapeutischen Studien, wie alle Verstehensmodelle in der Psychiatrie, keine Beweisführungen im aetiologisch-kausalistischen Sinne. Aber sie haben hinter dem schizophren-Unverständlichen verständliche Erlebensmuster vergegenwärtigt, den Psychiater zu einer intensiveren Zuwendung zum Kranken motiviert und dem psychologisch behandelten Kranken sowohl eine Erfahrung der Dualität wie auch einen Schlüssel zu einer Rationalisierung der Psychose und zu einem integrativen Selbstverständnis geboten. Indem der Kranke mit produktiven Symbolen darauf reagiert, die wiederum psychotherapeutisch beantwortet werden und eine kommunikative Entwicklung in Gang setzen, zeigt sich, daß die Wahrheit einer solchen Erkenntnis zwar keine naturwissenschaftliche ist, und eine biologische Teilgenese nicht ausschließt, wohl aber eine operative Wahrheit im therapeutischen Sinne ist.

Verstehen, eine Grundlage der Psychotherapie, wird dem Kranken nicht immer, etwa durch die Deutung, als rationale Formulierung mitgeteilt. Es bestimmt aber unser therapeutisches Verhalten in Worten, Gefühlen, Handlungen. Das Unbewußte des Kranken wird verstanden und gelegentlich gedeutet, indem der Psychotherapeut sich in einem Prozeß der Identifikation in die lebensgeschichtlichen wichtigen Situationen seines Patienten versetzt und dessen innere Erlebnisse in sich selber durch Phantasien, Träume und Signale des eigenen Unbewußten wiederholt, damit der Kranke sich an jene sowohl wieder erinnert, wie auch solche in einem neuen, mitmenschlichen Raum vollziehen kann.

Durch den vor allem verbalen Charakter dieser Therapie, den ständigen Rückblick auf Vergangenheit und Kindheit, die Beachtung des Unbewußten, grenzt sie sich von anderen, gelegentlich mit ihr kombinierten, psychologischen Verfahren, wie präverbaler Psychotherapie, leiborientierter Therapie, Musik- und Soziotherapie, Verhaltenstherapie ab und präsentiert sich also als eine analytisch orientierte Therapie.

Diese ist in einer dualen Erfahrung der Psychopathologie begründet, welche durch die Gegenübertragung manche Gespaltenheit, Depersonalisationen, Transitivismen des Kranken den Psychotherapeuten als seine eigenen Grenzerfahrungen erleben läßt.

Die dualisierten psychopathologischen Erlebnisse werden nicht nur gedeutet, sondern auch durch eigene Selbstmitteilungen, konstruktive Vorstellungen, schöpferische Phantasien dem Patienten so zurückgespiegelt, daß dieser im therapeutischen „Spiegel" eine neue, für Werdensmöglichkeiten offene Gestaltung seiner Psychopathologie erlebt. Das psychopathologische Bild wird durch den Psychotherapeuten in einer Weise „filtriert", daß es auch in der Spaltung Merkmale der Ganzheit, der gegenseitigen Identifizierung mitten im Autismus, der Kommunikation im Transitivismus und in der Appersonierung bekommt.

In der Psychopathologie wird die noch vorhandene, menschlich wertvolle, kreative Seite des Patienten durch die deformierenden Prozesse wahrgenommen und angesprochen. So wie Prinzhorn (1922) die Bildnereien seiner Geisteskranken als Kunstdokumente erlebte, werden manche psychopathologische Äußerungen als Wesensmanifestationen einer radikalen Notsituation empfangen, als für den Psychotherapeuten kostbare Dokumente eines Innenlebens, in dem auch grandiose Symbole entstehen können. Daraus ergibt sich weniger eine Fixierung der Symptome als vielmehr die Fähigkeit, deren psychodynamisches Anliegen kommunikativer zu äußern. Es entsteht gelegentlich eine „Gegenidentifizierung" (Benedetti, 1975, 1976, 1978/79) des Kranken mit dem Therapeuten, d. h. mit einem kohärenten Ich. Intrapsychische Kohärenz wird also vom Kranken nicht nur über den Weg der rationalen Deutung, sondern auch über die Introizierung kohärenter Partnerobjekte vollzogen. Die Psychopathologie wird vom Psychotherapeuten als fehlerhafter, aber beachtenswerter Versuch des psychopathologischen Selbstentwurfes angehört: So werden die autistischen Wahngebäude vom Therapeuten auch als das ergreifende Ergebnis jahrelanger „psychopathologischer Arbeit" des Kranken erlebt, wie sich Searles (1965) ausdrückt, der auf die diesbezügliche Ausdauer und Phantasie des Patienten hinweist. In der Ich-Entgrenzung kann der Kranke paralogische Fähigkeiten entwickeln, z. B. das Unbewußte des Therapeuten lesen, introizieren, agieren; in der Spaltung kann er Familienintrojekte als Stimmen, als fremde Einflüße bewußt werden und erkennen lassen. In der Begegnung mit dem Kranken kann der sensible Psychiater eine Art „kommunikative Psychopathologie" sich entwikkeln lassen, die ihr Medium gerade in den zerfahrenen Sprachausdrücken und in den autistischen Symbolen des Patienten findet und diese nicht bloß auf rationale Formeln des Verstehens reduziert.

Die eindrucksvollste Antwort des Kranken darauf liegt gelegentlich in der Entwicklung von „progressiven Symbolen" seines Leidens. „Progressiv" bedeutet, daß Symptome und Symbole ihre übliche Dimension der Maske, der Abwehr, der Entstellung mit derjenigen einer „Chiffer" der Mitmenschlichkeit teilweise austauschen. Der Kranke erlebt z. B. Halluzinationen, in denen er die Stimme des Therapeuten aus der Ferne hört, die ihm eindrucksvolle Deutungen oder Anweisungen gibt; er entwickelt Wahnideen, in denen er seinen Psychotherapeuten als ein Opfer der eigenen Psychose erlebt, und wo er ihn aus irgendeiner symbolischen Gefahr befreit. Damit übernimmt er selber therapeutische Daseinsqualität. Der Kranke zeigt Transitivismen, wo er aber eigene Entwicklungsmöglichkeiten durch den Partner wahrnimmt. Er erlebt Symbiosen mit dem Therapeuten, wo ursprünglich gefährliche Erlebnisse der Verschmelzung mit negativen Mächten eine mitmenschliche „Transkription" erfahren, so daß Ich-entgrenzungen in einem dualen, ichkonstituierenden Rahmen neu erlebt werden.

Eine solche „Positivierung" des kranken Erlebens durch den dieses nicht bloß deutenden, sondern es auch kreativ und progressiv miterlebenden Psychotherapeuten soll auf keinen Fall die Gefahr einer Abwehr der negativen, destruktiven Aspekte der Psychose durch den Arzt einschließen. Vielmehr muß sich der Psychotherapeut gefallen lassen, daß der Kranke diese auf ihn projiziert. Gedeutete Destruktivität kann, wenn sie vom Psychotherapeuten auch ausgetragen wird, zu einer Erleichterung des Patienten führen, wenn die destruktiven Triebe, die sonst den Kranken überschwemmen, in lebensgeschichtlichen Zusammenhängen „lokalisiert" und durch die milde Resonanz der Gegenübertragung in ein Ringen um Kommunikation verwandelt werden. Das alles ist aber nicht nur Analyse! Obschon hier von einer analytisch orientierten Psychotherapie die Rede ist, wäre das Bild einseitig, wenn man die komplementäre Komponente der Analyse, die Synthese, vergessen würde. Psychosynthese ist die ständige Verwandlung der Todessymbole des Kranken in Symbole des Lebens, der Hoffnung, der Zuversicht, der Zukunft, der Integrierung, der Differenzierung, der Neugeburt, der Verwandlung, der Auferstehung, der Dualität, der Ordnung und Vertiefung, des Personwerdens und der Identitätsbildung.

Die Entwicklung der Psychotherapie der Psychosen in den letzten zwei Jahrzehnten zeigt, wie sehr sich die Beiträge der Psychoanalyse von Freud, der analytischen Psychologie von Jung, der Daseinsanalyse von Binswanger, des amerikanischen Transaktionalismus miteinander verbinden. Neuerdings versucht Stierlin (1975) Systemtheorie und Psychoanalyse durch den Begriff der „transpersonalen Abwehr" zusammen zu bringen. So wird diese Arbeit für die Psychiatrie zu einer vereinheitlichenden Vermittlung der psycho-soziodynamischen und existentiellen Aspekte des Menschen in der Psychopathologie.

Nun ist eine solche Arbeit allein schon aus zeitlichen Gründen nur in einer beschränkten Anzahl von Fällen indiziert. Ich nenne vier wichtige Voraussetzungen zur Indikation:

1. Positive Motivation beim Kranken.

2. Mitarbeit der Familie, mindestens eines wichtigen Familienangehörigen.

3. Produktivität des Patienten in der Psychose, Reichtum an Symbolen, an psychologischen Verarbeitungen, an jenen Symptomen, die Eugen Bleuler (1911) als „sekundär" bezeichnete und durch deren Schilderung er die psychologische Denkweise in die Psychopathologie einführte.

4. Eine Gegenübertragung des Arztes, die ihm den Kranken nicht nur sympathisch und wesensverwandt erscheinen läßt, sondern die ihn vor allem befähigt, Aggressionen, negative therapeutische Reaktionen, Stillstände im Verlaufe der Therapie ohne Resignation und ohne innere Abwehr zu ertragen.

Eine Statistik der klinischen Erfolge ist bei der kleinen Anzahl der individuell behandelten Kranken und bei der Vielzahl der Setting-Variablen, wie Persönlichkeit des Psychotherapeuten, Erfolgsbegriff usw., unbefriedigend. Hingegen haben sich in den letzten zwei Jahrzehnten die Therapiemöglichkeiten durch neue Entwicklungen erweitert, die sich auch in der Indikationsfrage ausgewirkt haben: Erstens hat die soziopsychiatrische Dimension unseres ganzen psychiatrischen Tuns stark zugenommen. Es gibt heute eine Soziotherapie der Schizophrenie, die sich unabhängig von jedem analytischen Wissen versteht. Aber die analytisch gerichteten Autoren haben ihrerseits ihre Psychodynamik der Schizophrenie, und teilweise der Depression auch aufgrund von Familienforschungen weiterentwickelt. Nichts hätte hier näher liegen können, als die Familien selber in den psychotherapeutischen Prozeß einzubeziehen. Dies geschieht in verschiedenster Weise, etwa von den bifokalen Therapien Schindlers (1957) vor 20 Jahren bis hin zu den Therapien von Forschern, die wie Selvini et al. (1975) oder Stierlin (1975) mehrere Familiengenerationen im Familiengespräch einschließen.

Die Behandlung des Kranken innerhalb seiner Familie setzt auch bestimmte Indikationen voraus:

1. Motivation der Familie; Bereitschaft der Familienmitglieder, die psychotherapeutischen Spannungen auszuhalten;

2. Eine Psychopathologie der Psychose, die auch eine psychodynamische Familienstruktur der Gegenwart wiederspiegelt und nicht nur Hypothesen über die postnatalen Verhältnisse zuläßt.

3. Eine auf die soziale Kommunikation offene, sich nicht allzusehr in abstrusen autistischen Symbolen einkapselnde Psychopathologie. Letztere ist eher durch die Singularität der Beziehung ansprechbar.

4. Eine gegenübertragungsmäßige Möglichkeit des Arztes, sich im Familiengespräch wohl zu fühlen und vor allem multiple Übertragungen auszuhalten.

Die zweite große Entwicklung der Psychiatrie in den letzten 30 Jahren ist die Pharmakologie. Immer wieder ist die Frage nach den Möglichkeiten der Verbindung von Pharmako- und Psychotherapie bei jenen vielen Kranken, die aus Zeitgründen im Rahmen großer Therapien nicht behandelt werden können gestellt worden. Heute werden auch Versuche in dieser Richtung unternommen. Bekannt sind mir z. B. jene meines früheren Mitarbeiters Johansson (1980, persönliche Mitteilung) in Turku, Finnland. Wiederum ändert sich hier das Indikationsspektrum. Beste Voraussetzungen scheinen im relativ jüngeren Alter der Patienten zu liegen, weiter in der Erstmaligkeit der psychotischen Erkrankung, die auch von nicht allzulanger Dauer sein soll, sowie in der teilweisen präpsychotischen Bewährung der Patienten im sozialen Leben; in einer leichteren psychodynamischen Verständlichkeit der Psychose für den psychotherapeutischen Beobachter. Solche Behandlungen dauern dann einige Monate, wobei der Akzent weniger auf einen klinischen Begriff der Heilung gelegt wird, als vielmehr darauf, den Kranken positive Erfahrungen in ihrer ersten psychotischen Erkrankung zu vermitteln, auch als mögliche Vorbeugung späterer Rückfälle.

Abschließend erwähne ich eine allgemeine dreifache Bedeutung dieser Arbeit:

1. Ein vertieftes Wissen um anthropologische Aspekte der Schizophrenie und somit ein Beitrag zur Entwicklung der humanistischen Psychiatrie. 1972 stellte Manfred Bleuler in „Psychiatrie der Gegenwart" fest, daß der wichtigste Anteil in der modernen Schizophrenietheorie der psychotherapeutischen Forschung entstammt.

2. Eine Befruchtung der analytischen Behandlung von narzisstischen Neurosen sowie von Borderlinefällen: Die Überlegungen von Kohuts (1971) zur Spiegelübertragung bei narzisstischen Neurosen oder diejenigen von Balint (1960) über die Rolle des Therapeuten in der Regression sind schon vor 20 Jahren durch die Psychotherapie der Psychosen entwickelt worden.

3. Eine dritte Bedeutung dieser Psychotherapie liegt für mich in ihrem menschlichen Horizont. Hier werden Situationen wie Dualität, mitmenschliche Beeinflussung, Übernahme von Psychopathologie, Identifizierung, Gegenidentifizierung, erlebt und konzeptualisiert, welche wie Bausteine zu einer Philosophie des Menschen in den Grenzsituationen seiner Existenz erscheinen. Ich möchte dies aber vor allem in einem bescheidenen Rahmen sagen: Überall dort, wo der Chronischkranke in der psychotherapeutischen Betreuung nicht heilt, wo nur langsam eine Besserung eintritt, wo wir in unserer Gegenübertragung auch die Ohnmacht des Kranken spüren müssen, sie mit ihm teilend, fühlen wir dennoch, daß ihm und uns eine Erfahrung des Menschlichen zuteil wird, welche auch außerhalb der klinischen Masstäbe liegt.

1.1 Literatur

Balint M (1960) The regressed patient and his analyst. Psychiatry 23:231–243
Bateson G, Jackson D, Haley S, Weakland S (1956) Toward a theory of schizophrenia. Behav Sci 4:251
Benedetti G (1975) Ausgewählte Aufsätze zur Schizophrenielehre. Vandenhoeck & Ruprecht, Göttingen
Benedetti G (1976) Der Geisteskranke als Mitmensch, Vandenhoeck & Ruprecht, Göttingen
Benedetti G (1978/79) Psychotherapie bei Schizophrenen. SÄB 453–459
Bleuler E (1911) Dementia praecox oder Gruppe der Schizophrenien. In: Aschaffenburg B (Hrsg) Deuticke, Leipzig (Handbuch der Psychiatrie)
Bleuler M (1972) Klinik der schizophrenen Geistesstörungen. In: Gruhle HW, Jung R, Mayer-Gross W, Müller M (Hrsg) Psychiatrie der Gegenwart, Bd II/I. Springer, Berlin Heidelberg New York
Kohut H (1971) The analysis of the self. International Universities Press, New York
Lidz TH (1968) Familie, Sprache und Schizophrenie. Psyche 22:701–719

Mahler MS (1970) On human symbiosis and the vicissitudes of individuation. International Universities Press, New York

Müller CH, Benedetti G (Hrsg) (1957) Internationales Symposium über die Psychotherapie der Schizophrenie. Karger, Basel

Prinzhorn H (1922) Bildnerei der Geisteskranken. Springer, Berlin

Rosenfeld H (1969) Contributions to the psychopathology of psychotic states: the importance of projective identification in the ego structure and the object relations of psychotic patient. In: Problems of psychosis. Excerp. Med. Found.

Scharfetter CH (1976) Allgemeine Psychopathologie. Thieme, Stuttgart

Schindler R (1957) Über die grundsätzliche Stellung der Psychotherapie bei Psychose. In: Benedetti G, Müller CH (Hrsg) Internationales Symposium über die Psychotherapie der Schizophrenie. Karger, Basel, S 147–155

Searles H (1965) Der Psychoanalytische Beitrag zur Schizophrenieforschung. Kindler, München

Selvini Palazzoli M, Boscolo L, Cecchin G, Prata G (1975) Paradosso e Controparadosso. Feltrinelli, Milano

Stierlin H (1975) Von der Psychoanalyse zur Familientherapie. Klett, Stuttgart

Wynne LC, Thaler-Singer M (1965) Thought disorders and family relations of schizophrenics. IV. Results and implicatons. Arch Gen Psychiatry 12:201–212

Wynne LC, Ryckoff IM, Day J, Hirsch SI (1958) Pseudomutuality in the family relations of schizophrenics. Psychiatry 21:205–220

2 Leiborientierte Therapie schizophrener Ich-Störungen

Ch. Scharfetter

2.1 Einleitung

Mit dem Einbezug des Leibes in die Therapie schizophrener Menschen geht es uns um einen Beitrag zum Gesamtbehandlungsplan, keinesfalls um eine, gar um *die* neue Therapie schizophrener Menschen. Die Begründung dieser zusätzlichen therapeutischen Hilfe ist gegeben:

  a) in einer differenzierten Ich-Psychopathologie, die empirisch prüfbar ist

  b) in einem Verständnis psychopathologischer Symptome in ihrem funktionell-finalen Sinn für den Patienten: das heißt Symptome werden interpretiert als direkter Ausdruck der Betroffenheit, als Selbstheilungs- oder Selbstverteidigungsversuch. Bei diesen Maßnahmen unterstützen wir den Patienten auf der Erlebnis- und Funktionsebene, auf der er seine Betroffenheit zum Ausdruck bringt (wie es Bellak, 1963 empfahl).

2.2 Die Ich-Psychopathologie als Grundlage der leiborientierten Therapie

Es gibt verschiedene Konstrukte zum Ich. Alle haben instrumentalen Charakter. Hier ist ein möglichst phänomennahes Konstrukt Ich gewählt. Wir verstehen unter Ich (Tabelle 1).

Tabelle 1. Phänomennahes Ich-Konstrukt. Die Gewißheit der Selbsterfahrung:

Ich bin	– lebendig
	– eigenständig und selbstbestimmt im Vernehmen und Handeln
	– einheitlich und zusammenhängend
	– abgegrenzt und unterschieden von anderen Wesen/Dingen
	– selbig im Verlauf des Lebens und in verschiedenen Lebenslagen

Aspekte dieses Ich-Begriffes lassen sich nach den Erlebnissen von Menschen in verschiedenen, unter anderem auch pathologischen Situationen und Erlebnisweisen ordnen nach fünf Dimensionen. Wir gebrauchen das Wort „Dimensionen" hier im Sinne von Aspekt, Bereich, nicht im mathematisch-statistischen Sinne (Tabelle 2).

Tabelle 2. Die fünf basalen Dimensionen des Ich-Bewußtseins

Ich-Vitalität:	Gewißheit der eigenen Lebendigkeit
Ich-Aktivität:	Gewißheit der Eigenbestimmung des Erlebens, Denkens, Handelns
Ich-Konsistenz:	Gewißheit eines cohärenten Lebensverbandes
Ich-Demarkation:	Abgrenzung des Eigenbereiches
Ich-Identität:	Gewißheit der eigenen personalen, physiognomischen, sexuellen, biographischen Identität

Tabelle 3. Ich-Psychopathologie

Ich-Vitalität	Angst vor dem oder Erleben vom eigenen Absterben, Tod, Untergang, Nicht-mehr-sein, Weltuntergang, Untergang anderer Menschen.
Ich-Aktivität:	Fehlen der Eigenmächtigkeit im Handeln und Denken. Fremdsteuerung, -beeinflussung, -kontrolle im Handeln, Erleben, Fühlen, Denken. Lahmgelegt-sein. Besessen-sein.
Ich-Konsistenz:	Aufhebung des Zusammenhangs des Leibes oder seiner Teile, der Gedanken-Gefühlsverbindungen, der Gedankenketten, der Willens- und Handlungsimpulse, der Seele, der Welt, des Universums.
Ich-Demarkation:	Unsicherheit, Schwäche oder Aufhebung der Ich-Nicht-Ich-Abgrenzung, Fehlen eines (privaten) Eigenbereichs im Leiblichen, im Denken und im Fühlen. Störung der Innen-Außen- und Eigen-Fremd-Unterscheidung.
Ich-Identität:	Unsicherheit über die eigene Identität, Angst vor Verlust der eigenen Identität. Verlust der Identität. Physiognomische und Gestaltänderung, Geschlechtsänderung, Verwandlung in ein anderes Wesen, Änderung der Herkunfts-Identität.

Tabelle 4. Reaktionen, Bewältigungs-, Selbstrettungsversuche auf die Ich-Bedrohung

Überwältigung	motorisch	Beziehungs-verhalten	cognitiv	Überkompensation cognitiv-affektiv
Stupor	Bewegungssturm	Rückzug	„Erkennen"	maniform-megalomane Erhöhung
Mutismus	Flucht	Isolation	Deuten,	Omnipotenz
Angst	Angriff	Abschirmung	Benennen	
Depersonalisation	Autoaggression		Thematisierung	
Derealisation		Kommunikations-vermeidung	negative	
	Parakinesen	– mimisch	Wahnformen	
	Stereotypie	– gestisch		
	Echophänomene	– sprachlich:		
		– Mutismus		
		– Schizophasie		
		– Kryptolalie		
		dysphorisch-aggressiv		

Dementsprechend kann man die Vielgestaltigkeit dessen, was seit Eugen Bleuler (1911) schizophren genannt wird, ordnen in einer Pathologie des Ich-Bewußtseins in fünf basalen Dimensionen (Tabelle 3).

Die Auswirkungen der Bedrohung, der Desintegration des Ich-Bewußtseins sind je nach der Schwere und Akuität des Betroffen-seins verschieden. Schwere und plötzliche Überwältigung führt zu den uniformen Reaktionen von Stupor, Erregung, Parakinese, während weniger schwere oder langsame Entwicklung die Ausgestaltung als individuell sehr vielfältiges klinisches Bild ermöglicht. Die klinische Ausarbeitung des Konstruktes der Ich-Psychopathologie kann die Reaktionen, Selbstrettungs- und bewältigungsmaßnahmen ordnen (Tabelle 4).

Dieses Konzept der Ich-Psychopathologie ist aus den protokollierten Aussagen von Patienten über ihr Erleben und über ihre eigene funktionelle Interpretation ihres Verhaltens entwickelt. Die empirische Ausarbeitung des Konzeptes ist anderswo ausführlicher dargestellt. Hier nur soviel: Es wurde ein Fragebogen konstruiert sowie eine Interviewanweisung erstellt. In verschiedenen Schritten wurde eine Verbesserung des Testinstrumentes bis zu einer brauchbaren Interraterreliabilität und Kompatabilität von Konstrukt und Befund erzielt. An verschiedenen Studienpopulationen, die von verschiedenen (jeweils mindestens zwei Ratern) untersucht wurden, wurden – hier global und approximativ dargestellt – folgende Häufigkeitsverteilung der Betroffenheit in den fünf basalen Schichten des Ich-Bewußtseins gefunden (Tabelle 5).

Tabelle 5. Häufigkeit der Pathologie des Ich-Bewußtseins in den fünf basalen Dimensionen bei insgesamt 260 Schizophrenen

	absolut	Prozent
Vitalität	142	55
Aktivität	211	81
Konsistenz	159	61
Demarkation	142	55
Identität	149	57

2.3 Das Grundprinzip der leiborientierten Therapie

Es kann behaviouristisch formuliert werden: Wir müssen dem Patienten beistehen, verloren gegangene, unsicher gewordene, geschwächte Funktionen im Sinne von fundamentalen Seinsgewißheiten, überhaupt lebendig da zu sein, eigenaktiv, konsistent und kohärent, abgegrenzt und identisch zu sein, wieder zu erlernen, ihren Bestand zu stärken und nach Möglichkeit dauerhaft zu machen. Dies geschieht in der besonderen zwischenmenschlichen Beziehung der therapeutischen Zweiersituation, später auch in der kleinen Gruppe. Die Symptome des Patienten, funktionell-final interpretiert, geben den Hinweis auf das therapeutische Vorgehen als Wieder-lernen.

Daher orientiert sich die leiborientierte Therapie gezielt an den hauptsächlichen ich-psychopathologischen Störungen. Durch Üben in der therapeutischen Beziehung wird das zerstörte oder bedrohte Ich-Bewußtsein durch Neu-lernen rekonstruiert und gefestigt.

Einige Hinweise zum Vorgehen sind dargestellt in der folgenden Übersicht (Tabelle 6).

Tabelle 6. *Leibbezogene Therapie.* Hinweise aus der Ich-Psychopathologie

Ich-Vitalität:	Atmen
	Leibmitte als durchflutet, bewegt betonen
	Den Leib spüren lernen: Gesicht in die Hände legen; Finger, Arme bewegen und spüren
	Rumpf zusammenbiegen und strecken (Vorsicht mit Rückenlage)
	Gehen (barfuß), Stehen
	Am Boden liegen, den Leib vergegenwärtigen
	Festes Zupacken (z. B. Oberarm), Halten
Ich-Aktivität:	Gezielte Bewegungen, besonders der Hände ausführen, z. B. Finger beugen, mit Bleistift, Kreide, Stab auf Boden, Tafel
	Bewegung stoppen, fort-, zurückführen
	(*Keine* neurol. Untersuchung!) Dabei verbal betonen, daß Patient selbst Herr seiner Bewegungen ist (eigen-mächtig)
	Stoßen, Halten, Ziehen, Packen
Ich-Konsistenz:	Leibmitte betonen (Atmung)
	Arme um eigenen Leib schließen
	Sich-zusammenrollen (Igel, Schildkröte, Jagdhund) in Bauchlage, Seitenlage
	Stoßen (mit Armen, Stab, Beinen), Ziehen (Seil), Werfen (Ball)
Ich-Grenze:	Eigenbereich markieren (Kreidekreis am Boden, Matte, Ring)
	Grenze angeben mittels Stab mechanisch, akustisch, verbal („Ton angeben") gegenüber dem Therapeuten
	Patient selbst bestimmt Nähe und Distanz
	Schrittweise Annäherung, vom Patienten selbst kontrolliert (Vorsicht Berührung)
	Wegstoßen, -stemmen mit Stab, Wegstoßen ohne Instrument (Finger, Hand, Arm, Bein, Fuß, im Stehen, Sitzen, Liegen)
	Ziehen (Stab, Seil, zuletzt ohne zwischengeschaltetes Werkzeug)
Ich-Identität:	Besonders auf Gesicht und Hände zentriert
	Gesicht in eigenen Händen spüren (Wärme, Puls, Bewegung)
	Gesicht im Spiegel betrachten
	Hände vergegenwärtigen den eigenen Leib (taktil, aber auch protopathisch!)

2.4 Grundlagen und verwandte Verfahren

Zur Entwicklung dieser leiborientierten Therapie gab das sorgfältige Studium der betroffenen Menschen und ihrer Selbstrettungsmaßnahmen Anlaß. Die Therapie enthält Elemente aus dem indischen Yoga, der chinesischen Atem-Therapie und Bewegungsmeditation, der buddhistischen Achtsamkeitsübung (Satipatthana). Im europäischen Kulturkreis wurde erst spät wieder entdeckt, daß der Mensch nicht nur einen Körper hat, sondern daß er Leib ist (Marcel, 1968; Merleau-Ponty, 1966; Heidegger, 1972; Buytendijk, 1956; Dürckheim, 1978). Verwandte Methoden, die eher für nicht-psychotische Störungen angewandt wurden, finden sich bei Gindler (s. Brooks, 1979) und den Schulen, die durch sie ins Leben gerufen wurden: sensory awareness Selver (s. Brooks, 1979) und konzentrative Bewegungstherapie (Stolze, 1977). Auch Gestaltpsychologie und Bioenergetik haben dort Wurzeln. Auch die psychoanalytischen Konzepte von Körperbild, Selbstidentität und Ich-Abgrenzung führten zum Vorschlag ähnlicher therapeutischer Hilfen (body-ego technique, s. Goertzel et al., 1965; May et al., 1963; Bellak 1963) (Tabelle 7).

2.5 Indikationen und Koordinationen im Gesamtbehandlungsplan

Leib-orientierte, -einbeziehende Therapie sehen wir als zusätzliche Hilfe vorwiegend bei akuten schweren Schizophrenien vom katatonen Typ. Erleben und Verhalten der Patienten geben die Indikation dafür, auf welchen Ebenen man ihm therapeutisch am besten beistehen kann. Manchmal kann er am ehesten im Leibbereich von Atmung und Bewegung in Anspruch genommen werden und unter Umständen unter Mitwirkung angstdämpfender Neuroleptika in mäßiger Dosierung vom Leibbereich aus zu einer Rekonstruktion des gestörten Ich-Bewußtseins gelangen. Diese Verfahren können je nach Möglichkeit und Bedürfnis ergänzt werden durch verbale Psychotherapien nach analytischen Linien, durch Ergo- und Beschäftigungstherapie, durch mannigfache Gruppenaktivität, durch Musik, Spiel, Tanz und alle Maßnahmen der Soziotherapie.

Die leiborientierte Therapie ist keineswegs eine Konkurrenz, sondern eine Ergänzung, oft eine Vorbereitung für andere therapeutische Maßnahmen.

Eine empirische Therapie-Effizienzstudie kann noch nicht vorgelegt werden. Bisher stützt sich diese Therapie, die auf die skizzierte Weise psychopathologisch begründet ist, auf die klinische Erfahrung an zahlreichen Einzelbeobachtungen. Diese belegen, daß das Gefühl von Abgestorbensein, Aktivitätslähmung, Fremdsteuerung, Zerfall und Abgrenzungsschwierigkeiten durch ein intensives Einbeziehen des Leibes in die therapeutische Kooperation vermindert werden oder im guten Fall sogar schwinden. Und das nicht nur während der Therapiestudie, sondern anhaltend. Übererregung, Unruhe, Aggressivität können oft erstaunlich rasch verschwinden, ohne daß hohe Dosen dämpfender Medikamente gegeben werden müssen.

Kontraindikationen für diese Art Therapie gibt es keine. Hingegen sind die Grundregeln aller therapeutischen Beziehungen hier sehr sorgfältig zu beobachten: Daß man dem Patienten nicht zu nahe tritt, daß man die nötige Distanz einhält, daß man die Phänomene Übertragung und Gegenübertragung in Kontrolle hält.

Tabelle 7. Quellen zur Beachtung und zum Einbezug des Leibes in die psychiatrische Therapie

Occident

Orient

Abendländische Philosophie

„Der Mensch ist Leib"
Phänomenologische Anthropologie
Heidegger (1972)
Marcel (1968)
Merleau Ponti (1966)
Binswanger
Straus
Schmitz
Buytendijk (1956)

Europäische Psychologie

Freudianer, Ferenczi, Reich
Gestaltpsychologie und Psychodrama,
    Bioenergetik
Moreno, Perls, Lowen
Sensory awareness
Elsa Gindler, Charl. Selver
Konzentrative Bewegungstherapie
    (Stolze 1977)

Psychopathologie und Psychotherapie
schizophrener Menschen

Beachtung und Einbezug des Leibes
in die psychiatrische Therapie

Pantomimik
Bewegung
Ausdruck
Tanz
Trudi Schoop

Ethnomedizin
– Welt- und Menschenbild
– Schamanismus
– therapeutische Praxis

*Orientalische Philosophie, Religion
und ihre anthropologische Praxis*

Yoga
– Vedanta
– Tantra
– buddhistischer Tantrismus

Meditation
– Atmung
– Achtsamkeit
– Gehen
– Bewegung
– Lautgebung

Chinesisch-Japanische Lehre
– Hara (vermittelt durch
   Dürckheim 1978)

Islam
– Sufismus
– Bewegung, Tanz, Lautgebung,
   Musik

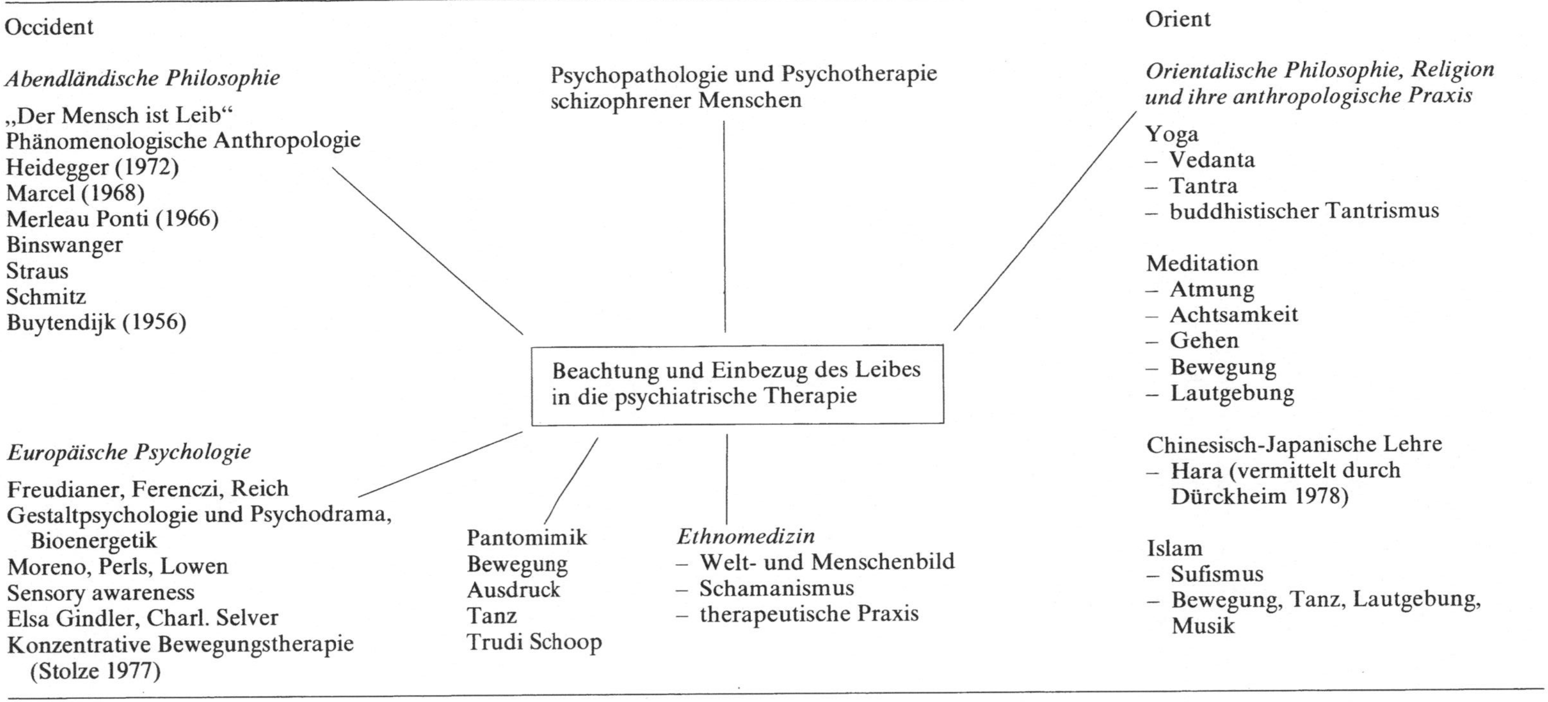

Die Beziehung der leiborientierten Therapie zu psychotherapeutischen Grundsätzen und Haltungen

Die leiborientierte Therapie nimmt die grundsätzliche anthropologische Einsicht in das Leib-Sein des belebten Menschen und in sein Angewiesen-Sein auf ein Mit-Sein mit anderen Menschen Ernst. Benedetti (1978) hat an anderer Stelle ausgeführt, wie in dieser Therapie „das für den Kranken und mit dem Kranken getan wird, was der zusammengeschrumpfte Handlungsraum der psychotischen Existenz dringend erfordert" (S. 253). Benedetti hat auch darauf hingewiesen, daß die Psychotherapie der Schizophrenen mehr Psychosynthese als Psychoanalyse ist, daß unser Ziel also eine Rekonstruktion, ein Lernen zum Wiedergewinn und Festigen sein muß. Im Hier und Jetzt, eingebettet in die therapeutische Dualität, nicht aus der spekulativen Erstellung von Kausalkonstrukten ist die Hilfe zu leisten. Dieses Grundprinzip der Resynthese findet sich in gleicher Weise in einer vorwiegend verbalen Psychotherapie wie in der leiborientierten Therapie. Beide Verfahren können, je nach den Bedürfnissen und Möglichkeiten des Patienten einzeln oder kombiniert, der Destruktion des Ich-Bewußtseins entgegenwirken.

2.6 Literatur

Bellak L (1963) Methodology and research in the psychotherapy of psychoses. Psychol Res Rep 17:162–175

Benedetti G (1978) Leiborientierte Therapie schizophrener Ich-Störungen. Vorschlag einer zusätzlichen Therapiemöglichkeit und grundsätzliche Überlegungen dazu. Schweiz Arch Neurol Neurochir Psychiatr 123:239–255

Bleuler E (1911) Dementia praecox oder Gruppe der Schizophrenien. Deuticke, Leipzig Wien

Brooks ChVW (1979) Erleben durch die Sinne. Junfermann, Paderbron

Buytendijk FJJ (1956 / reprint 1972) Allgemeine Theorie der menschlichen Haltung und Bewegung. Springer, Berlin Heidelberg New York

Dürckheim K (1978) Erlebnis und Wandlung. Barth, Weilheim

Goertzel V, May PRA, Salkin J, Schoop T (1965) Body-ego technique: an approach to the schizophrenic patient. J Nerv Ment Dis 141:53–60

Heidegger M (1972) Sein und Zeit. Niemeyer, Tübingen

Marcel G (1968) Sein und Haben. Schöningh, Paderborn

May PRA, Wexler M, Salkin J, Schoop T (1963) Non-verbal techniques in the re-establishment of body image and self-identity – a preliminary report. Psychol Res Rep 16:68–82

Merleau-Ponty M (1966, franz. orig. 1945) Phänomenologie der Wahrnehmung. de Gruyter, Berlin

Stolze H (1977) Konzentrative Bewegungstherapie. In: Die Psychologie des 20. Jahrhunderts. Bd III, Hrsg. v. D Eicke Kindler, Zürich

3 Integriertes psychologisches Therapieprogramm bei chronisch schizophrenen Patienten: Untersuchungen zu Differentialindikation

H.D. Brenner, W. Stramke, B. Brauchli

3.1 Das integrierte psychologische Therapieprogramm

Von Autoren der verschiedensten theoretischen Orientierung wurden immer wieder die kognitiven Störungen als zentral für den schizophrenen Prozeß bezeichnet. Wir sind der Auffassung, daß sich auf einer experimental-psychologischen Untersuchungsebene die Natur dieser kognitiven Störungen sehr viel genauer erfassen und differenzieren läßt, als auf der deskriptiven, phänomenologischen Untersuchungsebene der klinischen Psychiatrie. Dies setzt allerdings voraus, daß der Erkenntnisfortschritt nicht durch eine weitere Anhäufung isolierter Befunde aus klinisch-psychometrischen Untersuchungen angestrebt wird, sondern sich entsprechende Untersuchungen an gesicherten Vorstellungen über zu Grunde liegende Prozeße der kognitiven Informationsverarbeitung orientieren (z. B. Koh et al., 1977; Schwarz, 1978; Kukla 1980).

Entsprechend dieser theoretischen Fundierung besteht das hier entwickelte Therapieprogramm in seiner heutigen Form aus fünf Einzelprogrammen, die mit Gruppen von 6–12 Patienten durchgeführt werden. Die Einzelprogramme liegen auf einem Kontinuum von kognitiven bis zu sozialen Prozeßen. Im einzelnen handelt es sich um ein „Training der kognitiven Differenzierung", ein „Training der sozialen Wahrnehmung", ein „Kommunikationstraining", ein „soziales Verhaltenstraining" und eine „verhaltensorientierte Gruppentherapie". Ein ausführlicher Bericht über die quantitativen Erfahrungen mit diesem Therapieprogramm findet sich bei Brenner et al. (1980 a). Über Forschungsziel, Forschungsplan und Methodik (Rahmenbedingungen, Selektionskriterien, experimentelles Design, Kontrollmittel usw.) und bisherige Ergebnisse einer Gesamtevaluation in Form einer naturalistischen Feldstudie wurde ebenfalls ausführlich berichtet (Brenner et al., 1980 b).

3.2 Untersuchungen zur Differentialindikation

Entwicklung der differentiellen Therapieansätze

Die Ergebnisse der Gesamtevaluation zeigten hinsichtlich der direkten Behandlungserfolge zunächst eine klare Überlegenheit der experimentellen Gruppen über zwei Arten von Kontrollgruppen. Im einen Fall handelt es sich um eine Gruppe, die ein der Therapie vergleichbares Maß an unspezifischer Zuwendung erhielt (Place-bo-Attention-Gruppe), im anderen um eine einfache Kontrollgruppe. Eine differenzierte Analyse der Ergebnisse zeigte jedoch deutlich, daß vor allem im kognitiven Bereich die nicht paranoiden Patienten der Experimentalgruppen größere Fortschritte aufwiesen als die paranoiden. Dieses statistisch signifikante Ergebnis war der Ausgangspunkt für die Untersuchungen zur Differentialindikation der einzelnen Übungsprogramme. Dafür wurde ein hinsichtlich des Therapieerfolgs prädiktiver Ansatz gewählt, wie er hier am Beispiel zweier Programme dargestellt werden soll. Beim „Training der sozialen Wahrnehmung" lag das Schwergewicht der Therapie im kognitiven Bereich, beim „sozialen Verhaltenstraining" mehr auf dem Gebiet der sozialen Kompetenz.

Das „Training der sozialen Wahrnehmung" zielte in der therapeutischen Arbeit auf die Störung der Verwertung früherer Erfahrungen bei der Reizerkennung. Auf Grund eigener Untersuchungen wurde dabei die Reizerkennung als ein Prozeß charakterisiert, der von dem sukzessiven Vergleich der aufgenommenen sensorischen Reize mit internen Organisationen und Kategorien abhängig ist, welche die frühere Erfahrung repräsentieren. Unser Trainingsprogramm baute entsprechend auf der experimentell gewonnenen Erkenntnis auf, daß bei chronisch Schizophrenen die Verwertung früherer Erfahrung wesentlich im Sinne einer Nivellierung alternativer Zielvorstellungen für die Reizanalyse gestört ist. Es fehlt die Fähigkeit, auf Grund des Gesamtzusammenhangs bestimmten Zielvorstellungen erhöhte Aktualität zuzumessen. Das Training selbst fand anhand einer dafür eigens konstruierten Dia-Serie mit in der Schwierigkeit ansteigendem sozialen Aussagegehalt der einzelnen Bilder in Form einer Gruppentherapie statt (Brenner et al., 1980 a, b).

Bei vielen kognitiven Aufgaben befinden sich nun aber paranoid Schizophrene und nicht paranoid Schizophrene an entgegengesetzten Polen der jeweils untersuchten kognitiven Dimensionen. Es erschien daher denkbar, daß es im Wahrnehmungsprozeß paranoid Schizophrener statt zu einer Nivellierung zu einer Überakzentuierung einzelner Zielvorstellungen kommt: Im Hinblick auf die Komplexität der vorgegebenen Wahrnehmungsaufgabe wird eine für die angemessene Interpretation des gesamten Wahrnehmungsfeldes zu geringe Anzahl von Reizrepräsentationen zu hoch bewertet. Mit anderen Worten: Es würden manche Aspekte nur ungegnügend oder gar nicht berücksichtigt werden, die für die Beurteilung der Wertigkeit von einzelnen Wahrnehmungsreizen wichtig sind.

Entsprechend diesen theoretischen Überlegungen wurde für die paranoid schizophrenen Patienten eine neue Dia-Serie entwickelt, die im Aufbau den Grundzügen der ersten entsprach, bei der aber in jedes Diapositiv mit dem Hauptmotiv ein zweites, sogenanntes Störmotiv hineinprojiziert wurde, das nicht zum Hauptmotiv paßte.

In der praktischen Therapie der paranoid Schizophrenen wurden nun zur Vorbereitung einer angemessenen Interpretation der dargestellten sozialen Situation nicht mehr Einzelinformationen gesammelt und besprochen. Hier lag die Aufgabe im schrittweisen Erfassen einzelner Zentrierungen, im Herausarbeiten ihres wechselseitigen Zusammenhangs im Hinblick auf die erforderliche Trennung von Stör- und Hauptmotiv und im gleichzeitigen Herausarbeiten einer adäquaten Interpretation der im Hauptmotiv dargestellten Situation.

Den Anstoß zu einer differentiellen Gestaltung auch des sozialen Verhaltenstrainings gab die wiederholte Beobachtung, daß vor allem Patienten, die in Phasen erhöhter Akuität durch extremen Rückzug auffallen, auf die Videorückmeldung entsprechende Angst- und Vermeidungsreaktionen zeigten, während tendenziell distanzlosen Patienten die Videorückmeldung keine Schwierigkeiten zu bereiten schien. Diese Beobachtung wurde weiter akzentuiert, als sich herausstellte, daß die phänomenologische Dichotomie „distanzlos-distanziert" bei unseren ursprünglich 28 chronisch schizophrenen Patienten hochsignifikant mit Rotters (1966) Konzept der „externalen" oder „internalen" Verstärkerkontrolle korrelierte. In diesem Konzept über den „Locus of Control" steht „external" für die Einstellung eines Individuums, daß handlungskonsequente Ereignisse (Verstärker) in keinem Zusammenhang zum eigenen Verhalten stehen (Interpretation als Zufall, Schicksal etc.). Interpretiert dagegen ein Individuum solche Ereignisse als Folge des eigenen Verhaltens oder eigener relativ überdauernder Eigenschaften, spricht man von einem „internalen Locus of Control". Zusätzlich konnte beobachtet werden, daß auf der Verhaltensebene distanzlose Patienten in gleicher Weise über soziale Ängste berichteten, wie extrem zurückgezogene Patienten.

Zusammengenommen legten diese Befunde die Vermutung nahe, daß distanziertes bzw. distanzloses Verhalten wesentlich davon abhängen könnte, ob handlungskonsequente Ereignisse „external" oder „internal" sensu Rotter (1966) interpretiert werden. Die differentielle Gestaltung des sozialen Verhaltenstrainings selbst wurde dann – abgesehen von der Beachtung psychopathologischer Aspekte der Schizophrenie – unter Berücksichtigung des Entwicklungsstandes der allgemeinen Theorienbildung dazu ausgeführt. Hier schien uns die Überlegung wichtig, daß sich Fertigkeiten sozialen Verhaltens offensichtlich nicht allein auf der Verhaltensebene erfassen lassen. Vielmehr ist es wahrscheinlich, daß gerade bei einem sozialen Verhaltenstraining mit chronisch schizophrenen Patienten dessen Effektivität, Stabilität und Generalisierung wesentlich auch von inneren Prozeßen der Selbststeuerung, von Selbstakzeptierung oder -ablehnung, von Schuldgefühlen und übergroßer Normgebundenheit abhängen. Oft nehmen ja schizophrene Patienten selektiv nur besonders negative Aspekte wahr und sind sich über andere wichtige Teile ihres Verhaltens völlig unklar. Ein zentrales Therapieziel sollte also in der Fähigkeit zur angemessenen Selbstwahrnehmung liegen. Eine solche bildet ja gerade die Grundlage der Selbstregulation. Weiterhin bedeutsam für die Bewertung des an sich selbst Beobachteten sind dabei innere Kriterien. Diese aber sind bei Schizophrenen häufig wenig realitätsgerecht, spielen jedoch beim Aufrechterhalten und Ändern von Sozialverhalten eine wichtige Rolle. Die Interpretationen des eigenen Verhaltens sind zudem für die Selbstregulation wichtig, da sie interne diskriminative Reize darstellen. Auch dazu wissen wir aus Erfahrung, daß schizophrene Patienten zu unangemessenen Interpretationen affektiv besetzter Umweltreize neigen.

Entsprechend den kurz geschilderten theoretischen und empirischen Voraussetzungen entwickelten wir für „distanzlose" und „externale" Patienten ein gegenüber dem ursprünglichen Übungsprogramm in wichtigen Punkten abgewandeltes Programm. Gegenüber der Verhaltensübung mit nachfolgender operanter Fremdverstärkung schien es notwendig, bei dieser Patientengruppe die therapeutische Zielrichtung ganz überwiegend auf Prozeße der Selbstregulation, auf realitätsgerechte interne Beurteilungskriterien, auf die Kontrolle von Selbstverbalisationen und Selbstinstruktionen, sowie schließlich auf erhöhte Kontrasteffekte bei der Fremdverstärkung zu legen. Im einzelnen erforderte dies eine Selbstbeurteilung bei der Videorückmeldung und eine Fremdverstärkung dieser Selbstbeurteilung, hingegen weniger eine Fremdverstärkung der gezeigten Verhaltensweisen. Solche wurden nur noch zum Abbau von aggressivem Verhalten angesprochen, da dieses langfristig fast immer zu negativen Ergebnissen wie sozialer Isolierung, negativer Rückmeldung, Mißerfolg etc. führte. Im Interesse eines erhöhten Kontrasteffektes wurden dabei hin und wieder auch negative Rückmeldungen gegeben, was bei anderen Patientengruppen vermieden wird. Weiterhin wurden gezielte Instruktionen als Information für die Konstruktion oder Rekonstruktion des .inneren Modells der Wirklichkeit und als Hinweise für Kriterien der Selbstbewertung gegeben, wobei diese stets rational diskutiert und begründet wurden. Angesprochen und diskutiert wurden außerdem problematische affektive Selbstverbalisationen. Für die „internalen" und „distanzierten" Patienten wurde die bisherige Form des sozialen Verhaltenstrainings beibehalten. Als einzige, wenngleich wichtige Änderung erfolgte hier bei der Videorückmeldung nur noch eine operante Fremdverstärkung erfolgreicher Verhaltensanteile.

Versuchsplan

Versuchspersonen. An der Untersuchung nahmen 28 männliche chronische schizophrene Patienten (14 nicht paranoide und 14 paranoide) teil. Auswahl, Gruppenbildung etc. entsprachen dem Vorgehen bei der evaluativen Gesamtstudie (Brenner et al., 1980b). 2 Patienten wurden vor Abschluß der Therapie entlassen, 2 weitere Patienten mußten wegen Auftretens erhöhter Akuität ihrer Krankheitssymptomatik aus den Therapiegruppen herausgenommen werden.

Abhängige Variablen. Für die Untersuchung zur differentiellen Indikation des Trainings der sozialen Wahrnehmung wurden zwei Kontrollmittel verwendet. Ein selbstkonstruierter Test zum Erkennen sozialer Aussagen von Bildern und eine Adaption des Rosenzweig-Tests, mit dem ebenfalls die Angemessenheit der Interpretation sozialer Situationen überprüft werden konnte. Beide Kontrollmittel hatten annähernd Intervallskalenqualität, beide mit einem Minimalscore von 0 und einem Maximalscore von 24, also einer Variationsbreite von 0–24.

Für die Untersuchungen zur Differentialindikation des sozialen Verhaltenstrainings wurden 6 abhängige Variablen verwendet. Entsprechend den diskutierten theoretischen Voraussetzungen versuchten wir dabei für die wichtigsten Manifestationsebenen des komplexen Konstrukts „soziale Fertigkeiten" geeignete Kontrollmittel zu finden, die einfach genug waren, um die Patienten bei der korrekten Anwendung nicht zu überfordern. Im einzelnen handelte es sich für die Manifestationsebene „subjektive Einstellung zu sich selbst" um ein Maß der Selbstzufriedenheit (SZ), für die Ebene „soziale Angst und Hemmung" um die Skalen „Soziale Angst und Vermeidung" (Watson u. Friend, 1969), SAV genannt, und „Angst vor negativer Bewertung" (Watson u. Friend, 1969), ANB genannt, sowie um das Anxiety Questionnaire von (Lazarus, 1971), AQ genannt. Zusätzlich verwendeten wir für die Manifestationsebene „soziale Fertigkeiten" einen halbstrukturierten Verhaltenstest, bei dem einmal die Reaktionszeit bis zum Beginn einer Interaktion gemessen wurde (VTR), zum anderen die Zeitdauer des sich anschließenden Gesprächs (VTG). Bei SAV, ANB, AQ und VTR weisen hohe Werte auf eine ausgeprägte Pathologie, bei SZ und VTG bedeuten niedrige Werte ein hohes Ausmaß an Pathologie.

Design. Das *Training der sozialen Wahrnehmung* wurde mit drei Gruppen zu je 8 bis 10 Patienten (mindestens vier paranoid Schizophrene, mindestens vier nicht paranoid Schizophrene) während 6 Wochen von jeweils demselben Therapeuten im gleichen therapeutischen Setting wie bei der Gesamtevaluation durchgeführt (Brenner et al., 1980b). Wöchentlich erfolgten drei therapeutische Sitzungen von je 1½stündiger Dauer. Das Experiment wurde nach einem „ABA-Design" durchgeführt: Während der ersten zwei Wochen wurden alle Gruppen mit der Therapieform A (ursprüngliche Therapie) behandelt, während der dritten und vierten Woche mit der Therapieform B (differentielle Therapie) und während der letzten zwei Wochen wieder mit der Therapieform A. Messungen der abhängigen Variablen erfolgten zu Therapiebeginn (Meßzeitpunkt 1), nach zwei Wochen (Meßzeitpunkt 2), nach vier Wochen (Meßzeitpunkt 3) und am Ende der Therapie (Meßzeitpunkt 4). Chronologie der Interventionen also: Messung 1 – Therapie A (2 Wochen) – Messung 2 – Therapie B (2 Wochen) – Messung 3 – Therapie A (2 Wochen) – Messung 4.

Das *soziale Verhaltenstraining* wurde mit denselben Patienten ebenfalls in drei Gruppen zu je 8 bis 10 Patienten im selben Zeitraum wie das *Training der sozialen Wahrnehmung* nach einem „AB-Design" durchgeführt. Wegen des größeren Aufwandes wurden wöchentlich nur je 2 therapeutische Sitzungen von je ca. 2 Stunden Dauer durchgeführt. Aus diesem Grunde erfolgte auch nur einmal ein Wechsel der Therapieform, nämlich nach der dritten Therapiewoche. Chronologie der Interventionen also: Messung 1 – Therapie A (3 Wochen) – Messung 2 – Therapie B (3 Wochen) – Messung 3.

Wie aus der Diskussion im Abschnitt 2.1 hervorgeht, erwarteten wir unterschiedliche Therapieeffekte für paranoid Schizophrene und nicht paranoid Schizophrene, bzw. für „distanzierte" und „distanzlose" Patienten und für „internale" und „externale" Patienten auf allen von uns gewählten Meßebenen.

Statistische Analyse und Ergebnisse

Auswertung. Die Analyse der Daten aus dem *Training der sozialen Wahrnehmung* bzw. aus dem *sozialen Verhaltenstraining* folgte verschiedenen Strategien. Die Wahl der jeweiligen Auswertungskonzeption beruht vornehmlich auf der unterschiedlichen Komplexität der Forschungshypothesen: Während beim *Training der sozialen Wahrnehmung* die Identifizierung zweier Verlaufstypen (paranoid/nicht paranoid) anhand eines einzigen testpsychologischen Konzepts im Vordergrund stand, lag beim *sozialen Verhaltenstraining* das Schwergewicht auf einer vergleichenden Sichtung und Prüfung differentieller Testbefunde.

Um die Effekte des *Trainings der sozialen Wahrnehmung* erfassen zu können wurden zwei ideale Verlaufsprofile über die vier Messungen konstruiert, (Abb. 1) eines für den postulierten paranoiden, und das andere für den nicht paranoiden Verlaufstypus. Der Wertebereich beider Profile (7.0–20.5 bzw. 10.0–21.25) war durch den empirischen Rang der Merkmalsausprägungen determiniert. Die Verlaufsgestalt (shape) der Idealprofile wurde für die zwei verwendeten Kontrollmittel konstant gehalten, einzig die Skalierung wurde der unterschiedlichen Variationsbreite angepaßt. Das nicht paranoide Idealprofil ist gegenüber dem paranoiden wie folgt charakterisiert: Zweifacher Therapiefortschritt zwischen den Meßzeitpunkten 1 und 2, ½ Therapiefortschritt zwischen den Meßzeitpunkten 2 und 3, 1½ Therapiefortschritt

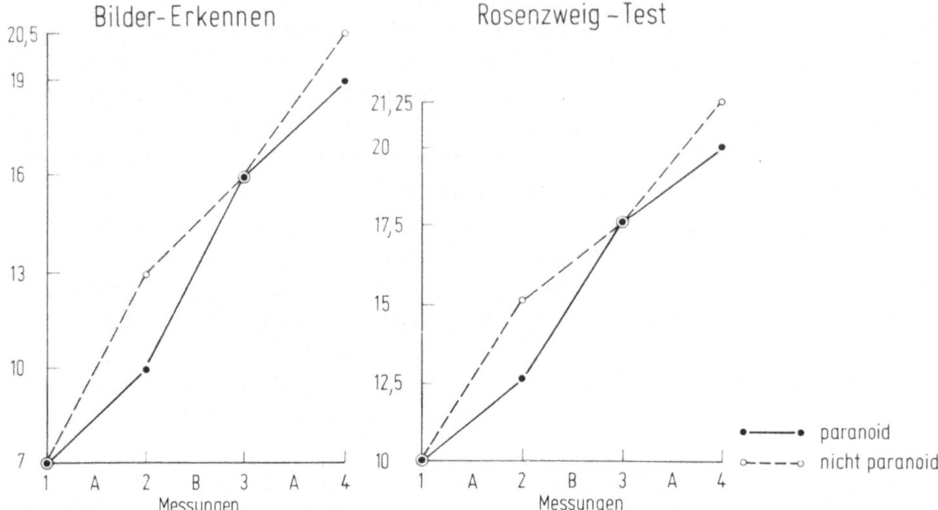

Abb. 1. Ideale Verlaufsprofile über die vier Messungen beim Training der sozialen Wahrnehmung (Rosenzweig et al. 1974)

zwischen den Meßzeitpunkten 3 und 4. Durch die Berechnung von Pearson-Korrelationen zwischen jedem der 24 Personenprofile und den beiden Idealprofilen konnte überprüft werden, ob die Therapieverläufe bei den paranoiden bzw. den nicht paranoiden Vpn hypothesengemäß verlaufen. Es ergaben sich je 12 Korrelationskoeffizienten r_{ij} für die folgenden Zusammenhänge:

1. Paranoide Vpn – paranoides Idealprofil
2. Paranoide Vpn – nicht paranoides Idealprofil
3. Nicht paranoide Vpn – paranoides Idealprofil
4. Nicht paranoide Vpn – nicht paranoides Idealprofil

Da beim *sozialen Verhaltenstraining* unter Verwendung verschiedener Kontrollmittel auch differentielle Aspekte des Therapieeffektes untersucht werden sollten (verschiedene Manifestationsebenen) wurden hier neben verschiedenen deskriptiven Statistiken multiple *t*-Tests verwendet. Auch unter Berücksichtigung der Gefahr

Tabelle 1. Befunde zum Training der sozialen Wahrnehmung: Vier durchschnittliche Zusammenhänge zwischen Personen- und Idealprofilen (Pearson-Korrelation, transformiert in Fishers Z-Werte (nach Bortz, 1977, p. 260 ff.)

Zusammenhang		Bilder-Erkennen	Rosenzweig-Test[a]
Personenprofil	Idealprofil	$\bar{Z}$	$\bar{Z}$
1. paranoid	paranoid	2,571	2,495
2. paranoid	nicht paranoid	1,927	1,549
3. nicht paranoid	paranoid	1,849	2,019
4. nicht paranoid	nicht paranoid	2,242	2,311

[a] Rosenzweig et al., 1974

einer Unterschätzung der Irrtumswahrscheinlichkeiten scheint uns dieses Vorgehen legitim, da unsere Studie weitgehend einen explorativen Stellenwert hat. Aus Platzgründen werden die wichtigsten Forschungshypothesen gleichzeitig mit den Ergebnissen referiert.

Ergebnisse. Die Befunde aus dem *Training der sozialen Wahrnehmung* (Bilder-Erkennen und adaptierter Rosenzweig-Test) (Rosenzweig et al., 1974) vermögen unsere Hypothese insgesamt zu stützen. Tabelle 1 zeigt die durchschnittlichen Korrelationen (ausgedrückt durch Fishers Z-Werte (nach Bortz, [1977] p. 260 ff) zwischen Personen- und Idealprofilen (Abb. 1) für alle vier möglichen Fälle. Bei beiden Tests korrelieren die paranoiden Personenprofile höher mit dem paranoiden Idealprofil als mit den nicht paranoiden und vice versa bei den nicht paranoiden Vpn. Zum Vergleich der Korrelationskoeffizienten wurden die Werte der Fisher-Z-Transformation unterzogen.

Aus Platzgründen werden die Mittelwerte der Vergleichsgruppe hier nicht detailliert dargestellt. Ein für jeden Meßzeitpunkt einzeln vorgenommener Vergleich der Mittelwerte beider Personengruppen zeigt, daß die Meßwert-Differenzen in den Meßzeitpunkten 1–3 unserer Erwartung (Abb. 1) entsprechen. Einzig bei Messung 4 schneiden die nicht paranoiden Vpn entgegen unserer Annahme nicht besser ab als die paranoiden. Dies ist möglicherwiese dadurch erklärbar, daß die paranoiden Vpn einem „proaction-effect" unterliegen, in dem Sinne, daß der unter Therapie B in Gang gesetzte Lernfortschritt auch unter der suboptimalen Therapie weiter anhält.

Die Ergebnisse aus der Untersuchung zum *sozialen Verhaltenstraining* (Tabellen 2 a, b, c) fallen weniger prägnant aus. Aus Platzgründen können auch hier nur die wichtigsten Befunde angedeutet werden. In Tab. 2 a werden die Mittelwertvergleiche der Ausgangswerte für die Gruppen „external"/„internal" und „distanzlos"/ „distanziert" dargestellt. Bei vier der abhängigen Variablen entsprechen hohe Werte einer stark ausgeprägten Pathologie (SAV, ANB, AQ, VTR), bei den restlichen zwei Kontrollmitteln (SZ und VTG) verhält es sich umgekehrt. Die Tab. 2 b und 2 c zeigen die Vergleiche des Therapiefortschrittes für diese Gruppen anhand derselben Kontrollmittel. Der Therapiefortschritt ist definiert durch Differenzbildung der Rohwerte: Meßzeitpunkt 1 – Meßzeitpunkt 2, bzw. Meßzeitpunkt 2 – Meßzeitpunkt 3. Es ist dabei zu beachten, daß in allen abhängigen Variablen hohe Werte (= große Differenzen) einen großen Fortschritt indizieren, und zwar auch bei SZ und VTG, da deren Werte vor der Berechnung umgepolt wurden. Nach Therapie A weisen „externale" Vpn einen geringeren Therapiefortschritt auf als „internale". Eine Ausnahme bildet allerdings die Gesprächsdauer (VTG). Nach Therapie B verzeichnen „externale" Vpn nur teilweise einen (Hypothese) größeren Fortschritt als „internale". Insbesondere fällt auf, daß die „externalen" Vpn nach Therapie B die Reaktionszeit wieder verlängern. Die Erklärung dafür liegt u. E. darin, daß diese Gruppe sich ohnehin durch eine verkürzte Reaktionszeit auszeichnet, welche sie nun nach der für sie geeigneten Therapie B dem Normalverhalten anpaßt. Die uneinheitlichen Ergebnisse bei den „distanzlosen" bzw. „distanzierten" Patienten weisen u. E. daraufhin, daß bei der Entwicklung des Verhaltenstrainings die Korrelation zwischen den Dimensionen „external"-„internal" und „distanzlos"-„distanziert" überbewertet wurde.

Tabelle 2a. Befunde zum sozialen Verhaltenstraining: Vergleich der Ausgangswerte bei den Gruppen „external"/„internal" und „distanzlos"/„distanziert" (SAV, ANB, AQ, VTR: hohe Werte = ausgeprägte Pathologie, für SZ und VTG umgekehrt)

Kontrollmittel	SAV		ANB		AQ		SZ		VTR		VTG	
Gruppe	$\bar{x}$	P	$\bar{x}$	P	$\bar{x}$	P	$\bar{x}$	P	$\bar{x}$	P	$\bar{x}$	P
„external"	17,80	0,178	20,40	0,369	14,20	0,273	49,00	0,160	3,20	0,003	26,00	0,165
„internal"	20,00	n.s.	21,36	n.s.	13,36	n.s.	55,00	n.s.	7,57	sig.	20,93	n.s.
„distanzlos"	18,88	0,451	20,88	0,484	14,63	0,172	51,25	0,384	5,88	0,462	24,75	0,320
„distanziert"	19,19	n.s.	21,00	n.s.	13,30	n.s.	53,13	n.s.	5,69	n.s.	22,19	n.s.

Tabelle 2b. Befunde zum sozialen Verhaltenstraining: Vergleich des Therapiefortschrittes bei den Gruppen „external"/„internal" und „distanzlos"/„distanziert" nach Therapie A (ausgedrückt durch Differenz: Meßzeitpunkt 1 – Meßzeitpunkt 2)

Kontrollmittel	SAV		ANB		AQ		SZ		VTR		VTG	
Gruppe	$\bar{x}$	P	$\bar{x}$	P	$\bar{x}$	P	$\bar{x}$	P	$\bar{x}$	P	$\bar{x}$	P
„external"	2,80	0,000	3,90	0,037	2,40	0,020	5,00	0,061	0,40	0,088	10,60	0,267
„internal"	7,86	sig.	7,71	sig.	4,86	sig.	12,14	n.s.	2,86	n.s.	7,57	n.s.
„distanzlos"	4,00	0,010	4,75	0,185	2,88	0,132	6,25	0,209	2,63	0,294	10,50	0,348
„distanziert"	6,63	sig.	6,81	n.s.	4,31	n.s.	10,63	n.s.	1,44	n.s.	8,00	n.s.

Tabelle 2c. Befunde zum sozialen Verhaltenstraining: Vergleich des Therapiefortschrittes bei den Gruppen „external"/„internal" und „distanzlos"/„distanziert" nach Therapie B (ausgedrückt durch Differenz: Meßzeitpunkt 2 – Meßzeitpunkt 3)

Kontrollmittel	SAV		ANB		AQ		SZ		VTR		VTG	
Gruppe	$\bar{x}$	P	$\bar{x}$	P	$\bar{x}$	P	$\bar{x}$	P	$\bar{x}$	P	$\bar{x}$	P
„external"	4,90	0,108	5,80	0,482	3,20	0,026	5,00	0,025	0,20	0,036	13,20	0,250
„internal"	3,36	n.s.	5,86	n.s.	1,43	sig.	13,57	sig.	1,36	sig.	19,71	n.s.
„distanzlos"	4,75	0,197	5,50	0,349	3,00	0,100	8,75	0,347	0,50	0,370	16,75	0,486
„distanziert"	3,63	n.s.	6,00	n.s.	1,75	n.s.	10,63	n.s.	0,81	n.s.	17,13	n.s.

3.3 Schlußbemerkungen

Die hier referierten Untersuchungen zur Differentialindikation machen deutlich, daß die Qualität des Erreichbaren jeweils wesentlich vom theoretischen und methodischen Vorlauf abhängt, den allgemeinpsychologische Analysen kognitiver Prozeße im Normbereich gegenüber dem Kenntnisstand für den Abweichungsbereich haben. Dies zeigt sich vor allem bei den Ergebnissen unserer Untersuchungen zur Differentialindikation des sozialen Verhaltenstrainings. Hier wurde zusätzlich deutlich, daß sowohl die Möglichkeiten zur Konzeption eines wirklich spezifischen Therapieprogramms als auch die notwendige Spezifität für eine experimentelle Prüfung vom Erkenntnisstand in der entsprechenden Grundlagenforschung abhängig sind. Sie werden geringer mit zunehmendem Allgemeinheitsgrad der möglichen theoretischen Aussagen über jene Störungen im Ablauf und in der Struktur psychischer Prozeße, welche für bestimmte kognitive und soziale Auffälligkeiten schizophrener Patienten verantwortlich sein können.

Wir ziehen aus dieser Arbeit zwei letzte Schlußfolgerungen. Erstens, bei unserem integrierten psychologischen Therapieprogramm handelt es sich um eine eigenständige Therapierichtung, die außer der lerntheoretischen Orientierung im praktisch-therapeutischen Handeln keine weiteren Beziehungspunkte zur Verhaltenstherapie hat. Zweitens, der hier entwickelte prädiktive Forschungsansatz, der ebenfalls von dem letztlich atheoretischen empirisch-evaluativen Ansatz in der Verhaltenstherapie zu trennen ist (Brenner, 1977), erscheint geeignet, in seiner Verbindung von empirischer Grundlagenforschung, theoretischer Deduktion von Therapieansätzen und evaluativen Feldstudien unsere Möglichkeiten erfolgreichen therapeutischen Handelns zu erweitern.

3.4 Literatur

Bortz J (1977) Lehrbuch der Statistik. Springer, Berlin
Brenner H-D (1977) Die Theorienkrise der Verhaltenstherapie und Möglichkeiten ihrer Überwindung. ZfH 6:81–91
Brenner H-D, Stramke W, Mewes J, Liese F, Seeger G (1980a) Erfahrungen mit einem spezifischen Therapieprogramm zum Training kognitiver und kommunikativer Fähigkeiten in der Rehabilitation chronisch schizophrener Patienten. Nervenarzt 51:106–112
Brenner H-D, Seeger G, Stramke W (1980b) Evaluation eines spezifischen Therapieprogramms zum Training kognitiver und kommunikativer Fähigkeiten in der Rehabilitation chronisch schizophrener Patienten in einem naturalistischen Feldexperiment. In: Hautzinger M, Schultz W (Hrsg) Klinische Psychologie und Psychotherapie, Bd 4, GWG DGVT, Köln Tübingen
Koh SD, Szog R, Peterson RA (1977) Short term memory scanning. J Abnorm Psychol 86:415–460
Kukla F (1980) Zum Konzept der Informationsverarbeitung bei der Untersuchung und Erklärung kognitiver Störungen. Ein Überblick unter besonderer Berücksichtigung der Schizophrenie. Probl Ergeb Psychol 73:79–94
Lazarus AA (1971) Behavior therapy and beyond. McGraw-Hill, New York
Rosenzweig S, Fleming EE, Clark HJ (1974) Revised scoring manual for the Rosenzweig picture-frustration study. J Psychol 24:165–208
Rotter JB (1966) Generalized expectancies for internal versus external control of reinforcement. Psychol Monogr Gen Appl 80/1:1–28
Schwarz S (1978) Language and cognition in schizophrenia. Erlbaum, Hillsdale
Watson D, Friend R (1969) Measurement of social-evaluative anxiety. J Consult Clin Psychol 33/4:448–457

4 Indikation und Kontraindikation von Token-Economy-Verfahren bei chronisch Schizophrenen

R. Cohen

Ende der 60er Jahre waren Token-Economies große Mode geworden. Ayllon u. Azrin (1968) sowie Schaefer u. Martin (1969) hatten eindrucksvoll belegt, wie durch die kontingente Vergabe von Münzen bei den meisten ihrer psychiatrischen Patienten realitätsorientierte Verhaltensweisen wiederaufgebaut werden konnten, die nach langjähriger Hospitalisierung nur noch sporadisch oder gar nicht mehr aufgetreten waren. Allenthalben stieß man auf engagierte Verhaltenstherapeuten, die diese Botschaft weitertragen wollten. – Ende der 70er Jahre hatte die Begeisterung deutlich abgenommen. Es wurden kaum mehr neue Token-Economies in Psychiatrischen Krankenhäusern eingerichtet, und dies, obwohl immer mehr und immer besser kontrollierte Untersuchungen dokumentierten, daß langjährig hospitalisierte Patienten, die in Token-Economies behandelt wurden, besser imstande waren, für sich selbst zu sorgen und gewissen Leistungsanforderungen nachzukommen, häufiger entlassen wurden und längere Zeit nach der Entlassung außerhalb der Klinik leben konnten als vergleichbare Patienten, denen nur die seinerzeit in der Psychiatrie übliche Behandlung zuteil wurde (vgl. Bellack u. Hersen, 1977).

In einer vorbildlich aufgebauten Untersuchung zeigten Paul u. Lentz (1977), daß die Fortschritte chronisch Schizophrener in einer Token-Economy nicht nur größer waren als auf einer der üblichen Klinik-Stationen, sondern auch größer waren als auf einer anderen, neu eingerichteten Station mit demselben Personal, in der nach den Prinzipien einer Therapeutischen Gemeinschaft gearbeitet wurde. Die Patienten der drei Stationen entsprachen einander hinsichtlich einer Vielzahl therapeutisch relevant erscheinender Variablen. Die Überlegenheit der Token-Economy im Sinne einer Reduktion pathologischen Verhaltens und einer Verbesserung von Arbeitsleistung, Körperpflege und sozialen Umgangsformen war bereits nach 6 Monaten deutlich. Der Unterschied vergrößerte sich im Laufe der folgenden Jahre noch weiter. Dies lag offenbar vor allem an einigen Patienten in der Therapeutischen Gemeinschaft, deren aggressive Ausbrüche auch durch Neuroleptika und Isolation nicht hinreichend kontrolliert werden konnten. Von den je 28 Patienten der drei verschiedenen Behandlungsformen wurden schließlich 27 Patienten der Token-Economy, 19 Patienten der Therapeutischen Gemeinschaft und 13 Patienten der Routine-Station entlassen. Keiner der entlassenen Patienten bedurfte während der folgenden 18 Monate erneuter Hospitalisierung. Diese Unterschiede können kaum auf eine bessere neuroleptische Behandlung in den neu eingerichteten Stationen zurückgeführt werden: Bei Abschluß des Programms erhielten nur 18% in der Therapeutischen Gemeinschaft und 11% in der Token-Economy, gegenüber 100% in der

Routine-Station eine neuroleptische Dauer-Medikation. Sowohl im Hinblick auf das Leben innerhalb der Klinik als auch im Hinblick auf die Zeit nach der Entlassung war die Token-Economy somit einem Programm nach den Prinzipien einer Therapeutischen Gemeinschaft deutlich überlegen. Das therapeutische Spektrum der beiden Vorgehensweisen scheint sich allerdings zu ergänzen (vgl. Hofmeister et al., 1979): Nach Greenberg et al. (1975), ist eine Kombination beider Prinzipien einer reinen Token-Economy durchaus überlegen, was das Wieder-Zurechtfinden im Leben außerhalb der Klinik anbetrifft.

Zwei Gründe sind m. E. dafür ausschlaggebend, daß trotz dieser Erfolge neue Token-Economies nur noch selten eingerichtet werden und laufende Programme immer wieder eingestellt werden:

1. Die therapeutische Effizienz von Token-Economies ist am besten belegt für die Behandlung solcher Patienten, die – zumeist im Verlauf einer langjährigen Hospitalisierung – ein kaum noch begreifbares Maß an Apathie und emotionaler Indifferenz entwickelt haben. Nur in Ausnahmefällen haben diese Patienten noch Kontakte zu Angehörigen oder Freunden außerhalb der Klinik. Die üblichen Regeln zur Körperpflege oder zum „Umgang mit Menschen" (Knigge) werden meist in einem Maße ignoriert, das für Außenstehende arg irritierend ist. Dennoch stellt sich das Personal relativ leicht auf diese Patienten ein. Oft hat es sogar den Anschein, als sei ihnen das freundliche Entgegenkommen wohlmeinender Pfleger umso sicherer, je stabiler das desolate Erscheinungsbild.

Die Anzahl solcher Patienten hat in den Psychiatrischen Krankenhäusern während der letzten Jahre beträchtlich abgenommen. Immer weniger schizophrene Patienten werden langfristig hospitalisiert und allenthalben ist man bemüht, den Kontakt zum Leben außerhalb der Klinik zu pflegen oder zumindest nicht abreißen zu lassen. Auch die Ausbildung des Personals hat sich entscheidend gewandelt. Indem sich aber die Verhältnisse in den Psychiatrischen Kliniken gebessert haben, ist auch die Anzahl jener Patienten gesunken, für die sich Token-Economies so gut bewährt haben.

Erübrigt sich damit in absehbarer Zeit der Einsatz von Token-Economies für langfristig hospitalisierte, chronisch Schizophrene? Ich glaube: nein. Zwar hat ihre absolute Zahl in den letzten Jahren deutlich abgenommen, ihr relativer Anteil an den langfristig Hospitalisierten dürfte aber noch weiter steigen. Nach Wing u. Brown (1970), sind es nun aber gerade die chronisch Schizophrenen, die einerseits jene für psychiatrische Asyle bezeichnende Atmosphäre schaffen und andererseits durch diese Atmosphäre am stärksten geprägt werden. Token-Economies mögen ein Weg sein, diesen Teufelskreis zu durchbrechen. Das dürfte in Psychiatrischen Krankenhäusern eher möglich sein als in den personell zumeist wesentlich schlechter ausgestatteten Heimen, in denen heute immer mehr dieser Patienten verschwinden. In jedem Fall wird aber die Anzahl dafür benötigter Token-Economies wesentlich geringer sein als man vor etwa 10 Jahren meinte.

2. Das Interesse an Token-Economies ist aber nicht nur gesunken, weil sich in den Krankenhäusern die Bedingungen geändert haben und jene Zustandsbilder immer seltener werden, zu deren Behandlung Token-Economies besonders geeignet erscheinen. In den letzten 10 Jahren wurde auch zunehmend deutlich, daß Token-Economies sehr viel mehr verlangen als die Ausgabe irgendwelcher Münzen oder Punkte, ein paar dadurch zu erwerbende Annehmlichkeiten und den einschlägigen

Jargon der Skinnerianer. Die Verhaltensänderungen in Token-Economies folgen
weit differenzierteren Gesetzlichkeiten als die Vulgärformen mancher Lerntheorien
einem weismachen wollen. Die Durchführung erfolgreicher Token-Economies ist
keine schnell zu lernende Routine, sie bedarf eines relativ festen Personalbestandes
und stellt hohe Anforderungen an die Kooperationsbereitschaft der Beteiligten. Jede Token-Economy muß vorausplanen, wie sie sich später wieder auflösen will oder
wie einzelne Patienten aus ihr schrittweise wieder herausgeführt werden sollen. Die
Generalisierung des erreichten Verhaltensniveaus auf ein Leben außerhalb der Token-Economy durch die Überleitung auf eine Verstärkung durch im Alltag bereits
bestehende Kontingenzen bzw. durch die Zufriedenheit, etwas so geschafft zu haben, wie man es wollte, darf nicht schlicht vorausgesetzt oder abergläubisch erhofft
werden, sie erfordert wohlüberlegte und auf den individuellen Patienten zugeschnit-
tene Maßnahmen. Gerade bei Patienten, deren Verfassung großen Schwankungen
unterliegt, ist dies außerordentlich schwierig. Wer aber nicht bereit ist, sich diesen
Problemen zu stellen, sollte die Finger von jeder Token-Economy lassen. Die Token-Economy liefe sonst Gefahr, in despotischem Mißbrauch jene Institutionalisie-
rungs-Symptome selbst zu erzeugen, die zu überwinden sie entwickelt wurde.

4.1 Voraussetzungen und Grundlagen

1. Das therapeutische Personal muß einen hohen Grad an Übereinstimmung dahingehend erreichen, welche Verhaltensweisen bei welchem Patienten wünschenswert
erscheinen und verstärkt werden sollen. Verhaltensänderungen sind umso eher zu
erwarten, je einheitlicher die positiven Konsequenzen und je deutlicher hinsichtlich
dieser Konsequenzen der Unterschied zwischen erwünschtem und unerwünschtem
Verhalten. Das ist leichter gesagt als getan, und führt – gottlob – nicht selten zu
langwierigen prinzipiellen Erörterungen, was man bei wem eigentlich erreichen
will. Warum soll denn Herr X sein Waschbecken putzen? Will man es schon belohnen, wenn er nur kurz den Wasserhahn aufdreht? Will man es auch bei Herrn Y
belohnen, der es ohnehin schon jeden Morgen putzt? Soll man das Putzen auch bei
Frau Z verstärken, die zwanghaft an jedem Tropfen herumwischt? Die verbindliche
Einigung des Personals, welche Verhaltensweisen man verstärken oder nicht-ver-
stärken will, ist nicht nur unerläßliche Voraussetzung für die zuverlässige und kontingente Vergabe der Token, sie ist möglicherweise der wirkungsvollste Bestandteil
einer jeden Token-Economy, indem sie die sozialen Interaktionen mit dem Personal
für die Patienten besser vorhersagbar und überschaubarer gestaltet. Der Prozeß einer solchen Entscheidungsfindung über die zu verstärkenden Verhaltensweisen beinhaltet darüber hinaus eine nicht zu unterschätzende Schulung des Personals sowohl in Richtung auf Kooperation als auch im Sinne einer fortlaufenden Reflexion
der oft in hohem Maß individualisierten Therapieziele.
   2. Jede Token-Economy verfügt über ein institutseigenes Münz- oder Punktesy-
stem, wobei die Münzen oder Punkte zumindest zunächst immer unmittelbar dann
vergeben werden, wenn ein als wünschenswert definiertes Verhalten gerade auftritt.
Nach lerntheoretischer Auffassung ist es ein entscheidender Vorteil solcher Systeme, daß die Verstärkung, d. h. die Vergabe von Münzen oder Punkten, nahezu in
jeder Situation erfolgen kann ohne den jeweiligen Verhaltensablauf zu unterbre-

chen. Darüber hinaus unterliegen Token als „sekundäre" Verstärker nicht so leicht der Sättigung wie „primäre" Verstärker, weil sie dem einzelnen erlauben, je nach seiner Bedürfnislage später zwischen verschiedenen Annehmlichkeiten zu wählen, und nicht akzeptieren zu müssen was der Therapeut gerade für eine Belohnung hält. Nicht jeder mag immer Bonbons, und nicht jedes Lächeln ist für jeden ein erstrebenswertes Ereignis. Token-Economies unterscheiden sich beträchtlich voneinander, inwieweit für alle Patienten dieselben Leistungsstandards gelten, und auf welche Weise man Patienten mit extrem niedrigem Leistungsniveau in das System ein- bzw. potentielle Großverdiener aus dem System wieder herausführt. Gemeinsam ist nur die sofortige, kontingente und im Wert abgestufte positive Verstärkung. In dieser Hinsicht sind Token-Economies auch prinzipiell anders orientiert als die landläufigen Hausordnungen mit gewissen Sanktionen bei etwaigen Verstößen.

3. Jede Token-Economy verfügt über eine Vielzahl sog. „primärer Verstärker", d. h. Annehmlichkeiten und Vergünstigungen, die mit Hilfe der Token erworben werden können. Nach gängigen Vorstellungen steht und fällt jede Token-Economy mit dem Eintauschwert ihrer Token. In manchen amerikanischen Token-Economies meinte man es sich mit den „primären Verstärkern" dadurch einfach machen zu können, daß man die dort ohnehin meist kümmerlichen Lebensbedingungen noch armseliger gestaltete. Wer nicht nur einen zwar nahrhaften, aber unansehnlichen Brei essen wollte, wer nicht nur Wasser trinken wollte oder gar an seinem Bett eine Nachttischlampe, ein Bild oder einen Bettvorleger haben wollte, mußte dafür zahlen. Erst durch massive Proteste aus der Öffentlichkeit wurden diese legal und ethisch höchst problematischen Maßnahmen unterbunden (vgl. Kazdin, 1977). Übliche Verstärker in fast allen Token-Economies sind Zigaretten, Süßigkeiten, spezielle Getränke, Kinobesuche oder verlängerter Ausgang. Es gibt aber auch Einzelzimmer, Ausschlafen am Wochenende, Schiffsfahrten, individuell zubereitete Steaks oder stundenweise zu mietende Lehnsessel.

Das Angebot an Annehmlichkeiten, die durch Token zu erwerben sind, ist gewiß nicht nur eine finanzielle Frage; entscheidender ist oft der Einfallsreichtum des Personals. Aber auch bei größten Resourcen an Phantasie und Finanzen lassen sich für chronisch Schizophrene ohne künstliche Deprivation oft keine wirksamen Verstärker identifizieren – mag dies nun eine Folge langjähriger Hospitalisierung oder Ausdruck einer als Anhedonie (Meehl, 1962) bezeichneten Grundstörung dieser Patienten sein. Bei vielen von ihnen ist keineswegs gewiß, daß sie wirklich lieber in ihrem Bett als auf dem Boden schlafen und ihnen ein gutes Essen mehr ist als erzwungene Routine.

Eine solche Anhedonie mag zwar theoretisch als die schlechteste aller möglichen Voraussetzungen für eine Token-Economy erscheinen, die therapeutischen Erfolge auch mit diesen Patienten lassen andererseits aber auch deutlich werden, daß der Umtausch in „primäre" Verstärker nicht notwendigerweise die wichtigste Basis einer jeden Token-Economy ist. In einem mehrjährigen Versuch mit extrem inaktiven, sozial abgekapselten und weitgehend anhedonischen Patienten konnten wir zeigen (Cohen et al., 1973), daß 1. Münzen, die man morgens vom Personal geschenkt bekam, häufiger verloren wurden, als solche, die man kontingent auf zuvor erbrachte Leistungen gleichsam verdiente, 2. der zusätzliche Verdienst von Token aus individuellen Trainingsprogrammen – bei unverändertem Umtausch in „primäre Verstärker" – keineswegs zu einer Abnahme der alltäglichen Routine-Leistungen führte, 3. der Anstieg in der Anzahl verdienter Token länger anhielt als der Anstieg in der Anzahl ausgegebener Token und schließlich 4. die Leistung nach einer schrittweisen Ausblendung des Token-Programms nicht wieder abfiel, obwohl nun alle Annehmlichkeiten frei verfügbar waren. Was verleiht den Token diesen Wert und animiert die Patienten über gut ein Jahr, ihr Leistungsniveau zu steigern und immer mehr Token zu verdienen, ohne sie dann auch entsprechend einzutauschen? Möglicherweise beruht die Wirksamkeit der Token-Economies bei solchen chronisch Schizophrenen zu einem gut Teil darauf (vgl. auch Elliot et al., 1979), daß sie sich nicht mehr als Objekte klinischer Routine oder schwer abschätzbaren Wohlwollens erleben, sondern als Subjekte des Geschehens, von denen es abhängt, wie der Partner reagiert. Indem die sozialen Interaktionen mit dem Pflegepersonal durch das Münzsystem überschaubarer und vorhersagbarer werden, werden sie für den Schizophrenen vielleicht auch konfliktfreier und damit leichter zu akzeptieren.

4. Entsprechend den Prinzipien des operanten Konditionierens gilt für alle Token-Economies das Primat der Belohnung erwünschten Verhaltens. Dabei hofft man, daß durch die Vermehrung des erwünschten Verhaltens das unerwünschte Verhalten schrittweise zurückgedrängt wird. Unerwünschtes Verhalten soll ansonsten nur soweit irgend möglich systematisch ignoriert werden. Dies ist natürlich zumindest dann nicht möglich, wenn Patienten sich selbst oder andere gefährden. In solchen Fällen, ähnlich wie bei akut psychotischen Episoden, hoffen auch die meisten Verhaltenstherapeuten vor allem auf die Wirkung von Neuroleptika. Häufig werden Patienten mit aggressiven Erregungszuständen auch in Isolierzellen gesperrt – euphemistisch oft als „time-out" bezeichnet, weil man während dieser Zeiten keine Token erwerben und auch nicht an den „Vergnügungen" des Stationslebens teilhaben kann. Zumindest zwischenzeitlich hat man sicher in fast allen Token-Economies auch immer mal wieder versucht, unerwünschtes Verhalten durch den Einzug von Token unter Kontrolle zu bringen. Der Erfolg solcher Maßnahmen ist meist kärglich. Bestrafung führt nun einmal gemeinhin nicht zur Generalisierung, sondern zu erhöhter Diskriminierung und gesteigerter Wachsamkeit – wie Rizinus bei Husten. Es gibt gewiß Fälle, in denen man damit schon zufrieden ist; der routinemäßige Einsatz von Strafmaßnahmen führt aber meist zu mindestens ähnlich vielen neuen Problemen, wie er alte Probleme einzuschränken scheint. Was macht man denn etwa mit Patienten, die so wenig Münzen verdienen, daß Bußgelder kaum eingezogen werden können, will man sie noch jene positiven Kontingenzen erfahren lassen, die das Kernstück einer jeder Token-Economy sind.

4.2 Wirkungsspektrum, Gefahren und Kontraindikationen

Zahlreiche und zum Teil gut kontrollierte Studien belegen, daß Token-Economies effiziente Maßnahmen sind, das Leistungsniveau, die Interessen und gewisse soziale Umgangsformen langfristig hospitalisierter Schizophrener wieder soweit zu heben oder zu entwickeln, daß sie unter günstigen Bedingungen auch außerhalb der Klinik leben können, zumindest aber innerhalb der Klinik nicht mehr im selben Maße jene morbide Atmosphäre verbreiten, durch die sie selbst so stark geprägt werden. Inwieweit durch diese Verbesserung auch produktive psychotische Symptomatik in den Hintergrund gedrängt oder gemildert wird, ist kaum abzuschätzen. Die Befunde sind widersprüchlich (vgl. Bellack u. Hersen, 1977; Kazdin, 1977). Einige Arbeiten berichten sogar von einer vorübergehenden Verschlechterung des Zustandsbildes nach Aufnahme in eine Token-Economy (Baker et al., 1977; Kowalski et al., 1976). Sicher gibt es keine einzige Untersuchung, die Grund zu irgendeinem Optimismus bezüglich der therapeutischen Effizienz bei akuten Schizophrenien geben könnte. Aber auch in allen Untersuchungen mit chronisch Schizophrenen wird von einzelnen Patienten berichtet, bei denen keine systematische Besserung zu beobachten war. In unserer Untersuchung (Cohen et al., 1973) waren dies vor allem die Patienten mit den höchsten Werten in der „Thinking Disorganization"-Skala im „Psychotic Reaction Profile" (Lorr). Ihre Zerfahrenheit erlaubte ihnen möglicherweise nicht, die Kontingenzen unseres Systems zu erfassen. Manche Autoren vermuten allerdings, daß man sich auf die betreffenden Patienten nur nicht genügend eingestellt habe, ihnen schrittweise das gewünschte Verhalten nahezubringen, sie mit den Kontingenzen vertraut zu machen, ihnen die verheißenen Annehmlichkeiten vorzuführen oder individuelle Verstärker ausfindig zu machen (vgl. Kazdin, 1977). Im Einzelfall ist es schwer, zwischen diesen Alternativen zu unterscheiden.

Drei Regeln können m. E. bezüglich Fragen der Kontraindikation aufgestellt werden:

1. Wo die personelle Lage eine genaue Abstimmung bezüglich der mit Token zu belohnenden Verhaltensweisen nicht gestattet oder wo mit einem häufigen Wechsel im Personal zu rechnen ist, so daß eine zuverlässige und kontingente Vergabe der Token nach einem gemeinsam erarbeiteten und akzeptierten Plan nicht möglich erscheint, sollte auf die Einführung einer Token-Economy verzichtet werden. Wenn es stimmt, daß ein gut Teil der therapeutischen Wirksamkeit von Token-Economies darauf beruht, daß das Verhalten des Personals für die Patienten vorhersagbarer, überschaubarer und damit konfliktfreier wird, würde die Etablierung einer Token-Economy, wo dies nicht gewährleistet ist, mehr Schaden anrichten als nutzen. Beliebigkeit in der Ausgabe von Token würde die Effekte langjähriger Institutionalisierung eher verstärken als mildern.

2. Wo Patienten gleichzeitig normale Einkünfte beziehen – und dies ist in allen Kliniken zunehmend der Fall – und in engem Kontakt mit dem Leben außerhalb der Klinik stehen, sollte man sie nur dann einer Token-Economy eingliedern, wenn sie bereit und in der Lage sind, das Token-System als spielerische Vereinbarung mit dem Therapeuten zu akzeptieren. Die zwangsweise Einbeziehung würde sonst allzu leicht auf gut verständlichen Protest stoßen, ist man doch schließlich kein Kind mehr, das mit Spielgeld handelt. Token-Economies müssen nicht nur auf das Leistungsniveau, sondern auch auf das Bezugssystem eines jeden Patienten genau zugeschnitten sein. Andernfalls würde ihm vermutlich eher geschadet als genutzt. Wo immer möglich, sind die Kontingenzen zusammen mit dem Patienten im Detail festzulegen. Mitunter erübrigen sich dann sogar die Umtausch-Prozeduren (vgl. Kazdin, 1977), weil allein die Rückmelde-Funktion der Token den therapeutischen Erfolg gewährleistet.

3. Wo das erwünschte Verhalten schon spontan häufig auftritt, sollte man sich scheuen, dieses Verhalten mit der Vergabe von Token zu koppeln. Zahlreiche Experimente beweisen (vgl. Levine u. Fasnacht, 1974), daß spontan erbrachtes Verhalten seinen Reiz verlieren kann, wenn es von außen künstlich verstärkt wird. Wer möchte schon nach jedem Kuß ein Zehnerl zugesteckt bekommen oder eine Mark, wann

immer er sich zum gemeinsamen Musizieren mit anderen zusammensetzt. Token-Economies können dazu führen, daß nicht neue Verhaltensweisen erprobt und bisherige Ansätze weiterentwickelt werden, sondern daß ausschließlich gelernt wird Token zu erwerben. Anstatt den Horizont souveräner Verhaltensmöglichkeiten zu erweitern, würde die Token-Economy in solchen Fällen nur den Freiraum spontaner Aktivität auf teuflische Weise unterminieren.

4.3 Literatur

Ayllon T, Azrin NH (1968) The token economy: A motivational system for therapy and rehabilitation. Appleton-Century-Crofts, New York
Baker R, Hall JN, Hutchinson K, Bridge G (1977) Symptom changes in chronic schizophrenic patients on a token economy: A controlled experiment. Br J Psychiatry 131:381–393
Bellack AS, Hersen M (1977) Behavior modification: An introductory textbook. Williams & Wilkins, Baltimore
Cohen R, Florin I, Grusche A, Meyer-Osterkamp S, Sell H (1973) Dreijährige Erfahrungen mit einem Münzsystem auf einer Station für extrem inaktive, chronisch schizophrene Patienten. Z Klin Psychol 2:243–277
Elliott PA, Barlow F, Hooper A, Kingerlee PE (1979) Maintaining patients' improvements in a token economy. Behav Res Ther 17:355–367
Greenberg DJ, Scott SB, Pisa A, Friesen DD (1975) Beyond the token economy: A comparison of two contingency programs. J Consult Clin Psychol 43:498–503
Hofmeister JF, Scheckenback AF, Clayton SH (1979) A behavioral program for the treatment of chronic patients. Am J Psychiatry 136:396–400
Kazdin AE (1977) The token economy: A review and evaluation. Plenum Press, New York London
Kowalski PA, Daley GD, Gripp RF (1976) Token economy: who responds how? Behav Res Ther 14:372–374
Levine FM, Fasnacht G (1974) Token rewards may lead to token learning. Am Psychol 29:816–820
Meehl PE (1962) Schizotaxia, schizotype, schizophrenia. Am Psychol 17:827–838
Paul GL, Lentz RJ (1977) Psychosocial treatment of chronic mental patients. Harvard University Press, Cambridge Mass
Schaefer HH, Martin PL (1969) Behavioral therapy. McGraw-Hill, New York
Wing JK, Brown GW (1970) Institutionalism and schizophrenia. University Press, Cambridge

5 Die Veränderung von Krankheitsmodell und Compliance bei schizophrenen Patienten

M. Linden

5.1 Mangel an Krankheitsgefühl, Mangel an Einsicht und Ablehnung der Behandlung

Im Zeitraum von 1971–1976 wurden an der Psychiatrischen Klinik der Freien Universität Berlin 2269 Patienten mit dem damals gültigen AMP-System untersucht (jetzt: AMDP 1979). Bei 19,1% der Patienten wurde ein Mangel an Krankheitsgefühl, bei 33% ein Mangel an Krankheitseinsicht und bei 13,5% eine Ablehnung der Behandlung beobachtet. Betrachtet man nur die 725 schizophrenen Patienten aus dieser Gruppe, dann erhöhen sich die Prozentzahlen deutlich. 28,6% der schizophrenen Patienten zeigten ein mangelndes Krankheitsgefühl, 49% einen Mangel an Krankheitseinsicht und 20,3% eine Ablehnung der Behandlung. Die Häufigkeit der drei Merkmale bei den schizophrenen Patienten ist damit signifikant größer als bei der Gesamtheit aller anderen psychiatrischen Patienten.

Setzt man Mangel an Krankheitsgefühl, Mangel an Krankheitseinsicht und Ablehnung der Behandlung miteinander in Beziehung, dann zeigt sich, daß fast alle Patienten mit einem Mangel an Krankheitsgefühl auch einen Mangel an Krankheitseinsicht haben. Auch die Patienten, die eine Behandlung ablehnen, sind zu 80% Patienten mit einem Mangel an Krankheitseinsicht (Tabelle 1)

Es mag sein, daß bei einem Teil der Patienten Mangel an Krankheitsgefühl, an Krankheitseinsicht und Ablehnung der Behandlung zu den inhaltlichen Denkstörungen gehören. Andererseits gibt es jedoch wahnhafte Patienten, die sich bei Bedrohungsgefühlen beispielsweise nicht an die Polizei sondern an einen Arzt wenden, und es gibt Patienten, die nicht mehr wahnhaft sind und dennoch eine Behandlung ablehnen. Krankheits- und behandlungsbezogene Einstellungen von Patienten scheinen deshalb auch bei schizophrenen Patienten nicht mit wahnhaften Denkinhalten gleichgesetzt werden zu können. Eine differenzierte Betrachtung ist nötig und eröffnet zudem therapeutische Ansätze zur Verbesserung von Compliance.

5.2 Umfang und Ursachen unzureichender Compliance

Nach einschlägigen Literaturzusammenstellungen (Naumann, 1977) ist je nach angelegtem Kriterium bei 10 bis 60% ambulant behandelter schizophrener Patienten eine unzureichende Compliance zu beobachten. In einer eigenen Untersuchung an 85 schizophrenen Patienten in einer psychiatrischen Universitäts-Katamnese, das bedeutet an einer hochselektierten Population, wurden dennoch nur 58% der Pa-

Tabelle 1. Beziehung zwischen Mangel an Krankheitseinsicht und Mangel an Krankheitsgefühl sowie Ablehnung der Behandlung bei 725 schizophrenen Patienten der Psychiatrischen
Klinik der FU von 1971 – 1976

		Mangel an Krankheitsgefühl		
		ja	nein	
Mangel an Krankheitseinsicht	ja	175	180	335
	nein	32	338	370
		207	518	725
		Ablehnung der Behandlung		
		ja	nein	
Mangel an Krankheitseinsicht	ja	117	238	335
	nein	30	340	370
		147	578	725

tienten von Arzt und Schwester als compliant bezeichnet. 21% wurden übereinstimmend als nicht-compliant eingeschätzt. Hierbei muß man berücksichtigen, daß Ein-
schätzungen durch Behandler die wahre Compliance-Rate in der Regel überschät-
zen. Zusammenfassend gilt für schizophrene Patienten, die eine längerfristige ambulante Behandlung benötigen, daß etwa bei jedem dritten Patienten ein therapie-
und damit verlaufsrelevanter Mangel an Compliance besteht.

Es werden viele Ursachen für unzureichende Compliance diskutiert. Überra-
schenderweise haben die meisten soziodemographischen Variablen wie Alter, Geschlecht, Erziehung, soziale Schicht, Beruf, Einkommen, Familienstand, Rasse, Intelligenz und sogar die Erkrankungsart relativ wenig Einfluß auf Compliance (Weber, 1980). Von größerer Bedeutung scheinen kognitive Prozeße zu sein, d. h., daß
die Wahrnehmung, Interpretation und Bewertung von Erkrankungen und Therapiemaßnahmen durch den Patienten wichtige Einflußgrößen für das Compliance-
Verhalten sind. Sackett (1976, S. 172) schreibt: „Die konsistentesten Prädikatoren
für Compliance sind z. Z. die Wahrnehmungen des Patienten von der Ernsthaftig-
keit der Erkrankung, der persönlichen Gefährdung, der Schwierigkeiten bei der
Durchführung von Gegenmaßnahmen und vom Therapieerfolg", und Drews,
(1977, S. 43) schreibt: „Zu den deutlichsten und schlüßigsten Ergebnissen kommen
die Untersuchungen, die die subjektive Beurteilung und Wahrnehmung der Krankheit als einen wichtigen Faktor für Compliance bzw. Non-Compliance berücksichtigen".

5.3 Krankheitsvorstellungen von Patienten

Wenn eingangs gesagt wurde, daß bei vielen Patienten ein Mangel an Krankheitseinsicht zu beobachten ist, dann bedeutet das, daß der Patient keine medizinische
Krankheitseinsicht hatte und nicht, daß der Patient gar keine Krankheitseinsicht
hatte. Medizinische Krankheitsmodelle und Laienkrankheitsmodelle können erheblich voneinander abweichen und zu sehr unterschiedlichen Konsequenzen führen.
Ein Arzt wird einen Patienten so behandeln, wie es seinem medizinischen Krankheitsmodell entspricht, d. h. seiner Krankheitswahrnehmung, -Interpretation und
-Bewertung. Ein Patient wird es mit sich selbst genauso machen. Auch er wird sich
selbst so behandeln bzw. behandeln lassen, wie es seinen Modellvorstellungen von
Krankheit und Behandlung entspricht.

Ausgehend von der Art wie Patienten über ihre Erkrankung reden, hat Böker (1980) mehrere Möglichkeiten der Krankheitswahrnehmung durch Patienten zusammengestellt. Danach
kann Krankheit das unerklärlich Numinose sein. Der Patient sagt: „Es tut mir weh". Krankheit kann das von außen eingedrungene schädigende Agens sein, gegen das man sich wehrt:
„Es hat mich erwischt". Krankheit kann vom Patienten als ein dynamisch-physikalischer Prozeß verstanden werden: „Es rast, es stockt". Krankheit kann als gestörte Organfunktion erlebt
werden, wenn „die Pumpe versagt", und sie kann als eigenes Versagen gesehen werden, der
Patient sagt: „Ich bin zusammengebrochen".
    Für den psychiatrischen Rahmen von besonderem Interesse ist ein Beschreibungsansatz für
Krankheitsmodelle von Patienten, der die Alternative psychosozial vs psychobiologisch in
den Vordergrund stellt. Farina et al. (1978) und Fisher u. Farina (1979) konnten zeigen, daß
Personen mit vorwiegend biologischer Orientierung im Vergleich zu solchen psychosozialer
Orientierung weniger über die Ursachen und möglichen Lösungswege ihrer Probleme nach-
dachten, weniger persönliche Einflußmöglichkeiten sahen, mehr auf Medikamente vertrauten
und sich insgesamt weniger mit ihrer Störung beschäftigten.
    In eine ähnliche Richtung geht ein Vorschlag von Wallston et al. (1976), der Krankheitsmo-
delle unter dem Konzept der internalen oder externalen Attribution betrachtet. Er hat eine eigene Gesundheits-Internalitäts-Externalitäts-Skala (health-locus of control scale, HLC) entwickelt. Internal attribuierende Personen, d. h. solche, die ihren Gesundheitszustand als vom
eigenen Verhalten abhängig sehen, zeigen ein aktiveres Therapieverhalten. Sie sind wißbegie-
riger bezüglich ihres eigenen Zustandes, sie sind entsprechend besser informiert und zeigen eine höhere Compliance-Rate (Lewis et al., 1978; Becker, 1979).
    Das Modell der Gesundheitsorientierung (health believe model, Becker, 1979) versucht
schließlich, Krankheitsmodelle unter dem Aspekt einer individuellen Kosten-Nutzen-Analyse
eines Patienten bezüglich Erkrankung und Behandlung zu beschreiben. Unter diesem Ansatz
werden u. a. die Gesundheitsmotivation eines Patienten, der Grad der persönlichen Gefährdung, die subjektiven Kosten und Nutzen einer geplanten Behandlung und aktuelle Anstöße
für therapeutisches Verhalten betrachtet. Patienten mit hoher Gesundheitsorientierung scheinen eher bereit zu sein, sich vorbeugenden Gesundheitsmaßnahmen zu unterziehen und be-
handlungskooperativ zu sein.

Diese verschiedenen Betrachtungsmöglichkeiten der Krankheitsmodelle von Patienten lassen sich auf die Analyse funktionaler bzw. dysfunktionaler Kognitionen
zur Erkrankung und Behandlung reduzieren. Funktionale Kognitionen sind solche
Sichtweisen des Patienten von Erkrankung und Behandlung, die therapeutische
Veränderungen erleichtern, während dysfunktionale Kognitionen sie erschweren
oder ausschließen. Abbildung 1 zeigt einen Fragebogen, der typische dysfunktionale Kognitionen schizophrener Patienten im Hinblick auf eine Behandlung mit Neuroleptika zusammenstellt. Die Abb. zeigt die mittleren Ränge über alle Items für eine Gruppe schizophrener Patienten mit ausreichender Compliance und eine Grup-

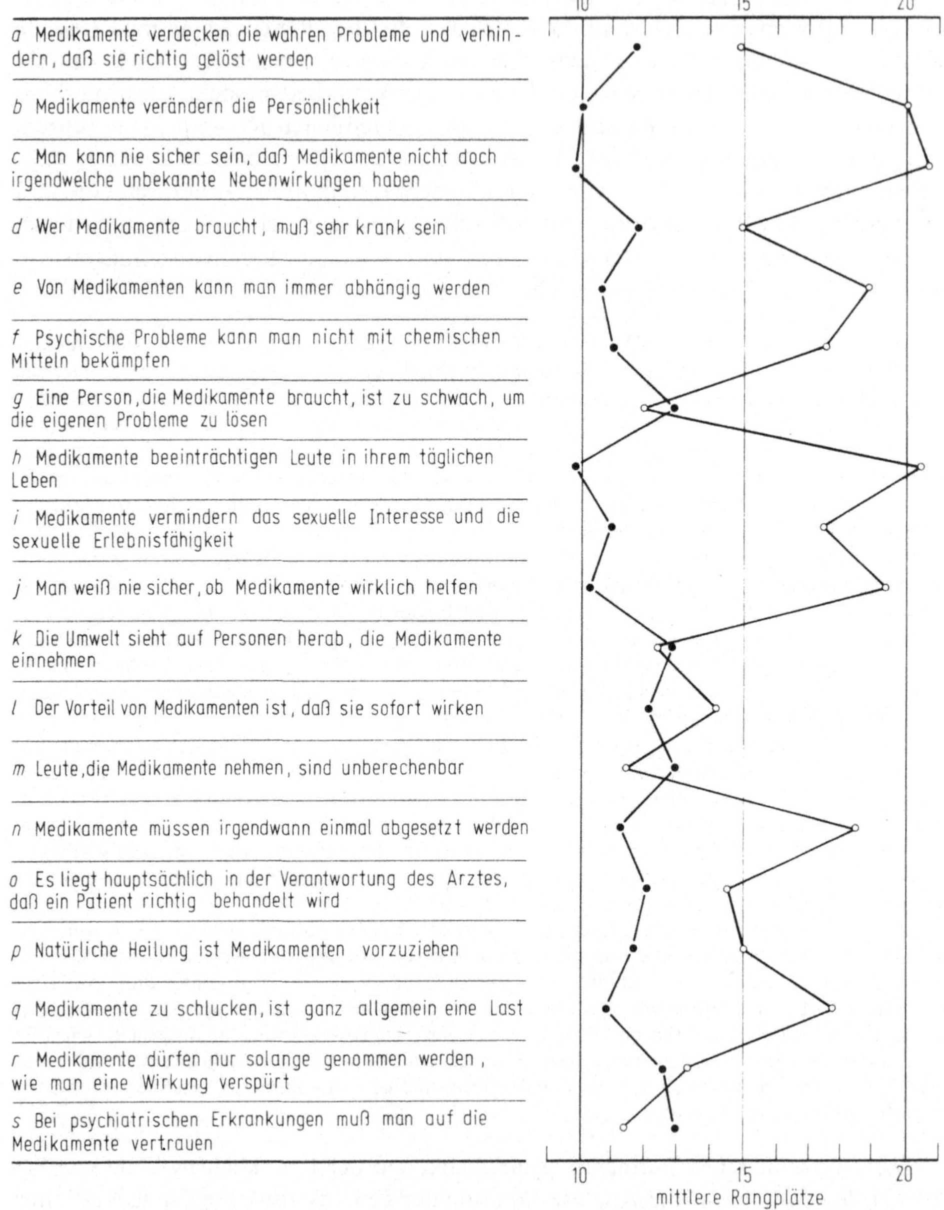

Abb. 1. Skala dysfunktionaler Kognitionen zu Therapie und Medikation. Profile der mittleren Rangplätze für 2 Gruppen schizophrener Patienten mit ausreichender Compliance (●) und unzureichender Compliance (○)

pe mit unzureichender Compliance. Beide Gruppen lassen sich sowohl über den Summen-Score wie über Einzel-Items signifikant voneinander trennen. Noch interessanter als ein Summenwert über den ganzen Fragebogen erscheinen die individuellen Profile einzelner Patienten. Es zeigt sich nämlich, daß manche Patienten ihr Hauptproblem in der Angst vor irgendwelchen Nebenwirkungen haben, für andere Patienten ist die Medikationseinnahme ein Selbstwertproblem, oder für andere wiederum ist es eine mangelnde Wirkerwartung. Das heißt, daß Medikamente und die Medikationseinnahme bei verschiedenen Patienten sehr unterschiedliche Bedeutungen haben können. Maßnahmen zur Verbesserung der Compliance müssen sich auf diese idiosynkratischen Sichtweisen bzw. diese individuellen Krankheitsmodelle und Krankheitskognitionen von Patienten einstellen.

5.4 Ein Vorschlag zum Umgang mit Compliance-Problemen

Maßnahmen zur Compliance-Modifikation, die an einer Veränderung von dysfunktionalen Kognitionen zu Therapie und Medikation ansetzen, können sich prinzipiell auf das gesamte psychotherapeutische Repertoire zur Veränderung von Einstellungen und Kognitionen stützen. Ein zentrales Element hierbei ist, daß Einstellungsänderungen sich am ehesten dann vollziehen, wenn die bisherigen Einstellungen mit nur leicht diskrepanten Auffassungen konfrontiert werden. Werden Anforderungen an einen Patienten gestellt, die zu weit von seiner augenblicklich gehaltenen Position abweichen, dann ist eher mit Einstellungsverfestigungen und Angst zu rechnen. Für die Praxis empfiehlt sich eine Verhandlungsstrategie (Linden, 1979, 1980):

1. Der Patient wird gefragt, wie er sich selbst behandeln würde.

2. Der Therapeut schlägt Behandlungsmaßnahmen vor, die sich nach Möglichkeit weitgehend in die Vorstellung des Patienten einfügen bzw. nur gering von ihnen abweichen.

3. Dem Patienten wird deutlich gemacht, daß er für seine Behandlung selbst verantwortlich ist und selbst entscheiden muß.

4. Der Therapeut tritt als Berater auf und schlägt sukzessiv in Richtung einer optimalen Therapie neue Behandlungsschritte vor, die zum Bisherigen jedoch nur leicht diskrepant sind.

Das folgende Fallbeispiel soll nochmals verdeutlichen, wie eine Behandlung an die Krankheits- und Behandlungsvorstellungen eines Patienten angepaßt werden kann. Eine 21jährige Patientin, die unter einer paranoid-halluzinatorischen Psychose litt, hatte nach dem ersten Klinikaufenthalt mit guter Remission die neuroleptische Medikation selbständig abgesetzt und war jetzt ein halbes Jahr später mit einem akuten Rezidiv zunächst in einer anderen Klinik aufgenommen worden. Sie hatte dort jede Medikation abgelehnt. Die Situation spitzte sich so zu, daß versucht wurde, sie zwangsweise zu spritzen. Die Patientin entfloh aus dem Krankenhaus. Sie wurde dann über Vermittlung von Angehörigen in einem weiterhin akuten psychotischen Zustand in unsere Klinik gebracht. Ihre kategorische Bedingung bei der Aufnahme war, daß sie keine Medikamente zu nehmen brauche. Ihren augenblicklichen Zustand sah sie als Folge einer Überlastung an. Die Ablehnung der Behandlung resultierte aus der Angst vor Nebenwirkungen, aus der Angst, daß ihr Lebensgefühl durch Medikamente zerstört werden könnte und aus der Annahme, daß Medikamente an der Ursache ihres Zusammenbruches nichts ändern könnten. Als Alternative schlug sie vor, sich erholen zu dürfen und zusätzlich evtl. sogenannte „natürliche Mittel", d. h., pflanzliche Präparate zu nehmen.

Die Tatsache, daß die Patientin ihre eigenen Krankheitsvorstellungen und Behandlungskonzepte darstellen konnte, hatte den Effekt, daß sie quasi als Gegenangebot die Bereitschaft äußerte, ¼ Tablette Semap® zu nehmen, um die gegenwärtig bestehende Übererregung etwas abzubauen. Sie kam auf dieses Medikament, weil sie es von früher kannte und es bislang die wenigsten Nebenwirkungen hatte. Am 2. Tag verlangte sie Baldrian, ein „pflanzliches" Medikament, das ihr obendrein in der vorbehandelnden Klinik mehrfach verweigert worden war. Die Patientin bekam Baldrian. Nach 8 Tagen hatte sich immer noch nichts Entscheidendes geändert. Die Patientin war bereit, eine weitere viertel Tablette Semap® zu nehmen und über eine neuroleptische Behandlung zu reden, da die von ihr selbst vorgeschlagene Behandlung bislang nicht gewirkt hatte und sie sich täglich vor dem Arzt rechtfertigen mußte, warum ihr Zustand sich nicht besserte. In den folgenden Gesprächen konzentrierte sich die Behandlung vor allem auf ihre Angst vor Nebenwirkungen. Es wurden gemeinsam verschiedene Beipackzettel einschlägiger Neuroleptika studiert, und die Patientin entschied sich schließlich für Lyogen®, weil die in diesem Beipackzettel beschriebenen Wirkungen, nämlich „Dämpfung überschießender Reaktionen, die mit Angst, Spannung und Unruhe einhergehen" am ehesten zu ihren Wirkungserwartungen paßten. Unter Nebenwirkungen stand fast nur „Müdigkeit" und ansonsten, daß Lyogen® ein gut verträgliches Präparat sei. In der 2. Woche des stationären Aufenthaltes wurde eine regelmäßige und ausreichend dosierte neuroleptische Behandlung begonnen. Der nächste kritische Punkt der Behandlung kam, als die akute produktive Symptomatik sich allmählich zurückbildete. Beim letzten Mal hatte die Patientin eine postremissive Depression erlitten, die sie auf die Medikation zurückführte. Das Studium der Beipackzettel begann erneut. Die Patientin verlangte schließlich Dogmatil®, weil bei diesem Medikament neben der neuroleptischen Wirkung am explizitesten auf eine antidepressive Wirkung verwiesen wurde. Nachdem die Umstellung erfolgt war, die von der Patientin sehr vorsichtig vorgenommen wurde, in ständiger Erwartung neuer Nebenwirkungen, war die Patientin einer rezidivprophylaktischen Dauerbehandlung gegenüber nicht mehr ablehnend eingestellt. Sie war bereit, erneut Semap® zu nehmen. Ungefähr ein Jahr später meldete sich die Patientin, weil sie von ihrer behandelnden Ärztin von Semap® auf ein anderes Neuroleptikum umgestellt werden sollte. Die Patientin stellte die Fortführung der neuroleptischen Behandlung dabei nicht in Frage. Es ging ihr psychopathologisch sehr gut. Sie klagte allerdings darüber, daß die behandelnde Ärztin bei der Umstellung eventuelle Nebenwirkungen des neu vorgeschlagenen Präparates nicht genügend berücksichtige. Sie wollte sich deswegen vergewissern, ob eine Umstellung wirklich nötig sei.

Die Konsequenz aus den aufgezeigten Zusammenhängen besagt, daß bei jeder Form von Behandlung im Hinblick auf eine langfristige Compliance den individuellen Krankheitskonzepten des Patienten von Beginn an große Bedeutung beigemessen werden sollte. Oft gilt, daß es auch in der akuten Phase nicht immer das beste ist, anzustreben, den Patienten möglichst schnell ausreichend, z. B. neuroleptisch zu behandeln, sondern daß es langfristig weitergeführt, von Anfang an unter Berücksichtigung der therapierelevanten Kognitionen für den Patienten eine Behandlungsform zu entwickeln, die er annehmen kann. Den Patienten ernst nehmen, heißt zunächst einmal, die Patientenmeinung ernst nehmen.

5.5 Literatur

Arbeitsgemeinschaft für Methodik und Dokumentation in der Psychiatrie (AMDP) (Hrsg) (1979) Das AMDP-System. Manual zur Dokumentation psychiatrischer Befunde. Springer, Berlin Heidelberg New York
Becker MH (1979) Understanding patient-compliance: The contributions of attitudes and other psychosocial factors. In: Cohen SJ (ed) New directions in patient compliance. Lexington Books, Lexington
Böker W (1980) Der Arzt als Dolmetscher. Psyche (Stuttg) 6:381–382
Drews M (1977) Einflüße auf die Nichteinhaltung der vom Arzt verordneten Medikamententherapie. Werkstattschriften zur Sozialpsychiatrie, Heft 18, DGSP, Bethel

Farina A, Fisher JD, Getter H, Fischer EH (1978) Some consequences of changing people's views regarding the nature of mental illness. J Abnorm Psychol 87:272–279

Fisher JD, Farina A (1979) Consequences of beliefs about the nature of mental disorders. J Abnorm Psychol 88:320–327

Lewis FM, Morisky DE, Flynn BS (1978) A test of the construct validity of health locus of control: Effects on self-reported compliance for hypertensive patients. Health Educ Monogr 6:138–148

Linden M (1979) Therapeutische Ansätze zur Verbesserung von „Compliance". Nervenarzt 50:109–114

Linden M (1980) Compliance und Compliance-Modifikation. In: Brengelmann JC (Hrsg) Entwicklung der Verhaltenstherapie in der Praxis. Röttger, München

Naumann D (1977) Die Nichteinnahme vom Arzt verordneter Medikamente, Werkstattschriften zur Sozialpsychiatrie, Heft 17, DGSP, Bethel

Sackett DL (1976) Priorities and methods for future research. In: Sackett DL, Haynes RB (eds) Compliance with therapeutic regimes. Hopkins, Univ. Press, Baltimore

Wallston BS, Wallston KA, Kaplan GD, Maldes SA (1976) Development and validation of the health locus of control (HLC) scale. J Consult Clin Psychol 44:580–585

Weber E (1980) Patienten-Compliance. Arzt und Patient 1:4–9

6 Wert, Schwierigkeiten und notwendige Modifikationen eines Klientenzentrierten Konzepts in der Stationären Nachbehandlung Schizophrener Patienten [1]

L. Teusch und H. U. Lange

6.1 Einführung

Die Behandlung schizophrener Patienten, insbesondere in den nicht akuten Krankheitsphasen und bei zu Chronifizierung neigenden Fällen, bedarf der individuellen psychotherapeutischen Behandlung (Matussek u. Triebel, 1976) neben der psychopharmakologischen Therapie und soziotherapeutischen Maßnahmen. Hier soll über die stationäre Behandlung von Patienten mit einer abklingenden Psychose, meist unter dem Bild eines postremissiven Erschöpfungssyndroms (Heinrich, 1967) berichtet werden. Psychopathologisch stehen bei diesen Patienten oft eine verminderte emotionale Schwingungsbreite, eine depressive Grundstimmung und eine erhebliche Antriebsminderung sowie Störungen der Konzentration und Ausdauer im Vordergrund.

Während der ca. 2- bis 4-monatigen stationären Behandlung nehmen die Patienten an der täglich stattfindenden Gruppentherapie in unserer Psychosegruppe teil, ergänzt durch 1 bis 2 Einzelgespräche pro Woche, die methodisch im Sinne der klientenzentrierten Gesprächspsychotherapie nach Rogers (1951) und Tausch (1970) durchgeführt werden.

Allgemeines Ziel der Gesprächspsychotherapie ist die „zunehmende Kongruenz von Selbst und Erleben" mit der Folge einer „Besserung der psychischen Einordnung" (Rogers, 1977 S. 38), also eine weitestgehende Restitutio ad Integrum.

6.2 Die Gesprächspsychotherapie schizophrener Patienten – Konzept und Erfahrungen

Allgemeine Voraussetzungen für hilfreiches Gesprächsverhalten wie sie durch empirische Untersuchungen bei Patienten mit neurotischen und funktionellen Beschwerdebildern herausgearbeitet wurden, sind die bekannten Basisvariablen nach Rogers (1951):

---

1 Unser Dank gilt Herrn Ranft und Herrn Filler für die Mitarbeit bei den mathematischen Berechnungen.

- *einfühlendes, nicht wertendes Verstehen*
- *Wertschätzung und emotionale Wärme und*
- *Echtheit – ohne Fassade sein.*

Das *einfühlende nicht-wertende Verstehen* erscheint uns gerade bei Menschen, die einen psychotischen Einbruch erlebt haben, wichtig und hilfreich. Sie fühlen sich oft von der Umwelt, gerade auch von den nächsten Bezugspersonen unverstanden und leiden unter ihren ambivalenten Gefühlen. Was das Leben in der Psychose angeht, so sind sie davon oftmals nur teilweise distanziert; wenn sie distanziert sind, dann werten sie ihr psychotisches Erleben oft als völlig verrückt ab und klammern es als persönlichkeitsfremd aus dem Selbstkonzept aus. Hier kann das therapeutische Gespräch helfen, auch widersprüchliche Gefühle akzeptieren zu können.

Durch die *emotionale Wärme und Wertschätzung* soll ein Klima geschaffen werden, in dem der Patient, der sich von der Außenwelt zurückgezogen hat, allmählich wieder gesprächsbereiter und gesprächsfähiger wird, ein Klima, das dazu beiträgt, das oftmals verlorene Selbstwertgefühl wiederzufinden. Wir folgen dem Patienten in seinen emotionalen Äußerungen und greifen diese auf, sind aber dabei immer bemüht, eine emotionale Überstimulation zu vermeiden.

Echtheit – ohne Fassade sein, das bedeutet die persönliche Begegnung, sich als Mitmensch in das Schicksal des anderen einzulassen. Jeder, der schizophrene Patienten behandelt, weiß, wie empfindsam, geradezu seismographisch, sie auf Unechtheit und professionelles Gehabe reagieren.

Das Persönlichkeitsmodell von Rogers (1951, 1977), nach dem
- jeder seine Probleme selbst lösen *kann* mit dem Ziel der Selbstverwirklichung und
- daß jeder seine Probleme selbst lösen *muß* als einziger Kenner seiner phänomenalen Welt

erfährt bei unseren Patienten, die neben innerpsychischen Konflikten und Spannungen durch ausgeprägte soziale *Behinderungen* beeinträchtigt sind, eine bedeutsame Einschränkung.

Wir brauchen einen breiteren konzeptionellen Rahmen, wenn wir Patienten behandeln wollen, bei denen elementare psychische Grundfunktionen wie das Denken, der Antrieb und der Realitätsbezug gestört sind:

Wir stehen hier vor der Schwierigkeit, daß in dieser Phase der psychotherapeutischen Behandlung *das Beziehungsmuster* Therapeut-Patient mitunter *wechselt:*

Zum einen begegnet der Therapeut dem Patienten wie bereits dargelegt: er vertraut auf die Kräfte in ihm, seine Existenzkrise mit Unterstützung *selbst* zu bewältigen.

Zum anderen muß er aber auch oftmals *Verantwortung* übernehmen. Hierzu gehört, daß er die meist erforderliche medikamentöse Behandlung vertreten muß, die der Patient oft als Beeinflussung, Lahmlegung, Akt der Gewalt erlebt.

Die gestörte elementare Fähigkeit, zwischenmenschliche Beziehungen einzugehen, beeinflußt die therapeutische Beziehung nachhaltig (Rogers et al., 1967) und macht ein modifiziertes therapeutisches Vorgehen notwendig: in einer Form der *Selbstöffnung* wird vom Therapeuten das aktive Bemühen, die Bereitschaft und der Wunsch hervorgehoben, eine Brücke zu dem Gegenüber zu schlagen, mit ihm in eine unmittelbarere Kommunikation einzutreten (Gendlin, 1966). Wir haben immer wieder erlebt – wie von Gendlin (1964) so eindrucksvoll beschrieben – daß die Gespräche oftmals wenig intensiv waren und der Patient oftmals die größte Mühe zu haben schien, sich mitzuteilen oder in sich gekehrt, apathisch dasaß. Wir haben uns dann bemüht im Sinne des *„experiencing"* den Kontakt immer wieder aufzunehmen, eine Beziehung herzustellen.

Ein Prüfstein für die Beziehung zum Patienten ist auch die nicht selten unterschiedliche Einschätzung seiner Belastbarkeit und Leistungsfähigkeit. Auf der Basis einer guten therapeutischen Beziehung müssen wir auf die Diskrepanzen zwischen unserer Einschätzung und dem Selbstbild des Patienten im Sinne der Gesprächstherapie-Variable *Konfrontation* (Truax u. Carkhuff, 1967) hinweisen.

Stehen kognitive Behinderungen im Vordergrund, so kann die therapeutische Intervention mit der erweiterten Basisvariable *Wahrnehmungsdifferenzierung* beschrieben werden, wenn der Patient in unkritischer, rationalisierender Weise über seine Probleme hinweg-redet mit *Konkretisierung* (Truax u. Carkhuff, 1964).

6.3 Untersuchungsergebnisse anhand des Klientenfragebogens (KEB)

Zur Klärung der Frage, wie die Patienten die psychotherapeutischen Gespräche erleben, haben wir im Laufe des Jahres 1980 30 unausgelesenen schizophrenen Patienten den Klientenfragebogen (KEB) von Eckert et al. (1977) nach den Einzeltherapiesitzungen vorgelegt.

Dieser Klientenfragebogen, dessen Items (s. Abb. 1) mit Ja (+1 bis +3) oder mit Nein (−1 bis −3) zu beantworten sind, ist ein Inventar, das von Gesprächspsychotherapeuten in der Therapieprozeßforschung häufig benutzt wird. Von Zielke

---

Interaktionsbezogene Unsicherheit und verbale Hemmung

Pausen während unseres Gespräches haben mich belastet.
Durch die Zurückhaltung des Psychotherapeuten fühlte ich mich verunsichert.
Ich fühlte mich gehemmt, dem Therapeuten alles zu sagen, was mich beschäftigt.
Es fiel mir heute schwer, meine Empfindungen und Gedanken in Worte zu fassen.
So wie das Gespräch heute lief, hat es mich nicht befriedigt.

Beruhigender Veränderungsoptimismus

Im heutigen Gespräch erschienen mir einige meiner Probleme in neuem Licht.
Nach dem heutigen Gespräch bin ich innerlich irgendwie ruhiger geworden.
Ich sehe nach dieser Stunde den kommenden Tagen zuversichtlicher entgegen.
Nach dieser Stunde bin ich eigentlich optimistischer, was die Lösung meiner Probleme angeht.
Heute sind wir irgendwie weitergekommen.
Ich habe durch dieses Gespräch mehr Vertrauen zu mir selbst gewonnen.

Körperliche Spannung und emotionale Belastung

Während des Gespräches – und auch jetzt noch – fühlte ich mich körperlich entspannt.
Unser Gespräch war so intensiv, daß ich mich jetzt erschöpft fühle.
Nach diesem Gespräch fühle ich mich belasteter, als in den Stunden vor dem Gespräch.

Abb. 1. Zuordnung der einzelnen Items des Klientenfragebogens (KEB) zu den drei faktorenanalytisch gewonnenen Kategorien.

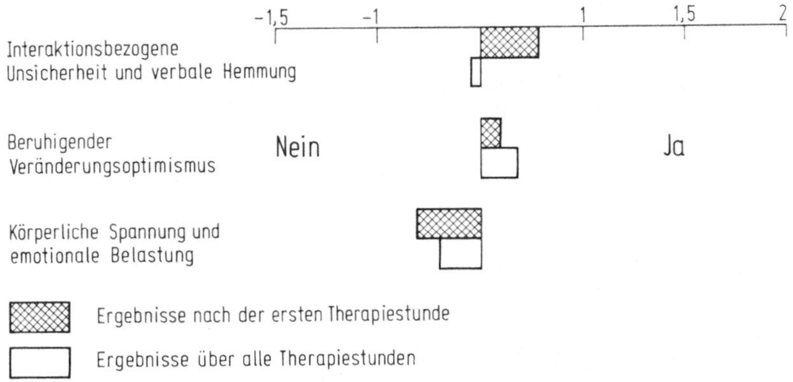

Abb. 2. Ergebnisse im Klienten-Erfahrungsbogen (KEB) im Überblick (N = 30)

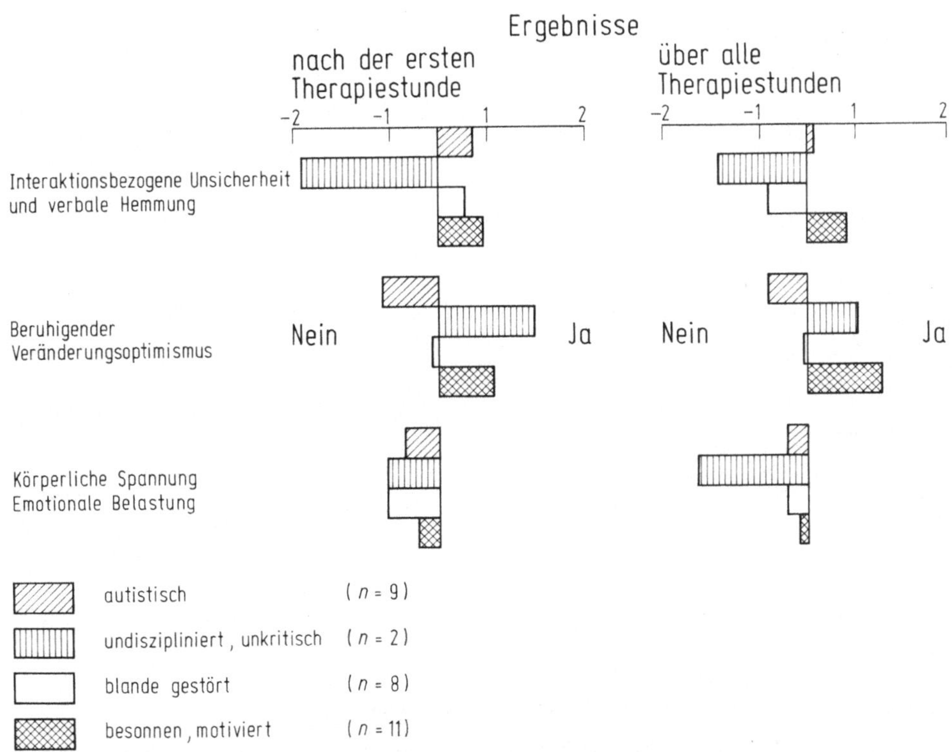

Abb. 3. Ergebnisse bei den verschiedenen klinischen Untergruppen im Klienten-Erfahrungsbogen (KEB)

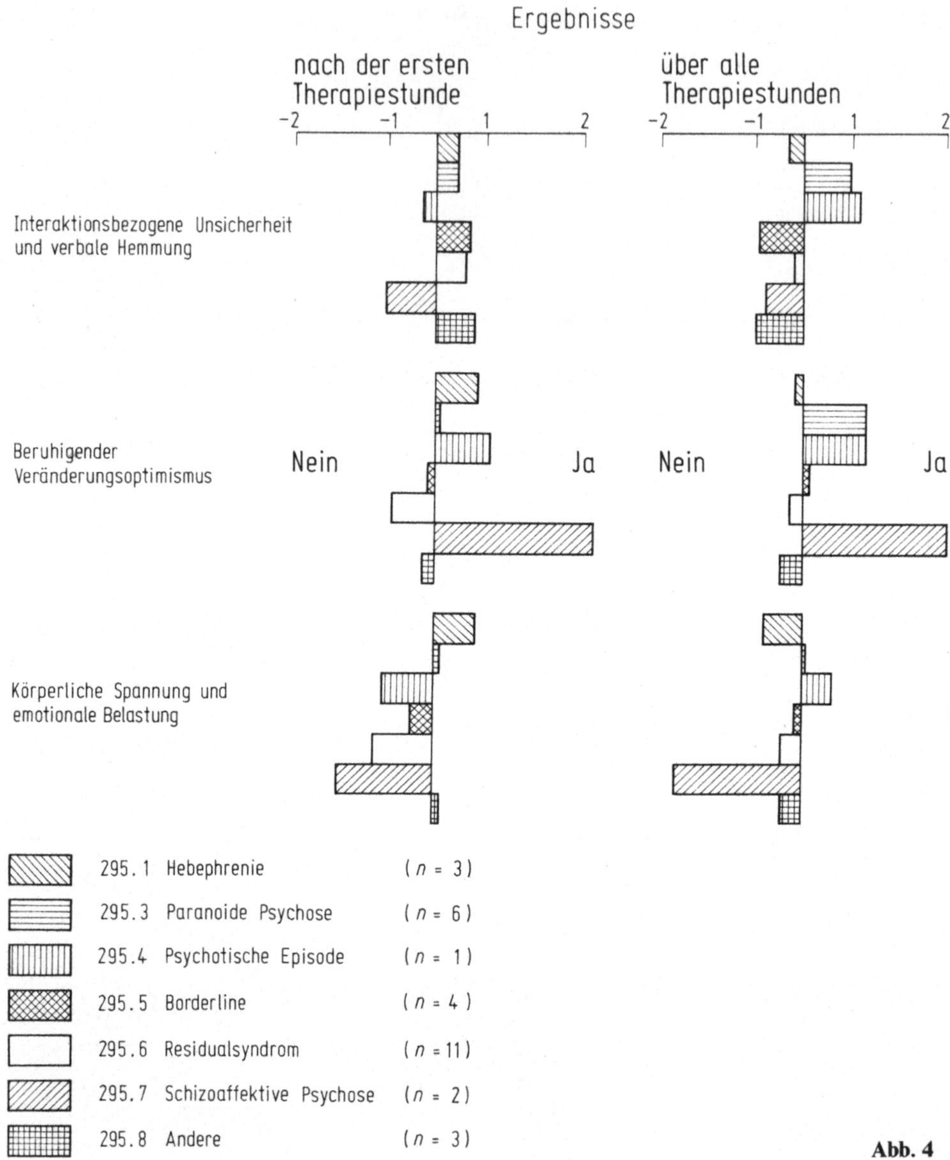

Abb. 4

(1980) wurde er mit Hilfe der Faktorenanalyse unter drei Gesichtspunkten kategorisiert (s. Abb. 1):

1. *Interaktionsbedingte Unsicherheit und verbale Hemmung*

Da wir dem Behinderungscharakter schizophrener Psychosen Rechnung tragen müssen, wollen wir lieber von interaktions*bezogener* Unsicherheit und verbaler Hemmung sprechen.

2. *Beruhigender Veränderungsoptimismus*

3. *Körperliche Spannung und emotionale Belastung*

In Abb. 2 wurden die nach diesen Faktoren zusammengefaßten Ergebnisse aller 30 Patienten nach dem ersten Therapiegespräch und über alle Therapiegespräche hinweg zusammengefaßt: Das erste Einzeltherapiegespräch wird häufig noch als nicht weiterführend erlebt, während über alle Therapiestunden hinweg die Einzeltherapiegespräche im Sinne eines positiven „Veränderungsoptimismus" erlebt werden. Die erlebte „interaktionsbezogene Unsicherheit und verbale Hemmung", die zu Beginn der Behandlung oft angegeben wird, nimmt im weiteren Verlauf der Therapie ab. Die Gespräche werden eher körperlich entspannt, emotional nicht überfordernd erlebt.

In Abb. 3 sehen wir die Ergebnisse bei unseren Patienten, differenziert nach dem Zustandsbild zu Beginn der Behandlung:

Die Gruppe der mehr autistischen Patienten erfährt zu Anfang wenig positive Erfahrung aus dem Therapiegespräch. Dies ändert sich zwar im Laufe der Therapie. Im ganzen überwiegen jedoch Gesprächsstunden, in denen der Patient nicht das Gefühl hat, weitergekommen zu sein und seine Probleme in einem anderen Licht zu sehen. Besser geht es da den mehr blande gestörten, von Anfang an wesentlich besser den von uns als besonnen und im ganzen motiviert eingeschätzten Patienten. Davon sticht die Gruppe der kritikgeminderten Patienten deutlich ab. Sie schildern die Gespräche als außerordentlich positiv, erleben sich als sicher und entspannt und das Gespräch als fruchtbar und weiterführend – aus der Sicht des Therapeuten eher unrealistisch, wenig kritisch. Gegenüber dem ersten Gespräch zeichnet sich im Gesamtverlauf eine Tendenz zu einer realistischeren Einschätzung ab.

Der Vollständigkeit halber seien hier auch die Ergebnisse nach dem ICD-Schlüssel vorgelegt (s. Abb. 4). Die Profile ähneln sich, wobei dei Therapie von den Pro-

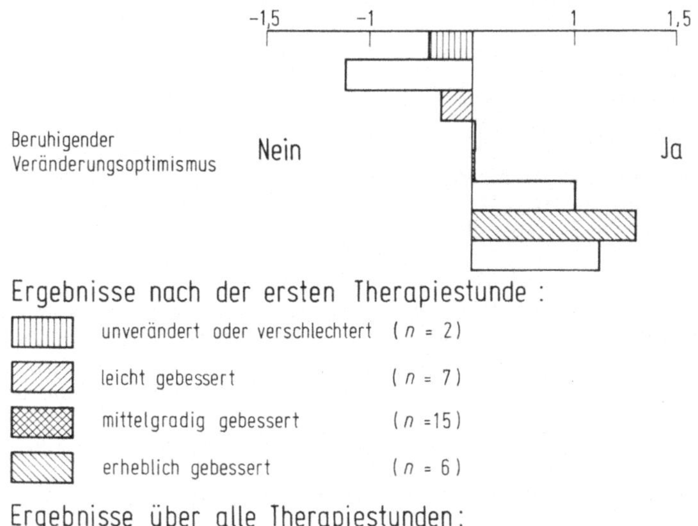

Abb. 5

banden mit einer schizoaffektiven Psychose am fruchtbarsten erlebt wird, von denen mit einem Residualsyndrom mit wenig „Veränderungsoptimismus" erlebt wird.

Weiter interessierte uns die Frage, ob die Selbstschilderung im Klientenfragebogen nach der ersten Therapiestunde als Prädiktor angesehen werden kann für einen positiven Therapieerfolg, wie dies aus der Behandlung von Patienten mit funktionellen und neurotischen Beschwerden bekannt ist (Eckert et al., 1977). Die Einschätzung des Therapieerfolges (s. Abb. 5) bei der Entlassung aus der stationären Behandlung erfolgte durch drei Psychiater im Hinblick auf den psychopathologischen Befund und das Kontakt- und Sozialverhalten der Patienten.

Wir sehen, daß ein entscheidender Prädiktor für den Behandlungserfolg der sog. „beruhigende Veränderungsoptimismus" ist, d. h., die Tatsache, ob der Patient bereits das erste Psychotherapiegespräch bzw. die therapeutische Beziehung in dieser ersten Therapiestunde als weiterführend erlebt. Auch das Erleben über alle Therapiestunden hinweg läßt einen positiven Zusammenhang zum klinischen Therapieerfolg annehmen.

Dieses Ergebnis ist besonders bemerkenswert angesichts der Tatsache, daß unsere Behandlung ja nicht ausschließlich gesprächspsychotherapeutisch erfolgt, sondern daß es sich um ein umfangreiches Behandlungsprogramm handelt, zu dem meist auch eine begleitende psychopharmakologische Behandlung gehört.

Weitere Untersuchungen anhand eines größeren Untersuchungsgutes zur statistischen Absicherung unserer Untersuchungsergebnisse sowie zur Frage differentieller Interventionsstrategien und Indikationen sind in Vorbereitung.

6.4 Literatur

Eckert J, Schwartz HJ, Tausch R (1977) Klienten-Erfahrungen und Zusammenhang mit psychischen Änderungen in personenzentrierter Gesprächspsychotherapie. Zeitschrift Klin Psychol 6: 177–184

Gendlin ET (1964) Schizophrenia: problems and methods of psychotherapy. Rev Exist Psychol 4: 168 ff

Gendlin ET (1966) Research in psychotherapy with schizophrenic patients and the nature of that "illness". Am J Psychother 20: 4–16

Heinrich K (1967) Zur Bedeutung des postremissiven Erschöpfungssyndroms für die Rehabilitation Schizophrener. Nervenarzt 38: 487–491

Matussek P, Triebel A (1976) Die Wirksamkeit der Psychotherapie in ihrer Abhängigkeit von der familiären Ausgangssituation. In: Matussek P (Hrsg) Psychotherapie schizophrener Psychosen. Hoffmann & Campe, Hamburg, S 267

Rogers CR (1951) Client-centered therapy: its current practice, implications and theory. Houghton Mifflin, Boston

Rogers CR (1977) Therapeut und Klient, Kindler, München S 38–39

Rogers CR, Gendlin ET, Kiesler D, Truax CB (1967) The therapeutic relationship and its impact: a study of psychotherapy with schizophrenics. University of Wisconsin Press, Madison

Tausch R (1970) Gesprächspsychotherapie. Hogrefe, Göttingen

Truax CB, Carkhuff RR (1964) Concreteness: A neglected variable in research in psychotherapy. J Clin Psychol 20: 264–267

Truax CB, Carkhuff RR (1967) Toward effective counseling and psychotherapy: Training and practice. Aldine, Chicago

Zielke M (1980) Untersuchung der Gütekriterien des Klienten-Erfahrungsbogens (KEB). Diagnostica 16: 57–73

7 Das Gespräch mit dem Schizophrenen: Angstreduktion – Information – Arbeitsbündnis

P. Müller

Es soll kurz skizziert werden, wie wir in Göttingen mit schizophrenen Kranken sprechen, besonders in den ersten Kontakten bei akuter Erkrankung. Im Vordergrund steht also die Einleitung der Behandlung – sowohl unter ambulanten als auch stationären Bedingungen. (Über Psychotherapie im engeren Sinne bei langfristiger Behandlung und in der Rehabilitationsphase ist anderweitig ausführlich berichtet worden: z. B. Benedetti, 1975; Katschnig 1977; Matussek, 1976; Müller, 1973, 1976; Schindler, 1980; Schwarz, 1980).

Der schizophrene Kranke hat in der akuten Phase meistens diffuse oder konkrete Angst, bisher sicher Erschienenes hat sich aufgelöst. Wahnwahrnehmungen und Halluzinationen versuchen diese Angst zu binden, allerdings oft nur unzureichend (Kutter, 1977).

Unsere Aufgabe im Erstkontakt ist es, dem Kranken in Ruhe zuzuhören, uns in seine Not einzufühlen, ihn ernst zu nehmen und seine Angst zu akzeptieren.

Dann empfiehlt sich zunehmend gezieltes Nachfragen zu den Befürchtungen und Angstinhalten. Dadurch gelingt es oft im weiteren Gesprächsverlauf, die Angst des Patienten stärker zu konkretisieren und zu fokussieren. Ein Teil der diffusen Angst läßt sich dann in zielgerichtete umwandeln, mit der erfahrungsgemäß leichter umzugehen ist, so daß es bald zu einer Angstreduktion und Beruhigung des Kranken kommt. – Zu der uns geläufigen Exploration tritt also das systematische Element der gezielten Konkretisierung von Angstinhalten hinzu.

Neben der emotional-empathischen Einfühlung besonders zu Anfang des Gesprächs sollte der Arzt auf der kognitiv-interpretativen Ebene dann schon im Erstgespräch dem Kranken mitteilen, daß er selbst die Wahrnehmungen des Patienten als Krankheit ansieht. Das kann mit unterschiedlicher Erklärung erfolgen, etwa als Überreizung des Nervensystems, krankhafte Verknüpfung realer Wahrnehmungen, nervöse Erschöpfung oder direkt als Psychose.

Der Arzt bietet damit eine verläßliche und authentische und für ihn selbst vertretbare Orientierung an. Dieser Aspekt ist ganz besonders wichtig, weil damit auch eine Grundhaltung der Offenheit und Sicherheit gemeint ist, die den Umgang mit schizophrenen Kranken generell bestimmen sollte. Scheinbare Identifikation und Pseudo-Verständnis würden den Kranken nur weiter irritieren, weil er den falschen Zungenschlag meist sensibel spürt. Gleichzeitig mit der Feststellung als fehlerhafte Funktion oder Krankheit bereiten wir – soweit jetzt schon möglich – die entlastende Distanz zum psychotischen Erleben vor.

Anschließend ist der Patient kurz (und in weiteren Gesprächen ausführlicher) zu informieren über die Möglichkeit, mit Medikamenten Linderung zu verschaffen. Ein Gespräch über das weitere therapeutische Vorgehen kann so eingeleitet werden. Das ist oft vom Kranken nicht sofort selbst zu bejahen. Manchmal hilft der Vorschlag „Lassen Sie es uns doch einmal probieren" oder das behutsame und doch sichere und entschlossene Handeln selbst, gegen das sich der psychotisch Kranke meist nicht wehrt, es oft als entlastend akzeptiert. Etwa durch eine intravenöse Injektion eines Neuroleptikums läßt sich die Wirkung der Angstreduktion dann schnell demonstrieren. Wichtig ist dabei, daß der Kranke über diese Wirkung und sein Befinden gleich mit dem Arzt spricht. Auch später sollte jede therapeutische Maßnahme mit dem Kranken besprochen und ihm medikamentöse Wirkungen und Nebenwirkungen erklärt werden. Am besten fragt man den Patienten nach beobachteten Veränderungen und seiner eigenen Beurteilung und legt erst dann das weitere therapeutische Vorgehen fest. Im Laufe der Zeit sollte der Patient zunehmend mitbestimmen, ob zum Beispiel durch höhere Dosierung Nebenwirkungen in Kauf genommen und dafür eine schnellere Remission angestrebt werden soll; ob und auf welche Weise die spätere Rezidivprophylaxe erfolgen soll usw. Das Ziel ist immer, den Kranken für eine Mitwirkung im Sinne eines Arbeitsbündnisses und für eine Mitverantwortung bei der Behandlung zu gewinnen.

Im ersten oder zweiten Gespräch müssen gleichzeitig, möglichst in Gegenwart des Patienten, die Angehörigen über Erkrankung und Behandlung informiert werden.

Was tun wir mit einer solchen Gesprächsstrategie?

1. Wir nehmen den Kranken ernst, fühlen uns in seine Not ein und akzeptieren seine Angst. Gleichzeitig signalisieren wir, daß durch seine Erlebnisse der Arzt nicht geängstigt wird und ein Gespräch darüber nicht vermieden werden muß.

2. Gezielte Nachfragen konkretisieren und reduzieren diese Angst.

3. Die frühe und authentische Erklärung als Erkrankung des Zentralnervensystems fördert die Abgrenzung der gesunden Ich-Anteile beim Patienten und die Ausgrenzung der krankhaften und bedrohlichen Erlebnisse. Die ohnehin vom schizophrenen Patienten teilweise schon unternommenen Schutz- und Orientierungsversuche werden unterstützt. Im Gegensatz zu eigenen Ausgrenzungsversuchen auf die Umwelt zu wird aber durch die Lokalisation auf *sein* Zentralnervensystem Verständnis für *seine* Behandlungsnotwendigkeit vorbereitet.

4. Wir bieten dem Kranken Hilfe durch eine Behandlung an und machen ihm damit Hoffnung auf einen Ausweg.

5. Der Kranke soll nicht weiter entmachtet werden. Wir fordern den Kranken vielmehr zur Mitarbeit auf, er ist Partner des Arztes bei der Behandlung *seiner* Krankheit.

Diese fünf Schritte sollen schon im Erstgespräch angestrebt und bei weiteren Kontakten wiederholt und durchgearbeitet werden.

In der *praktischen Anwendung* erwies sich die geschilderte Gesprächsstruktur bei vielen Kranken (selbstverständlich nicht bei allen) als mögliche und erfolgreiche Basis bei akuter Erkrankung, besonders auch unter ambulanten Bedingungen. – Für den Erstkontakt muß man nach unseren Erfahrungen dabei durchschnittlich etwa eine Stunde Zeit haben.

Das Vorgehen wurde in einer Forschungsambulanz (Müller, im Druck b) entwickelt und
später in der Göttinger Poliklinik überprüft und jeweils kombiniert mit neuroleptischer Behandlung: initial wurde am ersten Tag ein kurzwirkendes Neuroleptikum intravenös und ein
Depot-Neuroleptikum in der individuellen therapeutischen Dosierung intramuskulär verab-
reicht, zusätzlich ein Antiparkinsonmittel. Gesprächskontakte fanden nachfolgend jeden zweiten Tag und später wöchentlich statt.

Bei der Behandlung der akuten Erstmanifestation oder des Rezidivs einer schizophrenen Psychose hat zwar die neuroleptische Behandlung entscheidende Bedeutung für die Remission. Die geschilderte Gesprächsstruktur ist aber gerade anfangs
die wesentliche Voraussetzung für eine therapeutische Absprache und ermöglicht
oft erst die ambulante Behandlung auch akuter Erkrankungen: Zwischenauswer-
tungen (Müller, im Druck a; Müller u. Steuber, 1980) zeigten, daß etwa bei Zwei-
dritteln eine ambulante Behandlung zur Remission führte und psychosoziale Nachteile einer Hospitalisierung vermieden werden konnten.

Die Schritte Angstreduktion, Information und Arbeitsbündnis sollen also gemeinsam zum Ziel haben, die verbliebenen gesunden Ich-Funktionen des Patienten zu
stärken. Oft gelingt es dann, mit dem Patienten offen und sachlich über seine Erkrankung und Behandlung zu sprechen. Damit wird gleichzeitig eine zunehmende
Distanz gegenüber der Psychose gefördert, die die Genesung beschleunigt und stabilisiert und für die langfristige Kooperation wichtig ist. Vielleicht kann die dargestellte psychotherapeutisch orientierte Gesprächsstruktur mithelfen, einen gangba-
ren Weg zu finden zwischen (oft wortarmer) nur medikamentöser Behandlung einerseits und (in praxi nur selten realisierbarer) intensiver Psychotherapie andererseits.

7.1 Literatur

Benedetti G (1975) Ausgewählte Aufsätze zur Schizophrenielehre. Medizinische Psychologie,
      Göttingen
Katschnig H (Hrsg) (1977) Die andere Seite der Schizophrenie: Patienten zu Hause. Urban &
      Schwarzenberg, München Wien Baltimore
Kutter P (1977) Psychoanalytische Aspekte psychiatrischer Krankheitsbilder. In: Loch W
      (Hrsg) Die Krankheitslehre der Psychoanalyse. Hirzel, Stuttgart
Matussek P (Hrsg) (1976) Psychotherapie schizophrener Psychosen. Hoffmann & Campe,
      Hamburg
Müller C (1973) Gedanken zur Psychotherapie der Schizophrenien. Z Psychother Med Psychol
      23:125–129
Müller C (1976) Psychotherapie und Soziotherapie der Schizophrenien. In: Huber G (Hrsg)
      Therapie, Rehabilitation und Prävention schizophrener Erkrankungen. Schattauer, Stutt-
      gart New York
Müller P (im Druck a) Ambulante Behandlung akuter schizophrener Psychosen: Indikation,
      Vorgehen, soziale Folgen. In: Heinrich K (Hrsg) Der Schizophrene außerhalb der Klinik.
      Huber, Bern Stuttgart Wien
Müller P (im Druck b) Rezidivprophylaxe schizophrener Psychosen. Enke, Stuttgart
Müller P, Steuber H (1980) Ambulante Behandlung akuter schizophrener Psychosen. Pharma-
      kotherapie 3:97–100
Schindler R (1980) Die Veränderungen psychotischer Langzeitverläufe nach Psychothera-
      pie. Psychiatr. Clin (Basel) 13:206–216
Schwarz F (1980) Einzel- und Familientherapie bei schizophrenen Psychosen. Nervenarzt
      51:644–653

8 Gruppentherapie bei Schizophrenen in der Nachsorgeambulanz

P. Hartwich

8.1 Stellenwert der Gruppentherapie bei Schizophrenen

Ob man bei Patienten mit einer schizophrenen Psychose gruppentherapeutische Methoden anwenden kann, wird kontrovers diskutiert. Wing (1978) warnt vor Rezidiven, die durch zu starke emotionale Beziehungen provoziert werden können. Heinrich (1976) spricht von der Gefahr der Exazerbation psychotischer Symptome. Häfner (1976) sieht die notwendige Abwehr der Patienten durch intensive Gefühlskontakte und Übertragungsprozesse labilisiert. Demgegenüber hält Bister (1973) die Gruppentherapie für ein Übungsfeld zum realitätsgerechten Planen und Handeln, und Battegay (1971) betont die Chance der Defektprophylaxe.

Theoretische Extreme eines absoluten Für oder Gegen werden heute relativiert, wenn es sich um das praktische Bemühen um unsere Kranken handelt. In detaillierter Betrachtung geht es allen, so auch den genannten Autoren, um das folgende Problem: In welchem Krankheitszustand kann welche psychotherapeutische Maßnahme hilfreich sein und wann wird sie eine zu starke Belastung? (siehe auch Müller, 1973, 1976; Hartwich, 1974; Bodenheimer, 1978). Wie muß demnach eine Gruppentherapie gestaltet sein, damit positive Auswirkungen genutzt und negative begrenzt werden können?

Die vorliegende Darstellung beschränkt sich auf die Untergruppe der Schizophrenen, die nach einem akuten Schub aus der stationären Behandlung entlassen werden und bei denen es um Rehabilitation und Prophylaxe geht. Da die meisten von ihnen zwangsläufig in außertherapeutischen Gruppierungen (Familie, Arbeitsplatz etc.) mit unvermeidlichen Gefährdungen leben, sehen wir in der Gruppentherapie eine Chance der Übung und Stabilisierung.

8.2 Gefahren der Gruppentherapie

Welche sind die Gefahrenmomente, mit denen besonders zu rechnen ist? Nach gut gesicherten Befunden von Brown et al. (1972) und Wing (1976) kann die Rückfallrate durch intensive emotionale Beziehungen erhöht werden. Solche *emotionalen Stimulationen positiver und negativer Art* werden durch Gruppentherapie *provoziert.* Dahinter stehen komplexe Vorgänge aus ganz unterschiedlichen Bereichen. Beispielsweise können individuelle Aufmerksamkeitsstörungen zu kognitiven Fehlverarbeitungen führen (Hartwich, 1980). Bei wenig klar gegliederten kommunikativen Situationen, wie sie in Gruppen vorkommen, können erhöhte Irritationen Rückfalltendenzen fördern. Ferner kann es bei Verlust des Realitätsbezugs leicht zum Gefühl der subjektiven Bedrohung kommen. Belastungen in der Gruppe können die Stabilität der nur zum Teil gesundeten Ich-Funktionen erschüttern und ein mühsam erworbenes Gleichgewicht dekompensieren lassen. Die Kranken können aus Angst vor Ich-Verlust vermehrt psychotisch werden (Slavson, 1964; Battegay, 1965, 1971).

8.3 Praktisches Vorgehen

Wie sieht die *Gratwanderung* zwischen emotionaler Über- und Unterstimulierung *und* den anderen überall lauernden Gefahren in der gruppentherapeutischen Realität aus? Zunächst ist der „Grat" mit *Depot-Neuroleptika* zu verbreitern, das geht oft mit einer subjektiv als unangenehm erlebten Dämpfung der Erlebnisintensität einher, bedeutet aber neben der allgemeinen Prophylaxe für das psychotherapeutische Vorgehen einen zusätzlichen Schutz. In Einzelfällen hat sich bewährt, zusätzliche Tages-Neuroleptika einzusetzen, um emotionale Amplituden, die zu extrem ausschlagen, abfedern zu können.

Auf dieser Basis möchten wir nicht theoretische Zielsetzungen aufreihen, sondern einige Vorgehensweisen aus dem komplexen Gesamtgeschehen herausheben, die sich um die praktische Arbeit der Umformung von Wissen in Erleben bemühen.

Unsere Erfahrungen resultieren aus Gruppen vom slow open Typ (Foulkes 1964) von jeweils etwa 10 gleichzeitig behandelten Patienten aus unserer Nachsorgeambulanz. *Frequenz:* einmal pro Woche 60 Minuten; zur *Population:* insgesamt 29 Patienten, 15 weiblich, 14 männlich, 20–50 Jahre alt, durchschnittlich 3–4 Schübe, nicht voll arbeitsfähig; *Auswahlkriterien:* Motivation zu kommen, normale Intelligenz, zur Zeit keine Wahnbildungen und Halluzinationen; *Zeit:* 2 Jahre.

Relativierung des derzeitigen Zustandes

Die meisten Patienten, die gerade einen psychotischen Schub hinter sich gebracht haben, plagen sich mit einem postremissiven Erschöpfungszustand ab; dieser wird subjektiv häufig als etwas Unabänderliches angesehen. Nach Eintritt in die Gruppe erlebt der Patient an den anderen eine Reihe von Varianten verschiedener Antriebs- und Stimmungslagen. Durch ein gruppendynamisches Konvergenzphänomen, das sich auch bei Psychosen nachweisen läßt (Hartwich u. Steinmeyer, 1975), gerät der Patient in diese Reihe hinein und erlebt solche Beispiele mit, denen es noch schlechter und denen es schon besser geht. Dadurch kommt es zur Relativierung seines derzeitigen Zustandes, das präsentische Verharren gerät in Bewegung. Gelingt es dem Patienten diese Bewegung zu verbalisieren, was therapeutisch unterstützt werden kann, so pflegen diejenigen, die vorher Ähnliches erlebt haben, den hoffnungsvollen Aspekt zu betonen. Gefährdet bleibt derjenige, der zu lange am negativen Pol der Reihe verharrt.

Das adäquate Anspruchsniveau

Im Zuge der beschriebenen Bewegung kann es zur subjektiven Fehleinschätzung der derzeitigen Fähigkeiten kommen. Der Patient antizipiert den gesunden, voll leistungsfähigen Zustand und leidet stark unter dem „Mißverhältnis zwischen Anspruch und tatsächlichem Leistenkönnen" (Janzarik, 1976). Wird dieses Problem nicht psychotherapeutisch bearbeitet (beispielsweise in der Art, wie unter 1. bis 3. vorgeschlagen) kommt es zu Enttäuschungen und Insuffizienzgefühlen, die sogar Suizidhandlungen nach sich ziehen können; hierauf wurde von v. Zerssen u. Vogt-Heyder (1969) ebenfalls hingewiesen.

Drei Faktoren können auf das oben genannte *Anspruchsniveau* besonders einwirken:

1. Das *Ich-Ideal des Patienten;* hier beziehen wir uns auf den Teilbereich, den der Patient in seinem beruflichen Leben verwirklicht hat und weiterhin verwirklichen möchte. Leidvolle Erfahrungen anderer Gruppenmitglieder, die bei relativ zu hoher Arbeitsbeanspruchung Rückfälle hinnehmen mußten, können eine eindrucksvolle Überzeugungskraft haben. Im Laufe von Monaten ist bei einigen unserer Patienten die Verzichtsleistung so weit erfolgt, daß sie sich zur Wiedereingliederung auf zunächst niedrigerem Niveau entschieden haben.

2. Der *Erwartungsdruck* vonseiten der Umwelt, insbesondere der Familie, pflegt sich an dem Antriebsniveau zu orientieren, das vor der Erkrankung bestanden hat. Je länger die postpsychotische Beeinträchtigung, wie zum Beispiel Antriebsmangel und Teilnahmslosigkeit, andauert und Medikamente auch noch verstärkend wirken, desto ungeduldiger werden dann die ohnehin überforderten Ehepartner und anderen Angehörigen. Sie können das Verhalten des Kranken nicht verstehen und mißdeuten es als „Trägheit". Häufig kommt es zu drängenden Vorwürfen, die den Kranken veranlassen, sich nur noch mehr zurückzuziehen.

Hier hat sich bewährt, in der Gruppe nicht nur über die entstehenden Schwierigkeiten zu sprechen, sondern auch einen Angehörigen, meistens den Ehepartner, für eine oder mehrere Stunden in die Gruppe mitbringen zu lassen. Er erlebt dann, daß die anderen Patienten von ähnlichen Störungen unterschiedlichen Schweregrades betroffen sind und man gemeinsam versucht dagegen anzugehen. Diese Erfahrung trägt oft dazu bei, weiterhin mehr Verständnis und Geduld für den Kranken aufzubringen. Zusätzlich kann der Angehörige über einen sinnvollen Mittelweg zwischen Über- und Unterforderung des kranken Partners informiert werden.

3. *Übersteigerte Erwartungen des Therapeuten.* Wer als Therapeut die Gruppenarbeit mit schizophrenen Psychosen beginnt, wird in der Regel zunächst enttäuscht. Die persönliche Belastung ist groß, die Geduld wird auf harte Proben gestellt und Erfolge sind über längere Zeit hinweg wenig deutlich sichtbar. Wer gewöhnt ist, mit Neurose-Patienten zu arbeiten, muß lernen hinzunehmen, wenn psychodynamische Interpretationen zunächst kaum Gehör finden und paralogische oder assoziativ gelockerte Antworten kommen.

Bei Suizidalität eines Patienten oder Rückfall in eine Psychose gerät der Therapeut unter Druck und Spannung. Hier hat sich bewährt, von der ersten gruppentherapeutischen Sitzung an, wöchentlich eine Besprechung einzurichten, an der die Gruppentherapeuten und andere erfahrene Kollegen regelmäßig teilnehmen. Hier kann das Gruppengeschehen berichtet und diskutiert werden, ferner besteht die Gelegenheit, Gegenübertragungsreaktionen zu beleuchten. Auf diese Weise kann es gelingen, übersteigerte und unrealistische Anteile der Therapeutenerwartungen an die Patienten allmählich zu verringern. Das Resultat ist, daß eigene Ungeduld und Spannung sich weniger auf die Patientengruppe übertragen.

8.4 Psychotische Inhalte in der Gruppe

Wenn ein Patient von seiner stattgehabten Psychose berichten möchte, entstehen Gefahren, aber auch Chancen. Die anderen Patienten, die man nicht für ausreichend belastbar hält, soll man schon zu Beginn solcher Berichte nach Verunsicherungsgefühlen fragen; gegebenenfalls sollte der Therapeut nun dirigistisch eingreifen, die Abwehr verstärken und thematisch umlenken. Ist die Belastbarkeit aber ausreichend, kommt es bei der fortgeschrittenen Gruppe oft zu Reihum-Erzählungen früherer psychotischer Inhalte. Es entsteht dann die Chance, gemeinsames Erleben anzusprechen, beispielsweise gemeinsame Angst- und Verfolgungserlebnisse. Kollektive Hauptfiguren können festgehalten werden, so kann das Identifikationserlebnis mit einer Variante der Teufelsfigur bei anderen Patienten ähnliche Erinnerungen anregen. Die gemeinsame Erfahrung, daß diese Erlebnisse nicht etwas ausschließlich Individuelles darstellen, kann ein Gefühl der Nähe und des Verstehens aufkommen lassen. Manchmal gelingt es, Parallelen zu Träumen aufzuzeigen. Wird die genannte Figur in der Gruppe bildhaft, so sollte ihr Gegenpol ebenfalls behandelt werden, zum Beispiel Identifikationen mit einem Alleskönner oder Heilsbringer. Eine anknüpfende individuelle psychotherapeutische Bearbeitung solcher Erlebnisse halten wir innerhalb einer derartigen Psychosegruppe jedoch für kaum möglich. Erfahrungsgemäß beträgt die Zeit dieses Themas nicht mehr als ¼ bis ⅓ der Gruppenstunde, der Übergang auf alltägliche Dinge sollte als notwendige Abwehr respektiert werden.

8.5 Abschließende Bemerkungen

Für den Therapeuten ist die gute Kenntnis des einzelnen Gruppenmitgliedes Voraussetzung für die Einschätzung seiner Belastbarkeit. Es reicht nicht aus, Erfahrungen aus der Gruppentherapie mit Neurosepatienten auf Schizophrene zu übertragen. Der Therapeut sollte darüber hinaus in der Lage sein, stützende, strukturierende und analytische Therapieelemente in ihrem jeweils günstigsten Mischungsverhältnis dem Zustand des Patienten entsprechend einzusetzen. Diese schwierige Aufgabe wird durch die Person des Therapeuten modifiziert und in ihren Idealforderungen begrenzt.

Aus der praktischen Erfahrung in der Gruppentherapie mit schizophrenen Patienten lassen sich einige Leitlinien herausstellen, die das Handeln verdeutlichen. Viele unserer Patienten sind bisher rückfallfrei geblieben, oder es konnten leichte Rückfälle ambulant behandelt werden, allerdings nicht alle! Wir konnten bei unserer gruppentherapeutischen Arbeit die folgenden positiven Effekte beobachten:

1. Der Zustand des Beeinträchtigtseins nach einem akuten schizophrenen Schub wird allmählich subjektiv etwas weniger isolierend und belastend erlebt.

2. Einige Patienten haben zunächst bei der beruflichen Wiedereingliederung eine „langsamere Gangart" eingeschlagen, um sich auf niedrigerem Anforderungsniveau vor Überforderung zu schützen.

3. Das Akzeptieren der höheren Empfindlichkeit gelingt besser in einer Gemeinschaft von Menschen, denen es ähnlich geht (Dauer 1–2 Jahre).

4. Dosierte emotionale Belastungssituationen in der Gruppe verbessern die Selbsteinschätzung des Patienten und stellen einen wichtigen Übungsfaktor dar.

5. Kennenlernen und Vermeidenlernen von Faktoren, die zu rückfallbegünstigenden Lebenssituationen gehören.

6. Höhere Zuverlässigkeit bei der Einnahme von Neuroleptika, da positive Erfahrungen der Mitpatienten für die Jahre der Gruppentherapie Verstärkerwirkungen ausüben.

Bei unserem Hauptziel, der Verminderung der Rückfallgefahr, greifen gruppentherapeutische und neuroleptische Wirkungen ineinander. Die Pharmakotherapie kann zuverlässiger angepaßt werden und zusätzlich können die oben genannten gruppentherapeutischen Wirkfaktoren ergänzend zur Geltung kommen. Weiterhin kommt es zur interaktiven Wirkung beider Therapieverfahren. Die so verbesserte Pharmakotherapie bildet die Basis für die dargestellte gruppentherapeutische Arbeit, indem die Belastbarkeit erhöht und der Schutz gegen Gefahrenmomente, die durch die Gruppentherapie provoziert werden, verstärkt wird; dadurch können wiederum weitere dosierte Belastungen geübt werden.

Unsere Beobachtungen sind an einem begrenzten Patientenkollektiv erhoben worden. In einem nächsten wissenschaftlichen Schritt gilt es, den Beobachtungen systematisch nachzugehen, die Hypothese der Verminderung der Rückfallquote durch das kombinierte Behandlungsmodell (Psychopharmaka und Gruppentherapie) zufallskritisch zu überprüfen und die Gewichtung der beobachteten positiven Effekte (von 1 bis 6) über die subjektive Beschreibung hinaus methodisch anzugehen.

8.6 Literatur

Battegay R (1965) Psychotherapy of schizophrenics in small groups. Int J Psychoanal Psychother 15:316–320

Battegay R (1971) Gruppenpsychotherapie mit Schizophrenen als Defektprophylaxe. In: Kranz H, Heinrich K (Hrsg) Schizophrenie und Umwelt. Thieme, Stuttgart

Bister W (1973) Psychoanalytische Gesichtspunkte bei der Rehabilitation von Schizophrenen. Z Psychother Med Psychol 23:213–223

Bodenheimer AR (1978) Die drei Phasen der schizophrenen Psychose und ihre phasenspezifische Psychotherapie. Schweiz Arch Neurol Neurochir Psychiatr 122:213–235

Brown GW, Birley JLT, Wing JK (1972) Influence of family life on the course of schizophrenic illness: a replication. Br J Psychiatry 121:241–258

Foulkes SH (1964) Therapeutic group analysis. Allen & Unwin, London

Häfner H (1976) Rehabilitation Schizophrener. In: Huber G (Hrsg) Therapie, Rehabilitation und Prävention schizophrener Erkrankungen. Schattauer, Stuttgart New York

Hartwich P (1974) Rollenspiel als Rehabilitationstraining bei Psychosekranken. Z Psychother Med Psychol 24:55–60

Hartwich P (1980) Schizophrenie und Aufmerksamkeitsstörungen. Springer, Berlin Heidelberg New York

Hartwich P, Steinmeyer E (1975) Gruppenexperiment zur Frage der Urteilskonvergenz und Realitätseinschätzung Schizophrener bei optischem Reizangebot. Psychiatr Clin (Basel) 8:167–178

Heinrich K (1976) Diskussion zu J.K. Wing. In: Huber G (Hrsg) Therapie, Rehabilitation und Prävention schizophrener Erkrankungen. Schattauer, Stuttgart New York, S 60

Janzarik W (1976) Grenzen der Rehabilitation Schizophrener. In: Huber G (Hrsg) Therapie, Rehabilitation und Prävention schizophrener Erkrankungen. Schattauer, Stuttgart New York

Müller C (1973) Gedanken zur Psychotherapie der Schizophrenien. Z Psychother Med Psychol 23:125–129
Müller C (1976) Psychotherapie und Soziotherapie der Schizophrenen. In: Huber G (Hrsg) Therapie, Rehabilitation und Prävention schizophrener Erkrankungen. Schattauer, Stuttgart New York
Slavson SR (1964) A textbook in analytic group psychotherapy. International Universities Press, New York
Wing JK (1976) Eine praktische Grundlage für die Soziotherapie bei Schizophrenie. In: Huber G (Hrsg) Therapie, Rehabilitation und Prävention schizophrener Erkrankungen. Schattauer, Stuttgart New York
Wing JK (1978) Reasoning about madness. Oxford University Press, Oxford London New York
Zerssen D v, Vogt-Heyder B (1969) Schwierigkeiten und Gefahren bei der Rehabilitation Schizophrener. Z Psychother Med Psychol 19:126–135

9 Gruppentherapie (Psychodrama) bei schizophrenen Patienten

W. Bender

9.1 Einleitung

Die Gruppentherapie Psychodrama (Moreno, 1959; Leutz, 1974) vereinigt ein Bündel verschiedener Techniken in einem strukturierten Rahmen und kann diese mit unterschiedlichem therapeutischen Ziel einsetzen. Psychokathartische, analytisch-tiefenpsychologische, verhaltenstherapeutische und soziotherapeutische Akzente können gesetzt werden. Der strukturierte Rahmen liegt im Ablauf dreier Phasen (s. Tab. 1).

In der *Erwärmungsphase* wird Konflikt- und Erlebnismaterial, ein gemeinsames Gruppenproblem oder ein Gruppenthema gesucht und in dieser Richtung stimuliert.

In der *Spielphase* wird dieses Material in Szene gesetzt und gespielt, wobei die verschiedenen Psychodramatechniken wie Rollentausch, Doppeln, innerer Monolog, Realitätsprobe und andere zur Anwendung kommen. Inhalte dieser Spielphase können Protagonistenspiele sein, in denen ein Patient sein Problem bzw. seine psychische Situation darstellt und dabei vom Psychodramaleiter sowie Gruppenmitgliedern, die spezifische Rollen übernehmen, unterstützt wird oder auch Gruppenspiele etwa über ein gemeinsames Gruppenthema. An Materialien können auch Träume, Märchen, Zukunftsprojektionen und anderes Inhalte der Spielphase sein.

In der *Integrationsphase* schließlich wird das Erleben rational aufgearbeitet, alle Teilnehmer tragen mit dem Bericht ihrer gefühlshaften Anteilnahme und Identifikation in verschiedenen Rollen zu einer differenzierten und Einsicht vermittelnden Rückschau bei.

Seine Flexibilität läßt das Psychodrama als psychotherapeutische Technik für ein heterogenes psychiatrisches Klientel geeignet erscheinen, wobei die gemeinsame Behandlung von Neurose-Patienten, psychosomatisch Erkrankten und Psychose-Patienten in einer Therapiegruppe durchaus möglich ist. Während Psychodrama auch in reinen Psychosegruppen angewandt worden ist (Rabiner u. Drucker, 1967; Nitsun et al., 1974; Schatzberg et al., 1974), bisweilen dabei mehr in seiner (verkürzenden) Version des Rollenspiels (Hartwich, 1974; Doty 1975; Rave-Schwank, 1976) stehen bei einer Umfrage von Gombert (1979) unter Psychodramatherapeuten die Psychose-Patienten im Indikationskatalog des Psychodramas erst an vorletzter Stelle. Dies erscheint aus unserer Erfahrung eine nicht gerechtfertigte Unterbewertung zu sein und es sollen deshalb im Folgenden eigene Untersuchungen und Ergebnisse insbesondere im Hinblick auf die gruppenpsychotherapeutische Behandlung von Psychose-Patienten (überwiegend Patienten des schizophrenen Formenkreises) referiert werden (Bender et al., 1979, 1981; Bender, 1980).

9.2 Eigene Untersuchungen und Ergebnisse

Die Befunde beziehen sich auf 3 Studien mit Gruppen von 9–11 psychiatrischen Patienten, bei denen eine 2½–3-stündige Sitzung einmal pro Woche abgehalten wurde. Laufzeit der Therapie zwischen 2 und 6 Monaten (wir setzen inzwischen das Minimum für eine Therapie mit 6 Monaten an, wobei sich etwa 20–25 Sitzungen ergeben). 2 Studien hatten eine parallelisierte Kontrollgruppe, die eine Freizeitaktivität ausführte. Eine Studie behandelte nur schizophrene Patienten, in 2 Studien waren Neurose- und Psychose-Patienten zu gleichen Teilen gemischt. Zu Beginn der Therapie waren der überwiegende Teil der Patienten noch stationär, im Verlauf der Therapie wechselten fast alle in den Status von Ambulanzpatienten über. Akute Psychosen, Suchterkrankungen und hirnorganische Syndrome waren Ausschlußkriterien. Die Patienten hatten Psychotherapiewunsch und wurden durch ein Merkblatt sowie in einem Vorgespräch über Eigenart und Zielsetzung des Psychodramas informiert. In der Gruppenleitung haben wir mit 2–3 Therapeuten gearbeitet, die sich für die einzelnen Sitzungen jeweils in der Leitung ablösten, wobei die nichtleitenden Therapeuten als Co-Therapeut oder Gruppenmitglied mit Modellfunktion fungierten. Dies Vorgehen wurde auch von den Patienten als positiv beurteilt.

Testmaterialien

Zur Anwendung kamen ein Interview mit Formulierung der Therapieziele und -rating dieser Ziele (goal attainment scaling, Kiresuk u. Lund, 1979), Persönlichkeitstests [MMPI (Spreen, 1963), Giessen-Test (Beckmann u. Richter, 1972), Freiburger Persönlichkeitsinventar (FPI) Fahrenberg et al., 1969)], Befindlichkeitsmessungen [Eigenschaftswörterliste (EWL), Bf-s v. Zerssen, 100 mm Linie), Erhebung der klinisch-psychiatrischen Symptomatik (Interview, AMDP 3 und 4 (Angst et al., 1969), IMPS von Lorr, 1966), soziale Anpassung (sozialer Anpassungsfragebogen von Weissmann 1976, New Haven, Connecticut, unveröffentlichtes Manuskript)], Therapiebeurteilungsbögen direkt nach der Therapiestunde und eine Woche nach der Sitzung, Fragebogen für Video-feedback.

Zeitraster der Untersuchungen

Voruntersuchung, therapiebegleitende Testung, Nachuntersuchung, follow up nach 3–6 Monaten.

Effizienz von Psychodrama

Sowohl für gemischte Patientengruppen mit Neurose- und Psychose-Patienten als auch für reine Psychose-Patientengruppen (Schizophrenien) ließ sich in der Gegenüberstellung zu einer Kontrollgruppe, die eine Freizeitaktivität ausführte, zeigen, daß die Psychodramatherapie günstiger abschnitt in der Besserung einiger klinisch relevanter Persönlichkeitsdimensionen, Besserung der Gesamtpsychopathologie (siehe Abb. 1), im Erreichen der individuell zwischen Therapeut und Patient bei Be-

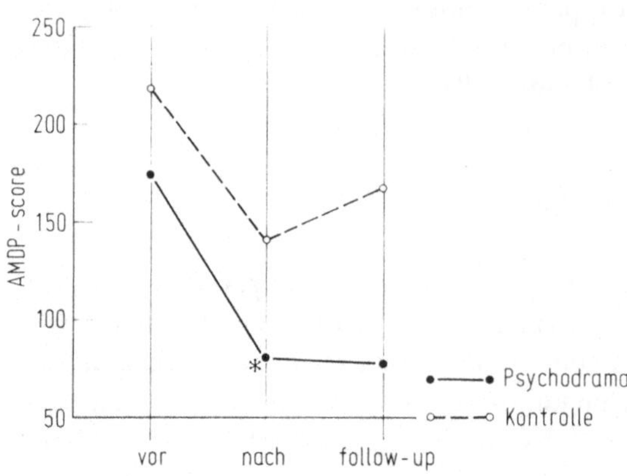

Abb. 1. Änderung des Gesamtpsycho-pathologie-Scores im AMDP in einer 2 Monate dauernden Psychodrama- und Freizeitaktivitätsgruppe (Kontrollgruppe) mit Psychose- und Neurose-Patienten.

ginn der Behandlung formulierten Therapieziele und schließlich in der positiven Beurteilung und Attraktivität der Therapie. Nach Ende der Therapie war im follow-up ein gewisser Regressionseffekt in Richtung der Ausgangswerte zu beobachten, der Therapieerfolg blieb somit nicht völlig stabil.

Therapeutischer Prozeß und Verlauf in den Sitzungen

Der unterschiedliche therapeutische Prozeß von Psychose- und Neurose-Patienten zeigt sich bereits in der emotionalen Reaktion auf die einzelnen Therapiestunden. Abbildung 2 zeigt die Mittelwertskurve der durch die Sitzung bedingten Befindlichkeitsänderung, wobei über 21 Sitzungen einer Gruppe mit 5 Neurose- und 5 Psychose-Patienten gemittelt wurde. Dargestellt ist das Profil in der Eigenschaftswörterliste (EWL) von Janke u. Debus (1978), sowie die Änderung auf der 100 mm Linie und dem Befindlichkeitsfragebogen von von Zerssen (1976). Während bei Psychose- und Neurose-Patienten durch die Therapiestunde eine Zunahme der Aktivität zu verzeichnen ist, bleibt bei den Psychose-Patienten das allgemeine Wohlbefinden im wesentlichen unverändert, bei den Neurose-Patienten wird es durch die Therapiestunde deutlich angehoben. Die emotionale Gereiztheit nimmt bei den Psychose-Patienten zu, bei den Neurose-Patienten geringfügig ab. Bei der 100 mm Linie und in der Bf-s ist bei den Neurose-Patienten eine Besserung, bei den Psychose-Patienten eine Verschlechterung zu sehen. Zu diesem Ergebnis muß relativierend hinzugefügt werden, daß die Neurose-Patienten mit deutlich höherer Angst und emotionaler Gereiztheit als Ausgangswerte in die Therapiestunden gingen und diese dann besser kathartisch abbauen konnten, während die Psychose-Patienten eine ausgeglichenere Affektivität zu Beginn der Therapiestunde hatten [da die Abb. 2 die Differenzwerte = (nachher minus vorher) angibt ist das Ausgangsniveau nicht dargestellt]. Insgesamt zeigte sich neben den unterschiedlichen Profilen eine eingeschränkte affektive Reaktionsbreite der Psychose-Patienten im Vergleich zu den Neurose-Patienten in den Befindlichkeitsskalen (signifikant niedrigere Varianz)[1].

---

1 Dies kann natürlich zumindest teilweise auf die Wirkung von Psychopharmaka bei den Psychose-Patienten zurückgehen. Da sich jedoch andererseits in der EWL ein durchaus akzentuiertes und nicht (neuroleptisch-) nivelliertes Profil bei den Psychose-Patienten ergibt, glauben wir nicht, daß der Befund der eingeschränkten affektiven Reaktionsbreite lediglich ein Psychopharmakaeffekt ist.

Es wird aus diesen Befunden und auch aus dem Vergleich von Ratings der Patienten und Ratings der Therapeuten über den kathartischen Effekt einer Therapiestunde geschlossen, daß Psychose-Patienten weniger oder keine Fähigkeiten zum kathartischen Reagieren haben. Sie werden damit durch die Therapiestunde vordergründig gesehen stärker belastet, was sich jedoch nicht bezüglich der günstigen Beurteilung der Therapie oder Motivation zur Mitarbeit auswirkt (die Psychose-Patienten fehlten in unseren Gruppen insgesamt seltener als Neurose-Patienten). Betrachtet man die Befindlichkeitsänderung durch die Therapiestunde unter dem Aspekt, ob ein Patient Protagonist war [also sein Problem bzw. seine psychische Situation in einem Spiel dargestellt hat und dabei vom Psychodramaleiter und von anderen Mitspielern (Antagonisten) unterstützt wurde] so ergibt sich, daß sich die Protagonisten nach dem Spiel eher besser fühlen als der Rest der Gruppe. Nimmt man die gleiche Aufteilung Protagonisten (Neurose- und Psychose-Patienten getrennt dargestellt) und Restgruppe vor und betrachtet die Therapiebeurteilungsbögen (wobei die Polaritäten sämtlich durch eine siebenstufige Skala verbunden sind, also 1 = sehr wenig bis 7 = sehr viel; in der graphischen Darstellung ist nur der Bereich zwischen 4 und 6 dargestellt), so zeigt sich in der Beurteilung gleich nach der Sitzung, daß die Protagonisten eine positivere Einschätzung abgeben (s. Abb. 3). In der rückblickenden Beurteilung der Therapiestunde nach einer Woche hat sich dieser Trend verstärkt und die Protagonisten heben sich noch weiter in der positiven Beurteilung von der Restgruppe ab, dabei die Psychose-Patienten in zwei

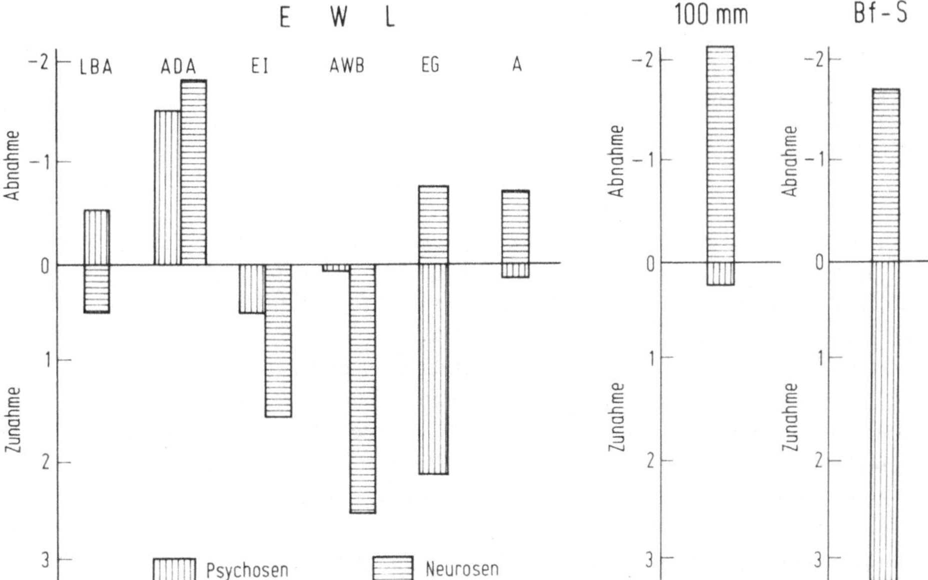

Abb. 2. Mittelwertkurve der Delta-Werte (Differenzwerte = (nachher – vorher) erhoben in den einzelnen Therapiestunden und für Neurose- und Psychose-Patienten getrennt als Mittelwert über 21 Sitzungen gezeigt). EWL-Dimensionen: LBA: Leistungsbezogene Aktivität; ADA: allgemeine Desaktivität; EI: Extraversion/Introversion; AWB: allgemeines Wohlbefinden; EG: emotionale Gereiztheit; A: Angst. Bei der 100 mm-Linie und Bf-S bedeutet Abnahme = Besserung und Zunahme = Verschlechterung.

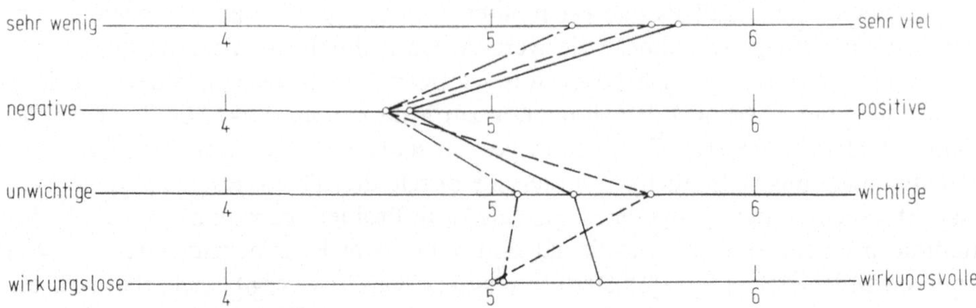

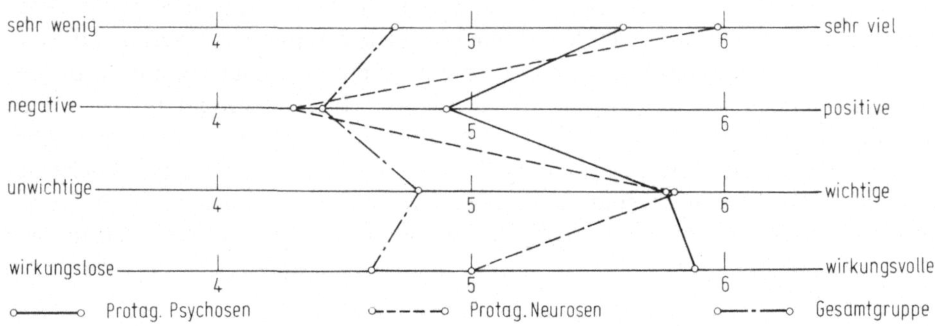

Abb. 3. Beurteilung der Therapie (Mittelwert über 21 Sitzungen) direkt nach der Gruppensitzung und 1 Woche später. Die Polaritäten liegen zwischen den Extremen 1 (sehr wenig, negative, unwichtige, wirkungslose Erfahrungen) und 7 (sehr viel, positive, wichtige, wirkungsvolle Erfahrungen). In der graphischen Darstellung ist nur der Bereich zwischen 4 bis 6 herausgegriffen.

Polaritäten noch höher als die Neurose-Patienten. Bezogen auf die Nachwirkungen der Therapie liegen ebenfalls die Protagonisten über der Restgruppe, hier scheinen jedoch in der Umsetzung der Therapieerfahrungen die Neurose-Patienten mehr als die Psychose-Patienten zu profitieren (Abb. 4).

Bei der Betrachtung der klinischen Besserung über den gesamten Therapieverlauf, der Ergebnisse in den psychologischen Tests und im Erreichen der Therapieziele zeigen sowohl Neurose- als auch Psychose-Patienten eine Besserung, nach Therapieende im follow up ist der stärkere Regressionseffekt bei den Psychose-Patienten zu sehen. Dies könnte dafür sprechen, daß insbesondere das Gruppengefühl und die Geborgenheit in der Gruppe einen wichtigen Substitutionseffekt im gestörten Kontaktbereich der Psychose-Patienten hatte, der mit Ende der Therapie dann fortfällt. Hierfür spricht auch, daß die Psychose-Patienten Gruppenspiele besonders positiv und hoch einschätzen sowie im Katalog der Problembereiche und Therapieziele an erster Stelle Isolation und Kontaktprobleme angaben.

Bezüglich der angewandten Psychodrama-Techniken erschien es uns günstig, bei Psychose-Patienten mehr die Realitätsebene etwa im Rollenspiel zu betonen, ferner muß der Therapeut durch mehr Strukturierung und auch mehr Angebot den reduzierten Erlebens- und Verhaltensfreiraum der Psychose-Patienten berücksichtigen. Hier hat sich uns besonders die gemeinsame Behandlung von Neurose- und Psychose-Patienten in der gleichen Gruppe bewährt: Einmal entspricht eine solche Zusammensetzung der Situation auf den psychiatrischen Stationen und man muß keine besondere Selektion treiben, zum zweiten können Neurose- und Psychose-Patienten voneinander profitieren. Die Psychose-Patienten sind zurückhaltender, haben eine größere Hemmschwelle vor Protagonistenspielen, nehmen auf der anderen Seite die Gruppe oft „ernster" als die Neurosen-Patienten und betonen die Geborgenheit, das Beschützt- und Verstandenwerden in der Gruppe. Durch manchmal sehr direkte und unverstellte Reaktionen, die wohl auch zum Teil mit der verminderten Abwehr von Psychose-Patienten zusammenhängen, können sie wertvolle Impulse zum Gruppenprozeß geben. Die Neurose-Patienten neigen unserer Erfahrung nach in einer gemischten Gruppe weniger zum Agieren, wenn sie in den Psychose-Patienten das doch im Vergleich zu ihnen größere Maß an Gestörtheit wahrnehmen und können dann auch altruistische und kooperative Impulse verwirklichen. Bezüglich stimulierender und in die Tiefendimension führenden intensiven Protagonistenspielen sind die Neurose-Patienten eher geeignet als die Psychose-Patienten, letztere können jedoch auch beim Zuschauen in der Identifikation mitgehen ohne sich selber als Protagonist exponieren zu müssen, was ihnen Gewinn bringt.

Das von uns routinemäßig eingesetzte Video-feedback wird – wie wir in einer Studie belegen konnten – von den Patienten überwiegend als aufschlußreich, hilf-

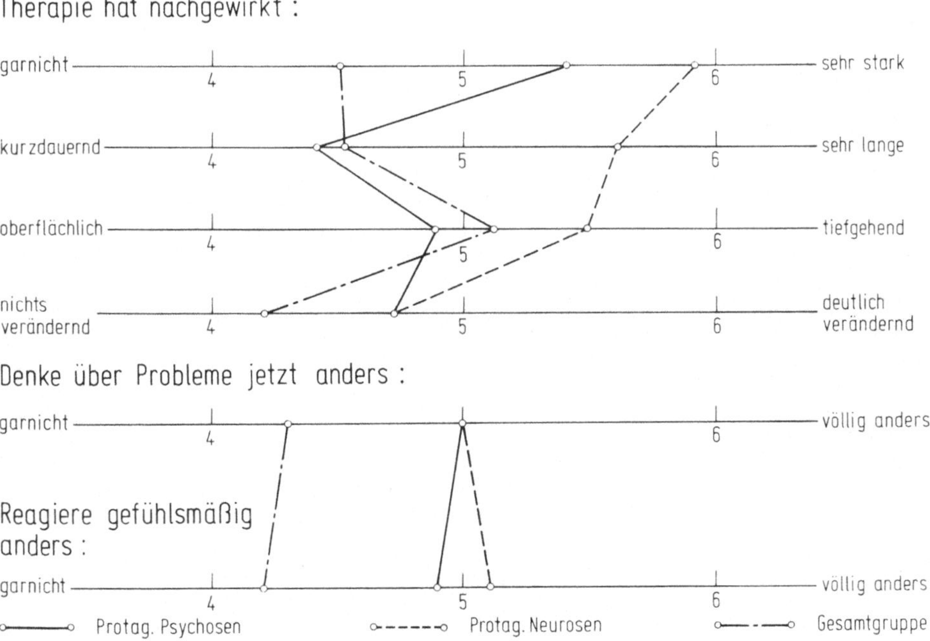

Abb. 4. Beurteilung der Therapie (Mittelwert über 21 Sitzungen) eine Woche nach der Therapiestunde. Die Polaritäten liegen zwischen den Extremen 1 (gar nicht, kurzdauernd etc.) und 7 (sehr stark, sehr lange etc.). In der graphischen Darstellung ist nur der Bereich zwischen 4 bis 6 herausgegriffen.

reich und wichtig insbesondere nach eigenen Protagonistenspielen eingeschätzt. Wir zeigen dabei Ausschnitte aus der Spielphase des Psychodramas mit einer Gesamtdauer von zusammen ca. 15–20 Minuten, die nach Gruppenwunsch variabel etwa in der gleichen Sitzung oder in der Erwärmungsphase der nächsten Therapiesitzung präsentiert werden.

Eine Pharmakotherapie insbesondere der Psychose-Patienten unter der Gruppentherapie mit Psychodrama war und ist – wenn von der klinischen Symptomatik her erforderlich – selbstverständlich und wird durch den guten Arzt-Patienten-Kontakt erleichtert. Eine Psychodramasitzung ist überdies ein gutes diagnostisches Instrument, um etwa eine sich wieder anbahnende Exazerbation psychotischer Symptomatik erkennen zu können, was zur frühzeitigen Gegensteuerung mit Psychopharmaka genutzt werden kann. Gerade unter dem Konzept einer kombinierten pharmakotherapeutisch-psychotherapeutischen Behandlung der Psychose-Patienten (s. auch Winkler, 1978), das einem jeweils gesonderten Vorgehen überlegen ist, können wir die Bedenken von Autoren wie Slawson (1977) gegen die Anwendung einer Erlebnistherapie wie Psychodrama bei Psychose-Patienten nicht teilen. In unseren kontrollierten Studien war überdies die Zahl der Rückfälle in Psychodrama- und Freizeitaktivitätsgruppen nummerisch gleich und entsprach dem klinischen Erwartungswert (für genaue statistische Belege dieser Frage wären jedoch längere Zeiträume und größere Patientenzahlen erforderlich).

Mitarbeiter der Studien:

G. Detter, B. Eibl-Eibesfeldt, B. Gmelin, E. Hürter, G. Lerchl-Wanie, D. Kern, R. Wolf, K. J. Zander.

9.3 Literatur

Angst J, Battegay R, Bente D (1969) Das Dokumentationssystem der Arbeitsgemeinschaft für Methodik und Dokumentation in der Psychiatrie (AMDP). Arzneim Forsch 19:399–405
Beckmann D, Richter HE (1972) Gießen-Test. Huber, Bern Stuttgart Wien
Bender W (1980) Psychodrama im Psychiatrischen Krankenhaus: Methoden, Einsatzmöglichkeiten und Effekte, Gruppenpsychother Gruppendyn 15/3/4:348–352
Bender W, Detter G, Eibl-Eibesfeldt B, Engel-Sittenfeld P, Gmelin B, Wolf R, Zander KJ (1979) Psychodrama-versus-Freizeitgruppe: Effekte einer 25-stündigen Gruppenpsychotherapie bei psychiatrischen Patienten. Fortschr Neurol Psychiatr 47:641–658
Bender W, Eibl-Eibesfeldt B, Lerchl G, Zander KJ (1981) Psychodramatherapie mit Neurose- und Psychose-Patienten unter Einsatz von Video-feedback. Psychother Psychosom Med Psychol 31:125–131
Doty W (1975) Role playing and incentives in the modification of the social interaction of chronic psychiatric patients. J Consult Clin Psychol 43/5:676–682
Fahrenberg J, Selg H, Hampl R (1973) Das Freiburger Persönlichkeitsinventar (FPI). Hogrefe, Göttingen
Gombert K (1979) Anwendung und Indikation des Psychodramas. Integr Ther 1/2:38–50
Hartwich P (1974) Rollenspiel als Reha-Training bei Psychosen. Psychother Med Psychol (Stuttg) 24/2:55–60
Janke W, Debus G (1978) Die Eigenschaftswörterliste EML, eine mehrdimensionale Methode zur Beschreibung von Aspekten des Befindens. Hogrefe, Göttingen
Kiresuk TJ, Lund SH (1979) Goal attainment scaling: Research, evaluation and utilisation. In: Schulberg HC (ed) Program evaluation in the health fields, vol II. Human Sciences Press, New York

Leutz GA (1974) Das klassische Psychodrama nach J.L. Moreno. Springer, Berlin Heidelberg New York

Lorr M, Klett CJ (1966) Inpatient multidimensional psychiatric scale (IMPS). Consulting Psychologists Press, Palo Alto

Moreno JL (1959) Gruppenpsychotherapie und Psychodrama. Thieme, Stuttgart

Nitsun M, Stapleton JH, Bender MP (1974) Movement and drama therapy with long-stay schizophrenics. Br J Med Psychol 47:101–109

Rabiner CJ, Drucker M (1967) The use of psychodrama with hospitalized schizophrenic patients. Dis Nerv Syst 28:34

Rave-Schwank M (1976) Soziales Lernen für seelisch Behinderte durch Rollenspiele in der Gruppe. Psychiatr Prax 3:58–62

Schatzberg AF, Lobis RA, Westfall MP (1974) The use of psychodrama in the hospital setting. Am J Psychother 28/4:553–565

Slawson SR (1977) Analytische Gruppentherapie. Theorie und praktische Anwendung. Fischer, Frankfurt, S 273

Spreen O (1963) MMPI Saarbrücken. Handbuch zur deutschen Ausgabe des MMPI von Hathaway SR und MacKinley JC. Huber, Bern

Winkler WTh (1978) Wechselwirkung zwischen psychopharmakologischer Therapie und Milieutherapie. In: Heim E (Hrsg) Milieutherapie. Huber, Bern Stuttgart Wien, S 136–143

Zerssen Dv (1976) Klinische Selbstbeurteilungsskalen (KSb-S) aus dem Münchner psychiatrischen Informations-System (PSYCHIS München) unter Mitarbeit von Koeller DM. Beltz, Weinheim

10 Analytische Gruppentherapie mit Schizophrenen und Neurotikern – ein Modellversuch

D. Sandner

Die Erforschung der Möglichkeiten und Grenzen ambulanter psychotherapeutisch-psychoanalytischer Gruppenbehandlung *schizophrener Patienten gemeinsam mit Neurotikern* ist sowohl für eine psychotherapeutische Behandlung schizophrener Patienten durch niedergelassene Psychotherapeuten als auch für langfristige Programme der psychotherapeutischen Nachbehandlung dieser Patienten durch psychiatrische Kliniken dringend erforderlich. Wir haben deshalb an der Forschungsstelle für Psychopathologie und Psychotherapie in den letzten Jahren ein *gruppentherapeutisches Behandlungsprogramm von 2 Jahren* entwickelt, in dem wir neurotische und psychotische Patienten gemeinsam behandeln. Das Programm basiert auf der jahrzehntelangen Erfahrung in der psychoanalytischen Einzelbehandlung schizophrener Patienten durch den Leiter unseres Instituts Paul Matussek (1958, 1976, 1980), der 1968 von Manfred Pohlen an unserer klinischen Abteilung begonnenen analytischen Gruppentherapie mit schizophrenen und neurotischen Patienten (Pohlen, 1972) sowie der Modellüberlegung zum affektiven Geschehen in Therapiegruppen von Sandner (1978).

10.1 Unser Behandlungs-Setting

Das Therapieprogamm umfaßt 2 Jahre analytische Gruppensitzungen, wobei die Patienten zunächst 4 Monate in unserer Klinik stationär behandelt werden. Während dieser Zeit finden wöchentlich 3 analytische Gruppensitzungen (jeweils 90 Minuten) mit den 8 Patienten (4 Männer, 4 Frauen) der Therapiegruppe und 2 mehr gruppendynamisch orientierte Sitzungen statt, an denen alle Patienten teilnehmen, die sich auf unserer Station befinden (meist 15). Anschließend an den stationären Aufenthalt wird die Behandlung 4 Monate lang mit jeweils einer analytischen Gruppensitzung und einer mehr gruppendynamisch-problembezogenen Gruppensitzung pro Woche weitergeführt. Die restlichen 16 Monate der Therapie findet eine analytische Gruppensitzung pro Woche statt. Während der gesamten Behandlung werden die Patienten – falls erforderlich – von uns auch medikamentös behandelt. Bei psychotischen Rückfällen während und nach der Behandlung können die Patienten vorübergehend wieder in unserer Klinik aufgenommen werden. Wir beginnen die Therapie bei den schizophrenen Patienten im Stadium der Remission, d. h. nicht während einer akuten psychotischen Krise.

10.2 Die behandelten Patienten

In dem gerade geschilderten Modellprogramm haben seit 1977 10 Gruppen mit insgesamt 80 Patienten begonnen. Bei 55 dieser Patienten stellten wir die Diagnose Psychose (34 schizophrene Patienten, 15 schizo-affektive sowie 6 endogen-depressive Patienten), 12 Patienten hatten eine Borderline-Persönlichkeitsstörung im Sinne von Kernberg (1978) und 13 Patienten litten an einer – meist chronifizierten – schweren neurotischen Störung. Da durchschnittlich 3 von 8 Patienten während des Therapiezeitraumes von 2 Jahren die Therapie abgebrochen haben, haben wir insgesamt 23 neue Patienten in die Gruppen hinzu genommen (8 schizophrene Patienten, 4 schizo-affektive, 1 endogen-depressiven, 1 Borderline-Patienten sowie 9 neurotische Patienten).

Wie aus dieser zahlenmäßigen Verteilung deutlich wird, sind in unseren Gruppen die psychotischen Patienten durchwegs in der Überzahl (jeweils etwa 5 vor allem schizophrene Patienten und höchstens 3 neurotische oder Borderline-Patienten). Die folgenden Befunde gelten deshalb für diese eigentlich ungünstige Gruppenzusammensetzung. Fünf der zehn Gruppen unseres Modells sind bereits abgeschlossen.

10.3 Besonderheiten im klinischen Verlauf der Behandlung

Entgegen der weitverbreiteten Auffassung, wonach vor allem schizophrene Patienten nicht gemeinsam mit neurotischen behandelt werden sollten (Battegay, 1973; Greve, 1976; Finke u. Waniek, 1979), haben wir die Erfahrung gemacht, daß eine gemeinsame Behandlung dieser Patientengruppen möglich und für beide Arten von Störungen auch hilfreich ist. Zu Beginn der Gruppenbehandlung treten zwar öfter starke Ängste der neurotischen Patienten auf, weil diese Patienten die oft sehr direkte unverhüllte Äußerung von Problemen, Ängsten und Impulsen der schizophrenen Patienten schwer ertragen können. Es gibt auch Schwierigkeiten, was die symbolische indirekte Ausdrucksweise der schizophrenen Patienten angeht. Insgesamt gesehen aber ist der Widerstand der neurotischen Patienten gegen das Verhalten der schizophrenen Patienten weniger stark als vielfach befürchtet wird. Unser Eindruck ist auch, daß es für die neurotischen Patienten *günstig* ist, mit Schizophrenen gemeinsam in einer Gruppe zu arbeiten, weil die eigene Abwehr vor allem auch durch die Schwere der schizophrenen Problematik nicht lange aufrecht erhalten werden kann. Die schizophrenen Patienten ihrerseits profitieren von der größeren Stabilität und Angsttoleranz neurotischer Patienten. Große Schwierigkeiten bereiten in gemischten Gruppen von Neurotikern und Psychotikern vor allem Borderline-Patienten [im Sinne von Kernberg, 1978]. Diese Patienten, die sich durch häufige aggressive Ausbrüche, geringe Frustrationstoleranz und abrupte Stimmungsschwankungen auszeichnen, geraten in Gruppen mit schizophrenen Patienten leicht in Panik und versuchen dann, den Gruppenprozeß richtiggehend durch ihr agierendes aktives Verhalten zu „zerhacken". Die schizophrenen Patienten ihrerseits sind ausgesprochen irritiert durch die affektiven Ausbrüche der Borderline-Patienten bis hin zur Gefahr der psychotischen Dekompensation. Wir tendieren deshalb mittlerweile dazu, Borderline-Patienten nicht gemeinsam mit schizophrenen Patienten zu behandeln.

Im Gegensatz zur häufig vertretenen Auffassung (z. B. v. Zerssen, 1964) lassen sich schizophrene Patienten durchaus in *analytischen* Gruppen behandeln, sofern einige Besonderheiten berücksichtigt werden, auf die wir unter Punkt 5 noch eingehen werden. Darüberhinaus scheint eine ausgesprochen *gruppenanalytische* Behandlung mit dem Schwerpunkt der Arbeit im Hier und Jetzt der Gruppe nicht nur möglich sondern auch günstig, da diese Patienten sich hierdurch in das Gruppengeschehen eingebunden fühlen, was sie ja realiter auch immer sind (Sandner, 1980; Schwarz u. Sandner, im Druck). Wir haben sogar den Eindruck, daß schizophrene Patienten weniger Abwehr zeigen, was z. B. Interpretationen des Gruppengeschehens angeht, als neurotische Patienten.

Das Verhalten schizophrener Patienten ist in der Anfangsphase der Gruppe häufig charakterisiert durch starke Zurückhaltung. Das Geschehen wird zunächst mehr von den neurotischen oder besonders den Borderline-Patienten bestimmt. Ausnahmen bilden präpsychotische Patienten und Patienten, die chronisch getrieben sind und nur durch eine hohe Medikation am Ausbruch einer Psychose gehindert werden. Diese appellieren stark durch ihr Verhalten direkt an den Gruppenleiter.

Im Verlauf der Gruppentherapie trat bei 9 von 10 unserer schizophrenen Patienten, die meist mehrere psychotische Dekompensationen vor Beginn unserer Behandlung erlebt haben, während des Behandlungszeitraumes von 2 Jahren eine weitere Psychose auf. Diese kündigt sich häufig an durch übermäßige Gereiztheit oder Auflehnung dem Gruppenleiter gegenüber, sowie der Tendenz, die Medikamente abzusetzen. Die Patienten werden in der Gruppe dann häufig übermäßig aktiv und können Stille und Spannung kaum ertragen. Wir haben den Eindruck, daß diese psychotischen Dekompensationen zu erwartende und für die Therapie durchaus nicht ungünstige Krisen darstellen. Unklar ist, ob diese Krisen therapiebedingt auftreten oder auch in dem 2-Jahreszeitraum aufgetreten wären, wenn keine Psychotherapie durchgeführt worden wäre. In jedem Fall besteht während dieser psychotischen Krisen die Möglichkeit, Konflikte, die im Intervall weniger deutlich in Erscheinung treten, durchzuarbeiten (vgl. Sandner 1980; Schwarz, 1980 b).

Die *neurotischen Patienten* sind zunächst von den psychotischen Verhaltensweisen der schizophrenen Patienten ziemlich irritiert und reagieren ängstlich. Es ist auch eine deutliche Verringerung der eigenen Klagen festzustellen. Im Verlauf der gemeinsamen Arbeit während der psychotischen Krise eines schizophrenen Patienten entwickeln die neurotischen Patienten aber ein größeres Verständnis für und eine engere Beziehung zu den Schizophrenen insgesamt, ebenso eine größere Offenheit, was eigene tiefliegende Konflikte anbelangt.

Die *Abbruchquote* schizophrener Patienten bei der Gruppenbehandlung ist nach unseren Erfahrungen nicht größer als bei neurotischen Patienten (3 von 8 Patienten während des 2-Jahreszeitraumes). Sie ist aber deutlich höher bei schizophrenen Patienten, die zur Zeit der Behandlung noch eine wichtige Rolle im pathogenen Milieu ihrer Familie spielen. Darüberhinaus brechen schizophrene Patienten auch häufiger die Behandlung ab, wenn sie präpsychotisch die Therapie beginnen.

Von den 12 Borderline-Patienten unserer Patientenpopulation haben nur 6 die Therapie beendet. Hier ist allerdings anzumerken, daß 3 Patienten wegen übermäßig aggressiver Ausbrüche oder selbstgefährlichem Agieren aus den Gruppen herausgenommen werden mußten. Dies war bei keinem der neurotischen oder der psychotischen Patienten erforderlich.

10.4 Besondere Belastungen des Gruppentherapeuten

Es besteht volle Übereinstimmung zwischen den 6 Gruppentherapeuten unseres Projekts, daß Gruppen mit psychotischen und neurotischen Patienten bedeutend belastender sind als reine Neurotikergruppen. Während, vor allem aber nach Sitzungen mit gemischten Gruppen fühlten die Gruppentherapeuten sich bisweilen diffus unwohl und stark aber ebenso diffus belastet. Dies dürfte weniger auf eigene ungelöste Konflikte des Therapeuten zurückzuführen sein, als auf die spezifische Psychodynamik, die von den schizophrenen Patienten ausgeht (Sandner, 1980).

Vermutlich werden von diesen Patienten phantasierte oder reale pathologische Objektbeziehungen in die Gruppe als Ganze, die einzelnen Gruppenteilnehmer und den Gruppenleiter projiziert, wobei besonders beim Gruppenleiter angstvolle, starkes Unwohlsein oder eine starke Besorgnis erzeugende Gefühle ausgelöst werden. Wahrscheinlich handelt es sich hierbei bei den schizophrenen Patienten ebenso wie beim Therapeuten um die Wiederbelebung von frühen Beziehungen zwischen Mutter und Kind während der vorsprachlichen symbiotischen Phase der kindlichen Entwicklung. Möglicherweise sind es die geschilderten heftigen Gefühle, die bei einer ganzen Reihe von Therapeuten dazu geführt haben, die psychotherapeutische Behandlung schizophrener Patienten wieder aufzugeben. Unsere Erfahrung ist, daß die starke emotionale Belastung des Gruppentherapeuten abnimmt mit zunehmender Erfahrung und mit der Möglichkeit des kontinuierlichen Austausches der eigenen Erfahrungen mit Kollegen. Eine wichtige Rolle spielen auch zusätzliche Maßnahmen, die über die analytische Gruppenbehandlung von Neurotikern hinausgehen.

10.5 Zusätzliche therapeutische Maßnahmen, welche die gruppentherapeutische Behandlung erleichtern

Während psychotischer Krisen fühlt der Gruppentherapeut sich häufig gedrängt, sich übermäßig um die schizophrenen Patienten zu kümmern, z. B. vermehrt *Einzelgespräche* zu führen. Solche Einzelgespräche sind wichtig für die Durcharbeitung der Krise. Es sollten aber in der Regel nicht mehr als 2 Stunden pro Woche durchgeführt werden, nach Abklingen der psychotischen Symptomatik kann die Therapie wieder völlig auf die Gruppenarbeit konzentriert werden. Bei Patienten, die während einer solchen Krise eine negative Übertragung auf den Gruppenleiter entwickeln, sind Einzelgespräche nicht indiziert, wohl aber eine medikamentöse und stationäre Behandlung, bis sich die Patienten wieder einigermaßen stabilisiert haben.

Während einer psychotischen Krise ist es erforderlich, die Möglichkeit der *Aufnahme der schizophrenen Patienten in eine Klinik* zu haben, mit der eine kontinuierliche und für psychotherapeutische Belange aufgeschlossene Kooperation möglich ist. Eine solche stationäre Aufnahme ist sowohl für den Therapeuten als auch für den Patienten entlastend, auch dann, wenn der Patient sich gegen eine solche Aufnahme sträubt. Übermäßiges Engagement des Gruppentherapeuten den Patienten ambulant durch die Krise zu bringen, führt meist nicht zu einer Verkürzung der Psychose, überfordert den Therapeuten und erzeugt beim Patienten oft starke Gefühle der Scham nach dem Abklingen der Krise.

Durch die *gleichzeitige medikamentöse und gruppentherapeutische Behandlung* schizophrener Patienten können psychotische Krisen gemildert, Therapieabbrüche verringert und eine kontinuierliche Mitarbeit der Patienten gesichert werden (Battegay u. Marschall, 1978). Zugleich entlastet die Medikation sowohl den Patienten als auch den Gruppentherapeuten.

Durch die gruppentherapeutische Behandlung verändern sich regelmäßig die bisherigen Beziehungen oder pathologische „Arrangements" zwischen Patienten und ihren Angehörigen. Es ist deshalb für die gruppentherapeutische Arbeit oft günstig, gemeinsame Gespräche mit den jeweiligen Patienten und ihren Angehörigen zu führen, vor allem, um irrationale Ängste der Angehörigen zu verringern, die sich mittelbar auf das Verhalten der Patienten in der Gruppe auswirken (Schwarz, im Druck). Wie bieten deshalb zu Beginn der Therapie und auch in ihrem Verlauf, vor allem den Bezugspersonen der schizophrenen Patienten, aber auch denen der Neurotiker, die Möglichkeit von gemeinsamen Gesprächen an.

10.6 Indikation zur Gruppenbehandlung

Obwohl 80% der Schizophrenen und 90% der neurotischen Patienten, die wir in unserer Ambulanz sehen, in Gruppen adäquat behandelt werden können, ist für die restlichen 20 bzw. 10% eine *gruppentherapeutische Behandlung kontraindiziert:* Es handelt sich hierbei um Patienten, die in Gruppen zu große Angst entwickeln und um solche, die einen besonderen Stellenwert im pathogenen Beziehungsgeflecht ihrer Familie haben. Patienten mit übergroßer Angst sollten zunächst einzeltherapeutisch behandelt werden; für Patienten mit enger konfliktuöser Bindung an die Familie, besonders die Eltern, ist *Familientherapie* strikt indiziert (Sandner u. Rüschemeyer, 1981; Schwarz, 1980 a). Borderline-Patienten behandeln wir nur in Gruppen, wenn abzusehen ist, daß sie nicht in Belastungssituationen übermäßig zu agieren beginnen. In der Regel ist es für diese Patienten erforderlich, eine gewisse Zeit (etwa 1 Jahr) eine vorbereitende Einzeltherapie von einer Stunde pro Woche vor Beginn der Gruppentherapie durchzuführen. Unser Eindruck ist, daß es günstig ist, Borderline-Patienten gemeinsam mit weniger gestörten neurotischen Patienten, nicht aber mit schizophrenen Patienten, zu behandeln.

10.7 Vorläufige Bemerkungen zur Effizienz unserer Behandlung

Empirische Ergebnisse über die Effizienz unserer gruppentherapeutischen Behandlung liegen noch nicht vor. Wir planen eine katamnestische Untersuchung 2 Jahre nach Beendigung der Gruppentherapie, die frühestens im Herbst 1981 beginnen kann (die erste der zehn Gruppen wurde im November 1979 abgeschlossen).

Unser *klinischer Eindruck* ist, daß sowohl die neurotischen als auch die psychotischen Patienten sich während und nach der 2 Jahre dauernden Therapie stabilisieren, was die berufliche und partnerschaftliche Situation angeht. Bei den schizophrenen Patienten wächst die Krankheitseinsicht und die Bereitschaft, sich in psychotischen Krisen um psychotherapeutische und medikamentöse Hilfen zu bemühen und diese auch anzunehmen. Darüberhinaus stimmen alle Gruppentherapeuten unseres Projekts darin überein, daß die 2 Jahre dauernde Therapie *zu kurz* ist (vgl. auch Matussek u. Triebel, 1974; Mosher u. Keith, 1979). Günstiger wäre sicherlich eine Gruppentherapie von wenigstens 3 Jahren, ein Zeitraum, der in der gruppentherapeutischen Literatur ganz allgemein als optimal angegeben wird.

10.8 Vorschläge für niedergelassene Therapeuten

Wir sind von unseren Erfahrungen her der Auffassung, daß schizophrene Patienten gemeinsam mit neurotischen auch von niedergelassenen Gruppentherapeuten *ambulant* behandelt werden können, wobei folgendes Behandlungsmodell günstig und praktikabel zu sein scheint:

1. Die Gruppentherapie sollte in Form einer offenen Gruppe wenigstens 3, besser 4–5 Jahre durchgeführt werden;

2. in einer Gruppe von 8 Patienten sollten nicht mehr als 3 schizophrene Patienten, höchstens 1 Patient mit Borderline-Persönlichkeitsstörung oder endogener Depression sowie 4 neurotische Patienten, davon keiner mit Suchtproblematik zusammenarbeiten;

3. es ist unbedingt erforderlich, die Behandlung in enger Kooperation mit einer psychiatrischen Klinik durchzuführen;

4. sofern der Gruppentherapeut Psychologe ist, ist eine enge Zusammenarbeit mit einem Psychiater bezüglich der Medikation unabdingbar;

5. schließlich ist es von der emotionalen Belastung her dringend geboten, die Möglichkeit einer kontinuierlichen Supervision oder aber auch des ständigen Austausches mit Kollegen zu haben, die auch schizophrene Patienten behandeln.

10.9 Literatur

Battegay R (1973) Der Mensch in der Gruppe, Bd II. Allgemeine und spezielle gruppenpsychotherapeutische Aspekte. Huber, Bern Stuttgart Wien

Battegay R, Marschall R (1978) Results of long-term group psychotherapy with schizophrenics. Compr Psychiatry 19:349–353

Finke J, Waniek W (1979) Unterschiedliche psychiatrische Patienten in gemeinsamer Gruppentherapie. Z Psychother Med Psychol 29:62–65

Greve W (1976) Gruppenarbeit mit Schizophrenen. Gr Ther Gr Dyn 11:130–149

Kernberg OF (1978) Borderline Störungen und pathologischer Narzißmus. Suhrkamp, Frankfurt

Matussek P (1958) Psychotherapie bei Schizophrenen. In: Frankl E, Gebsattel VE Frhr v, Schultz IH (Hrsg) Urban & Schwarzenberg, München Berlin (Handbuch der Neurosenlehre, Bd IV, S 385–417)

Matussek P (1976) Psychotherapie schizophrener Psychosen. Hoffmann & Campe, Hamburg

Matussek P (1980) Die Ausgangssituation des Schizophrenen als Ansatz zur Psychotherapie. Hexagon „Roche" 8/5:18–24

Matussek P, Triebel A (1974) Die Wirksamkeit der Psychotherapie bei 44 Schizophrenen. Nervenarzt 45:569–575

Mosher LR, Keith SJ (1979) Research on the psychosocial treatment of schizophrenia: a summary report. Am J Psychiatry 136:623–631

Pohlen M (1972) Gruppenanalyse. Vandenhoeck & Ruprecht, Göttingen

Sandner D (1978) Psychodynamik in Kleingruppen. Theorie des affektiven Geschehens in Selbsterfahrungs- und Therapiegruppen (Selbstanalytische Gruppen). Reinhardt, München

Sandner D (1980) Zur Psychodynamik von Schizophrenen in analytischen Gruppen mit Psychotikern und Neurotikern. Gr Ther Gr Gyn 15:32–50

Sandner D, Rüschemeyer Ch (1981) Die psychoanalytische Behandlung psychiatrischer Krankheiten. In: Hockel M, Feldhege FJ (Hrsg) Behandlung und Gesundheit. (Handbuch der angewandten Psychologie, Bd II, S 610–634) Moderne Industrie, München

Schwarz F (1980 a) Einzel- und Familientherapie bei schizophrenen Psychosen. Nervenarzt 51:644–653

Schwarz F (1980 b) Group analysis with schizophrenics. In: Pines M u. Rafaelsen L (Hrsg) Proceedings of the VII International Congress of Group Psychotherapy, Plenum Press, London, im Druck

Schwarz F, Sandner D (im Druck) Bericht der Arbeitsgruppe: Gruppenanalyse in der Klinik mit Psychotikern und anderen schwer gestörten Patienten. Gr Ther Gr Dyn

Zerssen Dv (1964) Stationäre Gruppenpsychotherapie mit relativ jugendlichen Schizophrenen. Psyche 18:532–545

11 Familientherapie bei schizophrenen Psychosen

F. Schwarz

An der Forschungsstelle für Psychopathologie und Psychotherapie in der Max-Planck-Gesellschaft in München wird nach früheren vereinzelten Behandlungen seit 3–4 Jahren *psychoanalytische Familientherapie* bei schizophrenen Patienten als „conjoint family therapy" systematisch praktiziert. Dieser therapeutische Ansatz basiert auf einer Fülle psychodynamischer und psychopathologischer Erkenntnisse aufgrund von mehr als 200 einzel- und gruppentherapeutischen Behandlungen an diesem Institut. Die Mitbehandlung Angehöriger neben der Einzeltherapie Schizophrener, mit der Paul Matussek (1959) schon in den 50iger Jahren begann, sowie die seit Jahren bei schizophrenen Gruppentherapie-Patienten routinemäßig durchgeführten Familiensitzungen bildeten eine weitere Voraussetzung für die Familientherapie.

Die folgenden Ausführungen konzentrieren sich auf Fragen der Indikation und des Behandlungs-Settings. Vorab soll mit einigen Bemerkungen zur Psychosenpsychotherapie und zu den theoretischen und empirischen Grundlagen der Familientherapie bei Schizophrenen der allgemeine Rahmen abgesteckt werden.

11.1 Allgemeines zur Psychosenpsychotherapie

Bei der nach wie vor nicht unumstrittenen psychotherapeutischen Behandlung Schizophrener (Cancro, 1978) stehen Fragen der Ätiologie und der Wirksamkeit der Psychotherapie im Mittelpunkt. Zum Problem der *Psychogenese bei schizophrenen Psychosen* liegen zahlreiche Untersuchungen vor, deren Ergebnisse von Goldstein u. Rodnick (1975), Jacob (1975), Dell (1980) und Liem (1980) in Übersichten zusammengefaßt und kritisch kommentiert wurden.

Exemplarisch hervorzuheben sind die Arbeiten von Wynne u. Singer (1965), Wynne et al. (1978), die einen Zusammenhang zwischen Kommunikationsstörungen der Eltern und der Erkrankung des später schizophrenen Kindes aufzeigen konnten.

Die älteren Untersuchungen dieser Arbeitsgruppe (Wynne u. Singer, 1965) erfuhren z. T. Kritik (z. B. von Hirsch 1979), aber auch breite Anerkennung und weitere Bestätigung durch Adoptionsstudien von Wynne et al. (1978). Die dabei gewonnenen Resultate stützen nicht nur die psychosoziale Hypothese der Entstehung der Schizophrenie, sondern auch die genetische Hypothese. Diese beiden Ergebnisse verhalten sich zueinander nicht gegensätzlich, sondern eher komplementär.

Ein weiteres grundsätzliches Problem stellt der Nachweis der *Wirksamkeit der Psychotherapie Schizophrener* dar. Die bisher vorliegenden Studien wurden von May (1976), Mosher u. Keith (1979, 1980) und de Witt (1980) zusammengefaßt. Die Ergebnisse sind noch widersprüchlich, sowohl was die Einzeltherapie als auch die Gruppen- und Familientherapie betrifft. Sie weisen aber in die Richtung, daß eine Kombination von Pharmako- und Psychotherapie zu den besten Behandlungserfolgen führt. Die Aussagekraft der Untersuchungen ist leider durch zu kurze Behandlungszeiten eingeschränkt. Nach den Erfahrungen an unserem Institut nimmt nämlich der Behandlungserfolg bis zu einer Behandlungsdauer von vier und mehr Jahren stetig zu (Matussek u. Triebel, 1974).

11.2 Voraussetzungen und Konzepte der Familientherapie bei Schizophrenen

Wenn es auch keine spezifischen therapeutischen Modelle der Familientherapie bei Schizophrenen gibt, so hat doch gerade das Studium von Familien mit schizophrenen Mitgliedern und ihre Behandlung die Entwicklung der Familientherapie ganz wesentlich beeinflußt. Familientherapie bezieht nach Bloch u. La Perriere (1973) ihre Anregungen aus den verschiedensten therapeutischen und theoretischen Bereichen. Insbesondere für die Familientherapie bei Schizophrenen spielt darüber hinaus die *Familienforschung* eine große Rolle. Sie befaßt sich nicht nur mit ätiologischen Fragen, sondern auch mit typischen Rollenmustern und Beziehungen der Familienmitglieder zueinander (z. B. Alanen et al., 1966; Lidz, 1973) sowie mit Formen gestörter Kommunikation (z. B. Winter u. Ferreira, 1967; Reiss, 1976).

Die verschiedenen *familientherapeutischen Konzepte* reichen von einem Ansatz, der sich auf den schizophrenen Patienten konzentriert, bis zu einem rein systemorientierten Vorgehen. In den Übersichten von Slipp (1973) und Madanes u. Haley (1977) werden Vor- und Nachteile dieser Konzepte diskutiert. Unser eigener Ansatz liegt zwischen diesen beiden Extremen. Konzentriert man sich nämlich zu sehr auf den schizophrenen Patienten, so wird er eher in seiner Rolle als krankes Familienmitglied stabilisiert und die zu seinem gestörten Verhalten komplementären pathologischen Haltungen anderer Familienmitglieder werden vernachlässigt (Schwarz, 1980 a). Der rein systemorientierte Ansatz berücksichtigt hingegen zu wenig die individuelle Pathologie des schizophrenen Familienmitgliedes und überschätzt die therapeutische Wirkung der Systemänderung.

11.3 Eigene familientherapeutische Erfahrungen

Behandlungskonzept

Unser Konzept versteht sich als *psychoanalytische Familientherapie* (Schwarz 1980 a, b). Es hat Gemeinsamkeiten mit den Ansätzen von Wynne et al. (1958), Lidz et al. (1965), Bateson et al. (1972), Stierlin (1974) und Kaufmann (1975). Auf der Grundlage der Psychoanalyse berücksichtigt unser Ansatz den psychogenetischen Gesichtspunkt, Übertragungen und Abwehrmechanismen bei den einzelnen

Familienmitgliedern und die Vergangenheit der Familie. Wichtig erscheint uns auch die aktuelle pathogene Wirkung der Familie auf den schizophrenen Patienten (Leff, 1978; Vaughn u. Leff, 1978), wobei unbewußte Bindungen der Familienmitglieder aneinander wichtig sind (z. B. Brodey, 1959; Stierlin, 1974). Die Konflikte der Familienmitglieder werden nicht nur an den Einzelpersonen, sondern im Familiensystem abgehandelt und interpretiert mit dem Ziel, kompensatorische und komplementäre Erlebnis- und Verhaltensweisen aufzudecken (Schwarz, 1980 b). Es wird u. a. versucht, der Familie zu zeigen, wie verborgene unbewußte Persönlichkeitsanteile eines Familienmitgliedes von einem anderen manifest gelebt werden. Die Vorbereitung einer solchen Deutung erfolgt von der „Oberfläche" her, d. h. über das Ansprechen des aktuellen Verhaltens der Familienmitglieder und ihres Umgangs miteinander.

Patienten

Unsere Erfahrungen beruhen auf der Behandlung von 14 schizophrenen Patienten (nur Adoleszente und junge Erwachsene) und deren Familien. 10 dieser Familien wurden gemeinsam behandelt (conjoint family therapy), bei den restlichen 4 Patienten erfolgte die Behandlung der Eltern (2 Patienten) oder der Mutter (1 Patient) getrennt neben der Einzeltherapie des schizophrenen Kindes. In einem Fall wurden Mutter und schizophrenes Kind gemeinsam behandelt.

Die conjoint family therapy wurde bei 7 Familien von einem Therapeutenpaar, bei 3 Familien von einem Therapeuten alleine durchgeführt. Bis auf 2 Familien (14 tägige Sitzungen) betrug die Sitzungsfrequenz eine Doppelstunde pro Woche. Bei 6 der 10 Familien erhielt der schizophrene Patient gleichzeitig Einzeltherapie (bei 5 Patienten 1 Std. pro Woche, bei 1 Patienten 2 Std. pro Woche). Ein weiterer Patient wurde gleichzeitig gruppentherapeutisch behandelt (1 Doppelstunde pro Woche). Alle Patienten erhielten Neuroleptika, entweder während der gesamten Dauer der Familientherapie oder nur vorübergehend bei Verschlechterungen ihrer Symptomatik. 7 der 10 Schizophrenen waren während der Familientherapie in stationärer Behandlung in unserer Klinischen Abteilung (1–6 Monate lang).

Verlauf und Behandlungsziele

Bei unseren Familientherapien gab es folgende *Verläufe:* 6 Behandlungen wurden regulär beendet (zwei nach 2 Jahren, drei nach 1 Jahr, eine nach einem Vierteljahr als Ergänzung zur Einzeltherapie), 5 Behandlungen wurden abgebrochen (bei vier Familien nach 3–4 Monaten, bei einer Familie nach 1½ Jahren). Weitere 3 Behandlungen dauern noch an (seit ½, 1 und 1½ Jahren).

Die *Behandlungsziele* beinhalten eine Besserung von Symptomatik, Kontaktfähigkeit sowie beruflicher und partnerschaftlicher Möglichkeiten des Patienten. Dies soll durch Lösung pathogener Abhängigkeitsbeziehungen zur Familie und Verselbständigung des schizophrenen Kranken erreicht werden, und zwar ohne Dekompensation anderer Familienmitglieder.

Unter Anwendung dieser Erfolgskriterien kam es bei den regulär abgeschlossenen und noch laufenden Familientherapien zu Besserungen, die aus Platzgründen nicht differenziert beschrieben werden können. Bei den abgebrochenen Therapien hingegen waren keine wesentlichen Veränderungen zu verzeichnen.

Indikation zur Familientherapie bei Schizophrenen

Als vorläufiges Resümee unserer familientherapeutischen Erfahrungen lassen sich einige Aussagen über die *Indikation* zur Familientherapie bei Schizophrenen machen.

Die *Motivation der Familie* spielt eine zentrale Rolle für den Erfolg der Behandlung. Dies gilt sowohl für das schizophrene Familienmitglied als auch für die anderen Familienmitglieder, die an der Therapie teilnehmen. Die Einstellung einer Familie gegenüber der bevorstehenden Familientherapie ist immer ambivalent: einerseits wird Hilfe erhofft, andererseits besteht Furcht vor Veränderung. Dieser Ambivalenzkonflikt muß möglichst umgehend bearbeitet werden. Ohne die eindeutige Bereitschaft der Familienmitglieder zur Therapie und ihre Erwartung, von der Behandlung zu profitieren, sollte sie nicht begonnen oder fortgesetzt werden. Das Abraten von der Familientherapie ist dann evtl. ein effektiverer therapeutischer Eingriff als die Durchführung, da sich die Familie mit ihrem Widerstand selbst auseinandersetzen muß und ihr die Chance bleibt, bei verstärktem Leidensdruck zu einer klaren Motivation zu kommen.

Neben der bewußten Motivation zur Therapie besteht eine weitere Voraussetzung für ihr Gelingen in der Bereitschaft der teilnehmenden *Familienmitglieder,* sich *mit ihren eigenen Problemen* in Frage stellen zu lassen. Es genügt nicht, daß Eltern oder Geschwister nur deshalb an der Therapie teilnehmen, um dem schizophrenen Familienmitglied zu helfen. Diese „Hilfe" wirkt sich eher ungünstig aus und hilft nur den übrigen Familienmitgliedern, sich auf Kosten des Schizophrenen psychisch zu stabilisieren. Läßt man dies als Therapeut zu, kommt der Schizophrene in eine unerträgliche exhibitionistische und inferiore Position innerhalb der gesamten Familientherapie-Gruppe.

Die Gründe für die fünf *Therapieabbrüche* verdeutlichen diese Problematik. Bei einer Familie konnten die Eltern therapeutisch erwünschte Veränderungen der Abgrenzung und Verselbständigung ihres schizophrenen Kindes nicht ertragen; der Vater ließ sich nicht in Frage stellen. Dies war auch bei der zweiten Familie eine wichtige Abbruchursache. Bei dieser Familie verhinderte eine scharfe Rivalität der Eltern untereinander das Eingestehen eigener Probleme. Bei der dritten Familie diente die skeptische Haltung des überweisenden Kollegen gegenüber der Familientherapie dem Widerstand der Eltern gegen die Behandlung. Im vierten Fall erfolgte der Abbruch vonseiten des schizophrenen Familienmitgliedes, das durch die Familientherapie eine Zunahme der starken Bindung an die Eltern befürchtete. Bei der fünften Familie brach die Mutter die Behandlung wegen unerträglicher Schuldgefühle ab. Diese hatten ihren Grund in einer manifest ablehnenden Einstellung gegenüber ihrem schizophrenen Kind.

Durchführung der Familientherapie

Die Familientherapie Schizophrener kann sowohl durch einen als auch durch zwei Therapeuten erfolgen. Die Behandlung durch nur einen Therapeuten scheint den Vorteil zu haben, ökonomischer zu sein. Für die Behandlung durch zwei Therapeuten spricht, langfristig gesehen, eine Verringerung der erheblichen emotionalen Belastung durch die Therapie und die Möglichkeit, im Wechsel eine mehr aktiv partizipierende oder mehr zurückhaltend-beobachtende Position einnehmen zu können.

Die Sitzungsfrequenz von einer Doppelstunde pro Woche erscheint günstig und ausreichend. Gleichzeitige Einzel- oder Gruppenpsychotherapie ist nicht erforderlich. Sie sollte sogar eher vermieden werden, damit sich der therapeutische Prozeß auf die Familientherapie konzentriert. Diese Therapieformen kommen aber als Fortsetzung der Familientherapie in Frage, wenn es z. B. sinnvoll erscheint, das schizophrene Mitglied ohne die Eltern weiter zu behandeln, die ihrerseits evtl. in Form einer Partnertherapie weitertherapiert werden könnnen.

Meinen als Familientherapeuten arbeitenden Kolleginnen und Kollegen Frau Dipl. Psych. Helga Bösselmann, Frau Dipl. Psych. Gisela Anna Hansen, Herrn Günther Klug und Herrn Dr. med. Christoph Rüschemeyer möchte ich an dieser Stelle herzlich danken, da sie den größeren Teil der hier beschriebenen Familien behandelten bzw. behandeln und ihre Erfahrungen in diesen Beitrag mit einflossen.

11.4 Literatur

Alanen YO, Rekola JK, Stewen A, Takala K, Tuofinen M (1966) The family in the pathogenesis of schizophrenic and neurotic disorders. Acta Psychiatr Scand [Suppl] 42:189

Bateson G, Jackson DD, Haley J, Weakland JH (1972) Auf dem Weg zu einer Schizophrenie – Theorie. In: Habermas J, Heinrich D, Taubes J (Hrsg) Schizophrenie und Familie. Suhrkamp, Frankfurt

Bloch DA, La Perriere K (1973) Techniques of family therapy: a conceptual frame. In: Bloch DA (ed) Techniques of family psychotherapy. Grune & Stratton, New York, p 1–19

Brodey, WM (1959) Some family operations and schizophrenia. Arch Gen Psychiatry 1:379–402

Cancro R (1978) Some diagnostic and therapeutic considerations on the schizophrenic syndrome. In: Cancro R (ed) Annual review of the schizophrenic syndrome 1976/77. Brunner/Mazel, New York

Dell PF (1980) Researching the family theories of schizophrenia: an exercise in epistemological confusion. Fam Process 19:321–335

Goldstein M, Rodnick E (1975) The family's contribution to the etiology of schizophrenia: Current status. Schizophr Bull 14:48–63

Hirsch SR (1979) Eltern als Verursacher der Schizophrenie. Nervenarzt 50:337–345

Jacob T (1975) Family interaction in disturbed and normal families: a methodological and substantive review. Psychol Bull 18:35–65

Kaufmann L (1975) Familientherapie. In: Kisker KP, Meyer JE, Müller C, Strömgren E (Hrsg) Psychiatrie der Gegenwart, Bd 3. Soziale und angewandte Psychiatrie. Springer, Berlin Heidelberg New York

Leff JP (1978) Schizophrenia and sensitivity to the family environment. In: Cancro R (ed) Annual review of the schizophrenic syndrome 1976–77. Brunner/Mazel, New York

Lidz T (1973) Der Einfluß von Familienuntersuchungen auf die Behandlung der Schizophrenie. In: Sager CJ, Singer MT, Kaplan IH (Hrsg) Handbuch der Ehe-, Gruppen- und Familientherapie. Kindler, München

Lidz T, Fleck S, Cornelison AR (1965) Schizophrenia and the family. International Univ Press, New York

Liem JH (1980) Family studies of schizophrenia: an update and commentary. Schizophr Bull 6:429–455

Madanes C, Haley J (1977) Dimensions of family therapy. In Nerv Ment Dis 165:88–98

Matussek P (1959) Psychotherapie bei Schizophrenen. In: Frankl VE, Gebsattel VEv, Schultz JH (Hrsg) Handbuch der Neurosenlehre und Psychotherapie Bd 4. Urban & Schwarzenberg, München Berlin, S 385ff

Matussek P, Triebel A (1974) Die Wirksamkeit der Psychotherapie bei 44 Schizophrenen. Nervenarzt 45:569–575

May PRA (1976) Schizophrenia: Evaluation of treatment methods. In: Freedman AM, Kaplan IH, Sadock BJ (eds) Comprehensive textbook of psychiatry. Williams & Wilkins, Baltimore

Mosher LR, Keith SJ (1979) Research on the psychosocial treatment of schizophrenia: a summary report. Am J Psychiatry 136:623–631
Mosher LR, Keith SJ (1980) Psychosocial treatment: individual group family and community support approaches. Schizophr Bull 6:10–14
Reiss D (1976) The family and schizophrenia. Am J Psychiatry 133:181–185
Schwarz F (1980 a) Einzel- und Familientherapie bei schizophrenen Psychosen. Nervenarzt 51:644–653
Schwarz F (1980 b) Beziehungspersonen in der Psychotherapie schizophrener Patienten. Vortrag auf der Jahrestagung der Deutschen Psychoanalytischen Gesellschaft in Hannover, Sept. 1980. Z Klin Psychologie und Psychotherapie, im Druck
Slipp S (1973) The symbiotic survival pattern: a relational theory of schizophrenia. Fam Process 2:377–398
Stierlin H (1974) Psychoanalytische Ansätze zum Schizophrenieverständnis im Lichte eines Familienmodells. Psyche 28:116–134
Vaughn CE, Leff JP (1978) The influence of family and social factors on the course of psychiatric illness. In: Cancro R (ed) Annual review of the schizophrenic Syndrome 1976/77. Brunner/Mazel, New York
Winter WD, Ferreira AJ (1967) Interaction process analysis of family decision-making. Fam Process 6:155–172
Witt KN de (1980) Die Wirksamkeit von Familientherapie. Fam Dyn 5:73–103
Wynne LC, Singer MT (1965) Denkstörungen und Familienbeziehung bei Schizophrenen. Psyche 19:82–160
Wynne LC, Ryckoff I, Day J, Hirsch S (1958) Pseudomutuality in the family relations of schizophrenics. Psychiatry 21:205–220
Wynne LC, Singer MT, Toohey ML (1978) Communication on the adoptive parents of schizophrenics. In: Cancro R (ed) Annual review of the schizophrenic syndrome 1976/1977. Brunner/Mazel, New York

12 Erfahrungen bei der Gruppenarbeit mit schizophrenen Patienten und deren Eltern

W. Greve, S. Schröder

Die Gruppenarbeit mit schizophrenen Patienten hat in den verschiedensten psychiatrischen Institutionen eine immer größere Bedeutung gewonnen, ist in der Breite jedoch keineswegs selbstverständlich. Die theoretischen Grundlagen, das methodische Vorgehen, das setting, die Auswahlkriterien, die Zusammensetzung der Gruppen sind ebenso unterschiedlich wie auch die Erfolgserwartungen und die Therapieziele (Buddenberg u. Meier, 1976; Eicke, 1967; Hein, 1978; Meissner, 1978; Sandner, 1980). Eine intensive Diskussion der verschiedenen Erfahrungen erscheint daher weiter nützlich und erforderlich.

Wir verzichten hier auf einleitende theoretische Erörterungen, wollen vielmehr ergänzend zu früheren Darstellungen (Greve, 1973, 1977) kurz einige Erfahrungen berichten: Ausgehend von den Bedürfnissen und Möglichkeiten der eigenen Institution (einer 100-Betten-Abteilung für Psychiatrie an einem Allgemeinkrankenhaus) begannen wir ohne den primären Aspekt der Forschung mit der Gruppenarbeit mit Schizophrenen. Das Gruppenangebot besteht jetzt kontinuierlich seit über 9 Jahren in Form einer offenen Gruppe, an der in den letzten 4 Jahren 112 Patienten teilnahmen.

Jeweils bilden etwa 3 bis 5 Patienten einen „harten Kern", der eine gewisse Kontinuität gewährleistet; selten sind mehr als 10 Patienten Teilnehmer der Gruppe. Die Sitzungen finden zweimal in der Woche für eine Dreiviertelstunde statt. Zur Auswahl bestätigte sich, daß Patienten mit einer blühenden Symptomatik nicht selten eine erhebliche Belastung für die anderen Gruppenmitglieder bedeuten. Patienten mit einem erstarrten chronifizierten Wahnsystem können die Gruppenmitglieder häufig durch die Gleichförmigkeit der vorgebrachten Inhalte irritieren und entmutigen.

Beim Ausschluß von als ungeeignet empfundenen Patienten sollte man daran denken, daß es nicht selten auch die negative Übertragungshaltung des Psychotikers sein kann, die zu einer negativen Gegenübertragung des Therapeuten führt. Auch könnte es sein, daß man einen neuen Patienten ausschließt, weil man die anderen Patienten vor der Irritation durch neue Gruppenmitglieder überfürsorglich schützen möchte.

Als Aufgaben des Leiters ergeben sich folgende Funktionen:

1. Er wird alles unterstützen, was das „Reden miteinander" fördern kann. Er wird jeden Faden dankbar aufnehmen und zu verknüpfen suchen.

2. Er wird Äußerungen denkgestörter Patienten verdolmetschen müssen.

3. Er wird versuchen, psychotische Inhalte verstehbar zu machen.

4. Er muß die Realität vertreten (z. B. wenn eine Patientin berichtet: „Alle gucken böse", Gruppenleiter: „Wir doch aber nicht"). In diesem kurzen Dialog geschieht 1. eine Relativierung des bedrohlich Erlebten, 2. aber auch eine volle An- und Aufnahme des Patienten in die Gruppe. Dies führt oft dazu, daß weniger ängstliche Patienten sich dieser Haltung anschließen können und sich auch dem Schwerkranken mit Wärme und dem Bestreben nach Korrektur zuwenden können, z. B. mit der Mitteilung: Das „habe oder hatte ich auch".

5. Auch anders als in Gruppen mit Neurotikern wird der Leiter eher geneigt sein, seine positive Gegenübertragung klar erkennen zu lassen. Vielleicht spürt er hier eine größere Sicherheit, daß der Psychotiker die Distanz aus eigenen Ängsten heraus von sich aus wiederherstellen wird. Dies fällt auch umso leichter als die negative Übertragung des Patienten einem in der Gruppe nicht mehr so scharf entgegenbläst. Sie meldet sich hier verschoben in Debatten über die Zustände in der Psychiatrie oder über die Medikamente. Diesen Debatten sollte man sich so sachlich und ehrlich wie möglich stellen.

Für die Teilnehmer ermöglicht die Gruppe übereinstimmend eine angstfreiere Übertragungsbildung. Von großer Bedeutung für den Patienten ist sicherlich auch das Gefühl, etwas zur Behandlung beitragen zu können, etwas für sich zu leisten und da er sich der Gruppe verpflichtet fühlt, auch vielleicht für andere.

Oft fühlten wir uns entmutigt durch die großen allgemein bekannten Schwierigkeiten mit den Eltern unserer Patienten, die oft unseren Therapie-Intentionen geradezu entgegenzuarbeiten schienen. Wir wurden aber auch angeregt durch einige Literaturberichte (Arnold u. Schindler, 1952; Schindler, 1958; Battegay u. Rohrbach, 1966; Hell, 1976; Kiesewetter, 1976), so daß schließlich der Plan entstand, auch eine Gruppe für die Eltern schizophrener Patienten aufzubauen. Oberärztin und Oberschwester der Abteilung entschlossen sich, die Eltern von z. Zt. stationären schizophrenen Patienten anzuschreiben, die noch oder wieder bei den Eltern wohnten. In dem Schreiben wurde ein Gruppengespräch vorgeschlagen und die Teilnehmer zu einer ersten Information eingeladen. „Wir haben die Vorstellung, es könnte für Sie und Ihren Sohn/Tochter sinnvoll sein, wenn Sie teilnehmen". Eine streng organisierte bifokale Gruppentherapie im Sinne Schindlers war von Anfang an nicht geplant. Wir teilten den Eltern zu Anfang offen mit, daß das ganze auch für uns neu sei. In der Tat gab es zumindest für uns weniger ein eindeutiges Konzept als vorwiegend Phantasien und entsprechende Ängste in dem Sinne, daß etwa die Eltern imstande sein könnten, uns auch „verrückt" zu machen oder auch, daß wir die besseren Eltern sein müßten. Seit März 1979 treffen sich nun alle 14 Tage sonnabends vormittags für 1 Stunde zwischen je 6 und 12 Mütter und Väter. Wir haben in dieser Zeit bis jetzt 33 Mütter und Väter im Zahlenverhältnis 21 zu 12 kennengelernt.

Wir waren zunächst rundherum überrascht, ja eigentlich überwältigt von der Fülle eben nicht nur doppelbödiger, sondern spürbarer Hilfsbereitschaft, Besorgnis, Verpflichtung für ihre Kinder. Nur fünf Teilnehmer kamen unseren Feindbilderwartungen (also etwa Gefühlskälte, massive Ambivalenz, Überfürsorglichkeit, double-bind-Verhalten) ziemlich nahe. Weitere 4 sind selbst psychiatrisch eindeutig krank. In 15 Fällen bestand Unsicherheit in der Einschätzung, da sie nur ein- bis dreimal teilnahmen. Bei immerhin 9 der 33 Personen hatten wir den Eindruck, daß man einen guten Kontakt bekommen und vielleicht auch eine Zusammenarbeit erreichen kann. Diese – zumindest gemessen an den Erwartungen – positive Erfahrung hat uns erleichtert, manches aber auch schwerer gemacht, weil man sich nun auch noch zusätzlich verantwortlich für diese Eltern fühlt, bei sicher begrenzten Möglichkeiten zu helfen. Wo liegen diese Grenzen:

1. Die Eltern kommen primär und ausdrücklich wegen des „kranken Kindes". Sie wollen Erfahrungen austauschen, Informationen haben, wollen sicher auch einen Fuß für künftige stationäre Aufenthalte in der Kliniktür halten. Sie fühlen sich nicht als Patienten und wir wollen sie sicher nicht so labilisieren, daß wir sie manifest dazu machen (siehe auch Reif u. Merzbacher 1980).

Wir wollen schließlich die Eltern auch nicht so kränken, daß sie einfach wegbleiben; Versuche der Gruppenleiter, Konflikte untereinander oder mit uns offen zu thematisieren, erscheinen vorläufig wenig aussichtsreich, man trifft dann auf Rückzug und Beschwichtigung.

2. Die Eltern bringen die Ideologie mit, daß es um sie selbst gar nicht gehen darf, daß sie rund um die Uhr aufopferungsbereit sind – eigentlich ist es immer mehr wie ein Malheur, wenn jemand doch einmal in Äußerungen über die eigene Belastung ausbricht.

3. Eigene Probleme, Konflikte untereinander, unabhängig vom Kind, werden praktisch nie thematisiert. Sicher ist ja davon auch viel an den Kranken delegiert.

4. Noch heikler ist es natürlich, die Ursachen der Krankheit und Pathologie förderndes Verhalten anzusprechen, was wir ohnehin nur für die aktuelle Situation und die Zukunft tun möchten, nie rückwärts gewandt. Bei aller Vorsicht ist der Schritt zum Vorwurf und zu Schuldgefühlen für uns wie im Erleben der Eltern da immer ganz klein.

Unser Dilemma ist also: All diese Grenzen zu sehen, schonend damit umzugehen und doch möglichst viel verändern zu wollen. Bisher haben wir den Eindruck und sicher auch die Hoffnung, daß sich von unserem Ziel, nämlich einem Miteinander in der Arbeit für den manifest Kranken, etwas verwirklichen läßt, wenn wir in solidarisch-herzlicher Atmosphäre therapeutisches Angebot für die Eltern nicht ausdrücklich als Anspruch formulieren, sondern durch unsere Haltung einfach anbieten, z. B. in der Art, wie Weinen und Wut auf das Kind einfach akzeptiert wird. Korrekturen lassen sich in dieser Atmosphäre dann vielleicht doch äußern und werden auch gehört, z. B. „gut erzogene Mutter" zu einer, die sofort nach Hut und Mantel greift, als die Tochter an der Tür klingelt (denn beim Mal zuvor hatte diese ganz unbändig gedrängelt) oder „also, wenn er dann ruhiger in Urlaub fährt, wollen wir mal erlauben, daß er vorher noch den Schrank des Sohnes in der Klinik aufräumt" zu einem Vater, der endlich seinen Sohn in einer Reha-Klinik läßt und auch für die Urlaubsreise nicht wie im Vorjahr herausqueruliert hat.

Dies letzte Beispiel verweist auf etwas von dem, was wir wohl bisher erreichen konnten: Die Eltern können etwas lockerer lassen, weil sie erfahren, daß die Gruppe ihnen selbst gut tut, sie sich entlastet fühlen und ihnen keine Vorwürfe gemacht werden, die Klinik also kein Feind ist. Sie lernen, daß sie jetzt und in Zukunft die Verantwortung für ihr Kind nicht mehr ambivalent an die Klinik *delegieren,* sondern daß sie es, vielleicht mit weniger Schuldgefühlen, der Klinik *anvertrauen* können. Es wurde uns deutlich, wie sinnvoll es ist, verstärkend zu wirken, daß die Eltern etwas für sich selber tun können, ja müssen. Sie können ihr „schlimmes Schicksal" in der Gruppe aussprechen, was sich sonst wohl eher ohne Ventil den Patienten als Haltung mitgeteilt hat. Wir haben den Eindruck, daß es auch die Patienten entlastet. Hier gab es neben anfänglichem Mißtrauen, daß man nicht dabei sein kann, auch so erfreuliche Zitate wie: „Du bist auf einmal wieder viel vergnügter" – ein Sohn zu seiner Mutter – oder so versöhnliche Erklärungen an Mitpatienten wie: „Das ist eine Gruppe, wo Eltern miteinander reden, die kranke Kinder haben". Sicher hören wir Sätze wie den letzten mit einiger Skepsis, wir gehen aber davon aus, daß man sich eben doch leichter lösen kann, wenn man etwas weniger ambivalent ist.

12.1 Literatur

Arnold OH, Schindler R (1952) Bifokale Gruppentherapie bei Schizophrenen. Z Nervenheilkd 5:155–174

Battegay R, Rohrbach P (1966) Gruppenpsychotherapie mit Schizophrenen und deren Angehörigen. Z Psychother Med Psychol 16:134–146

Buddenberg C, Meier R (1976) Kommunikationstherapeutisch orientierte Gruppentherapie mit jungen Schizophrenen.Gr Ther Gr Dyn 10:164–174

Eicke D (1967) Therapeutische Gruppenarbeit mit Schizophrenen. Z Psychother Med Psychol 17:100–111

Greve W (1973) Gruppentherapeutische Erfahrungen in einer psychiatrischen Klinik. Psychiatrie und Psychoanalyse in Konvergenz. Banaschewki, München-Gräfelfing, S 50–55

Greve W (1977) Gruppenarbeit mit Schizophrenen. Gr Ther Gr Dyn 11:130–149

Heim E (1978) Aufbauschritte der therap. Gemeinschaft in der psychiatrischen Klinik. Psychiatr Prax 5:14–24

Hell D (1976) Miterlebte Gruppendynamik: 10 Familien mit einer schizophrenen Angehörigen. Gr Ther Gr Dyn 10:175–190

Kiesewetter M (1976) Warum eine bifokale Gruppentherapie aufgegeben wurde? Gr Ther Gr Dyn 10:191–202

Meissner B (1978) Erfahrungen mit Kleingruppen in einem Landeskrankenhaus. Psychiatr Prax 5:65–70

Reiff H, Merzbacher J (1980) Gruppenarbeit nach der Methodik der themenzentrierten Interaktion (TZI) mit Eltern von Schizophrenen. Psychiatr Prax 7:9–16

Sandner D (1980) Zur Psychodynamik von Schizophrenen in analytischen Gruppen mit Psychotikern und Neurotikern. Gr Ther Gr Dyn 15:32–50

Schindler R (1958) Ergebnisse und Erfolge der Gruppenpsychotherapie mit Schizophrenen nach den Methoden der Wiener Klinik. Z Nervenheilkd 15:250–261

13 Angehörigentherapie bei schizophrenen Patienten

G. Buchkremer, P. Fiedler

13.1 Einleitung

Für die gegenwärtig zunehmende Bedeutung einer psychotherapeutischen Arbeit mit Angehörigen schizophrener Patienten (Katschnig, 1977; Dörner u. Groth, 1977; Reiff u. Merzbacher, 1980) gibt es einleuchtende Gründe, die im wesentlichen in den Rückfallursachen selbst liegen. So lassen Untersuchungen (etwa von Brown et al., 1972) vermuten, daß das Ausmaß der in den Familien schizophrener Patienten ausgedrückten Gefühle (insbesondere Überfürsorglichkeit, Feindseligkeit oder negative Kritikhäufigkeit) als ein wesentlicher Prädiktor für die Rückfallwahrscheinlichkeit angesehen werden muß. Ein Vergleich des von Brown et al. (1972) sowie Vaughn u. Leff (1976 a, b) mit Hilfe von Interviews erhobenen Ausmaßes von negativer Kritik und emotionalem Überengagement der Angehörigen (expressed-emotion-Index; im folgenden kurz EE-Index) mit Rückfallzahlen zeigt, daß Patienten aus Familien mit hohen EE-Werten der Angehörigen annähernd viermal so häufig rückfällig werden wie aus Familien mit einem geringen EE-Index (Leff, 1976).

Diese rückfallprovozierenden Interaktionseigenarten lassen sich teilweise mit einer Unsicherheit und Ratlosigkeit der Angehörigen hinsichtlich eines angemessenen Umgangs mit schizophrenen Verhaltensweisen erklären (Krauß, 1976). Dabei könnte u. E. bereits eine umfassende Unterrichtung über Diagnose, Therapie, Prognose, Verlauf und soziale Auswirkungen der Erkrankung einen Großteil der familiären Probleme auffangen. Deshalb empfiehlt sich eine mit der Behandlung der Patienten abgestimmte psychotherapeutische Arbeit mit Angehörigen (Fiedler u. Buchkremer, 1981). Über Konzept und erste Ergebnisse einer solchen von uns durchgeführten Angehörigentherapie möchten wir im folgenden berichten.

13.2 Methodisches Vorgehen

Wir führten eine Psychotherapie bei 20 Angehörigen schizophrener Patienten durch. Die Angehörigentherapie war eingebettet in ein größeres Forschungsprojekt zur Psychotherapie und Rückfallprophylaxe schizophrener Patienten. Von 40 behandelten Patienten nahm von 20 Patienten jeweils ein Angehöriger als „Schlüsselperson" an den Angehörigengruppen teil. Die an der Therapie teilnehmenden Angehörigen wurden in absteigender Reihenfolge nach Wunsch der Patienten, Bedürfnis der Angehörigen und Rat der Therapeuten ausgewählt. Die Therapie der Angehörigen wurde in kleinen Gruppen von 4 bis 6 Mitgliedern durchgeführt. Es wurden

11 Sitzungen in einem Zeitraum von 3 Monaten durchgeführt. Therapeuten waren Psychologiestudenten gegen Ende ihres Psychologiestudiums (unter Supervision der Autoren). Sie hatten sich durch neunmonatige Praktika in unserer Klinik sowie durch eine gleichlange theoretische und praktische Therapieausbildung intensiv auf diese Therapie vorbereitet. Eine solch aufwendige Vorbereitung der Therapeuten erschien uns notwendig, um eine ausreichende Konsistenz therapeutischer Kompetenz in den Angehörigengruppen zu gewährleisten. Zur genauen Abklärung behandlungsrelevanter Probleme führten die Therapeuten bei allen Angehörigen einen *Hausbesuch* durch, an dem jeweils möglichst alle wichtigen Bezugspersonen und die Patienten teilnehmen sollten. Vorteile sahen wir dabei in der Beobachtung der Interaktions- und Lebensgewohnheiten der Familien im Sinne des o. g. EE-Index sowie in einer Motivierung zur Teilnahme an einer Angehörigentherapie. Außerdem sollte der Kenntnisstand in der Familie über die Eigenarten und Wirkungen der schizophrenen Erkrankungen erkundet werden.

Begleitend und zum Abschluß wurden die Angehörigen und die Patienten mittels verschiedener *Fragebögen* und in *Interviews* zu unterschiedlichen Gesichtspunkten v. a. Auswirkungen der Therapie auf Patienten und Angehörige befragt.

13.3 Zum therapeutischen Vorgehen

1. Hausbesuche: Den Hausbesuchen kann neben der diagnostischen und motivierenden Funktion ein wesentlicher therapeutischer Wert beigemessen werden. Die Familien fühlten sich besser verstanden und angenommen.

2. Unterrichtung der Angehörigen: In didaktisch günstiger Form wurden alle wesentlichen Erkenntnisse zu Fragen der Ätiologie, Psychopathologie, Prognose und Behandlungsmöglichkeiten vermittelt.

3. Erhöhung der Compliance: Da bereits eine hohe Compliance das Rückfallrisiko begrenzen kann (Hogarty u. Goldberg, 1973), wurden die Angehörigen über die kurz- und langfristigen Wirkungen und Nebenwirkungen der Neuroleptika aufgeklärt. Diese Informierung erfolgte so ausführlich, daß die Angehörigen in bestimmten Grenzen die aktuelle Angemessenheit einer Medikation zu bewerten in der Lage waren.

4. Früherkennung eines nahenden Rezidivs: Aus einer Zusammenstellung allgemein bekannter Rückfallbedingungen wurden anhand der Erfahrungen der Angehörigen mit Beginn und Verlauf früherer psychotischer Wellen für jedes schizophrene Familienmitglied eine Liste mit Frühwarnsymptomen erstellt. Die Angehörigen wurden trainiert, wie diese Frühzeichen wahrgenommen werden können und wie auf sie angemessen zu reagieren wäre.

5. Vorbereitung auf Krisensituationen: Für den Fall möglicher Krisen wurden Lösungsmöglichkeiten erwogen und konkrete Einzelmaßnahmen in einem sogenannten *Krisenplan* festgelegt. Durch dieses Vorgehen konnten die Angehörigen auch direkt in die Therapie der schizophrenen Patienten einbezogen werden.

Dadurch glaubten wir eine Minimalisierung der neuroleptischen Medikation riskieren zu können, ohne das Rückfallrisiko zu erhöhen. Katamnestische Untersuchungen zu unserem Projekt werden dazu genauere Auskunft geben können (Buchkremer und Fiedler, in Vorbereitung).

6. Aufarbeitung familiärer Probleme: Im Zusammenhang mit der Erstellung der Krisenpläne wurden zahlreiche Probleme der Familieninteraktion in psychotherapeutischen Gesprächen und exemplarischen Übungen (Rollenspielen) bearbeitet. – Ziel ist schließlich die posttherapeutische

7. Institutionalisierung von Angehörigen-Selbsthilfegruppen: Mit der Planung dieser Gruppen sind wir gegenwärtig noch beschäftigt und können über Erfahrungen deshalb noch nichts aussagen.

13.4 Darstellung einiger Ergebnisse

Da die Datenauswertung des Projektes noch nicht abgeschlossen ist, werden wir hier nur einige erste Ergebnisse berichten.

1. Erwartungen der Angehörigen an die Therapie: Die Angehörigen hatten vorrangig den Wunsch, über alle mit der Erkrankung zusammenhängenden Fragen ausführlich informiert zu werden (75%), sich über Probleme aussprechen zu können (65%) und Kontakte zu anderen Angehörigen zu finden (45%). Nur 40% wollten die Arbeit an eigenen und familiären Problemen leisten. Lediglich 25% waren motiviert, anderen Angehörigen bei ähnlichen Problemem zu helfen. Gegen Schluß der Therapie gaben alle Angehörigen an, wichtige Informationen zur Rückfallverhütung und über den Umgang mit der Erkrankung ihres Angehörigen zu haben. 74% äußerten sich ausdrücklich positiv über die von uns gewählte Form der Unterrichtung. Mehr als die Hälfte der Therapieteilnehmer glaubten nach der Behandlung, die Verhaltensweisen ihrer schizophrenen Angehörigen besser verstehen und besser akzeptieren zu können. Sie können besser unterscheiden, was krankheitsbedingt am Patientenverhalten ist und was nicht. Mehr als Zweidrittel wissen schließlich genauer, was im Falle einer Krise (sich anbahnender Rückfall) zu tun ist.

2. Interaktion zwischen Angehörigen und Patient: Die von uns zur Angehörigentherapie befragten *Patienten* fühlen sich zu 70% von ihren Angehörigen seit Beginn der Gruppenarbeit besser verstanden. Dieser Befund läßt sich im Vergleich zu den Patienten, deren Angehörige nicht an der Therapie teilnahmen, auch statistisch absichern. 80% führen positive Änderungen der Angehörigen ausdrücklich auf die Angehörigengruppe zurück. Alle Patienten, deren Angehörige teilnahmen, fühlen sich nach der Therapie von ihren Angehörigen in der Rückfallverhütung unterstützt. Zu diesen Rückmeldungen der Patienten über die Therapiewirkungen auf das Verhalten ihrer Angehörigen stehen einige Ergebnisse der *Angehörigenbefragung* in einem gewissen Widerspruch. Wir konnten beobachten, daß die an unserer Behandlung teilnehmenden Angehörigen nicht nur bereits zu Beginn der Behandlung ein sehr hohes emotionales Engagement (im Sinne des EE-Index) besaßen, sondern daß diese Interaktionseigenarten in Teilaspekten durch die Therapie offensichtlich weiter zugenommen haben. Unsere Eingangsbeobachtungen gemäß der von uns (im Sinne des EE-Index) operationalisierten und nach den Hausbesuchen durch die Interviewer eingeschätzten Faktoren entsprechen im wesentlichen denen von Brown et al. Diese Übereinstimmung wird besonders deutlich in der Überfürsorglichkeit, Feindseligkeit, Kritikhäufigkeit aber auch Wärme der *Mütter*. Bei *Ehepartnern* der Patienten ließen sich Wärme und Feindseligkeit nicht beobachten; auch dies entspricht anderen Befunden (Vaughn u. Leff, 1976a). Das emotionale Engagement der Therapieteilnehmer ging über das jener Angehöriger hinaus, die *nicht* an unserer Therapie teilnahmen. Kein Vater nahm an der Therapie teil. Kein Angehöriger brach die Behandlung vorzeitig ab. – Unsere Vermutung der *Zunahme* des emotionalen Engagements stützt sich im wesentlichen auf Befragungsergebnisse: So hat sich (z. B. als ein für das Maß an Überfürsorglichkeit typisches Ergebnis) die Zahl derjenigen, die gern mehr für ihre schizophrenen Angehörigen tun würden (aber dies nicht können, weil der Patient es nicht zuläßt), durch die Angehörigentherapie mehr als vervierfacht (von 10 auf 45%). Bei den nicht teilnehmenden Angehörigen hat sich diese Zahl halbiert. Außerdem waren nach der Therapie im Vergleich zum

Beginn doppelt soviele Teilnehmer der Ansicht, sie könnten nicht mehr getrennt von dem Patienten leben (20–40%), während diese Ansicht bei den Nichtteilnehmern auf die Hälfte zurückging.

13.5 Bewertung der dargestellten Ergebnisse

Diese Befunde erscheinen uns deshalb von besonderem Gewicht, weil sie evtl. auf ein *therapeutisches Grundproblem* verweisen. Es ist möglich, daß das erhöhte emotionale Engagement der Angehörigen aus der Art resultiert, wie wir die Angehörigen mit den Eigenarten schizophrener Erkrankung konfrontiert haben: Die Angehörigen fühlen sich durch die Möglichkeit ihrer Mitverantwortung bei Rückfällen stark gefordert und wollen doch gleichzeitig Abstand gewinnen. Dies könnte bei ihnen jedoch dann Probleme aufwerfen, wenn sie annehmen, die ebenfalls in der Behandlung gelernten Hilfsangebote zur Krisenbewältigung nicht angemessen verwirklichen zu können. Hier wird für die Angehörigen ein ähnliches Dilemma offensichtlich, wie es etwa von Wing (1976) in der Über- bzw. Unterforderung von schizophrenen Patienten als „Seiltanz" beschrieben wurde. Diesem therapeutischen Grundproblem muß sich wohl auch eine Psychotherapie bei Angehörigen in Zukunft intensiver widmen, als wir dies getan haben. Da sich die schizophrenen Familienmitglieder von ihren an der Therapie teilnehmenden Angehörigen besser verstanden und unterstützt fühlen, bleibt es deshalb, bis die vergleichenden Ergebnisse der Rezidivprophylaxe vorliegen offen, ob das zunehmende emotionale Engagement der Angehörigen eine angemessene Reaktion auf dieses Dilemma darstellt.

13.6 Literatur

Brown GW, Birley JLT, Wing JK (1972) Influence of family life on the course of schizophrenic disorders: A replication. Br J Psychiatry 121:241–258
Dörner K, Groth R (1977) Gruppentherapie für Angehörige. In: Katschnig H (Hrsg) Die andere Seite der Schizophrenie. Urban & Schwarzenberg, München, S 197–205
Fiedler P, Buchkremer G (1981) Psychotherapie bei schizophrenen Störungen. In: Bastine R, Fiedler P, Grawe K, Sommer G, Schmidtchen S (Hrsg) Grundbegriffe der Psychotherapie. Weinheim: edition psychologie
Hogarty GE, Goldberg SC (1973) Drug and sociotherapy in the aftercare of schizophrenic patients. One year relapse tests. Arch Gen Psychiatry 28:54–64
Katschnig H (Hrsg) (1977) Die andere Seite der Schizophrenie. Patienten zu Hause. Urban & Schwarzenberg, München
Krauß P (1976) Probleme der Angehörigen chronisch-seelisch Kranker. Nervenarzt 47:498–501
Leff JP (1976) Die Angehörigen und die Verhütung des Rückfalls und Umgangsstile in Familien mit schizophrenen Patienten. In: Katschnig H (Hrsg) Die andere Seite der Schizophrenie. Urban & Schwarzenberg, München, S 165–180
Reiff H, Merzbacher J (1980) Gruppenarbeit nach der Methodik der themenzentrierten Interaktion (TZI) mit Eltern von Schizophrenen. Psychiatr Prax 7:9–16
Vaughn Ch, Leff J (1976 a) The measurement of expressed emotion in the families of psychiatric patients. Br J Soc Clin Psychol 15:157–165
Vaughn CE, Leff JP (1976 b) The influence of family and social factors on the course of psychiatric illness: A comparison of schizophrenic and depressed neurotic patients. Br J Psychiatry 129:125–137
Wing JK (1976) Eine praktische Grundlage für die Soziotherapie bei Schizophrenie. In: Huber G (Hrsg) Therapie, Rehabilitation und Prävention schizophrener Erkrankungen. Schattauer, Stuttgart New York, S 31–61

B Depressive Erkrankungen

1 Psychotherapeutisches Basisverhalten als wesentlicher Bestandteil eines Therapiekonzeptes für stationäre depressive Patienten

M. Wolfersdorf, R. Straub, W. Kopittke, R. Metzger, A. Schinkel, B. Vock, H. Friedl und G. Hole

1.1 Einleitung

Die Situation für stationär behandlungsbedürftige depressiv Kranke auf den üblichen, meist geschlossenen psychiatrischen Aufnahmestationen ist unbefriedigend und therapeutisch ungünstig. Durch Rückzugsverhalten und Selbstunsicherheit gehen Depressive innerhalb anderer Krankheitsgruppen unter; Apathie und Lustlosigkeit verführen leicht zu der Unterstellung, der Depressive wolle nur nicht, obwohl er eigentlich könne. Agitiertheit und Klagsamkeit bewirken Unmut, Suizidalität konfrontiert mit eigenen Ängsten. Beim ungeschulten therapeutischen Personal löst depressives Verhalten überbeschützende Fürsorglichkeit, Aggressivität und/ oder unreflektiertes Nichtbeachten aus. Der Patient wird erst dann wahrgenommen, wenn er verstärkt depressives Verhalten aufweist (Lewinsohn, 1974; Hoffmann, 1976).

Der stationäre Bereich bietet andererseits die Vorteile eines entlastenden Schonraumes sowie eines Versuchsfeldes zum Erlernen alternativer nichtdepressiver Verhaltensweisen. Über Erfahrungen in der Anwendung verhaltenstherapeutischer Strategien im klinischen Bereich berichteten u. a. Burgess (1969), Falloon (1975), Crombach (1977). Wichtige Prinzipien waren dabei die Nichtbeachtung depressiven und die Verstärkung nichtdepressiven Verhaltens, letzteres insbesondere über soziale Verstärker wie Zuwendung und Lob von therapeutischer Seite. Voraussetzungen waren eine Reduzierung von Angst sowie eine minimale Aktivität des Patienten.

Die zentrale Stellung des Pflegepersonals wird hier deutlich. Die Interaktion zwischen depressiv Krankem und therapeutischem Personal auf der „Stationsbühne" kann als wichtiges therapeutisches Mittel eingesetzt werden; ihr kommt Modellfunktion für die Realsituation zu. Um als Kommunikationspartner modifikatorisch Einfluß nehmen zu können, erfordert typisch depressives Verhalten (Linden, 1976) des Patienten von therapeutischer Seite ein gezieltes und einheitliches Umgehen mit dem Kranken. Daraus ergibt sich die Notwendigkeit einer Aufgabenbeschreibung (Linden, 1979) sowie einer entsprechenden Fortbildung (Winkler, 1978) für das therapeutische Personal.

Seit September 1976 besteht am PLK Weissenau eine offene und gemischt-geschlechtliche Station für depressiv Kranke; eine ausführliche Darstellung sowie Da-

Tabelle 1. Therapieziele

1. Reduktion akuter depressiver Symptomatik wie Angst, Agitiertheit, vegetative Beschwerden, wahnhafte Denkinhalte, Suizidalität

2. Verminderung depressiven sowie Aufbau nichtdepressiven Verhaltens und sozialer Kompetenz

3. Besseres Umgehen mit eigenen depressiven Persönlichkeitszügen wie zwanghafter Ordentlichkeit, überhöhter Gewissenhaftigkeit und Leistungsorientiertheit, Selbstunsicherheit, Tendenz zur Selbstentwertung etc.

4. Übernahme von Eigenverantwortung für sich und die Lebenssituation

5. Wiederherstellung bzw. Aufbau eines ausreichenden Aktivitätsniveaus innerhalb und außerhalb stationärer Bedingungen

6. Änderung depressionsauslösender und -fördernder Umweltfaktoren

Tabelle 2. Gesamtbehandlungsprogramm

1. *psychotherapeutisches Basisverhalten* als gemeinsame Umgangsform aller Mitarbeiter mit dem depressiv Kranken

2. ein für alle Patienten mehr oder minder gleiches *Stationsprogramm*
(Aktivitätsprogramm, Beschäftigungstherapie, Freizeitgestaltung usw.)

3. *individuelle therapeutische Maßnahmen*
(Psychotherapie, Psychopharmaka und andere somatische Methoden, Soziotherapie usw.)

ten zur Klientel sind bei Wolfersdorf et al. (1980, im Druck) zu entnehmen. Tabelle 1 und 2 beschreiben stichwortartig Therapieziele und Gesamtbehandlungskonzept. Die Konzeption einer derartigen Station muß sich orientieren an der klinischen Situation, dem individuellen psychotherapeutischen Ausbildungsstand von Ärzten und Psychologen sowie der normalerweise mangelhaften psychotherapeutischen Kompetenz des Pflegepersonals. Werden spezifische Verhaltensweisen des therapeutischen Personals im Umgang mit dem depressiv Kranken gewünscht, so müssen diese einsichtig und nachvollziehbar, erlernbar und praktisch umsetzbar sein. Nach bisheriger Erfahrung auf der Weissenauer Depressionsstation gilt dies für das im Folgenden beschriebene „psychotherapeutische Basisverhalten" im Umgang mit depressiv Kranken.

1.2 Psychotherapeutisches Basisverhalten

Der Begriff „psychotherapeutisches Basisverhalten" meint eine spezifische Form der Interaktion zwischen depressiv Krankem und therapeutischem Personal (Pflegepersonal, Beschäftigungstherapeuten, Ärzte, Psychologen u. a.). Die Bezeichnung „Basisverhalten" betont, daß es sich um ein konstant von allen therapeutischen Mitarbeitern verwirklichtes Umgehen mit dem Kranken handelt; „psychotherapeutisch" bezieht sich auf die Anwendung bestimmter Regeln, deren Verwendung eine Symptomreduzierung und Verhaltensänderung erwarten läßt.

Tabelle 3. Psychotherapeutisches Basisverhalten

1. Akzeptierende und bedingungsfreie emotionale Zuwendung (Empathie, unkonditionale Verstärkung) unabhängig vom depressiven Verhalten, besonders in der Aufnahmephase

2. emotionale Echtheit des therapeutischen Personals und angemessene Konfrontation im Umgang mit dem depressiv Kranken

3. positive Verstärkung nichtdepressiven Verhaltens und gezielte Nichtbeachtung typischer depressiver Verhaltensweisen, vor allem in der eigentlichen Therapiephase

4. Motivierung zur Aktivität und Förderung eigenverantwortlichen Handelns in der stationären und außerklinischen Situation

5. Hilfestellung bei der Änderung depressionsauslösender und -fördernder Umweltbedingungen, besonders in der Entlassungsphase

Bewährt haben sich eine Reihe von Verhaltensweisen und Einstellungen, die der klientenzentrierten Gesprächspsychotherapie und Erfahrungen mit verhaltenstherapeutischen Konzepten im institutionellen Rahmen entlehnt sind (Burgess, 1969; Rogers, 1973; Falloon, 1975; Crombach, 1977; Gebhardt u. Neumann, 1977). Diese sind in Tabelle 3 im einzelnen aufgeführt. Bedingungsfreie emotionale Zuwendung, insbesondere in der Aufnahmephase, fördert die Entstehung einer angstfreien Atmosphäre und ermöglicht ein aktivierendes Stationskonzept. Oft wenige Tage nach Aufnahme nehmen ängstliche Unruhe, Klagsamkeit, vegetative Beschwerden, suizidale Äußerungen etc. deutlich ab; verschlossene, gehemmte, mißtrauische Patienten werden offener und zugänglicher. Erst auf dieser Basis können dann Aktivierung, insbesondere über die Verstärkung nichtdepressiven Verhaltens, Auseinandersetzung mit Konflikten und Umweltbedingungen stattfinden. Für den Umgang mit besonders schwierigen Patienten hat sich ein Bezugspersonensystem bewährt, in dem 1–2 pflegerische Mitarbeiter besonders verantwortlich für den einzelnen Patienten sind und z. B. im Rahmen eines Aktivierungsprogrammes nach Absprache die einzelnen Stufen individuell mit dem Patienten durchführen. Dies beinhaltet einerseits eine besondere Belastung für das Pflegepersonal; andererseits mehrt sich die Chance, verhaltensmodifikatorisch zu wirken. Enger Kontakt bedeutet auch häufigeres Zusammensein mit dem Patienten, was besonders bei suizidalen Depressiven wichtig wird (Wolfersdorf, 1979).

In Tabelle 4 wird versucht, vereinfachend einzelne Behandlungsphasen mit Schwerpunkten des therapeutischen Verhaltens zu unterscheiden: In der Aufnahmephase stehen Reduktion der akuten depressiven Symptomatik sowie Herstellung einer positiven Beziehung im Vordergrund; das Verhalten der Mitarbeiter ist gekennzeichnet durch empathisch-bedingungsfreie Zuwendung (unkonditionale Verstärkung). In der eigentlichen Therapiephase erfährt der Patient konsequent die Verstärkung nichtdepressiven und die gezielte Nichtbeachtung depressiven Verhaltens wie Klagsamkeit, Gereiztheit, Rückzugsverhalten etc. Wesentliche Voraussetzung ist hierfür die tragende therapeutische Beziehung, in der sich der Patient gleichzeitig verstanden und geborgen fühlen kann.

Im Rahmen einer Nachuntersuchung ein halbes Jahr nach Entlassung waren unter anderem auch Fragen zur stationären Atmosphäre, zum Therapieprogramm und zur Beziehung zwischen Patienten und therapeutischem Personal gestellt worden.

Tabelle 4. Beziehung Patient – therapeutisches Personal während der stationären Behandlung depressiv Kranker

Phasen	Patient	therapeutische Mitarbeiter
Aufnahme	akute depressive Symptomatik, hoher Leidensdruck depressives Verhalten, in Umwelt nicht mehr akzeptiert	akzeptierendes, emotional warmes Verhalten, einfühlend-annehmend (Empathie) bedingungsfreie Zuwendung erlaubte Regression, bewußte Duldung Herstellung einer Beziehung
Therapie Beginn	Erwartungen, Anspruchshaltung Reizbarkeit, Aggressivität Angepaßtheit, Rückzugsverhalten Apathie, Lustlosigkeit	Auseinandersetzung mit Erwartungen Anspruchshaltung und Konfrontation mit Realität; positive Verstärkung nichtdepressiven Verhaltens und gezieltes Nichtbeachten depressiven Verhaltens; Aktivierung positiver Kräfte des Patienten
Therapie	zunehmende Besserung des Befindens Einsicht, Psychogeneseverständnis Entwicklung neuer Ansätze, Aktivität keine Besserung bis Verschlechterung, Somatisierung Widerstand, Unfähigkeit zur Einsicht und Veränderung, Aggressivität	positive Verstärkung nichtdepressiven Verhaltens und gezieltes Nichtbeachten depressiven Verhaltens; Rückgabe der Eigenverantwortung Unterstützung positiver Kräfte in Planung und Handlung Echtheit im Umgang mit dem Patienten
Entlassung	Selbstunsicherheit, Angst vor Auseinandersetzung mit Umwelt zum Teil erneute depressive Symptomatik und Wiederauftreten depressiven Verhaltens	positive Verstärkung neuer Ansätze Förderung der Entscheidungsfähigkeit Einbeziehung der Umwelt Regelung der Nachbehandlung konsequente Ablösung

27 von 40 Patienten gaben an, sich wohl-, 34 als Mensch akzeptiert gefühlt zu haben. Für $\frac{1}{3}$ waren „Atmosphärisches" wie Freundlichkeit, Familiengefühl, Geborgenheit wichtig, für ein weiteres Drittel die offene Tür der Station. Dabei hielten es 37 Patienten für wichtig, eine Station auch mit suizidalen Patienten offen zu führen. Eingeschlossensein bedeutete für viele Entwürdigung, sich nicht mehr als Mensch vorzukommen. Nahezu sämtliche Patienten betonten einen guten bis sehr guten Kontakt, dienstlich und persönlich, zum Pflegepersonal und immerhin 27 von 40 wollten trotz Klagen über Erschöpftheit und Ermüdung nicht „in Ruhe gelassen werden" mit Aktivitäten und Stationsprogramm. Ein Drittel meinte sogar, dies solle notfalls mit Nachdruck geschehen.

Die Ergebnisse dieser vorläufigen Befragung genügen keinen wissenschaftlichen Ansprüchen, dienen auch nicht der Überprüfung der Effektivität des Therapiekonzeptes. Dargestellt wird jedoch der Versuch, den Bedürfnissen des Patienten und seiner Sichtweise des Umganges mit ihm näherzukommen. Die Gefahr theoretischer Konzeptionen liegt vielfach in ihrer unkritischen Übertragung auf klinische Verhältnisse und Schwerstkranke ohne Berücksichtigung des institutionellen Rahmens, der therapeutischen Möglichkeiten sowie des Erlebens und der Bedürfnisse des psychisch Kranken. Zumindest aus Sicht des depressiven Patienten scheinen empathisch-akzeptierender Umgang, guter Kontakt sowie therapeutische Aktivitäten eine wichtige Stellung einzunehmen.

1.3 Therapeutisches Team

Ein interaktionell orientiertes Herangehen an den depressiv Kranken stellt hohe Anforderungen an die Mitarbeiter und ist nur möglich in einem selbstreflektorischen Team. Eine solche Entwicklung vollzieht sich nur schrittweise. Wird dem Umgang mit dem depressiv Kranken und damit dieser spezifischen Funktion des Pflegepersonals vermehrt Bedeutung eingeräumt, so führt dies konsequenterweise zum Abbau hierarchischer Struktur zugunsten einer kompetenzbezogenen Verantwortlichkeit der Mitarbeiter. Notwendig wird weiterhin eine vorwiegend praktisch orientierte Fortbildung mit Vermittlung verhaltenstherapeutischer Grundprinzipien, theoretischer Kenntnisse, mit Ausbildung in Gesprächsführung, Rollenspiel, sodann Erlernen und Durchführung von Entspannungstraining, Teilnahme an Gruppen in co-therapeutischer Funktion u. a. Wegen der besonderen Belastung durch den täglichen Umgang mit depressiv Kranken und zur Konfliktbearbeitung in der Mitarbeitergruppe selbst wird erfahrungsgemäß eine arbeitsbezogene Selbsterfahrungsgruppe unumgänglich.

1.4 Abschließende Bemerkungen

Das „psychotherapeutische Basisverhalten" stellt für sich keine eigenständige Therapiemethode dar; es ist Grundlage des Zusammenlebens auf einer Station mit nur depressiv Kranken. Nicht zuletzt bedeutet die Vorgabe gewisser Grundregeln auch eine Entlastung des therapeutischen Personals; der Umgang mit den depressiv Kranken wird strukturierter. Orientiert am aktuellen Verhalten des Patienten kann im Stationsteam die Art des Umganges mit ihm jeweils festgelegt werden. Betrachtet man das Modell der „attitude-therapy" nach Taulbee u. Wright (1971), so findet sich eine weitgehende Übereinstimmung mit dem hier vorgestellten Konzept des spezifischen Umganges mit depressiv Kranken. Die Regeln des letzteren sind erlernbar, führen aber auch zu therapeutisch günstigen Einstellungsänderungen beim therapeutischen Personal gegenüber dem depressiv Kranken.

Für Außenstehende ist es oft schwer vorstellbar, daß sich auf einer Station nur depressive Patienten befinden. Durch die Zusammenfassung dieser relativ homogenen Patientengruppe bietet sich die Möglichkeit, depressionsspezifische Konzepte hinsichtlich ihrer therapeutischen Anwendbarkeit bei einer stationären Klientel zu überprüfen. Im Gegensatz zur ambulanten Situation sind im stationären Bereich sämtliche Mitarbeiter eingebunden, so daß eine Vereinheitlichung und therapeutisch günstige Strukturierung des Umganges mit dem depressiv Kranken möglich wird. Eine Reihe von Problemen, wie das der Aktivierung gehemmter Patienten oder des Umganges mit suizidalen oder wahnhaft depressiv Kranken haben sich als weniger schwierig als erwartet erwiesen (Wolfersdorf et al., 1980). Aus der Sicht des Patienten bedeutet die Zusammenfassung einen Abbau von Isolation, führt zu einer Relativierung des individuellen Leidens, bietet die Möglichkeit der Auseinandersetzung mit Personal und anderen Patienten, geht schließlich einher mit Erleben von Verständnis und Gemeinsamkeit.

Die bisherigen Erfahrungen der Weissenauer Depressionsstation bestätigen die Wichtigkeit der Einbeziehung der gesamten Mitarbeitergruppe in ein Therapiekonzept, wobei das beschriebene psychotherapeutische Basisverhalten wesentliche Voraussetzung für eine erfolgreiche stationäre Behandlung depressiv Kranker werden kann.

1.5 Literatur

Burgess EP (1969) The modification of depressive disorders. In: Rubin RD, Franks CM (eds) Advances in behavior therapy. Academic Press, New York

Crombach G (1977) Verhaltenstherapie bei einer chronifizierten endogenen Depression. Nervenarzt 48:651–655

Falloon RH (1975) The therapy of depression. Psychother Psychosom 25:69–75

Gebhardt R, Neumann H (1977) Verhaltenstherapeutische Ansätze zum depressiven Syndrom. Zeitschrift für klinische Psychologie 6:185–202

Hoffmann N (Hrsg) (1976) Depressives Verhalten. Müller, Salzburg

Lewinsohn PM (1974) A behavioral approach to depression. In: Friedmann RJ, Katz MM (eds) The psychology of depression. Contemporary theory and research, Wiley, New York, pp 157–185

Linden M, (1976) Depression als aktives Verhalten. In: Hoffmann N (Hrsg) Depressives Verhalten. Psychologische Modelle der Ätiologie und der Therapie. Müller, Salzburg

Linden M (1979) Modelle zur Integration pflegerischer Arbeit in der Therapie auf psychiatrischen Stationen. Psychiatr Prax 6:143–150

Rogers CR (1973) Die klientenzentrierte Gesprächspsychotherapie. Kindler, München

Taulbee ES, Wright HW (1971) Attide therapy. A behavior modification program in a psychiatrie hospital. In: Rickard HC (ed) Behavioral intervention in human problems. Pergamon, New York

Winkler WTh (1978) Möglichkeiten und Grenzen der Psychotherapie im Psychiatrischen Krankenhaus. In: Reimer F (Hrsg) Möglichkeiten und Grenzen der Psychotherapie im Psychiatrischen Krankenhaus. 9. Weinsberger Kolloquium. Thieme, Stuttgart

Wolfersdorf M (1979) Erfahrungen in der Behandlung suizidaler Patienten auf einer offenen Station für depressiv Kranke. Suizidprophyl 6/3:191–206

Wolfersdorf M, Straub R, Hole G, Kopittke W, Metzger R, Schinkel A (1980) Die stationäre Behandlung depressiv Kranker nach einem gesprächs- und verhaltenstherapeutisch orientierten Konzept. In: Hautzinger M, Schulz W (Hrsg) Klinische Psychologie und Psychotherapie, Bd 3. Kongreßbericht Berlin 80 der DGVT/GwG e. V. Tübingen – Köln 1980. Gesamtherstellung Steinbauer und Rau, München

Wolfersdorf M, Straub R, Helber J, Kopittke W, Metzger R, Vock B, Hole G, Faust V (im Druck) Depressive Patienten in stationärer Behandlung. Erste Ergebnisse einer epidemiologischen Studie der Weissenauer Depressionsstation. In: Faust V (Hrsg) Aspekte der Depression. Hippokrates, Stuttgart

2 Kognitive Therapie bei depressiven Erkrankungen

A. J. Rush

2.1 Historische Vorbemerkung

Kognitive Therapie gehört zur Gruppe der „phänomenologischen Psychotherapieformen". Die phänomenologische Betrachtungsweise (Spiegelberg, 1971, 1972) mißt der Selbst- und Umwelt-Wahrnehmung einer Person eine zentrale Bedeutung bei der Erklärung von Verhalten zu. Diese Vorstellung ist der stoischen Philosophie verwandt. Sie findet sich in verschiedenen psychotherapeutischen Ansätzen wieder wie beispielsweise in der Individualpsychologie (Ansbacher u. Ansbacher, 1956), der Ich-Psychologie (Klein, 1970), der Lerntheorie (Mahoney, 1974; Meichenbaum, 1977), der Kognitionspsychologie (Kelley, 1955; Hoffmann, 1979) und unter psychiatrisch-psychotherapeutischem Ansatz (Beck, 1963, 1976).

Die Grundannahme des „kognitiven Modells" besagt, daß Verhalten und nicht zuletzt auch gestörtes Verhalten wesentlich von kognitiven Prozessen abhängt. Damit ist die Wahrnehmung der Umwelt durch das Individuum, die Selektion dessen, was wahrgenommen wird, die Interpretation und Bedeutungszumessung wahrgenommener Reize gemeint (Hautzinger u. Linden, 1980).

2.2 Definition

Unter dem Begriff „kognitive Therapie" werden eine Reihe von Techniken zusammengefaßt, die dem Ziel dienen, den Patienten dahinzuführen, sich seiner Interpretation von Ereignissen bewußt zu werden, sie auf Funktionalität und Adäquatheit hin zu überprüfen und eventuell zu korrigieren. Es wird besonderes Gewicht auf die Herausarbeitung von Interpretations-Stereotypien gelegt. Im weiteren Vorgehen werden dann Gegenmaßnahmen und alternative Vorstellungen entwickelt.

2.3 Indikationen

Für die kognitive Psychotherapie liegen Erfahrungen mit verschiedenen psychischen Störungen vor. Es sind vor allem depressive Neurosen, Ängste, Phobien und Übergewichtigkeit zu nennen. Das Grundprinzip des therapeutischen Vorgehens wird in bezug auf die jeweils zu behandelnde Störung modifiziert (Beck, 1976). Bei ängstlichen Patienten steht im Vordergrund bewußt zu machen, daß Gefahr auch in ungefährlichen Situationen wahrgenommen wird, bei depressiven Patienten beispielsweise, daß persönliche Unzulänglichkeit in Situationen auch ohne objektiven Anhalt für solche Selbstabwertungen erlebt wird.

2.4 Kontra-Indikationen

Zu Kontra-Indikationen wurden bislang keine Erfahrungen publiziert. Es liegt jedoch nahe, daß Patienten mit formalen Denkstörungen, schweren mnestischen Störungen sowie Patienten mit Borderline-Syndromen und schizo-affektiven Psychosen in der Regel nicht auf diese Art der Behandlung ansprechen werden. Nach eigenen Erfahrungen lassen sich auch Patienten mit schwerer endogener Depression und negativem Dexamethason-Test nicht ausreichend durch kognitive Therapie bessern. Bei vielen depressiven Patienten muß deshalb eine medikamentöse Behandlung alleine oder in Kombination mit kognitiver Therapie eingesetzt werden (Beck et al., 1979).

2.5 Spezielle Techniken

Am Anfang stehen meist Verfahren zur Verhaltensbeobachtung und einfache Techniken zur Verhaltensmodifikation. Sie sollen dem Patienten frühzeitige therapeutische Erfolgserlebnisse vermitteln und gleichzeitig zur Problemanalyse beitragen.

Im weiteren Vorgehen werden durch Hausaufgaben, Rollenspiele in der Therapiesituation, Selbstbeobachtungsaufgaben im Hinblick auf das eigene Denken und besonders sogenannte „automatische Gedanken", durch Quasi-Experimente, durch eine spezifische Fragetechnik, den sogenannten Sokratischen Dialog, und eine Reihe anderer Vorgehensweisen, die hier nicht näher beschrieben werden können, eine Analyse der kognitiven Strukturen des Patienten versucht. Der Patient soll lernen, zu seinen bisherigen automatischen Situations-Interpretationen Alternativen sehen zu können und die dahinterliegenden Grundannahmen allmählich zu verändern.

Der Therapeut fungiert als objektive, unabhängige und unparteiische Informationsquelle. Der Therapeut leitet den Patienten an. Es können Kognitionen bearbeitet werden, die vom Patienten aufgeschrieben oder berichtet wurden. Es werden sowohl Erfahrungen innerhalb der therapeutischen Beziehungen als auch Erfahrungen mit anderen Menschen dazu benutzt, stereotypes, automatisches, rigides und unrealistisches Denken zu identifizieren und zu modifizieren.

Mit Ausnahme einer Erkundungsstudie (Rush et al., 1975) gibt es bislang kaum Daten zur Beziehung zwischen Häufigkeit von Therapiesitzungen und Behandlungserfolg. Zweimal wöchentliche Sitzungen scheinen bei mäßig bis schwer depressiven ambulanten Patienten zu einer niedrigeren Ausfallquote und stärkeren Symptomverminderung zu führen als eine einmal wöchentliche Behandlung. Im Anschluß an eine zwei- bis dreimonatige intensivere Behandlung empfehlen sich ein- bis zweimonatliche Auffrischsitzungen für etwa ein Jahr. Für die Wirkung dieser Nachbehandlung gibt es jedoch noch keine empirischen Belege.

Tabelle 1. Untersuchungen zur Wirksamkeit kognitiver Psychotherapie bei depressiven Störungen

Studie	Meßinstrumente	Behandlung	Sitzungen		Ergebnisse
			Zahl	Woche	
a) Einzeltherapie – psychiatrische Patienten					
Schmickley (1976)	BDI, MMPI (N = 11)	1) kognitive Verhaltens-modifikation	4	2	Intra-Gruppen Verbesserung
Rush et al. (1977)	BDI, HRSD (N = 41)	1) kogn. Therapie 2) Imipramin	20	11	1 > 2
Beck et al. (1979)	BDI, HRSD (N = 26)	1) kogn. Therapie 2) kogn. Therapie + Amitriptylin	20	12	1 = 2
McLean u. Hakstian (1979)	BDI, DACL (N = 154)	1) Amitriptylin 2) Entspannungstraining 3) Verhaltenstherapie/ kogn. Therapie 4) Introspektion	10	10	3 > 1 = 2 > 4
Blackburn u. Bishop (1980)	BDI, HRSD (N = 64)	1) kogn. Therapie 2) Antidep. Med. 3) Kombination	13–16	12	Klinikambulanz 3 > 1 = 2 Praxis: 1 = 3 > 2
b) Einzeltherapie – Studentenberatung					
Taylor u. Marshall (1977)	BDI, D-30 (N = 28)	1) kogn. Verhaltensmodif. 2) Verhaltenstherapie 3) 1 + 2 4) Wartegruppen	6	3	3 > 1 3 > 2 1 = 2 1, 2, 3 > 4
c) Einzeltherapie – angeworbene Versuchspersonen					
Munoz (1977)	MMPI-D	1) kogn. Verhaltensmodif. 2) Warteliste 3) normale Kontrollgruppe 4) nicht-depr. neurot. Kontrollgruppe	12	4	Besserung 1 = 2
Besyner (1979)	Dep. (N = 41)	1) kogn. Verhaltensmodif. 2) Verhaltenstherapie 3) unspez. Gesprächsther. 4) Warteliste			2 > 1
Zeiss et al. (1979)	MMPI-D (N = 44)	1) kogn. Verhaltensmodif. 2) Training soz. Fertigkeiten 3) Aktivitätsaufbau 4) Warteliste	12	4	1 = 2 = 3 > 4
d) Gruppentherapie – psychiatrische Patienten					
Rush u. Watkins in press	BDI, HRSD (N = 38)	1) kogn. Gruppentherapie 2) kogn. Einzeltherapie 3) kogn. Einzeltherapie + Antidepressiva	10	10–12	3 = 2 > 1
McDonald (1978)	BDI, DACL (N = 28)	1) kogn. Verhaltensmodif. + tagklinische Beh. 2) tagklin. Behandlung	12	4	Besserung jedoch 1 = 2

Tabelle 1. (Fortsetzung)

Studie	Meßinstrumente	Behandlung	Sitzungen		Ergebnisse
			Zahl	Woche	
Magers (1978)	BDI, MMPI TSCS (N = 16)	1) kogn. Verhaltensmodif. 2) Warteliste			1 > 2
Shaw (1977)	BDI HRSD (N = 32)	1) kogn. Verhaltensmodif. 2) Verhaltenstherapie 3) nicht-direktive Gesprächspsychotherapie 4) Warteliste	6	3	1 > 2 1 > 3 2 = 3 1, 2, 3 > 4
Morris (1975)	BDI HRSD (N = 51)	1) kogn. Verhaltensmodif. 2) Introspektion 3) Warteliste	6	3	1 > 2 1, 2 > 3
e) Gruppentherapie – Studentenberatung					
Kirkpatrick (1977)	Selbstrating Dep./Angst (N = 46)	1) kogn. Verhaltensmodif. 2) Entspannungstraining 3) Placebokontakte 4) keine Behandlung	4	2	1 = 2 = 3 = 4
Head (1978)	BDI, POMS	1) kogn. Verhaltensmodif. 2) diagnost. Kontakte	11	11	Besserung aber 1 = 2
Hodgson u. Urban (1975)	Lubin Zung (N = 38)	1) kogn. Verhaltensmodif. 2) Verhaltenstherapie 3) Warteliste	8	4	2 > 1 1, 2 > 3
Gioe (1975)	BDI (N = 40)	1) kogn. Verhaltensmodif. 2) pos. Gruppenerfahrung 3) 1 + 2 4) Warteliste	5	1	3 > 1 3 > 2 1 = 2 1, 2, 3 > 4
Shipley u. Fazio (1973)	Zung, MMPI (N = 38)	1) kogn. Problemlösetraining 2) unterstützend 3) Warteliste	3	3	1 > 2 > 3
f) Gruppentherapie – angeworbene Versuchspersonen					
Fuchs u. Rehm (1977)	BDI, MMPI-D (N = 28)	1) Selbstkontroll-Training 2) unspez. Gespräche 3) Warteliste	6	6	1 > 2 > 3

BDI = Beck-Depressions-Inventar; MMPI = Minnesota Multiple Personality Inventory; HRSD = Hamilton Rating Scale Depression; DACL = Dysfunctional Attitude Check-List

2.6 Wirkungen und Wirksamkeit von kognitiver Therapie

Die meisten empirischen Untersuchungen liegen zur ambulanten Behandlung nicht-psychotischer unipolarer Depressionen vor. Tabelle 1 listet die z. Z. vorliegenden Untersuchungen auf. Neben den Studien an Studenten und Freiwilligen im Sinne der Phasen 1 und 2 der Therapie-Wirksamkeitsprüfungen (Linden, 1980) liegen inzwischen auch Ergebnisse bei psychiatrischen Patienten und Ergebnisse aus kontrollierten Studien im Sinne der Phase 2 und 3 der Wirksamkeitsprüfungen vor.

Tabelle 2. Depressions-Mittelwerte (Beck-Skala) zu Beginn und zu Ende der Behandlung (nur Therapievollender)

	Gruppentherapie (N = 23)	Einzeltherapie (N = 8)	Einzeltherapie + Antidepressiva (N = 7)	gesamte Stichproben (N = 38)
Vor Behandlung				
X	29,2	29,5	31,3	29,6
SD	6,2	7,8	9,1	6,9
Nach Behandlung				
X	16,2	8,6	5,9	12,7
SD	12,8	6,7	5,1	11,4

Besonders die klinikrelevanten Untersuchungen zeigen, daß bei leichteren und mittelschweren Depressionen kognitive Therapie einer Pharmakotherapie überlegen zu sein scheint, während bei mittelschweren bis schweren Depressionen gleiche Effekte oder bessere Effekte der Pharmakotherapie zu verzeichnen sind. Die schweren Depressionen scheinen von einer Kombination zu profitieren. Bislang liegen allerdings noch keine definitiven Indikationskriterien dafür vor, wann kognitive Therapie allein, medikamentöse Therapie allein oder eine Kombination angezeigt ist.

Kognitive Therapie wurde auch in der Form einer Gruppenbehandlung angewandt. Auch hierfür werden eine Reihe positiver Erfahrungen berichtet. Im Vergleich zur Einzelbehandlung scheint die Gruppenbehandlung nach einer eigenen Untersuchung (vgl. Tabelle 1, Rush u. Watkins, im Druck) allerdings weniger wirksam zu sein.

Tabelle 3. Mittelwerte (Standardabweichung) und t-Werte für die Selbstbildskalen (n. Rush et al. im Druck). a: Diskrepanz zwischen idealem und realem Selbstbild; b: Diskrepanz zwischen Fremdbild und Selbstbild

Subskala		Vor Behandlung	Nach Behandlung	t
Kognitive Therapie (n = 14)				
Emotional	a	22,83 (5,02)	15,87 (7,44)	3,87 **
	b	7,28 (4,03)	5,42 (4,69)	1,51
Generell	a	10,89 (5,16)	8,28 (4,14)	2,72 *
	b	5,39 (3,11)	2,94 (2,94)	3,69 **
Sozial	a	7,36 (4,83)	5,83 (3,96)	1,76
	b	3,92 (2,41)	3,17 (3,01)	1,16
Pharmakotherapie (n = 14)				
Emotional	a	22,21 (7,87)	14,21 (7,05)	3,71 **
	b	9,64 (4,09)	4,46 (2,62)	4,80 **
Generell	a	10,14 (5,93)	8,71 (4,81)	1,24
	b	4,59 (4,05)	3,36 (1,98)	1,12
Sozial	a	8,68 (6,61)	9,07 (5,14)	− 0,30
	b	4,64 (2,53)	4,07 (3,00)	0,65

* p = 0,05   ** p = 0,01

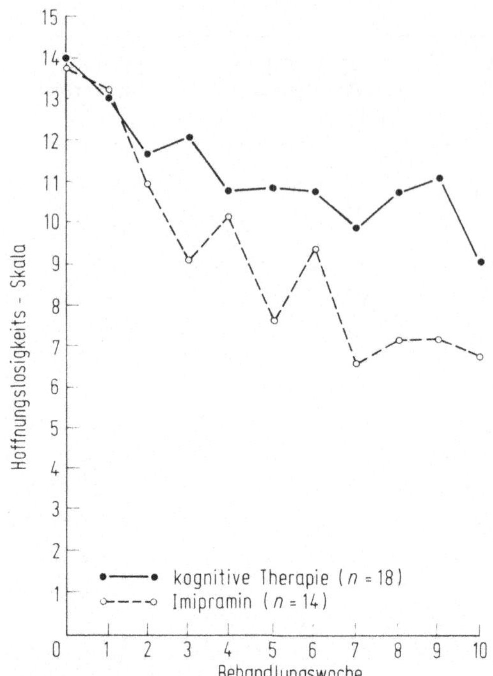

Abb. 1. Veränderung von Hoffnungslosigkeit unter kognitiver Therapie und Imipraminbehandlung

Nach einer Untersuchung von Shaw (1980) scheinen bei einer Gruppe von stationären depressiven Patienten diejenigen mit vermehrt kognitiven Störungen besser auf eine kognitive Therapie anzusprechen als Patienten mit einem geringeren Ausmaß kognitiver Verzerrungen. Inwieweit sich hieraus Indikationskriterien entwickeln lassen, bleibt abzuwarten.

Zur Frage einer rezidivprophylaktischen Wirksamkeit liegt z. Z. erst eine Untersuchung vor (Kovacs et al., im Druck). Nach diesen Befunden (Tabelle 4) lag die Rückfallquote innerhalb eines Jahres bei der psychotherapeutisch behandelten Gruppe etwa um die Hälfte niedriger als bei der medikamentös behandelten Vergleichsgruppe. Während des genannten Beobachtungszeitraumes wurden monatliche Depressions-Selbsteinschätz-Skalen von dem Patienten ausgefüllt. Danach blieben in der Psychotherapiegruppe 56% und in der Antidepressiva-Gruppe 35% der Patienten während der gesamten Zeit symptomfrei. Weitere Untersuchungen zu diesem Problem sind abzuwarten.

Außer dem globalen Therapieerfolg lassen sich auch spezifische Therapie-Effekte nachweisen. Eigene Untersuchungen zeigen, daß das Selbstkonzept von Patienten durch kognitive Therapie stärker beeinflußt wird als durch eine Amitriptylin-Behandlung (Tabelle 3). Kognitive Therapie führt im Vergleich zur medikamentösen Behandlung auch zu einer größeren Reduktion der Hoffnungslosigkeit (Abb. 1).

Tabelle 4. Kumulative Rückfallzahlen für die einjährige Katamnese der Therapievollender (nach Kovacs et al., im Druck)

Rückfall-definition	Therapiegruppe	Katamnestische Einteilung		χ^2	
		Rückfall	kein Rückfall	Gleich-verteilung	proportionale Verteilung
Depressiv (BDI $\geq$ 16)	kognitive Therapie	7	11	2,33	2,11
	Pharmakotherapie	11	6		
Erhielt psychiatr. oder psycholog. Behandlung	kognitive Therapie	9	9	2,62	2,09
	Pharmakotherapie	13	4		
Depressiv *oder* Behandlung	kognitive Therapie	10	8	2,91	2,14
	Pharmakotherapie	14	3		
Depressiv *und* Behandlung	kognitive Therapie	6	12	2,29	2,19
	Pharmakotherapie	10	7		

* bezogen auf konstantes oder relatives Risiko pro Gruppe.

2.7 Nebenwirkungen

Es stimmt nachdenklich, wie wenig Nebenwirkungen der kognitiven Psychotherapie bislang berichtet wurden. Das mag daran liegen, daß Nebenwirkungen häufig schwer von mangelnder Wirksamkeit zu unterscheiden sind. Suizidversuche beispielsweise können genauso gut Nebenwirkungen wie Therapieversager darstellen. Die klinische Einzelerfahrung zeigt jedoch, daß Nebenwirkungen durchaus einkalkuliert werden müssen. Eine unserer Patientinnen beispielsweise mißbrauchte die Therapie als Rechtfertigung inadäquaten Verhaltens. Sie war im Verlauf der Behandlung zur Überzeugung gekommen, daß sie unter einem Mangel an Anerkennung und Selbstbehauptung leide. Sie hörte daraufhin mit ihrer bisherigen übermäßigen Rücksichtnahme auf andere auf und begann die Gefühle anderer und insbesondere ihres Ehemannes zu mißachten. Beispielsweise begann sie eine Serie von sexuellen Affären, von denen sie ihrem Mann freizügig Mitteilung machte. Weitere Forschung in diesem Bereich erscheint dringend geboten.

2.8 Schlußfolgerungen

Wie bei anderen Psychotherapieformen sind auch bei der kognitiven Therapie noch viele Fragen offen. Dennoch läßt eine zunehmende Zahl empirischer Untersuchungen die Schlußfolgerung zu, daß diese Form der Therapie zumindest bei einem Teil von depressiven Störungen eine wirksame Behandlungsmethode ist. Zukünftige Forschung wird sich vor allem auf die Frage der Indikationsstellung, der Kontra-Indikationen, der wirksamen Bestandteile und der Nebenwirkungen konzentrieren müssen. Auch die grundlegende Frage nach der Rolle von Kognitionen, Einstellungen und Attributionen bei depressiven Störungen muß weiter untersucht werden.

2.9 Literatur

Ansbacher HL, Ansbacher RR (1956) The individual psychology of Alfred Adler. Harper -
& Row, New York

Beck AT (1963) Thinking and depression: 1. Idiosyncratic content and cognitive distortions.
Arch Gen Psychiatry 9:324–333

Beck AT (1976) Cognitive therapy and emotional disorders. International University Press,
New York

Beck AT, Rush AJ, Shaw B (1979) Cognitive therapy of depression. Guilford Press, New York

Besyner JK (1979) The comparative efficacy of cognitive and behavioral treatments of depression: a multiassessment approach. Diss Abstr Int 39/9:4568-B

Blackburn I, Bishop S (1980) Pharmacotherapy and cognitive therapy in the treatment of depression: competitors or allies? Paper presented at the World Congress on Behavior Therapy, Jerusalem, Isarel

Fuchs C, Rehm LP (1977) A self-control behavior therapy program for depression. J Consult
Clin Psychol 45:206–215

Gioe VJ (1975) Cognitive modification and positive group experience as a treatment for depression. Diss Abstr Int 36:3039–3040 B

Hautzinger M, Linden M (1980) Kognitive Psychotherapie. Nervenarzt 51:637–643

Hoffmann N (Hrsg) (1979) Grundlagen kognitiver Psychotherapie. Huber, Bern

Kelley GA (1955) The psychology of personal constructs. Norton, New York

Kirkpatrick PW (1977) The efficacy of cognitive behavior modification in the treatment of depression. Diss Abstr Int 38/5:2370-B

Klein GS (1970) Perception, motives and personality. Knopf, New York

Kovacs M, Rush AJ, Beck AT (to be published) One year follow-up of depressed outpatients
treated with congnitive therapy or pharmacotherapy. Arch Gen Psychiatry

Linden M (1980) Stand der pharmakologischen Depressionsbehandlung: Das Problem der
„geprüften Wirksamkeit" und seine Bedeutung für die antidepressive Psychotherapie. In:
DeJong R, Hoffmann N, Linden M (Hrsg) Verhaltensmodifikation bei Depressionen. Urban & Schwarzenberg, München

Magers BD (1978) Cognitive-behavioral short-term group therapy with depressed women.
Diss Abstr Int 28/9:4468-B

Mahony M (1974) Cognition and behavior modification. Ballinger, Cambridge

McDonald AC (1978) A cognitive/behavioral treatment for depression with veterans admin-
istration out-patients. Diss Abstr Int 39/6:2994-B

McLean PD, Hakstian AR (1979) Clinical depression: comparative efficacy of outpatient treatments. J Consult Clin Psychol 47/5:818–836

Meichenbaum D (1977) Cognitive-Behavior modification. Plenum Press, New York

Morris NE (1975) A group self-instruction method for the treatment of depressed outpatients.
Canadian theses division, no. 35272, National Library of Canada

Rush AJ, Watkins JT (to be published) Cognitive therapy: group vs individual. Cognit Ther
Res

Rush AJ, Beck AT, Kovacs M (1975) A comparison of cognitive and pharmacotherapy in depressed outpatients: A preliminary report. Presented at the Society for Psychotherapy Research, Boston, Mass., June 12, 1975

Rush AJ, Beck AT, Kovacs M (1977) Comparative efficacy of cognitive therapy and pharmacotherapy in the treatment of depressed outpatients. Cognit Ther Res 1:17–37

Rush AJ, Beck AT, Kovacs M (in press) Differential effects of cognitive therapy and pharmacotherapy on hopelessness and self concept

Shaw BF (1977) Comparison of cognitive therapy and behavior therapy in the treatment of
depression. J Consult Clin Psychol 45:543–551

Shaw BF (1980) Predictors of successful outcome in cognitive therapy: a pilot study. Paper
presented at the World Congress on Behavior Therapy, Jerusalem, Israel

Shipley CR, Fazio AF (1973) Pilot study of a treatment for psychological depression. J Abnorm Psychol 82:372–376

Spiegelberg H (1971) The phenomenological movement, vol I u. II. Nijhoff, The Hague

Spiegelberg H (1972) Phenomenology in psychology and psychiatry. Northwestern University Press, Evanston
Taylor FG, Marshall WL (1977) Experimental analysis of a cognitive behavioral therapy for depression. Cognit Ther Res 1:59–72
Zeiss AM, Lewinsohn PM, Munoz RF (1979) Nonspecific improvement effects in depression using interpersonal skills training, pleasant activities schedules, or cognitive training. J Consult Clin Psychol 47:427–439

3 Zum klinisch-stationären Umgang mit depressiv Erkrankten aus psychoanalytischer Sicht

S. Elhardt

Im Folgenden wird der Umgang mit depressiven Patienten im klinisch-stationären Rahmen aus psychoanalytischer Sicht beschrieben. Hierbei wird zwischen endogenen und neurotischen Depressionen nicht differenziert. Dafür ist die Auffassung Ausgangspunkt, daß auch eine sogenannte endogene Depression nicht nur als mitgegebenes Schicksal oder als organische Störung verstanden wird, auf die sich dann vielleicht noch eine Neurose aufpfropft, sondern daß sie von der Frühentwicklung an so viel peristatische und erworbene strukturelle Bestandteile enthält, daß man – neben anderen Faktoren – von einer zugrundeliegenden Neurosenstruktur sprechen kann. Es dürfte dann u. a. mit von der Schwere und Spezifität der auslösenden Belastungssituation abhängen, ob es „nur" zu einer neurotischen Symptomatik oder zu der einer endogenen Depression kommt, die aus analytischer Sicht durch eine stärkere Regression, den Zusammenbruch reiferer Abwehrmechanismen, durch Entdifferenzierung der Selbst- und Objekt-Repräsentanzen und von einem derartigen Überschwemmtwerden vom „depressiven Affekt" gekennzeichnet sind, daß der Patient psychotherapeutisch oft erst über medikamentöse Mithilfe erreichbar wird.

In der hier gebotenen Kürze kann natürlich keine „Einheits-Technik" für solche Patienten dargestellt werden, auch weil es in der analytischen Psychotherapie keine Routinemethoden geben kann, aber auch weil es wohl mehr auf eine bestimmte Haltung der Therapeuten-Persönlichkeit ankommt. Der psychotherapeutische Impuls, wenn er auch in Krisen und auf längere Dauer tragfähig sein soll, kommt ja nicht allein aus dem rationalen Erklärenkönnen einer Krankheit und einer daraus sich ergebenden Handlungsanweisung wie etwa bei der Diagnose eines Diabetes mellitus. Der depressive Affekt stellt ja letztlich die dem Patienten in einer äußeren oder inneren Krise subjektiv einzig mögliche psychische Überlebenschance dar und ist die ihm nunmehr einzig mögliche Art einer Kommunikation. Die Depression weist – scheint sie dem distanzierten Beobachter auch grundlos aus heiterem Himmel zu kommen – insofern ein subjektiv sinnhaftes, eng mit seiner Persönlichkeit und ihrer Geschichte verbundenes Moment auf, von dem der Therapeut – falls er sich empathisch darauf einläßt – persönlich tiefer berührt wird als durch rationale Erklärungsmöglichkeiten. Es ist daher von Gewinn, wenn der Therapeut einerseits die nötige qualitative, wenn auch wohl andere quantitative Selbsterfahrung mit depressivem Erleben hat, um nicht nur Mitleid zu empfinden mit einem Menschen, dessen seltsame Störung es eben zu „behandeln" gilt, andererseits aber auch über die Erfahrung verfügt, daß auch im depressiven Zustand die Hoffnung nicht untergehen muß, daß äußeres und inneres Handeln wieder möglich wird, und die Zeit, die wie angehalten erscheint, wieder fruchtbar in Gang gesetzt werden kann und mit ihr das weitere Leben. Mit anderen Worten: hat er begrenzte Selbsterfahrung mit eigener Depressionsverarbeitung (statt Verleugnung), um genügend mitempfinden zu können, ohne selbst darin unterzugehen und weiß er daher um die Möglichkeit solch eines Tiefgang vermittelnden Reifeprozesses, dann sind ihm noch Depressionen psychologisch nachvollziehbar und „verständlich", die für andere uneinfühlbar zu sein scheinen.

In Ergänzung einer Arbeit über neurotische Depression (Elhardt, 1981) soll hier hingewiesen werden auf einige wichtige Aspekte der zeitlich begrenzten stationär-psychotherapeutischen Situation in der Klinik in ihrer weichenstellenden Funktion für die nach Entlassung meist noch indizierte weiterführende Psychotherapie. Vor allem anfangs wird der psychotherapeutische Kontakt oft den Charakter einer Krisenintervention haben.

Aus dem psychogenetischen Wissen, daß die *Objektbeziehung* des Depressiven primär durch eine Fixierung in der dyadischen Mutter-Kind-Beziehung, also einer ausschließlichen Zweierbeziehung charakterisiert ist, ergibt sich, daß gerade solche Patienten einer stabilen Beziehung zu „ihrem" Arzt bedürfen, der angesichts der mangelnden Verlassenheits-Toleranz zuverlässig erreichbar ist. Wegen der großen Abhängigkeit von einem Ideal-Objekt ist dies eine wichtige Grundlage zum Aufbau von Vertrauen und damit von besseren Selbst- und Objekt-Repräsentanzen, wenn auch allein durch die Verfügbarkeit eines „guten Objekts" natürlich kein Depressiver strukturell geheilt werden kann. Er bedarf aber der subtilen Pflege der auch in der schweren Depression noch bestehenden Restbeziehungs-Fähigkeit, was durch ein auswechselbares Team nicht genügend geleistet werden kann. In der Klinik ist immer wieder zu erleben, wie oft Verschlechterungen des Verlaufs und Rezidive unmittelbar mit personellen Veränderungen beim ärztlichen und Pflegepersonal zusammenhängen, die ja – wegen Urlaub und Freizeitausgleich, Kongreßbesuchen und wegen des Rotationssystems – nicht immer vermeidbar sind. Doch sollte größerer Wert als es meist geschieht darauf gelegt werden, bevorstehende Änderungen frühzeitig mit dem Patienten durchzusprechen und durchzuarbeiten hinsichtlich seiner Empfindungen, damit der Depressive sich in diesem Punkt seiner größten Fragilität ernstgenommen fühlen kann. Gerade bei diesen Patienten wird deutlich, daß die Arzt-Patienten-Beziehung nicht wie ein Medikament angesetzt, abgesetzt oder ausgetauscht werden kann.

Vom Aspekt der modernen *Selbst-Psychologie* her wissen wir, daß eine Depression mit Suizidalität nicht nur triebdynamisch, etwa durch Wendung der Aggression gegen sich selbst, bedingt ist, sondern auch durch eine zentrale Verminderung des Selbstwertgefühls (Henseler, 1975). Daher ist in der notwendigen subtilen Untersuchung der auslösenden Situation nicht nur auf Triebkonflikte und reale oder phantasierte Objektverluste, sondern auch auf die oft entscheidendere narzißtische Kränkung zu achten, auf das Gefühl der Macht- und Hilflosigkeit dagegen, auf den Zusammenbruch der latenten Omnipotenzphantasien in ihrem Umschlag in negative Größenideen („Ich bin schuld am Elend der ganzen Welt, ich bin der größte Verbrecher, niemand kann mir helfen"). Andererseits ist von Anfang an großer Wert darauf zu legen, die real vorhandenen Anteile an Ich-Stärke aufzusuchen, aufzuzeigen und zu ermutigen. Dabei darf es – im Gegensatz zu einer nicht ernstzunehmenden infantilisierenden Pseudoberuhigung – wirklich nur um die real vorhandenen

Fähigkeiten gehen. Auch wenn der Patient davon scheinbar nichts hören will und sie einem aus den Händen schlägt: die unerschütterliche Feststellung und wohlwollende Überzeugung des Therapeuten sind das wesentliche. Wichtig ist bei der Durcharbeitung der auslösenden Situation auch das Wissen, daß ja nicht das äußere objektive Realereignis die pathogene Noxe ist, sondern dessen subjektiv-traumatischer Gehalt durch sein Zusammentreffen mit einer äußerlich vielleicht scheinbar stabilen, innerlich jedoch brüchigen prämorbiden Disposition. Diese hat ihre Wurzeln in einem Entwicklungsstadium, in dem das Kind noch nicht zur Trauer fähig war und noch nicht verläßlich zwischen Selbst und Objekt differenzieren konnte, um Enttäuschung und Verlassenheit zu bewältigen (Blanck u. Blanck, 1978). Da diese Entwicklungslücke nie organisch ausgefüllt, sondern als zugrundeliegende Brüchigkeit latent vorhanden geblieben ist, bricht der Depressive bei Belastungen regressiv wieder auf dieses unbewältigte Frühstadium durch. Dieses Wissen hilft auch die Gefahr vermeiden, die an der auslösenden Situation beteiligten Personen als Sündenbock anzuprangern. Die hier oft empfohlene „Wendemantel-Theorie", also der Versuch, die gegen sich selbst gewendete Aggression, den Selbsthaß des Patienten nach außen zu richten, wird heute mit Recht sehr in Frage gestellt. Mag dies zwar eine augenblickliche Entlastung für beide Partner – Arzt und Patient – bringen, so kann dies irreparabel damit bezahlt werden, daß damit auch verbliebene Ideal-Selbst-Repräsentanzen, die der Depressive ja noch nicht genügend von Objektbeziehungen zu unterscheiden vermag, mit zerstört werden. Außerdem wird der ärztliche Kontakt zu den Bezugspersonen dadurch auf Kosten des Patienten belastet. Sinnvoll kann es dagegen sein, die latente Aggression insofern als existent anzusprechen, als man etwa sagen kann: da müssen Sie ja von Ihrem subjektiven Erleben her trotz aller Wertschätzung der anderen doch auch Ärger oder Wut erlebt haben! Dies signalisiert dem Patienten etwas, wozu er derzeit noch nicht allein fähig ist, daß es nämlich weder absolut gute noch absolut schlechte Objekte gibt, und daß Liebe nicht zerstört werden muß, wenn man auch subjektiv wütend ist.

Vom *antriebspsychologischen* Aspekt her ergibt sich natürlich schon aus dem neurosenpsychologischen Wissen, daß die allgemeine Hemmung im adäquaten aktiven Zugreifen, Bitten, Fordern, in der Entwicklung der Autonomie, im Nein-sagen-können und in der Selbstverwirklichungstendenz immer wieder an- und durchgesprochen werden muß (Elhardt, 1981).

In der schweren oder psychotischen Depression selbst sind es einerseits die *Suizidalität* und andererseits der *Negativismus*, die im psychotherapeutischen Kontakt den Therapeuten leicht in eine ähnliche Hoffnungslosigkeit wie die des Patienten führen oder ihn zu ärgerlichen Gegenreaktionen verführen. Suizidideen sollten nicht zugedeckt und abgetan, sondern auch hinsichtlich der Vollzugsphantasien offen besprochen und als ein Anliegen verstanden werden, das dem Depressiven derzeit überdimensional wichtig erscheint. Aus den Vollzugsphantasien wird dann oft deutlich, daß es durchaus nicht nur um autoaggressive Destruktion, sondern oft mehr um libidinöse Verschmelzungssehnsucht, symbiotische Bedürfnisse und entlastende Enthebung von der Bürde der Individualität geht. Je mehr diese Bedürfnisse im Gespräch ein Ventil finden und aus der Erlebensgeschichte des Patienten ihm verständlich und akzeptierbarer werden, der Therapeut aber zugleich seine Entschlossenheit signalisiert, ein Ausagieren im jetzigen Ausnahmezustand zu verhindern, um so besser. Die oft stereotypen Versicherungen des Patienten, er werde es dennoch tun, müssen einerseits auch als unbewußter Verläßlichkeits-Test auf das tatsächliche un-bedingte Interesse des Therapeuten, aber auch als Versuch gesehen werden, wenigstens in dieser letzten Möglichkeit sich noch eines Stücks Freiheit, Autonomie und Unbeeinflußbarkeit zu versichern und – als solche Tendenz – auch verstanden und respektiert werden, auch wenn man sie als Handlung nicht durchzulassen gewillt ist. Wichtig ist auch das Durchsprechen der Phantasien über die dabei erhaltenen Objektbezüge: wie die Verwandten und die Umwelt wohl darauf reagieren würden, wer dadurch so tief getroffen und unwiderruflich bestraft werden soll und warum, wobei die Verbalisierung der Rache- und Haßtendenzen die Handlungsimpulsivität verringern kann: ein Phantasieren und Denken als Probehandeln, das zugleich Aufschub und Spannungsbogen ermöglicht. Wichtig ist also, daß der Therapeut Partner im Verstehen solcher Bedürfnisse, aber nicht Komplize einer möglichen Ausführung wird.

Belastend sind auch die immer wiederholten negativistischen Äußerungen: „ich bin an allem schuld, aus mir kommt nur Schlechtes, niemand kann mir helfen." Man spürt bald den geheimen Sadismus, der – über Selbstabwertung und Scheiternlassen – im Grunde eine *Person* treffen soll, die aus ihren eigenen narzißtischen Bedürfnissen, in deren Dienst sich der Patient gestellt fühlte, so überfordernd war, daß der masochistische Triumph, diese zu durchkreuzen, als alleinige psychische Überlebenschance resultierte. Steht beim Depressiven doch alles unter dem archaischen Alles-oder-Nichts-Gesetz: von dem einen und einzigen Bezugsobjekt erwartet er alles, und wenn es nicht alles ist, so ist es nichts (Nacht u. Racamier, 1961). Wer in allem und jedem Ereignis einen Schuldigen sucht, hängt ja noch an der Magie eines omnipotenten Mutter-Objekts oder eines allmächtigen Ideal-Selbst. Es gilt mit dem Patienten zu erarbeiten, daß es auch schicksalhafte Ereignisse gibt, an denen weder der Patient noch die Eltern schuld sind. Auch eine andere Abwehrstereotypie, nämlich die *selektive Wahrnehmung*, gehört in diesen Zusammenhang: aus dem Glauben und der antizipatorischen Erwartung, daß an ihm ja nichts liebens-wert und liebens-würdig sein könne, sieht der Patient einseitig nur die ihn nicht total bestätigenden und daher vermeintlich zurückweisenden Elemente in der Haltung der Umgebung: wer mich nicht total liebt, haßt mich. Unter dieser Prämisse gibt es kein differenzierendes Unterscheiden und auch kein Teilen der Liebe mit anderen.

Hauptproblem der Psychotherapie ist die ständig provozierte *Gegenübertragung*: wenn der Therapeut sich wirklich miterlebend auf den Patienten einläßt, werden die Gefühle der Sinn- und Hoffnungslosigkeit auf ihn übertragen, aber auch den Ärger und Haß, die im depressiven Masochismus versteckt sind, wird er in sich spüren. Die – scheinbare – Ablehnung aller Zuwendungsbemühungen sind als Spiegelbild der Selbstabwertung des Patienten zu verstehen. Ärzte und Pflegepersonal neigen anfangs oft dazu, sich als „verwöhnende Mutter" anzubieten, zu zeitlich überzogenen Gesprächen und anderen „Versprechungen", die nicht gehalten werden können. Man sollte daher weder völlig identifikatorisch-symbiotisch mit dem Patienten verschmelzen, noch in forsch-fröhlich und dadurch unempathisch-verletzender Art sich dem Erleben des Patienten kontrastierend entgegensetzen. Allein eine konsequente und unaufdringlich-standhafte Haltung verläßlich gleichbleibender, aber auch dosierter Zuwendung auf Dauer kann Ansätze einer guten Selbstrepräsentanz aufbauen helfen. Das wird für den Therapeuten nur möglich und ohne falsche Töne aushaltbar, wenn er 1. um den Übertragungscharakter in der Beziehung weiß (er ist also nicht immer nur persönlich gemeint!), 2. genügend Wissen um die Psychodynamik der Depression hat, aus der heraus er die stereotype Abwehr besser verstehen und damit leichter tolerieren kann, und 3. sein eigenes Selbst stabil genug ist, um nicht Soforterfolge zur Selbstbestätigung zu brauchen. Dazu gehört aber auch der Abbau unseres ärztlichen Omnipotenzanspruches der Machbarkeit von allem und jedem auf das reale Maß unserer tatsächlichen Wirksamkeit, etwa daß man z. B. trotz aller Sorgfalt auch in einer Klinik einen Selbstmord nicht unter Garantie verhindern kann. Zur Bewältigung der Gegenübertragung hat sich die von uns an der Klinik eingerichtete Möglichkeit von einstündigen Einzel-„Balint"-Gesprächen bewährt, sich seines emotional-affektiven Clinches mit seinem Patienten bewußter zu werden wie auch die wöchentlichen Stations-Gruppengespräche unter Einbezug des Oberarztes, aber auch der Schwestern, Pfleger und Internatsstudenten, in denen z. B. auch Übertragungsaufspaltungen, Rivalitäten, usw. erlebbar gemacht werden können. Es kann dann auch erarbeitet werden, daß es weniger schlimm, manchmal sogar heilsam und fruchtbar sein kann, wenn ärgerliche Gegenübertragungsreaktionen im intensiven psychotherapeutischen Kontakt einmal verbal durchbrechen, wenn sie nur als aus dieser Beziehung erwachsend geklärt werden können. Der Patient fühlt sich dann auch als Partner ernstgenommen als einer, der die Macht hat, im anderen etwas auszulösen ohne ihn zu zerstören. Viel schlimmer, wenn Ärger hinter Pseudofreundlichkeit versteckt oder gar durch kühlen Rückzug ausagiert wird, was das Urtrauma des Patienten, eine Zumutung zu sein und fallengelassen zu werden, nochmals verstärkt.

Nach Abklingen einer Phase, also bei allmählich möglichen Ausgängen, Wochenendurlauben und herannahender Entlassung ist entscheidend wichtig, daß der Arzt nicht nur in individualgenetischen und -therapeutischen Kategorien denkt, sondern um deren Einbettung in eine Familiendynamik weiß, die bereits vorher, etwa bei Besuchen der Angehörigen und der Reaktion des Patienten darauf, studiert und reflektiert werden sollte. In welches Kräftespiel wird der Patient entlassen? Trifft er auf bewußte oder unbewußte Ausstoßungswünsche? Gibt es verläßliche Bezugspersonen, die der Belastung durch einen Depressiven gewachsen sind? Welche Phantasien hat der Patient darüber? Vor allem aber muß schon vorher ein klares Konzept der weiteren ärztlichen und psychotherapeutischen Betreuung mit Patient und Umwelt erarbeitet sein. Dies allein dem Patienten zu überlassen, wäre hier meist eine unrealistische Überforderung: hier müssen aktive Angebote gemacht und im Sinne einer verläßlichen Absprache gesichert werden auf dem Erfahrungshintergrund der bereits vorher stationär sichtbar gewordenen Übertragungs- und Gegenübertragungspositionen. Auf die Pharmakotherapie sowohl in ihrer chemisch bedingten therapeutischen Wirksamkeit wie auch hinsichtlich der oft übersehenen psychologischen Bedeutung im Sinne eines oralen Angebotes durch eine „gute Mutter", aber auch mit den entsprechenden Gefahren des nur Abgespeistwerdens, der möglichen Suchtentwicklung und Fixierung auf eine Art Übergangsobjekt im Sinne Winnicotts von fetischartiger Bedeutung, kann hier nicht eingegangen werden.

Das Anliegen war deutlich zu machen, daß die klinisch-psychotherapeutischen Möglichkeiten weniger in aufzeigbaren Patentrezepten oder Techniken bestehen, als in einer psychotherapeutischen Haltung des Arztes, die, neben solidem psychodynamischem Wissen, auch eine Auseinandersetzung mit eigenen depressiven Erlebnsschichten voraussetzt, die auch dem sogenannten Gesunden nicht unbekannt sein dürften, deren Mobilisierung man in der Behandlung dieser Patienten aber kaum entgehen kann. Wer sich davor schützen will oder muß, sollte vielleicht auch besser die Finger davon lassen. Daß eine Miteinbeziehung tiefenpsychologischer Aspekte auch den Arzt als Menschen selbst involviert, aber daraus auch echte psychotherapeutische Impulse mobilisiert werden, ist eine Tatsache, der sich heute mehr und mehr Ärzte stellen und die der modernen Psychiatrie zweifellos eine menschlichere Dimension geben wird.

3.1 Literatur

Blanck G, Blanck R (1978) Angewandte Ich-Psychologie. Klett, Stuttgart
Elhardt S (1981) Neurotische Depression. Psychother Med Psychol 31:10–14
Henseler H (1975) Die Suizidhandlung unter dem Aspekt der psychoanalytischen Narzißmustheorie. Psyche 29:191–207
Nacht G, Racamier PS (1961) Die depressiven Zustände. Psyche 14:651–677

4 Psychotherapie bei Frauen mit chronifizierter Depression

S. Wedel

4.1 Einleitung

Was ist eine chronifizierte Depression? Im Diagnosenschlüssel der WHO (ICD 9, 1980) wird – entsprechend dem dort vorherrschenden ätiologischen Klassifizierungskonzept – im wesentlichen zwischen Depressionen aus dem endogenen und dem neurotisch reaktiven Formenkreis differenziert. In der klinischen Praxis hat sich der gewissermaßen nackte Begriff „chronifizierte Depression" jedoch eingebürgert; er wird entweder synonym für „neurotisch depressive Entwicklung" verwendet oder ist gebräuchlich geworden für primär phasenhaft verlaufende Erkrankungen mit anfänglich endogenem Gepräge, die gegen antidepressive Psychopharmaka weitgehend resistent sind und in eine Chronifizierung einmünden. Manche solcher Patienten machen im Laufe ihrer Klinikaufenthalte eine wechselvolle Diagnosengeschichte durch, die alle Variationen von „endogenen", über „endogen mit sekundärer Neurotisierung" bis „chronifiziert" enthält. Angesichts der theoretisch noch nicht gelösten Klassifikationsproblematik (Kendell, 1976) erscheint es vorläufig sinnvoll, innerhalb des Spektrums depressiver Störungen solche mit chronifiziertem Verlauf zusammenzufassen und die Frage der Ätiologie zugunsten eines lebensgeschichtlichen Verständnisses zurückzustellen. Nur eine solch offene Einstellung kann Voraussetzung für die Entwicklung psychotherapeutischer Konzepte sein, während die einfachen Dichotomien „endogen-psychogen" den chronifizierten Verläufen besonders wenig gerecht werden und häufig zu therapeutischer Resignation führen.

In den letzten Jahren sind – auch im deutschen Sprachraum – eine Reihe von ausführlichen Darstellungen psychologischer Erklärungs- und Therapiemodelle der Depression veröffentlicht worden (Hoffmann, 1976; Hautzinger u. Hoffmann, 1979; de Jong et al., 1980). Bisher liegen jedoch kaum Effektivitätsstudien an klinisch relevanten Populationen vor, und es ist fraglich, ob schwer bzw. ausgeprägt chronifiziert Depressive den bisher entwickelten kognitiven und verhaltenstherapeutischen Strategien überhaupt zugänglich sind.

Im Rahmen eines Forschungsprojektes wird seit 2½ Jahren für schwer depressive Frauen, die stationär behandlungsbedürftig geworden sind und die kaum eine Motivation zeigen, an ihrer Situation etwas zu verändern, ein psychotherapeutisches Behandlungskonzept entwickelt. Aus mehreren Gründen wurden für die Untersuchung *Frauen* gewählt, die einen festen Partner haben bzw. in der Regel verheiratet sind: Bekanntlich leiden Frauen in jüngerem und mittlerem Lebensalter unter allen Formen depressiver Störungen weitaus häufiger als Männer. In einer sorgfältigen

Übersichtsarbeit über epidemiologische Studien kommen Weissman u. Klerman (1977) zu dem Schluß, daß das höhere Krankheitsrisiko von Frauen nicht mit einer besonderen genetischen oder hormonellen Disposition erklärt werden kann, sondern daß es Ergebnis der spezifischen weiblichen Sozialisation und Geschlechtsrolle ist. So wird Frauen hilfloses, passives, unselbständiges Verhalten mit der Möglichkeit Zuwendung, Fürsorge und Entlastung zu erreichen gesellschaftlich wesentlich mehr zugebilligt als Männern. Besonders verheiratete Frauen sind in der Regel sozial und ökonomisch abhängig, leisten im Haushalt eine wenig anerkannte Arbeit und entwickeln leichter Minderwertigkeitsgefühle. Sie sind also gesellschaftlichen Normen stärker ausgeliefert und leben wesentlich ausgeprägter als Männer unter Bedingungen, die den Zustand der Nichtkontrolle, erlernten Hilflosigkeit und Depression fördern.

Frauen einer breiten Altersspanne zwischen Mitte 30 und Ende 50 werden nicht selten mit der auch heute noch in der Bevölkerung und unter Ärzten verbreiteten pseudomedizinischen Diagnose einer „klimakterischen Depression" etikettiert, womit ihnen der Weg in eine angemessene Behandlung besonders erschwert wird.

Hilfreich für die Entwicklung psychotherapeutischer Behandlungskonzepte sind die Ergebnisse der Life-Event-Forschung über die Bedeutung lebensverändernder Ereignisse im Vorfeld von Depressionen (Paykel et al., 1969; Ulenhuth u. Paykel, 1973; Paykel u. Tanner, 1976; Ilfeld, 1977). Von vorrangiger Bedeutung haben sich als depressionsfördernd Ehe- und Familienprobleme erwiesen. Besonders eindrucksvoll hinsichtlich sozialer Bedingungen für die Entstehung von Depressionen bei Frauen sind die Ergebnisse der Londoner Forschergruppe um Brown u. Harris (1978), Brown et al. (1980), die auch den Einfluß von lebensgeschichtlich weiter zurückliegenden Verlustereignissen überprüft haben. Sie haben herausgefunden, daß der Ausbruch einer Depression bei Frauen am wahrscheinlichsten ist, wenn folgende vier Vulnerabilitätsfaktoren vorhanden sind: Verlust der Mutter vor dem 11. Lebensjahr, Anwesenheit von drei oder mehr Kindern unter 14 Jahren im Haushalt, Fehlen einer vertrauensvollen Beziehung zum Ehemann und fehlende Berufstätigkeit. Das Risiko ist bei Frauen aus den unteren Sozialschichten noch höher als bei Mittelschichtfrauen.

Dem von uns angewendeten Therapiekonzept liegt ein interaktionelles Modell depressiven Verhaltens, wie es von Linden (1976) beschrieben worden ist, zugrunde. Danach stellt dieses nicht nur das Endresultat einer Kette von biologisch konstitutionellen psychischen und sozialen Einflußfaktoren dar, sondern bedeutet auch eine gezielte Form der Einflußnahme auf Umweltverhalten. Die defensive Bewältigungsstrategie Depressiver besteht in einer Distanzierung von einer als unerträglich, aber aufgrund von Ängsten, fehlender Autonomie und moralischen Skrupeln gleichzeitig unausweichlich erlebten Lebenssituation. Diese Strategie führt kurzfristig zu Mitleid, vermehrter Sorge und Entlastung, längerfristig ist sie jedoch nur um den Preis totaler Abhängigkeit wirksam.

Läßt man einmal alle individuellen Unterschiede außer acht, so läuft bei Frauen mit chronifizierten Depressionen das „depressive Interaktionsspiel", an dem Familienangehörige, Ärzte, andere Sozialpartner und die Patientin selbst beteiligt sind, nach folgendem Muster ab:

Die Patientin, am häufigsten im mittleren Lebensalter zwischen Anfang 30 und 50, wird depressiv und bringt damit zum Ausdruck, daß sie sich im Leben zu kurz gekommen fühlt. In ihrer ausschließlich familienorientierten Einstellung fühlt sie sich überfordert, sie erfährt wenig Wertschätzung von seiten der Familie für ihre Arbeit im Haushalt oder sie erlebt sich bei beginnender Loslösung ihrer Kinder in ihrer gesamten Rolle entwertet. In ihrer Konfliktverleugnung begibt sie sich in passiven Widerstand und beteuert voller Selbstanklage, daß ihr nichts wichtiger sei, als ihre häuslichen Pflichten wieder erfüllen zu können. Von Familie und Ärzten wird sie zunächst als Kranke entlastet, was am deutlichsten in einer antidepressiven medikamentösen Behandlung zum Ausdruck kommt. Wenn die Patientin trotzdem nicht gesund wird oder bald wieder dekompensiert, wird ihr nicht selten eigenes Versagen vorgeworfen. Im ungünstigsten Fall erlebt die Patientin auch in einer psychiatrischen Klinik wenig kontinuierliches Interesse an ihrer Person, die therapeutischen Maßnahmen sind auf Aktivierung und Training ausgerichtet und Wochenendurlaube dienen dazu, ihre häusliche Funktionstüchtigkeit zu erproben. In ihrer ängstlichen Autoritätsabhängigkeit beugt sie sich solchen Forderungen, läßt die Durchführung aber nicht selten scheitern. Wenn sich an ihrer familiären Situation nichts ändert, kann die Patientin den sie immerhin schützenden und sie exkulpierenden Krankenstatus nur mit einer Eskalation an depressiven Symptomen erhalten oder wieder erreichen. Dafür nehmen manche Patientinnen hohe Dosen an Psychopharmaka in Kauf, über deren Unwirksamkeit oder Nebenwirkungen sie zusätzlich klagen.

4.2 Das Behandlungskonzept

Mit dem Behandlungskonzept – einer Kombination von individuum- und systemzentrierter Therapie – die stationär/ambulant übergreifend angeboten wird und gezielten Interventionsstrategien innerhalb des stationären Zusammenlebens, soll den spezifischen Bedürfnissen Depressiver Rechnung getragen werden. Mit diesem kombinierten Ansatz soll erreicht werden, der Patientin über einen längeren Zeitraum durch konstante therapeutische Bezugspersonen Interesse und Zuwendung zukommen zu lassen, die Potentiale für Hilfe und gemeinsame Veränderung der Familie zu mobilisieren und ihr während der ersten Phase des stationären Aufenthaltes Regression zu ermöglichen.

Der *äußere Ablauf* läßt sich folgendermaßen skizzieren: In einem Erstgespräch zusammen mit dem Partner soll u. a. dessen Bereitschaft, sich an der Therapie zu beteiligen, erreicht werden und die stationäre Behandlungsbedürftigkeit der Pat. geklärt werden. Bei Erfüllung dieser Kriterien wird sie auf der Psychotherapie-Station aufgenommen. Die Durchführung der Therapiesitzungen (zwei Einzel- und eine Partner/Familiensitzung wöchentlich, nach der Entlassung in größeren Abständen) wird bis zu einem Zeitraum von einem Jahr von jeweils zwei Ausbildungstherapeuten übernommen, die unter enger Supervision, und teilweise direkter Beteiligung der Supervisoren (zwei verhaltenstherapeutisch orientierte erfahrene Psychiater) an Familiensitzungen, arbeiten. Antidepressive Medikamente und Tranquilizer werden vorsichtig abgesetzt und, wenn erforderlich, in der ersten Zeit durch niedrig potente Neuroleptika ersetzt.

In der *ersten Therapiephase* sind alle Interventionen darauf ausgerichtet, die paradoxe Situation von selbst oder fremdbestimmtem Leistungsanspruch, der in einer für die Umwelt immer wieder frustrierenden Weise zum Scheitern führt, aufzulösen. In Absprache mit der Familie, dem gesamten Stationspersonal und teilweise auch den Mitpatientinnen wird der Patientin Ruhe und Erholung verordnet. Sie soll sich weder am Küchendienst der Station, noch an irgendwelchen aktivierenden Maßnahmen, wie etwa Beschäftigungstherapie beteiligen. Morgens darf sie sich das Frühstück ans Bett bringen lassen. Sie wird erst am Wochenende nach Hause beurlaubt, wenn gewährleistet ist, daß die Familie sie keinerlei Hausarbeit leisten läßt. Es wird also alles getan, um den passiven Widerstand und die regressiven Wünsche der Patientin ernstzunehmen. Gleichzeitig erhält sie von ihren Therapeuten kontinuierlich Zuwendung und Unterstützung in der Wahrnehmung und Entwicklung eigener Wünsche und Bedürfnisse.

In einer *zweiten Therapiephase*, jedenfalls erst dann, wenn die Patientin eine gewisse eigene Motivation für die Veränderung ihrer Situation entwickelt hat, ist die Behandlung ziel- und aufgabenorientierter. Mit verhaltenstherapeutischen und kognitiven Strategien im Sinne eines multimodalen Vorgehens soll die Pat. eine höhere soziale Kompetenz, größere Autonomie und realitätsangemessenere Selbstwahrnehmung erreichen. Der Vorbereitung auf die Entlassung dienen die Initiierung sozialer Aktivitäten außerhalb der Klinik (z. B. Aufsuchen einer Frauengruppe) und die zunehmend längere Beurlaubung in die häusliche Umgebung.

Parallel zu diesem mehr individuumbezogenen Vorgehen machen wir uns ein Bild von der *Familienstruktur* und den Potentialen der Familie für eine gemeinsame Neustrukturierung, aber auch von den individuellen Entwicklungsmöglichkeiten einzelner Familienmitglieder. Praktisch und theoretisch stützen wir uns dabei auf die Erkenntnisse und Ergebnisse direktiver Familientherapeuten wie Haley (1977), Minuchin (1978), allerdings ohne den strengen Systembezug dieser Autoren und den auch sonst für eine erwachsene und vorwiegend stationär behandelte Population notwendigen Abweichungen.

In dem Wechselspiel von individueller und systemischer Sichtweise der Problematik soll die systemische immer die übergeordnete sein, so daß alle Quellen und Chancen für eine Veränderung der festgefahrenen familiären Interaktion genutzt werden und damit auch die Motivation der depressiven Patientin, an ihrer persönlichen Situation etwas zu verändern, erhöht wird.

Das häufigste familiäre Beziehungsmuster bei depressiven Frauen mittleren Alters stellt sich vereinfacht etwa folgendermaßen dar: Der Ehemann ist fleißig, verantwortlich und dominant, beruflich oft überbeansprucht und als Ausgleich dafür in ein wenig kommunikatives Hobby (z. B. Schrebergarten) „eingeigelt". Die Partnerbeziehung ist häufig ausgesprochen komplementär, d. h. der Helferrolle des Ehemannes entspricht der Zustand der Hilflosigkeit der Ehefrau. Die Kinder beginnen sich zu lösen bzw. sind in einem Alter, in dem dies wünschenswert wäre. Trotz äußeren Zusammenhalts sind die Kontakte in der Familie wenig lebendig bis kühl, die Normen traditionell und besonders einseitig leistungs- und pflichtorientiert. Oft sind die Generationsgrenzen verwischt, z. B. wird der heranwachsende Sohn zum Vertrauten seiner Mutter und kann damit seinen autoritären Vater kontrollieren. Oder die Tochter wird zur Ersatzpartnerin für den Vater, und Vater und Tochter übernehmen gemeinsam Elternrolle für die depressive Patientin. Nicht selten entwickeln Kinder depressiver Mütter Verhaltensstörungen und sorgen damit für eine Gemeinsamkeit zwischen den entfremdeten Eltern und die Aufrechterhaltung der

Familie. Ziel der familienorientierten Therapie ist es, den Kindern die ihrem Alter entsprechende Verselbständigung zu ermöglichen und den Eltern zu helfen, ihre Zweierbeziehung neu zu definieren. Dem entspricht in unserem Vorgehen, daß wir die anfängliche Familientherapie meistens in eine Partnertherapie übergehen lassen.

Es kann hier nicht auf die Fülle von Einzelproblemen eingegangen werden, die sich bei dieser Kombination von individuum- und systemorientiertem Vorgehen ergeben. Es sollen nur zwei Punkte genannt werden, die für das Therapieergebnis von großer Bedeutung sind und die besonderes therapeutisches Fingerspitzengefühl erfordern. Während in den Einzelsitzungen mit der Patientin ein stabiler therapeutischer Kontakt aufgebaut werden kann, ist die Situation für Therapeuten und Ehemann zunächst schwieriger, da sie sich in der Regel nur in den gemeinsamen Sitzungen begegnen. Da die meisten Partner anfänglich skeptisch sind und ihre Unsicherheit hinter ihrer gewohnten distanzierten Helferhaltung verbergen, muß in den Partnersitzungen besonderes Gewicht auf die Entwicklung einer vertrauensvollen Beziehung zum Ehemann gelegt werden. Trotz manchmal entwertender Kritik der Behandlung und der Therapeuten dürfen diese nicht dem Fehler erliegen, mit der Patientin ein sie schützendes Bündnis gegen den Ehemann einzugehen, sondern sollten eine gleichgewichtige Kooperation mit beiden Partnern erreichen. Es sollte beiden ermöglicht werden, die anfänglich häufig geäußerte Schutzbehauptung, ihre Ehe sei „glücklich" bzw. „normal", allmählich selbst in Frage stellen zu können. Besonders bei dem rigide verfestigten Beziehungsmuster von „gesundem" helfendem Ehemann und „kranker" hilfloser Ehefrau ist es in der ersten Phase Aufgabe der Therapeuten, *beide* Partner von den möglichen Vorteilen einer Umgewichtung ihrer Rollenverteilung zu überzeugen. Allerdings dürfen ältere Ehepaare mit einer tiefgreifend gestörten Beziehung zueinander bei gleichzeitig starker Abhängigkeit voneinander in ihren Veränderungsmöglichkeiten nicht überschätzt werden. Wir haben bei einzelnen Paaren die Erfahrung gemacht, daß Klinikaufenthalte der Ehefrau die Funktion einer vorübergehenden Entlastung der Beziehung bekommen haben und das Angebot bzw. der Versuch einer gemeinsamen Therapie zum Abbruch der stationären Behandlung führte. Dies mag bei Patienten mit Hospitalisierungstendenzen wünschenswert sein, kann jedoch auch Ausdruck tiefer Resignation sein.

4.3 Ergebnisse

Die Ergebnisse der Datenerhebung, die sich aus Prä-Post-Messungen sowie Prozeß- und Therapieverlaufskontrollen bei bisher 30 behandelten Patientinnen zusammensetzt, liegen noch nicht vor. (Erwähnt sei in diesem Zusammenhang die Schwierigkeit, schwer Depressive mit ihrer verweigernden oder zwanghaft perfektionistischen Haltung zum Ausfüllen einer Vielzahl von Testbögen zu motivieren. Dieses nur mit großer Mühe und manchmal gar nicht lösbare Problem erklärt wahrscheinlich zum Teil, daß über die Population schwer Depressiver bisher kaum sorgfältig kontrollierte Therapiestudien an größeren Stichproben vorliegen.) Aufgrund der klinischen Verlaufsbeobachtung über einen Zeitraum von einem halben bis zu zwei Jahren läßt sich jedoch vorläufig sagen, daß etwa ⅔ der Patientinnen – bei einer mittleren stationären Behandlungsdauer von 60 Tagen – die Therapie als hilfreich bzw. ausgesprochen förderlich einschätzten. Sie erreichten eine größere soziale Kompetenz innerhalb ihrer Familien, d. h. sie wurden autonomer, durchsetzungsfähiger und lernten, eigene Bedürfnisse wahrzunehmen und besser zu verwirklichen. Vor allen Dingen entwickelten sie selbst und ihre Partner eine größere Selbstverantwortung gegenüber institutionellen Versorgungsangeboten. Sie wurden unabhängiger von Ärzten, Medikamenten und Kliniken. Zu den „Erfolgreichen" gehören auch fünf der jüngeren Frauen, die sich im Verlauf oder nach Beendigung der Therapie von ihrem Partner trennten.

Die Grenzen des beschriebenen Behandlungskonzepts zeigen sich allerdings bei einer Kombination „ungünstiger" Bedingungen, wie höheres Lebensalter (über 50 Jahre), tiefgreifend gestörter Partnerbeziehung und ausgeprägter Chronifizierung der Depression mit häufigen und/oder langen Klinikaufenthalten in der Vorgeschichte.

Auch konnte mit dem auf das Individuum und die eigene Familie konzentriertem Vorgehen nur in begrenztem Ausmaß eine frauenemanzipatorische Wirkung erzielt werden.

Zum Schluß soll noch erwähnt werden, daß als Vergleichsbedingung zu dem beschriebenen Therapieverfahren zur Zeit ein gruppentherapeutisches Konzept überprüft wird. Wir haben den Eindruck, daß in einer Gruppe depressiver Frauen die Möglichkeiten, die eigene Geschlechtsrolle zu reflektieren und sich mit anderen Betroffenen zu solidarisieren, tatsächlich genutzt werden können.

4.4 Literatur

Brown GW, Harris T (1978) Social origins of depression. A study of psychiatric disorder in women. Tavistock, London

Brown GW, Harris R, Copeland JR (1980) Depression und Verlustereignisse. In: Katschnig H (Hrsg) Sozialer Stress und psychische Erkrankung. Urban & Schwarzenberg, München

Haley J (1977) Direktive Familientherapie. Pfeiffer, München

Hautzinger M, Hoffmann N (Hrsg) (1979) Depression und Umwelt. Müller, Salzburg

Hoffmann N (1976) Depressives Verhalten. Psychologische Modelle der Ätiologie und der Therapie. Müller, Salzburg

Ilfeld FW (1977) Current social stressors and symptoms of depression. Am J Psychiatry 134:161–166

Jong R de, Hoffmann N, Linden M (Hrsg) (1980) Verhaltensmodifikation bei Depressionen. Urban & Schwarzenberg, München

Kendell RE (1976) The classifications of depression: A review of contemporary confusion. Br J Psychiatry 129:15–28

Linden M (1976) Depression als aktives Verhalten. In: Hoffmann N: Depressives Verhalten. Müller, Salzburg

Minuchin S (1978) Familie und Familientherapie. Lambertus, Freiburg

Paykel ES, Tanner J (1976) Life events, depressive relapse and maintenance treatment. Psychol Med 6:481–487

Paykel ES, Myers JK, Dienelt MN, Klerman GL, Lindenthal JJ, Pepper MP (1969) Life events and depression. Arch Gen Psychiatry 21:753–760

Uhlenhuth EH, Paykel ES (1973) Symptom intensity and life events. Arch Gen Psychiat 28:473–477

Weissman M, Klerman GL (1977) Sex differences and the epidemiology of depression. Arch Gen Psychiatry 34:98–110

5 Kombination von Psychotherapie und Pharmakotherapie bei endogenen Depressionen

U. Rüger

5.1 Vorbemerkung

Edith Jacobson hält für eine umfassende psychoanalytische Theorie der endogenen Depression einen multifaktoriellen Ansatz für unumgänglich und betont ausdrücklich neben psychodynamischen, somatische Anteile bei der endogenen Depression; sie sieht diese in „konstitutionellen neurophysiologischen Vorgängen" (1971) – wie das übrigens schon Freud (1916) getan hatte, als er in den Tagesschwankungen des Melancholikers ein „wahrscheinlich somatisches, psychogen nicht aufzuklärendes Moment" erkannte und sich fragte, ob nicht eine „direkt toxische Verarmung an Ich-Libido" bestimmte affektive Veränderungen zur Folge hätte.

Etwa gleichzeitig wie Jacobson (1971) betont Hippius (1972) die multifaktorielle Syndromgenese der Depression und fordert dementsprechend, daß bei der Behandlung jeder Depression immer somatotherapeutische, psychotherapeutische und soziotherapeutische Faktoren gemeinsam und gleichzeitig berücksichtigt werden müßten. Völkel (1962) fordert hier ein „Sowohl-als-auch" statt des alten nosologisch bestimmten „Entweder-oder". Damit werden von psychodynamisch und biologisch orientierten Psychiatern in gleicher Weise kombinierte Behandlungstechniken nahegelegt, z. B. eine kombinierte Psychotherapie und Pharmakotherapie. Trotz dieser Forderungen müssen wir heute folgendes feststellen: Es gibt zwar eine größere Zahl auch kontrollierter Studien, in der die Effizienz einer kombinierten psychotherapeutischen und psychopharmakologischen Behandlung bei schizophrenen Psychosen nachgewiesen wurde (vgl. Rüger, 1979). Im Vergleich dazu ist die Zahl entsprechender Untersuchungen bei der endogenen Depression äußerst gering (vgl. Matussek u. Feil, 1980). Kontrollierte Studien, insbesondere über längere Verlaufszeiträume stehen noch aus. Die sehr umfangreiche Untersuchung von Lesse (1978) umfaßt nur einen Behandlungszeitraum von einem halben Jahr. Bei den von Weissman (1978) in einem Übersichtsartikel aufgeführten Studien wurden ebenfalls relativ kurze Behandlungszeiträume zugrundegelegt. Bei diesen Untersuchungen wurde kein Einfluß der Psychotherapie auf die Rezidivhäufigkeit gefunden. Matussek u. Feil (1980) führen das auf zu kurze Behandlungszeiträume zurück; sie weisen andererseits auch darauf hin, daß die Behauptung von Psychoanalytikern, eine ausreichend lange psychoanalytische Behandlung würde über eine Umstrukturierung der Persönlichkeit Rezidive verhindern, nunmehr seit Jahrzehnten ohne das Bemühen, diese Behauptung zu überprüfen im Raum stehen geblieben ist. Hier muß allerdings folgendes angemerkt werden: Bei einer 4- bis 5jährigen Behandlungsdauer und notwendigen

5jährigen Katamnesezeiträumen wären nach zehn Jahren erste Ergebnisse zu erfahren, die eine Aussage über die rezidivprophylaktische Wirkung einer psychoanalytischen Psychotherapie bei endogenen Depressionen zulassen könnten. Eine zeitlich und vom Anspruch her so weit gesteckte forscherische Zielsetzung darf aber den Blick nicht für weniger hochgesteckte, aber nichtsdestoweniger für den Kliniker wichtige Fragestellungen verstellen.

5.2 Der gegenwärtige Erfahrungsstand

Im folgenden können darum noch keine solchen Ideal-Anforderungen standhaltenden Ergebnisse mitgeteilt werden. Vielmehr sollen der gegenwärtige Stand der Diskussion, bisherige klinische Erfahrungen und Einzelergebnisse dargestellt werden. Dabei muß empirisch Abgesichertes vom Hypothetischen unterschieden werden. Darüber hinaus ist zu berücksichtigen, daß wir es bei der Behandlung der endogenen Depression mit zwei unterschiedlichen Zielsetzungen zu tun haben:

1. Die Behandlung der akuten psychotischen Phase mit dem Ziel einer Phasenverkürzung und Leidensverminderung,

2. die Rezidiv-Prophylaxe.

Bei jeder dieser beiden Zielsetzungen kann im Einzelfall neben der Pharmakotherapie eine zusätzliche psychotherapeutische Behandlung notwendig sein.

ad 1: Eine kombinierte Behandlung wird bei therapieresistenten endogenen Depressionen diskutiert, bei denen psychodynamische Anteile die Depression mitausgelöst haben, oder bei denen es durch die pharmakotherapeutisch bewirkte Abschwächung der Depression zur Aktualisierung neurotischer Strukturelemente gekommen ist (Helmchen, 1974) – letztere Beobachtung wurde schon vor der Psychopharmaka-Ära auch beim Spontanverlauf gemacht. Mauz (1930) weist auf die häufige „finale psychogene Zuspitzung" am Ende der depressiven Phase hin.

Bei diesem Vorgehen ist die kombinierte Behandlung einem umschriebenen Zeitraum vorbehalten, in dem eine psychotherapeutische Ansprechbarkeit des Patienten schon gegeben ist, eine notwendige antidepressive Medikation aber noch durchgeführt werden muß. Rüger (1975) konnte die therapeutische Notwendigkeit einer solchen Kombination für einen bestimmten Behandlungszeitraum nachweisen.

ad 2: Seit der Einführung der Lithiumbehandlung und dem inzwischen unstrittigen prophylaktischen Effekt der Lithiumsalze (Schou, 1974) kann die medikamentöse Rezidiv-Prophylaxe als Methode der Wahl bei der endogenen Depression bezeichnet werden. Bei einer tiefenpsychologischen und gleichzeitigen psychometrischen Reihenuntersuchung von Patienten, die im freien Intervall mit Lithium behandelt wurden, wurde allerdings festgestellt (Müller-Oerlinghausen et al., 1976), daß nur bei 6 von 20 mit Lithium behandelten Patienten keine oder nur leichte neurotische Auffälligkeiten bestanden. 14 zeigten mittelschwere bis schwere Auffälligkeiten. Psychometrisch ließ sich im FPI folgendes feststellen: $^4/_5$ der Patienten hatten einen normalen Depressionsfaktor – im freien Intervall auch zu erwarten – zeigten aber im Durchschnitt 2 Extremwerte in anderen Bereichen des Persönlichkeitsprofils. Vereinfacht könnte man hier von einer „Normalisierung im Bereich der Depressivität" sprechen, bei einem gleichzeitigen Hervortreten anderer Auffälligkeiten und konflikthafter Persönlichkeitsmerkmale.

Auswertungsbogen   **FPI**   Gesamtform
                                 Halbform A—B   Datum

Skala	Rohwert	Prozent	4	7	12	17	20	17	12	7	4	Stanine
		Standardwert	9	8	7	6	5	4	3	2	1	

54 %

FPI 1 — **Nervosität** psychosomatisch gestört / psychosomat. nicht gestört

FPI 2 — **Aggressivität** spontan aggressiv, emotional unreif / nicht aggressiv, beherrscht

FPI 3 — **Depressivität** mißgestimmt, selbstunsicher / zufrieden, selbstsicher

FPI 4 — **Erregbarkeit** reizbar, leicht frustriert / ruhig, stumpf

FPI· 5 — **Geselligkeit** gesellig, lebhaft / ungesellig, zurückhaltend

FPI 6 — **Gelassenheit** selbstvertrauend, gutgelaunt / irritierbar, zögernd

FPI 7 — **Dominanzstreben** reaktiv aggressiv, sich durchsetzend / nachgiebig, gemäßigt

FPI 8 — **Gehemmtheit** gehemmt, gespannt / ungezwungen, kontaktfähig

FPI 9 — **Offenheit** offen, selbstkritisch / verschlossen, unkritisch

FPI E — **Extraversion** extravertiert / introvertiert

FPI N — **Emot. Labilität** emotional labil / emotional stabil

FPI M — **Maskulinität** typisch männliche Selbstschilderung / typisch weibl. Selbstschildg.

54 %

Proband   Geschlecht   ♀   Alter   35 / 37   Testleiter / Auswerter

Name / Kenn-Nr. ___ 82/68 ___   La

──────── Profil bei Beginn der Therapie

– – – –   Profil nach etwa 2 Jahren

Abb. 1.

Die folgende Abbildung zeigt das Profil einer solchen Patientin (Abb. 1) mit einem Normalwert in Faktor 3 (Depressivität) aber gleichzeitig Extremwerten in den Faktoren 7 (Nachgiebigkeit) und 8 (Gehemmtheit); dies entsprach genau dem klinischen Bild der Patientin. Nach etwa 2jähriger, dynamischer Psychotherapie unter Weitergabe des Lithiums zeigte sich klinisch eine deutliche Zunahme an Expansivität und erste Spuren eines gesunden Durchsetzungsvermögens (Abb. 1). Mit Hilfe einer die Lithium-Therapie begleitenden Psychotherapie können Patienten erfaßt werden, bei denen sich im Verlauf einer – was ein Rezidiv betrifft – erfolgreichen Lithiumbehandlung neurotische Konflikte und Gehemmtheiten verdeutlichen. Es lassen sich Konflikte bearbeiten, die aus dem „frühen Verzicht des Depressiven auf eine expansive Entwicklung" resultieren (Elhardt, 1981), wenn z. B. aus Angst vor dem Verlust der geliebten Beziehungsperson auf eine gesunde aggressive Entwicklung „verzichtet" wird unter Entwicklung einer depressiv-anklammernden Objektbeziehung.

Die begleitende Psychotherapie hat eine partielle Umstrukturierung des Patienten zum Ziel und kann mit Loch (1969) als eine Art Fokal-Therapie auf „höherem psychischem Niveau" bezeichnet werden unter Außerachtlassung frühester prägenitaler Störungen. Die eigentliche Rezidiv-prophylaktische Wirkung wird dann hier dem Lithium überlassen. Diese Gewichtung kann sich im Erleben von Patient und Behandler auswirken und muß reflektiert werden. Nach Erfahrung des Autors sind bei diesem Vorgehen anfänglich Abbrüche der Psychotherapie häufiger als Abbrüche der medikamentösen Behandlung. Brechen Patienten die Behandlung nicht ab, so lassen sich durchaus akzeptable Behandlungsergebnisse finden, mit partiellen Nachreifungen prämorbid-depressiver Persönlichkeitsstrukturen (Rüger, 1976). Unter der sicheren Lithium-Prophylaxe besteht allerdings die Gefahr, daß Arzt und Patient der gemeinsamen Verleugnung zum Opfer fallen, es ausschließlich mit neurotischen Problemen zu tun zu haben und die psychodynamische Brisanz der darunterliegenden psychotischen Bereitschaft sowie das Vorliegen somatischer Mechanismen gemeinsam verdrängt werden. Dieser tiefere Bereich läßt sich durch das geschilderte Vorgehen – Beginn der psychoanalytisch orientierten Behandlung im freien Intervall (vgl. Bräutigam, 1969) – oft nur schwer erreichen; wegen der notwendigen Abwehrprozesse bei der Restituierung des Kranken sollte das auch gar nicht immer angezielt werden. Im Einzelfall kann es jedoch sinnvoll und zweckmäßig sein, auch diesen tieferen Bereich zu erfassen, dann nämlich, wenn auf anderem Weg keine sichere Rezidiv-Prophylaxe erreichbar zu sein scheint. Interessanterweise fanden sich nämlich Rezidive trotz Lithium-Prophylaxe ganz überwiegend bei Patienten, bei denen psychodynamische Auslöser vor der Erkrankung nachweisbar waren (Müller-Oerlinghausen et al., 1976); Patienten ohne feststellbare psychodynamische Auslöser (vor der Zeit der Rezidiv-Prophylaxe) zeigten keine Rezidive. Aufgrund dieser Beobachtungen sollte im Einzelfall die Indikation für eine tiefergehende analytische Psychotherapie mit der Zielsetzung einer Umstrukturierung der Persönlichkeit erwogen werden, um eine unsichere Rezidiv-Prophylaxe gegebenenfalls zu verbessern. Hierfür wird aber in jüngster Zeit ein therapeutisch anderes Vorgehen diskutiert:

Der Beginn der psychotherapeutischen Behandlung liegt dabei in der Phase, und die langfristige Weiterbehandlung wird durch denselben Arzt vorgenommen, der dem Patienten während der akuten Zeit zur Seite gestanden hat (Loch, 1969; Jacobson, 1971; Lesse, 1978; Rüger, 1979; Matussek u. Feil, 1980). Bei diesem therapeutischen Vorgehen handelt es sich während der akuten Zeit um eine Kombination von medikamentöser antidepressiver und einer rein stützenden Psychotherapie, die nicht unähnlich der üblichen psychiatrischen Behandlung ist. Der Arzt steht dem Patienten tröstend und helfend zur Seite, manchmal einfach nur durch seine Anwesenheit. Das entlastet; und diese Entlastung ist in der akuten Phase notwendig. Jedes psychodynamisch deutende Vorgehen wäre hier völlig verfehlt. Es würde die quälenden Schuldgefühle und vernichtenden Selbstwertzweifel verstärken bis hin zum iatrogenen Suicid und schüfe eine ängstigende Distanz zum Arzt. Diese gleiche Haltung fördert nun aber in der Zeit der Restitution Verleugnungsmechanismen beim Patienten und verhindert eine Motivation für eine gegebenenfalls notwendige psychoanalytische Mitbehandlung. Die anfänglich notwendige stützende Behandlung mindert später die Motivation des Patienten für eine aufdeckende psychotherapeutische Behandlung. Die starke Bindung andererseits an den Arzt, der in der akuten Zeit dem Patienten zur Seite gestanden hat, kann die erste kritische Zeit einer psychotherapeutischen Behandlung tragen und eine längerfristige Behandlung ermöglichen. Dabei besteht dann aber folgendes Problem: aus der stützend-helfenden Beziehung heraus muß es zur Etablierung eines Arbeitsbündnisses zwischen Arzt und Patient kommen. Unter einem Arbeitsbündnis verstehen wir bekanntlich „die relativ unneurotische rationale Beziehung" (Greenson, 1973) zwischen Patienten und Analytiker, die es dem Patienten ermöglicht, mit dem Arzt ein Stück mitverantwortlich zu sein bei der Bearbeitung seiner neurotischen Persönlichkeitsanteile. Ohne ein solches Arbeitsbündnis ist eine analytische bzw. analytisch orientierte Psychotherapie nicht möglich. Ein solches Arbeitsbündnis kann mit der anfänglichen therapeutischen Zielsetzung in Konflikt geraten. Zu Beginn wurde der Depressive ja grade dadurch entlastet, daß die Krankheit als Krankheit betont wurde und schon bestehende Schuldgefühle und Selbstwertzweifel nicht durch Appelle an die eigene Verantwortlichkeit gesteigert wurden. Durch die notwendige Medikation wird dieser Aspekt noch einmal betont. Die beiden Funktionen des Arztes – helfen und in Frage stellen – können auch später noch in Kollision geraten: verhält sich der Arzt sehr betont helfend und tröstend, so bietet er dem Depressiven die von diesem so sehr erwünschte Anlehnungsmöglichkeit, was allein oft keine anhaltende Veränderung bewirkt. Stellt er zu ausschließlich in Frage, deutet, kommentiert, so läuft er Gefahr, zu distanziert zu wirken, den Patienten allein zu lassen und zu überfordern.

5.3 Zum interaktiven Wirkzusammenhang von Pharmakotherapie und Psychotherapie

Bei der kombinierten Psychotherapie und Pharmakotherapie von endogen depressiven Patienten können eine Reihe Schwierigkeiten und Probleme auftreten, die an dieser Stelle nicht ausführlich behandelt werden können (vgl. Rüger, 1979). Einige häufiger bei der Therapie Depressiver auftretende Möglichkeiten seien hier kurz angedeutet: Ein unreflektierter therapeutischer Ehrgeiz kann z. B. zur vorzeitigen Reduzierung eines Antidepressivums führen, das der Patient noch nötig hätte. Eine ungeduldige Grundeinstellung des Arztes kann zu nicht indizierten Dosis-Änderungen, raschem Präparatewechsel, usw. führen; umgekehrt kann eine längst überfällige Reduzierung eines Antidepressivums durch eine überfürsorgliche Haltung des Therapeuten, die auch sonst einer expansiven Entwicklung des Depressiven im Wege stehen könnte, verhindert werden. Schließlich erhält die Medikation durch den jeweils aktuellen Stand des therapeutischen Prozesses eine besondere Bedeutung, in der sich symbolisch der Stand von Übertragung und Widerstandsarbeit darstellen kann „Auf der einen Seite brauche ich Sie, auf der anderen Seite würde ich Sie am liebsten in die Wüste schicken – Sie und Ihr Lithium!" – so eine 35jährige Patientin, die ihre starke innere Abhängigkeit vom Therapeuten zunehmend bewußt und haßerfüllt erlebte, nachdem sie vorher ein Jahr lang treu und brav trotz interkurrenter Schilddrüsen-Komplikation das Lithium eingenommen hatte. In einem solchen Aufbegehren können sich erstmals Verselbständigungstendenzen des Depressiven andeuten, der bei aller innerer Zwiespältigkeit ein Stück weit seine gefügige, anklammernde Objektbeziehung zu lockern versucht. Hier ausschließlich geduldig die – objektiv wichtige – Bedeutung des Lithium zu unterstreichen wäre zu wenig, würde der Behandler nicht auch die sich andeutenden expansiven Tendenzen wohlwollend registrieren und zugleich den quälenden Gefühls-Zwiespalt einer solchen Äußerung erfassen und in seiner Antwort berücksichtigen.

An diesem kurzen Beispiel wird deutlich, daß eine rein additive Betrachtungsweise in der Wirkung von Medikation und Psychotherapie mit einfacher Zuordnung von therapeutischen Zuständigkeiten – „das Antidepressivum für's Endogene, die psychotherapeutische Mitbehandlung für die neurotische Überlagerung!" – die Folgen der gegenseitigen Beeinflussung einer solchen kombinierten Behandlung nicht erfassen würde. Wirkungsminderungen, gegebenenfalls sogar negative Effekte einer kombinierten Behandlung können nur richtig erfaßt werden, wenn man von einem interaktiven Wirkzusammenhang zwischen Psychotherapie und Pharmakotherapie ausgeht. Interaktive Wirkungen zwischen Psychotherapie und Psychopharmakotherapie sind nicht nur möglich und gegebenenfalls als „Störquelle" zu berücksichtigen, vielmehr sind sie zwangsläufig und gar nicht zu verhindern. Daraus resultierende Probleme müssen dem Behandler vorab bekannt sein (vgl. Uhlenhuth et al., 1969; Danckwardt, 1978, 1979; Rüger, 1979). Nur dann kann sich der Behandler in seinem Tun sicher fühlen und diese Sicherheit ausstrahlen, was gerade für den depressiven Patienten von großer Wichtigkeit ist.

5.4 Literatur

Bräutigam W (1969) Beobachtungen bei der analytischen Psychotherapie Manisch-Depressiver. In: Schulte W, Mende W (Hrsg) Melancholie in Forschung, Klinik und Behandlung. Thieme, Stuttgart, S 128–132
Danckwardt JF (1978) Psychotherapie und Psychopharmakotherapie. Psyche 32:111–154
Danckwardt JF (1979) Anmerkungen zur Indikation und Kontraindikation für die gleichzeitige Anwendung von psychoanalytischer Psychotherapie und Psychopharmakotherapie. Psyche 33:528–544
Elhardt S (1981) Neurotische Depression. Psychother med Psychol 31:10–14
Freud S (1916) Trauer und Melancholie. Gesammelte Werke, Bd X. S 427–446. S. Fischer, Frankfurt 1969
Greenson R (1973) Technik und Praxis der Psychoanalyse. Thieme, Stuttgart
Helmchen H (1974) Symptomatology of therapy-resistant depressions. Pharmakopsychiatr Neuropsychopharmakol 7:145–155

Hippius H (1972) Zum Stand der Therapie der Depressionen. In: Kielholz P (Hrsg) Depressive Zustände. Huber, Bern Stuttgart Wien, S 49–58

Jacobson E (1971) Depression. Comparative studies of normal, neurotic and psychotic conditions. International Universities Press, New York

Lesse St (1978) Psychotherapy in combination with antidepressant drugs in severely depressed out-patients – 20 year evaluation. Am J Psychother 32:48–73

Loch W (1969) Über zwei mögliche Ansätze psychoanalytischer Therapie bei depressiven Zustandsbildern. In: Schulte W, Mende W (Hrsg) Melancholie in Forschung, Klinik und Behandlung. Thieme, Stuttgart, S 133–137

Matussek PU, Feil WB (1980) Persönlichkeitsstruktur und Psychotherapie depressiver Patienten. Nervenarzt 51:542–552

Mauz F (1930) Die Prognostik der endogenen Psychosen. Georg Thieme, Leipzig

Müller-Oerlinghausen B, Neumann H, Rüger U (1976) Untersuchung über die Bedeutung neurosenpsychologischer Faktoren für den Erfolg der Lithium-Dauer-Behandlung. Arzneim Forsch 26:1181–1183

Rüger U (1975) Kombination von Medikation und Psychotherapie bei depressiven Erkrankungen. Ärztl Prax 27:3865–3869

Rüger U (1976) Tiefenpsychologische Aspekte des Verlaufs phasischer Depressionen unter Lithium-Prophylaxe. Nervenarzt 47:538–543

Rüger U (1979) Kombination von Psychiatrischer Pharmakotherapie und Psychotherapie. Nervenarzt 50:491–500

Schou M (1974) Heutiger Stand der Lithium-Rezidivprophylaxe bei endogenen affektiven Erkrankungen. Nervenarzt 45:397–418

Uhlenhuth EH, Lipman RS, Covi L (1969) Combined pharmacotherapy and psychotherapy. J Nerv Ment Dis 148:52–64

Völkel H (1962) Klinische Psychotherapie bei Depressionen. Psychother med Psychol 12:154–167

Weissman MM (1978) Psychotherapy and its relevance to the pharmacotherapy of affective disorders: From ideology to evidence. In: Lipton MA, DiMascio A, Killam KF (eds) Psychopharmacology: A generation of progress. Raven Press, New York

C Suizidalität

1 Inanspruchnahme von Nachbetreuungsmaßnahmen durch Parasuizidenten: Probleme und Verbesserungsmöglichkeiten

H. J. Möller, V. Geiger

1.1 Inanspruchnahme von Nachbetreuung als „compliance"-Problem

Das Problem mangelnder Inanspruchnahme von Nachbetreuungsmöglichkeiten durch Parasuizidenten (Patienten mit Selbstmordversuch) kann unter dem allgemeineren, in den letzten Jahren in der Medizin zunehmend beachteten Gesichtspunkt der „compliance" diskutiert werden. Unter „compliance" wird das Ausmaß verstanden, in dem ärztliche Therapieanweisungen befolgt werden (Linden, 1979). Für eine adäquate Versorgung von Patienten genügt es nicht, eine Therapie lediglich zu verordnen, sondern es müssen auch optimale Voraussetzungen geschaffen werden, daß diese Therapie vom Patienten durchgeführt wird. Das gilt auch, vielleicht sogar in besonderem Maße, für die psychotherapeutische Versorgung. Wird dieser Gesichtspunkt nicht ausreichend berücksichtigt, laufen spontane Selektionsprozesse (Möller, 1981) ab, die häufig zu einer Unterversorgung der behandlungsbedürftigsten, schwer gestörten Patienten führen.

Aus der Psychotherapieforschung liegt schon lange eine Reihe von Forschungsergebnissen zum Problem der „compliance", meist unter dem Begriff der „Therapiemotivation" publiziert, vor (vgl. Graupe, 1975). Sie wurden in den letzten Jahren durch Untersuchungsergebnisse bezüglich der „compliance" bei medikamentöser Therapie ergänzt (Linden, 1979). Aus diesen Ergebnissen lassen sich einige einfachere sowie eine Reihe aufwendigere Interventionsmöglichkeiten (Abb. 1) zur Besserung der „compliance" ableiten. So konnte z. B. gezeigt werden, daß bereits allein durch intensivere Information der Patienten die „compliance"-Rate erheblich zu steigern ist (MacDonald et al., 1977). Sieht man von diesen praktisch relevanten Detailergebnissen ab, so besteht wohl das wichtigste Ergebnis der „compliance"-Forschung darin, auf die erschreckend hohe Quote von „non-compliance" hingewiesen und die Ärzte aus ihrer diesbezüglichen Sorglosigkeit aufgerüttelt zu haben.

Das Inanspruchnahmeverhalten von Parasuizidenten hinsichtlich Nachbetreuungsmöglichkeiten wurde bisher nur unzureichend untersucht. Probleme der Inanspruchnahme und Verbesserungsmöglichkeiten der Inanspruchnahmequoten sollen im folgenden auf der Basis eigener empirischer Untersuchungen erörtert werden.

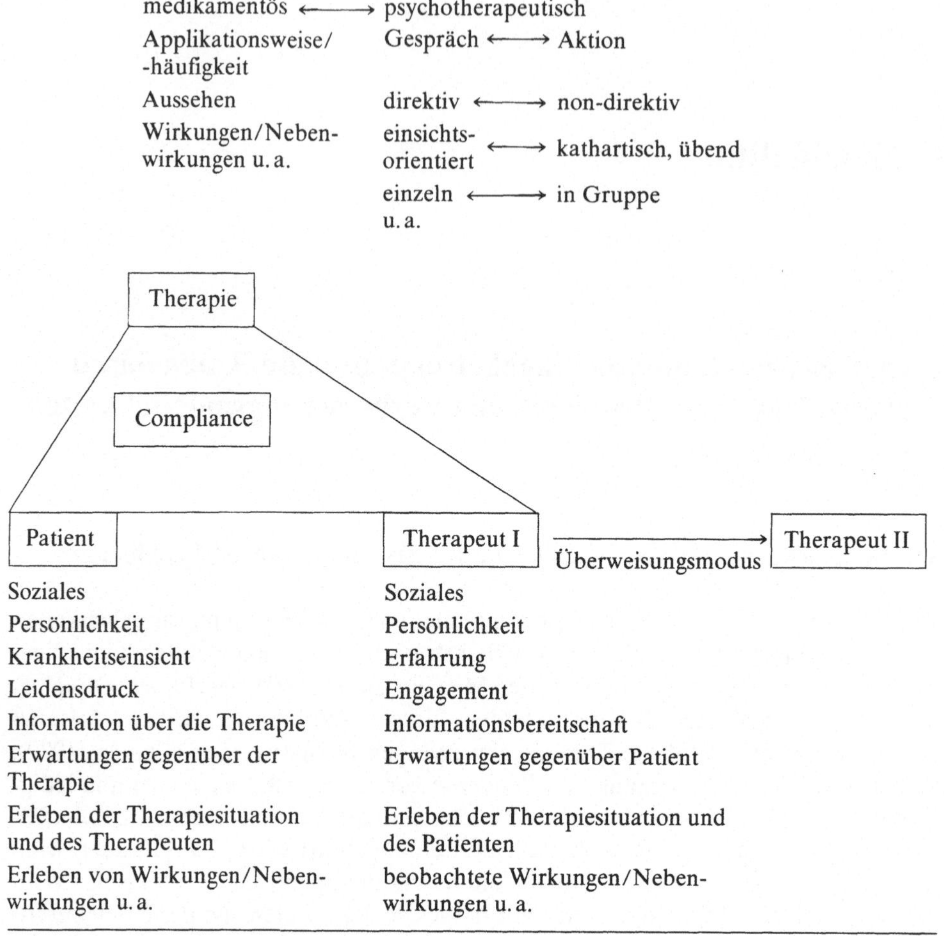

Abb. 1. Faktoren der „compliance" bei psychotherapeutischen und pharmakotherapeutischen Verfahren

1.2 Inanspruchnahmequoten bei der Parasuizidentennachbetreuung

Die „psychotherapeutische" Erstversorgung eines in die Klinik eingewiesenen Parasuizidenten obliegt an kleineren Krankenhäusern meist dem behandelnden Internisten bzw. Chirurgen, an größeren Krankenhäusern übernimmt diese Aufgabe der psychiatrische Konsiliararzt. Unter den gegebenen Versorgungsbedingungen beschränkt sich diese Erstversorgung auch an personell besser ausgestatteten Kliniken in der Regel auf ein etwa einstündiges Gespräch, an dessen Abschluß aufgrund von Diagnose und Problemanalyse eine Nachbetreuungsempfehlung ausgesprochen wird. Ob diese Nachbetreuungsempfehlung vom Patienten in die Tat umgesetzt wird, erfährt der Kliniker üblicherweise nicht. Infolgedessen neigt er zu einer eher optimistischen Beurteilung dieses Problems. Daß die Inanspruchnahmerate so niedrig ist, daß die derzeitige Nachbetreuung von Parasuizidenten damit grundsätzlich in Frage gestellt ist, muß deshalb für ihn um so erschreckender sein.

Nachbetreuung durch „Arche"

Überweisungsmodus	Nachbetreuung durch „Arche"		Keine Nachbetreuung durch „Arche"	
Feste Terminvereinbarung (n = 14)	8	57%	6	43%
Nur Kontaktbahnung (n = 18)	2	11%	16	89%

Abb. 2. Inanspruchnahme der „Arche" (N = 32)

Wie gering die Inanspruchnahmerate unter den derzeit üblichen Versorgungsbedingungen für Parasuizidenten ist, wurde im Rahmen einer von uns durchgeführten, versorgungsorientierten Studie an 150 unausgewählten Patienten mit Tablettenselbstmordversuch des Krankenhauses München-Schwabing, das von der Poliklinik des Max-Planck-Institutes für Psychiatrie konsiliarisch betreut wird, deutlich (Möller et al., 1978). 32 dieser Patienten wurde die „Arche" – eine in München eingeführte Modelleinrichtung zur Betreuung suizidgefährdeter Patienten – zur Nachbetreuung empfohlen. Die 32 Patienten, größtenteils neurotisch gestörte, wurden unter Berücksichtigung ausreichender Therapiemotivation ausgewählt. Sie wurden der „Arche" telefonisch durch die untersuchenden Ärzte angemeldet. Ob sofort ein fester Termin vereinbart wurde oder nur die Anmeldung registriert wurde, richtete sich nach den aktuellen Kapazitäten der „Arche". Von den 32 Patienten haben nur 10 (31%) die „Arche" aufgesucht (Abb. 2). Diese Quote liegt etwas niedriger als die von Häfner (1978) an einer größeren Stichprobe beobachtete Relation: Von 326 Parasuizidenten, denen bei der psychiatrischen Erstexploration eine Krisenintervention in der Poliklinik des Zentralinstituts für Seelische Gesundheit (Mannheim) angeboten worden war, kamen nur 145 (44%). Auch bei anderen vorgeschlagenen Nachbetreuungsmaßnahmen scheint die Inanspruchnahmerate ähnlich unbefriedigend zu sein. Als Indiz für diese Hypothese sind z. B. diesbezügliche, im Rahmen einer 3-Jahres-Katamnese (Bothge u. Möller, in Vorbereitung) gewonnene Ergebnisse anzuführen. 41 Patienten (27%) der Ausgangsstichprobe von 150 Parasuizidenten wurde eine Nachbetreuung durch den Nervenarzt bzw. Psychotherapeuten empfohlen, 16 (15%) der nachuntersuchten 106 Patienten nahmen diese Nachbetreuung in Anspruch. Bei der Interpretation dieses Ergebnisses ist zu berücksichtigen, daß der durch die unzureichende Ausschöpfquote (67%) bedingte Selektionseffekt die Verhältnisse wahrscheinlich in einem günstigeren Licht erscheinen läßt.

Anzahl der Therapiesitzungen	relative Häufigkeit (N = 205)
1– 2	43,2%
3– 6	29,6%
7–12	17,3%
13–20	5,5%
21–30	2,6%
31–50	1,3%
51–80	0,5%

Abb. 3. Auszug aus der „Arche"-Statistik des Jahres 1979 (unveröffentlichtes Manuskript)

Bei der Bestimmung von Inanspruchnahmeraten kann es nicht nur darum gehen, ob der Patient den Erstkontakt mit der nachbetreuenden Instanz aufgenommen hat, sondern es muß auch analysiert werden, ob der Kontakt mit der nachbetreuenden Instanz anhaltend ist. Diesbezügliche Angaben lassen sich der Jahresstatistik der „Arche" („Arche", 1979, unveröffentlichtes Manuskript) entnehmen. Es zeigt sich, daß 38% der „Arche"-Patienten des Jahres 1979 als Therapieabbrecher eingestuft wurden. Die meisten Therapieabbrüche erfolgten in der ersten oder zweiten Therapiesitzung. Dem entspricht, daß insgesamt 43% der Patienten nur ein bis zwei Therapiesitzungen hatten (Abb. 3). Selbst wenn man berücksichtigt, daß die „dropout"-Quote bei den Patienten, die nach einem Parasuizid und anschließender psychiatrischer Exploration der „Arche" zugewiesen wurden, wahrscheinlich geringer ist, als bei den Patienten, die im Rahmen einer suizidalen Krise ohne vorhergehende psychiatrische Exploration die „Arche" aufsuchten, wird deutlich, daß nicht nur die Überweisung von der erstbetreuenden in die nachbetreuende Instanz, sondern auch die Behandlung in der nachbetreuenden Instanz mit einer großen Verlustquote belastet ist. Geht man von einer primären Inanspruchnahmerate von etwa 40% der überwiesenen Patienten aus und kalkuliert eine ähnlich hohe „drop-out"-Quote für die nachbetreuende Instanz, so bedeutet das, daß nur 24% der ursprünglich überwiesenen Patienten eine Nachbetreuung von mehr als 2 Stunden erhalten. Um diese unbefriedigende Situation zu bessern, müssen alle Anstrengungen gemacht werden, daß Patienten, bei denen eine Nachbetreuung als indiziert erscheint, diese auch wirklich in Anspruch nehmen.

1.3 Möglichkeiten zur Verbesserung der Inanspruchnahmerate

Welche Faktoren für die „compliance" von Parasuizidenten verantwortlich sind, kann beim gegenwärtigen Wissensstand nur aufgrund der Ergebnisse der allgemeinen Psychotherapieforschung sowie der „compliance"-Forschung in der Pharmakotherapie vermutet werden (Abb. 1). Bei genauerer Analyse der Daten über die 32 an die „Arche" überwiesenen Patienten (Möller et al., 1978) ergab sich als wichtigstes Resultat, daß die feste Terminvereinbarung im Erstgespräch offenbar die beste Gewähr dafür bietet, daß die arrangierte Nachbetreuung in Anspruch genommen wird (Abb. 2). Das Ergebnis erwies sich trotz der geringen Fallzahl als statistisch signifikant (Chi-Quadrat-Test, $p < 0,01$). Signifikante Beziehungen zu den anderen untersuchten Parametern Geschlecht, Diagnose, Ausprägung der Selbsttötungsabsicht ließen sich nicht aufzeigen.

Das an dieser relativ kleinen Fallzahl gefundene Ergebnis wurde an einer größeren Stichprobe (132 Patienten) überprüft (Möller u. Geiger, im Druck). Wegen des relativ eindeutigen und plausiblen Ergebnisses der Voruntersuchung schien es ärztlich nicht vertretbar, eine randomisierte Zuteilung der Patienten zu zwei Experimentalgruppen vorzunehmen. Deshalb wurde der frühere, den Gegebenheiten der Versorgung entsprechende Untersuchungsansatz wiederholt, bei dem die Entscheidung darüber, ob eine feste Terminvereinbarung erfolgte, von den Kapazitäten der „Arche" abhing. Wegen des Vorergebnisses wurde versucht, möglichst oft eine feste Terminvereinbarung zu erreichen. Neben dem Überweisungsmodus wurden bei dieser Untersuchung die Variablen Alter, Geschlecht, Diagnose, Intensität der

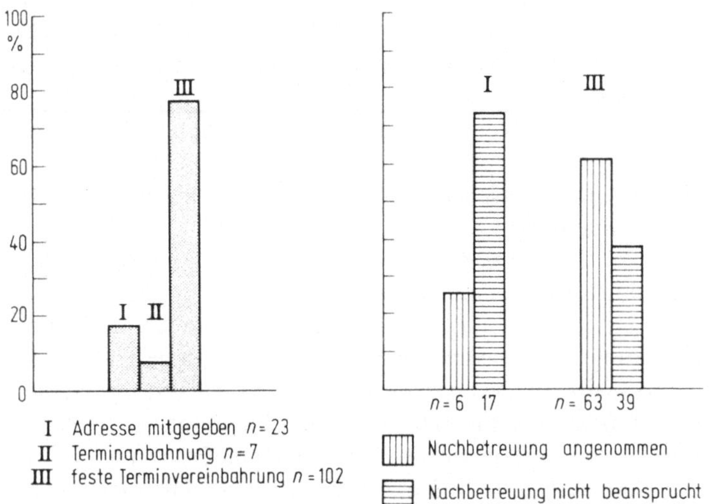

Abb. 4. Beziehung zwischen Überweisungsmodus und Inanspruchnahme der Nachbetreuung. (N = 132)

Selbsttötungsabsicht (gemessen am Suizidarangement und der vitalen Gefährdung, Möller u. Werner, 1979), Motivation zur Nachbetreuung und Information von Angehörigen über die Nachbetreuung registriert. Die Untersuchung, bei der für 77% der Patienten eine feste Terminvereinbarung erreicht werden konnte (statt 44% in der früheren Untersuchung), erbrachte folgende Ergebnisse:

a) Die Inanspruchnahmerate konnte von 31% in der früheren Untersuchung auf 55% gesteigert werden.

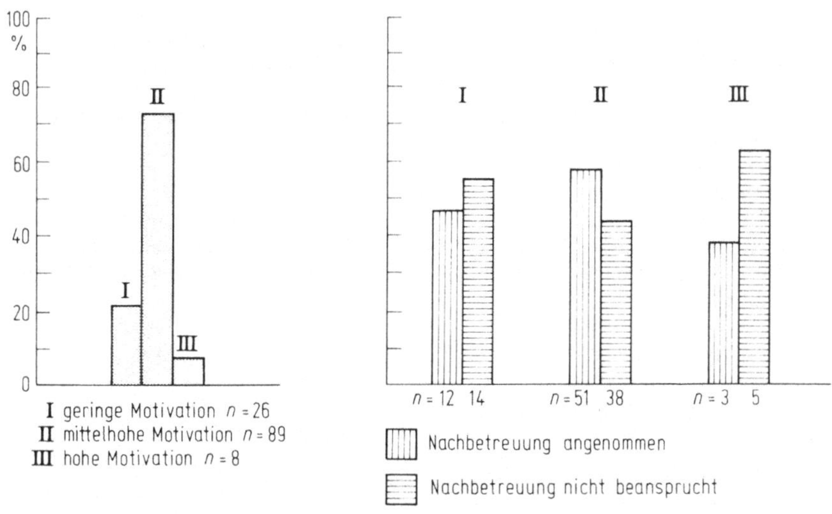

Abb. 5 Beziehung zwischen Einschätzung der Motivation und Inanspruchnahme der Nachbetreuung. (N = 132)

b) Die Inanspruchnahme zeigt einen hochsignifikanten Zusammenhang mit der festen Terminvereinbarung (Chi-Quadrat-Test, $p < 0,001$): 62% der Patienten mit fester Terminvereinbarung nahmen die Nachbetreuung in Anspruch; bei den anderen Patienten lag die Quote nur bei 26% (Abb. 4).

c) Es ergab sich keine signifikante Beziehung zwischen eingeschätzter Motivation und Inanspruchnahme (Abb. 5).

d) Eine nennenswerte Beziehung zwischen Information der Angehörigen und Inanspruchnahme war nicht vorhanden.

e) Motivation, Information der Angehörigen und Überweisungsmodus zeigten untereinander keine signifikanten Zusammenhänge.

Wichtigstes Resultat dieser Untersuchung ist, daß durch die einfache Maßnahme der festen Terminvereinbarung die Inanspruchnahmerate erheblich gesteigert werden kann. Nahezu genauso wichtig ist das Ergebnis, daß die klinisch intuitiv als unzureichend eingeschätzte Motivation keinen ausreichenden Prädiktor für die Nichtinanspruchnahme abgibt. Bei jedem Patienten, bei dem eine Nachbetreuung prinzipiell indiziert erscheint, sollten deswegen die Voraussetzungen für eine solche Nachbetreuung geschaffen werden, auch wenn er nicht ausreichend motiviert erscheint.

1.4 Literatur

Bothge C, Möller H-J (in Vorbereitung) 3-Jahres-Katamnese an 150 Patienten mit Selbstmordversuch durch Tabletten

Graupe SR (1975) Ergebnisse und Probleme der quantitativen Erforschung traditioneller Psychotherapieverfahren. In: Strotzka H (Hrsg) Grundlagen, Verfahren, Indikationen. Urban & Schwarzenberg, München Berlin Wien, S 32–85

Häfner H (1978) Psychiatrische Krisenintervention – Umsetzung in psychiatrischen Einrichtungen. Psycho 4:397–403

Linden M (1979) Therapeutische Ansätze zur Verbesserung von „compliance". Nervenarzt 50:109–114

MacDonald ET, MacDonald JB, Phoenix M (1977) Improving drug compliance after hospital discharge. Br Med J II:618–621

Möller H-J (1981) Spontanselektion und gezielte Selektion bei der Inanspruchnahme von Psychotherapie. In: Möller H-J (Hrsg) Kritische Stichwörter zur Psychotherapie. Fink, München

Möller H-J, Geiger V (im Druck) Möglichkeiten zur „compliance"-Verbesserung bei Parasuizidenten. In: Crisis. Int J Suicid Crisis-Stud

Möller H-J, Werner V (1979) Aspekte suizidalen und parasuizidalen Verhaltens bei Selbstvmordversuchen. Nervenarzt 50:311–316

Möller H-J, Werner V, Feuerlein W (1978) Beschreibung von 150 Patienten mit Selbstmordversuch durch Tabletten – unter besonderer Berücksichtigung des Selbstmordverhaltens und der Inanspruchnahme von Beratungsmöglichkeiten für Suizidgefährdete. Arch Psychiatr Nervenkr 222:113–135

2 Psychotherapeutische Möglichkeiten des nervenärztlichen Konsiliarius bei Suizidanten im Allgemeinkrankenhaus

J. Paàl

Die folgenden Ausführungen sind ein Komprimat von Erfahrungen über zehn Jahre als nervenärztlicher Konsiliarius in einem Krankenhaus der Regelversorgung, ohne neurologisch-psychiatrische Abteilung. Sie setzen voraus, daß es in solchen Krankenhäusern auch sonst in der Bundesrepublik eine psychotherapeutische Konsiliartätigkeit sui generis nicht gibt.

Das primäre Interesse der Kliniker gegenüber dem nervenärztlichen Konsiliararzt ist die organpathologisch orientierte Diagnose. Bei gravierenden psychischen Störungen (akute psychotische Manifestation) sind die Erwartungen eher technischer-juristischer Natur (Verlegung, Entlassung), eine Therapie dieser Patienten innerhalb der Klinik ist, teils aus Kompetenz, teils aus Sicherheitsgründen, kaum zu verantworten.

Überwiegend aber handelt es sich um Patienten mit Suizidversuchen, reaktiv-depressiver Verstimmung und psychosomatischen Störungen; psychoreaktiven Störungen bei chronisch-körperlich Kranken. Schließlich gibt es auch noch den „Patienten ohne Befund". Hier steht der nervenärztliche Konsiliararzt mit psychotherapeutischem Interesse vor schwierigen Fragen:

Soll er in der Klinik *selbst* therapieren und somit ein Monopol der psychischen Versorgung des Patienten beanspruchen – oder *mit*therapieren, wenn der behandelnde Kliniker selbst Interesse an psychischen Belangen des Patienten hat, und so mit diesem in Konkurrenz geraten?

Schon die Hinzuziehung eines Nervenarztes löst bei hospitalisierten Patienten oft massive Widerstände aus (das Wort *Psychiater* ist von vornherein tabu). Viele Patienten, die ihrem unmittelbaren Stationsarzt – meist wenn dieser Nachtdienst hat – sich spontan geöffnet haben, begehren auf, wenn sie dann einem Unbekannten aus ihrem Intimbereich nochmals Mitteilungen machen sollen.

Der nicht geschulte Kliniker wiederum muß häufig seine Grenzen und Gefahren erkennen, wenn er sich ohne Konsultation des Psychotherapeuten in das Feld der „wilden Therapie" begibt und im verhängnisvollen Netz der oralen Abhängigkeit mancher Patienten verstrickt, oder den Patienten manipulativ auf die Veränderung seiner *äußeren* Realität zu bewegen versucht.

Zur Lösung dieser Fragen trugen Erfahrungen bei der Versorgung von Suizidanten bei. Diese Patienten werden nach Abklingen des akuten lebensbedrohlichen Zustandes von keiner allgemein klinischen Station als echt krank betrachtet. In Folge ihrer besonderen Abwehr wollen jedoch auch die Patienten selbst nicht als Kranke, geschweige denn einer psychischen Hilfe bedürftig, betrachtet werden. Wesentlich günstiger sind die Möglichkeiten auf der Intensivstation, kurz nach Erwachen der Patienten aus der Intoxikation.

Arbeiten von Christian und Mitarbeitern an einem großen Material in der Heidelberger Klinik vor vielen Jahren ergaben, daß die Zeitspanne, in der Krankheitseinsicht und damit relative Motivation zu einer Behandlung bei Suizidanten vorhanden sind, sich auf den kurzen Zeitraum des sogenannten Übergangsstadiums beschränken. Danach lehnen die Patienten jede medizinische, psychologische oder soziale Hilfe kategorisch ab (Christian, 1970, persönliche Mitteilung).

Aus der Erfahrung, daß das Pflegepersonal der Intensivstation im Umgang mit anderen bewußtseinsgestörten Patienten eine große empathische Wahrnehmung averbaler Signale entwickelt hat, bot sich die Möglichkeit an, der Schulung des Personals ein besonderes Augenmerk zu widmen. So entstand eine Arbeitsgruppe in Gestalt einer modifizierten Balint-Gruppe (Paàl, 1980). Das Konzept der Arbeit lehnte sich an die Grundidee Balint's (1964), wonach Störungen der Patienten Ausdruck einer Konfliktsituation sind, und so gilt es, den unbewußten Appell der Patienten mit dem „dritten Ohr" wahrzunehmen und zu verstehen, und dabei unsere eigene Gefühlsreaktion als diagnostisches Instrument zu verwenden.

Das Angebot einer Balint-Gruppe mit Ärzten der Klinik wurde bisher freundlich überhört. Dies ist verständlich, wenn man bedenkt, daß bei gewöhnlicher Konstituierung einer Balint-Gruppe der Kontakt zwischen Leiter und Teilnehmer auf die Sitzung beschränkt ist. Zum anderen sind die herkömmlichen Vorstellungen über Ziel und Inhalt einer Balint-Gruppenarbeit recht vage, und trotz bester Information ist vielen die Abgrenzung gegenüber Selbsterfahrungsgruppen unklar. Einen Bezahlungsmodus für die bisher geführten Balint-Gruppen mit dem Pflegepersonal gab es nicht. Die Arbeit wurde aus eigenem Engagement und Interesse, ohne Honorarforderung, geleistet und bisher vom Träger toleriert, ohne als honorarberechtigte Fortbildungsleistung anerkannt zu werden.

Ein anderer Weg bahnte sich an in Form von Fall-zentrierten Referaten, im Rahmen der ärztlichen Fortbildung auf den einzelnen Stationen. So sehr das Echo seitens der Teilnehmer positiv war, wenn der Wunsch einzelner Teilnehmer nach regelmäßigem Treffen diskutiert wurde, trat gleichzeitig die Abwehr im Widerstand gegen zu häufige Treffen in Erscheinung. Dieser Widerstand ist auch das Hindernis einer psychotherapeutischen Zusammenarbeit mit Ärzten der Klinik. Irrationale, teils unbewußte Ängste: ein, bei einem sympathischen Patienten hergestelltes, positives Übertragungsklima könnte gefährdet, die eigene Konzeption in Frage gestellt werden – führen in den meisten Fällen dazu, daß der Konsiliarius über solche „psycho-therapeutischen" Bemühungen oft nur bei ihrem Scheitern etwas erfährt. So findet Austausch über Wahrnehmung und eigene Vorstellung der Psychodynamik meist nur kurz, en passant, statt. Am besten gelingt noch gelegentlich ein gemeinsam mit dem Stationsarzt geführtes, psychotherapeutisch orientiertes Erstgespräch.

Die direkt Patient-bezogene Psychotherapie durch den nervenärztlichen Konsiliarius in der Klinik muß sich zwangsläufig an die Verhältnisse des Krankenhauses anpassen. Bei Suizidanten gestaltet sie sich so gut wie immer als Krisenintervention und überschreitet den traditionellen Rahmen analytischer Psychotherapie. Das herkömmliche ruhige Abwarten, die „gleichschwebende Aufmerksamkeit" werden vom Patienten, in einer akuten Krise, als beängstigende Passivität des Therapeuten gewertet. Daher muß das Kriseninterventionsgespräch straffer geführt werden, unter Beachtung der Gefahren, Ausweichtendenzen nachzugeben oder solche selbst anzubieten, um ungesteuerten, unkontrollierten Entgleisungen vorzubeugen (Pörksen, 1970). Auch muß die erhöhte narzißtische Kränkbarkeit dieser Patienten berücksichtigt, nach Abklingen der akuten Krise die Reaktion auf das Versagen des narzißtisch besetzten Objektes in der Therapie thematisiert werden (Henseler, 1971). Besonders vorsichtiges Vorgehen ist geboten bei der Deutung der Aggression.

Der Anspruch des nervenärztlichen Konsiliarius im Allgemeinen Krankenhaus, über seinen ursprünglichen Auftrag hinaus psychotherapeutische Möglichkeiten zu erschließen, stößt an viele Grenzen. Durch mühsame Kleinarbeit lassen sich jedoch die Möglichkeiten erweitern, und der Versuch lohnt sich, da – ganz besonders bei Suizidanten – der Klinikaufenthalt eine wichtige Weichenstelle ist und einer Gefahr der Chronifizierung der „Organisierung der Krankheit" nach Balint (1964) rechtzeitig vorbeugen kann.

2.1 Literatur

Balint M (1964) Arzt, Patient und Krankheit. Klett, Stuttgart
Henseler H (1971) Der unbewußte Selbstmordversuch. Nervenarzt 42:575–598
Kohut H (1975) Die Zukunft der Psychoanalyse. Suhrkamp, Frankfurt
Paal J (1980) Suizidprophylaxe im Rahmen neurologischer Konsiliaruntersuchung. Anaesthesiol Intensivmed Prax 21:200–203
Pörksen N (1970) Über Krisenintervention. Z Psychother 20:85–95

3 Einstellungen von Ärzten zum Suizid

Ch. Reimer

3.1 Einleitung

Suizidpatienten gelten unter Ärzten oft als besonders schwierige Patienten. Sie können provokant, abweisend und sehr aggressiv sein, aber auch sehr depressiv und todesbereit. Menschen, die therapeutisch mit ihnen in Kontakt kommen, fühlen sich, wie sich im klinischen Alltag immer wieder beobachten läßt und wie es auch in der Literatur beschrieben wird (Ansel u. McGee, 1971; Dressler et al., 1975; Maltsberger u. Buie, 1974; Pohlmeier, 1974, 1976; Sperling, 1972; Stolze, 1975; Tabachnick, 1961), durch diese Patienten leicht emotionalisiert. Aus diesen Erfahrungen stellt sich die Frage, ob vielleicht nicht nur die Suizidanten selbst aus verschiedenen Gründen eine besonders schwierige Klientel darstellen, sondern ob nicht auch durch sie bestimmte emotionale Reaktionen bei Helfern in Gang gesetzt werden können.

Zunächst sollen die wichtigsten Tendenzen der überwiegend anglo-amerikanischen Literatur zu diesem Problem kurz skizziert werden.

Suizidalität bei Ärzten

Bekanntermaßen sind Angehörige helfender Berufe – und hier vor allem Ärzte – besonders anfällig für psychische Störungen wie z. B. Depressionen, Sucht und Suizid (vgl. u. a. Ansel u. McGee, 1971; Blachly et al., 1968; Craig u. Pitts, 1968; De Sole et al., 1969; Rose u. Rosow, 1973; Ross, 1971, 1973, 1975; Vaillant et al., 1966; Wellmann, 1974). Diese Tatsachen stehen in einem scheinbar sehr gravierenden Widerspruch zum Idealbild des Arztes, der seelisch stabil, immer hilfsbereit und jeder Anforderung standhaltend sein soll – und oft auch sein will. Dazu einige Befunde und Zahlen: Auffällig ist zunächst, daß es zur Problematik von Arzt-Suiziden offenbar keine deutschen Arbeiten gibt. Die meisten Angaben stammen vielmehr aus den USA. Nach Rose u. Rosow (1973) lag z. B. die Suizidrate in einem bestimmten Zeitabschnitt bei kalifornischen Ärzten um 1½ bis 2½ Mal höher als in der Gesamtbevölkerung. Andere US-Autoren wie z. B. Wellmann (1974) weisen schlüssig nach, daß diese Zahlen um ca. 50% zu niedrig angesetzt sind, da sie sich nur auf die in den Totenscheinen angegebenen Todesursachen bei Ärzten beziehen. Ross (1975) nennt als Gründe für die höhere Suizidrate bei Ärzten Überanstrengung durch den Beruf („role strain") und die hohe psychiatrische Morbidität, insbesondere Depressionen, Alkohol- und/oder Tablettenmißbrauch. Verschiedene Autoren wie z. B. Craig u. Pitts (1968) und Ross (1973) haben festgestellt, daß Ärztinnen die höchste Suizidrate von allen Frauengruppen haben. Ihre Rate ist auch höher als die der Ärzte. Ross

(1973) nennt diesbezüglich eine Rate von 40,5 gegenüber 11,4 der weiblichen Bevölkerung über 25 Jahre. Nach Ross begehen Ärzte nicht nur mehr, sondern auch früher als andere Suizide. Unter den Medizinstudenten sei Suizid die zweithäufigste Todesursache. Diese Angabe ist sicher mit Vorsicht zu bewerten, da Suizide und Suizidversuche unter Studenten ohnehin häufiger vorkommen als in anderen vergleichbaren Gruppen.

Interessant ist eine Aufschlüsselung der Arzt-Suizide nach verschiedenen Fachrichtungen: Übereinstimmung besteht in der Literatur darin, daß Psychiater von allen Berufsgruppen das höchste Suizidrisiko haben (Blachly et al., 1968, geben eine Suizidrate von 61, Craig u. Pitts, 1968, von 65 u. De Sole et al., 1969, von 58 bei Psychiatern an). Die zweithöchste Suizidrate sollen die Anästhesisten haben (Blachly et al., 1968, nennen eine Suizidrate von 52, De Sole et al., 1969, eine Rate von 44). Die niedrigste Suizidrate haben nach verschiedenen Untersuchungen (Blachly et al., 1968; Craig u. Pitts, 1968; De Sole et al., 1969) die Chirurgen.

3.2 Beziehungen zwischen Ärzten und Suizidanten

Verschiedene Autoren wie z. B. Achté (1975), Pohlmeier (1974, 1976), Sperling (1972), Stolze (1975) u. Tabachnick (1961) haben auf die Gefahr von Gegenübertragungsreaktionen bei Ärzten, die suizidale Patienten behandeln, hingewiesen. Diese kämen auf verschiedene Art und Weise zustande: Einmal konfrontiere der Suizidant den Arzt unter Umständen mit dessen eigenen latenten Todeswünschen. Dafür sprechen die Befunde von Dressler et al. (1975), die gefunden hatten, daß Ärzte besonders dann zu Anspannung und Ärger neigten, wenn die Suizidalität und Letalität des Patienten hoch einzuschätzen war. Ferner könne der Arzt sich durch das Signal des Patienten, niemanden zu brauchen, in seiner Helferrolle abgelehnt fühlen. Litman (1965), Klugman (1965) und Ansel u. McGee (1971) weisen darauf hin, daß die Einstellungen von Personen, die beruflich mit der Behandlung suizidaler Patienten betraut sind, sich generell sehr problemgeladen entwickeln. Sie erklären diese Ergebnisse damit, daß suizidale Patienten eine permanente Bedrohung des beruflichen Selbstbewußtseins ihrer therapeutischen Bezugspersonen darstellen. Eine wichtige deutsche Arbeit zum Thema stammt von Stolze (1975). Er weist vor allem darauf hin, daß der Arzt durch die Suizidpatienten in das Spannungsfeld von „Versuchung und Versagung" gerate: Versuchung sei der Hilferuf des Patienten an das „Sendungsbewußtsein des helfenden Arztes", die Versagung ergebe sich dadurch, daß der Arzt die fantastischen Ansprüche des Patienten an Zuwendung nicht erfüllen könne.

Einige Autoren wie z. B. Maltsberger u. Buie (1974) sowie Tabachnick (1961) sprechen offen von „Gegenübertragungshaß" bzw. „Gegenübertragungskrise", z. B. als Ausdruck der Abwehr eigener aggressiv-sadistischer Regungen, die durch das Erleben des Suizidanten stimuliert werden können. Die Abwehr der angesprochenen Impulse erfolge dann oft durch Projektion auf den Patienten, bei dem diese dann bekämpft würden. Die Autoren halten den Gegenübertragungshaß, wie er sich z. B. im Gefühl der Abneigung gegen den Suizidpatienten äußern kann, für ein Haupthindernis bei der Behandlung suizidaler Patienten.

3.3 Fragestellung einer eigenen Untersuchung

Aufgrund der diversen klinischen Beobachtungen sowie der Befunde aus der Literatur soll der Frage nachgegangen werden, wie Angehörige helfender Berufe (am Beispiel von Krankenhausärzten) mit Suizidanten und eigener Suizidalität in Einstellung und Urteil umgehen.

3.4 Methodik und Stichprobe

An 200 Krankenhausärzte, die in ihrem Fachbereich u.a. auch mit Suizidpatienten zu tun haben, wurde ein Fragebogen verschickt. Dieser Fragebogen enthielt Fragen zu 3 Bereichen: 1. Vermutete Selbstmordmotive. 2. Beurteilungen von Personen, die einen Selbstmordversuch gemacht haben. 3. Vorstellungen über Hilfsmöglichkeiten für suizidgefährdete Menschen.

Tabelle 1. Stichprobe von 100 Krankenhausärzten, nach Fachrichtungen

Fachrichtung	♂	♀	Gesamt
Anaesthesisten	7	9	16
Chirurgen	20	1	21
Internisten	17	4	21
Neurologen	15	8	23
Psychiater	12	7	19
Gesamt	71	29	100

Jede Frage wurde zweimal vorgegeben: Einmal mit der Instruktion, sie für eine Person zu beantworten, die einen Selbstmordversuch gemacht hat, und einmal mit der Instruktion sich vorzustellen, selbst in einer Situation zu sein, in der Suizid oder Suizidversuch naheliegen könnten. Technisch war der Fragebogen so gestaltet, daß die ersten 3 Seiten der Beurteilung des suizidalen Anderen galten und die letzten 3 Seiten mit den gleichen Fragen dem Arzt selbst in einer vergleichbaren Situation. Bei einem Teil der Items waren Mehrfach-Nennungen möglich, bei einem anderen Teil war zwischen „stimmt" und „stimmt nicht" zu unterscheiden. Die Rücklaufquote der Fragebogen betrug 50% (Tabelle 1). Die Stichprobe besteht insgesamt aus 100 Krankenhausärzten der Fachrichtungen Anästhesie, Chirurgie, Innere Medizin, Neurologie und Psychiatrie. Die Stichprobe setzt sich zu etwa 70% aus männlichen und zu etwa 30% aus weiblichen Ärzten dieser Fachrichtungen zusammen. Das durchschnittliche Alter der Ärzte betrug 35,7 Jahre.

3.5 Ergebnisse

Vermutete Selbstmordmotive (Tabelle 2)

In dieser wie auch in den folgenden Tabellen sind lediglich die signifikanten Items aufgeführt. Es fällt auf, daß die Ärzte individuelle Schwierigkeiten wie „unlösbarer Partnerkonflikt", „Gefühl der Sinnlosigkeit des Lebens", „Einsamkeit/Kontaktschwierigkeiten", „Trennung von einem geliebten Menschen" und „Tod eines geliebten Menschen" vor allem für andere als Suizidmotiv angaben, während sie diese

Tabelle 2. Vermutete Selbstmordmotive (fremd vs. selbst), N = 100 (Mehrfachnennungen)

Item	fremd	selbst	Signifikanz
Finanzielle Not	14	1	**
Trennung von einem geliebten Menschen	41	22	**
Unlösbarer Partnerkonflikt	62	23	***
Tod eines geliebten Menschen	31	16	**
Gefühl der Sinnlosigkeit des Lebens	86	56	***
Unheilbare Krankheit	57	61	*
Arbeitslosigkeit	7	1	*
Einsamkeit/Kontaktschwierigkeiten	80	34	***

Signifikanz nach McNemar chi-Quadrat Test: *: $p < 0,05$; **: $p < 0,01$; ***: $p < 0,001$

Items bei sich selbst deutlich weniger bejahten. Als Suizidmotiv führte bei den Krankenhausärzten selbst das Item „unheilbare Krankheit", das sie für andere lediglich auf den 4. Rang einstuften. „Finanzielle Not" und „Arbeitslosigkeit" spielte für die Ärzte als Suizidmotiv für sich selbst praktisch keine Rolle, war ihnen aber als Motiv für andere durchaus vorstellbar.

Beurteilungen von Suizidanten (Tabelle 3)

Die Tabelle zeigt die Antworthäufigkeiten auf die Frage: „Was würden Sie über einen Menschen denken, der versucht hat, sich das Leben zu nehmen?" bzw. „Was würden andere Menschen wohl über Sie denken, wenn Sie versucht hätten, sich das Leben zu nehmen?"

An den in der Tabelle dargestellten signifikanten Unterschieden zwischen fremd und selbst wird folgendes deutlich: Es meinten signifikant mehr Ärzte für sich selbst

Tabelle 3. Beurteilungen von Suizidanten (fremd vs. selbst), N = 100

Item	fremd ("stimmt")	selbst ("stimmt")	Signifikanz
Er kann nicht sehen, wie schön das Leben ist	53	63	**
Irgendetwas ist mit ihm nicht in Ordnung	75	85	*
Er ist krank	57	69	**
Ich würde versuchen, ihn zu verstehen	96	74	**
Ich würde ihm helfen	84	66	**
Jeder Mensch hat das Recht, sich das Leben zu nehmen	62	39	***
Wer so etwas macht, sollte es dann auch „richtig" machen	8	18	**
Wer so etwas macht, kann kein Verständnis erwarten	1	19	***
Es würde mir Angst machen	33	61	***
Es würde mich ans Sterben erinnern	45	58	**

Signifikanz nach McNemar chi-Quadrat Test: *: $p < 0,05$; **: $p < 0,01$; ***: $p < 0,001$

als über andere, daß man sie für krank halten würde bzw. der Meinung wäre, daß
mit ihnen etwas nicht in Ordnung sei. Ferner würde man über sie auch eher denken, daß sie nicht sehen können, wie schön das Leben ist, daß sie es lieber hätten
„richtig" machen sollen, daß sie kein Verständnis zu erwarten hätten, wenn sie so
etwas machen und daß man weniger versuchen würde, sie zu verstehen. Weiter fällt
auf, daß die Ärzte signifikant weniger meinten, daß man ihnen helfen würde, während sie selbst aber den Suizidanten helfen würden. Außerdem hätten sie selbst –
nach Meinung der anderen – viel weniger das Recht, sich das Leben zu nehmen als
sie es dem Suizidanten zubilligen. Ein eigener Suizidversuch würde auch den anderen Menschen sehr viel mehr Angst machen bzw. diese ans Sterben erinnern als sie
selbst im umgekehrten Fall.

Vorstellungen über Hilfsmöglichkeiten für Suizidanten (Tabelle 4)

Dargestellt sind die Antworthäufigkeiten auf die Frage:

„Was meinen Sie, wie man einem Menschen am besten helfen könnte, der selbst-
mordgefährdet ist?" bzw. „Stellen Sie sich bitte einmal vor, Sie selbst kämen in eine
derart schwierige Situation, daß sie an Selbstmord denken. Welche Hilfsangebote
würden Sie sich dann wünschen?"

Auch in Tabelle 4 werden die Unterschiede zwischen fremd und selbst wiederum
sehr deutlich: Die Ärzte meinten, daß man sie eher sich selbst überlassen sollte, die
anderen aber auf keinen Fall; und ferner, daß man den suizidalen Anderen eher als
ihnen selbst alle gefährlichen Gegenstände wegnehmen sollte. In die gleiche Richtung gehen die Items „der Hausarzt sollte sich um ihn bzw. um mich kümmern",
„ein Geistlicher sollte zu ihm bzw. zu mir geschickt werden", „die Eltern sollten sich
um ihn bzw. um mich kümmern" und „er bzw. ich sollte sofort in psychiatrische Behandlung". In umgekehrter Richtung meinten die Ärzte aber, daß sie sich mehr als
der suizidale Andere selbst um Hilfe zu bemühen hätten und daß sie sich auch mehr
auf ihre eigenen Fähigkeiten zu besinnen hätten.

Tabelle 4. Vorstellungen über Hilfsmöglichkeiten für Suizidanten (fremd vs. selbst), N = 100

Item	fremd („stimmt")	selbst („stimmt")	Signifikanz
Man sollte ihn auf keinen Fall sich selbst überlassen	97	79	*
Man sollte ihm alle gefährlichen Gegen- stände wegnehmen	58	39	***
Der Hausarzt sollte sich um ihn kümmern	51	28	***
Ein Geistlicher sollte zu ihm geschickt werden	35	18	**
Er sollte sich selbst um Hilfe bemühen	38	58	***
Die Eltern sollten sich um ihn kümmern	59	43	*
Er sollte sofort in psychiatrische Behandlung	61	34	***
Er sollte sich auf seine eigenen Fähigkeiten besinnen	71	76	*

Signifikanz nach McNemar chi-Quadrat Test: *: $p < 0,05$; **: $p < 0,01$; ***: $p < 0,001$

3.6 Diskussion

Die dargestellten Ergebnisse lassen zusammenfassend folgende Deutungen zu:

1. Die befragten Krankenhausärzte konnten sich zwar eine ganze Reihe von Hilfsmöglichkeiten für suizidgefährdete Menschen vorstellen, wollten diese Möglichkeiten für sich selbst in einer vergleichbaren Situation aber deutlich weniger gelten lassen. Vielmehr meinten sie, daß ihnen in einer solchen suizidalen Situation so wenig von außen zu helfen sei, daß sie sich überwiegend selbst um Hilfe zu bemühen hätten. Sich selbst in eine hilflose Situation zu bringen, muß für sie offenbar intrapsychisch eine Strafaktion nach sich ziehen, z. B. nach dem Motto: Wenn ich mich hilflos darstelle, habe ich auch keine Hilfe zu erwarten!

2. Diese Tendenz, sich selbst in einer suizidalen Krise wesentlich härter zu beurteilen als andere, findet sich auch wieder in der allgemeinen Beurteilung eines Menschen, der einen Selbstmordversuch gemacht hat: Die Ärzte befürchten, daß sie im Falle eines eigenen Suizidversuches abwertend beurteilt würden, und zwar sowohl in Form moralischer Abwertung wie auch in Form von Pathologisierung.

3. Beim Vergleich der Suizidmotive fiel auf, daß das Item „unheilbare Krankheit" bei Krankenhausärzten als Motiv weit vor allen anderen Motiven rangierte. Dieses Ergebnis ist in verschiedene Richtungen interpretierbar: Einmal könnte es so sein, daß das größere Wissen von Ärzten über Prognose bzw. Verlauf unheilbarer Krankheiten sie auch leichter an Suizid denken läßt. Denkbar erscheint aber auch, daß das Item „unheilbare Krankheit" bei Ärzten so sehr mit eigener Suizidalität korreliert, weil es möglicherweise vielen von ihnen unerträglich erscheint, in einen Zustand so totaler Hilflosigkeit, Ohnmacht und Abhängigkeit zu geraten – Parameter, vor denen schon die Wahl eines helfenden Berufes mit seinem speziellen Rollenverständnis zu bewahren scheint. In diesem Zusammenhang erscheinen die Untersuchungsergebnisse von Feifel (1969) besonders interessant. Dieser hatte an einer Stichprobe von 81 Ärzten und 2 Kontrollgruppen von Patienten und von gesunden Nichtärzten gefunden, daß die Ärzte ein höheres Ausmaß latenter Todesangst gegenüber den Nichtärzten aufwiesen. Der Autor folgert daraus, daß latente, d. h. stark abgewehrte und meist unbewußte Todesangst zur Motivation, den Arztberuf zu ergreifen, beitragen kann. Die Konfrontation mit einer unheilbaren Krankheit würde demzufolge die Konfrontation mit den eigenen Todesängsten erheblich verschärfen und möglicherweise auch darüber Suizidalität provozieren. Ein weiterer Aspekt könnte sein, daß die Tatsache einer unheilbaren Krankheit eine Kränkung für die ärztliche Allmacht darstellt. Dafür könnte sprechen, daß der Umgang mit unheilbar Kranken oft mit einem therapeutischen Aktionismus und der Verleugnung des Ernstes der Situation gegenüber dem Patienten verbunden ist.

Es scheint so zu sein, daß der Suizidant für die untersuchten Krankenhausärzte eine emotionale Gefährdung darstellt: Indem er nämlich die Komplementärrolle zum Helfer verweigert, provoziert er bei diesem, wie Schmidbauer (1977) schon eindrucksvoll gezeigt hat, Gefühle massiver Verunsicherung. Evtl. bei Ärzten bestehende narzißtische Probleme sowie depressive und suizidale Tendenzen und aggressiv-sadistische Impulse können so durch den Suizidanten reaktiviert werden. Die Helfermentalität erfährt gerade in der Konfrontation mit Suizidalität eine besondere Verunsicherung; heftige und oft unkontrollierbare emotionale Reaktionen können die Folge sein. Aus den genannten Gründen können Suizidpatienten in Ärzten Distanzierungswünsche auslösen. In nicht-psychiatrischen Krankenhäusern werden sie dementsprechend auch oft als abteilungsfremd erlebt (Reimer et al., 1979). Wenn man zudem bedenkt, daß Ärzte von allen Berufsgruppen das höchste Suizidrisiko haben, mag es verständlich erscheinen, daß der Suizidpatient als „Agent provocateur" empfunden werden kann.

3.7 Literatur

Achté K (1975) Suizidalität und Suizidverhütung. Münch Med Wochenschr 117:189–192
Ansel EL, McGee RK (1971) Attitudes towards suicide attempters. Bull Suicidol 8:22–28
Blachly PH, Disher W, Roduner G (1968) Suicide by physicians. Bull Suicidol:1–18
Craig AG, Pitts FN (1968) Suicide by physicians. Dis Nerv Syst 29:763–772
De Sole DE, Singer P, Aronson S (1969) Suicide and role strain among physicians. Int J Soc Psychiatry 15:294–301
Dressler DM, Prusoff B, Mark H, Shapiro D (1975) Clinician attitudes toward the suicide attempter. J Nerv Ment Dis 160:146–155
Feifel H (1969) Perception of death. Ann New York Academy Science 164:669–677
Klugman DJ (1965) Suicide: Answering the cry for help. Soc Work Health Care 10/4:43–50
Litman RE (1965) When patient commit suicide. Am J Psychother 19/4:570–576
Maltsberger JT, Buie DH (1974) Countertransference hate in the treatment of suicidal patients. Arch Gen Psychiatry 20:625–633
McNemar Q (1962) Psychological Statistics. 3rd Ed, New York ·
Pohlmeier H (1974) Einige Bedingungen für die Psychotherapie bei der Selbstmordverhütung. Med Monatsschr 28:115–119
Pohlmeier H (1976) Die Angst vor Sucht- und Suizidpatienten. In: Ringel E (Hrsg) Sucht und Suizid. Lambertus, Freiburg
Reimer C, Reimlinger S, Stelter K (1979) Zur Lage der Suizidpatienten in Hamburg. Hamb Ärztebl 4:116–119
Rose KD, Rosow I (1973) Physicians who kill themselves. Arch Gen Psychiatry 29:800–805
Ross M (1971) Suicide among physicians. Psychiatry Med 2:189–198
Ross M (1973) Suicide among physicians. Dis Nerv Syst 34:145–150
Ross M (1975) Physicians who commit suicide: The deck is not stacked. Psychiatr Opin 12:26–30
Schmidbauer W (1977) Die hilflosen Helfer. Rowohlt, Reinbek
Sperling E (1972) Das therapeutische Gespräch mit Suicidalen. Nervenarzt 43:409–411
Stolze H (1975) Sicherheit und Angst des Arztes in der Begegnung mit dem suizidalen Patienten. Münch Med Wochenschr 117:183–188
Tabachnick N (1961) Countertransference crisis in suicidal attempts. Arch Gen Psychiatry 4:572–578
Vaillant GE, Sobowale NC, McArthur C (1966) Some psychological vulnerabilities of physicians. N Engl J Med 287:745–748
Wellmann KF (1974) Über die Todesursachen bei US-amerikanischen Ärzten. Dtsch Med Wochenschr 99:1695

4 Die Angst zwischen Arzt und Patient bei Depression und Selbstmord

H. Pohlmeier

Seit einigen Jahren findet die Angst des Arztes vor seinen Patienten, insbesondere vor Sucht- und Suizidpatienten, verstärktes Interesse in der Fachwelt (Pohlmeier, 1976). Inzwischen ist dieses Gebiet ein Sonderfall der Arzt-Patient-Beziehung geworden, die durch die nun fast 10 Jahre in der medizinischen Ausbildung etablierte Medizinische Psychologie in Forschung und Lehre mehr gebührende und systematische Beachtung gefunden hat als früher (Beckmann, 1972). Der Sonderfall der Angst zwischen Arzt und Patient fiel vor allem in der Selbstmordverhütung auf (s. o.). Sie kann systematisiert werden in Angst vor Ohnmacht, Angst vor Strafe, Angst vor Tod und Sterben, Angst vor zerstörerischer Aggression und Angst vor Identitätsverlust.

Die *Angst vor Ohnmacht* kann den Arzt befallen, wenn er feststellen muß, nicht helfen zu können. Im Zusammenhang mit Selbstmord ist sie besonders aktuell, weil die Aufforderung zur Hilfe durch die Selbstmordankündigung eigentlich gleich ad absurdum geführt wird. Genau betrachtet bringt der Patient den Arzt mit seinem Anliegen in eine hilflose Situation.

Die *Angst vor Strafe* ist gegenwärtig durch einige Gerichtsurteile aktualisiert worden. Eine aufgeklärte Öffentlichkeit hat Interesse, durch Gerichte die Frage unterlassener Hilfeleistung oder fahrlässiger Tötung bzw. Körperverletzung im Zusammenhang mit Selbstmordhandlungen klären zu lassen (z. B. OLG, F, Az. 1 u 136/ 74). Bei einer Selbstmorddrohung kann die Angst auftauchen, wie man im Falle der Erfolglosigkeit ärztlicher Maßnahmen sich vor den Vorwürfen der Angehörigen, aber auch der Vorgesetzten und schließlich der Gerichte schützen kann. Es ist auch in einer erfolgsgewohnten Gesellschaft schwer zu ertragen, das selbstgeschriebene Gebot, das Leben in jedem Falle zu erhalten, unter Umständen nicht erfüllen zu können.

Die *Angst vor Tod und Sterben* hängt eng mit der Angst vor Strafe zusammen. Dem Arzt, in besonderer Weise dem Leben verpflichtet, fällt die Anerkennung des Todes nicht leicht. Tod und Sterben stellen unter Umständen eine lebenserhaltende Medizin in Frage, besonders wenn die Selbstmorddrohung sich diesem Konzept ganz ausdrücklich entgegenstellt. Darüber hinaus kann die Selbstmorddrohung des anderen auch die eigene Angst vor Tod und Sterben aktualisieren.

Die *Angst vor zerstörerischer Aggression* ist eine weitere beachtenswerte Variante. Viele Selbstmorde und Selbstmordversuche werden sehr brutal ausgeführt und scheinen die Theorie von der Wendung der Aggression gegen die eigene Person zu bestätigen. Es sind Ängste bekannt geworden mit dem Inhalt, daß der Lebensmüde unter Umständen die Aggression ja auch wieder gegen einen anderen umgekehrt wenden kann. Darüber hinaus mobilisiert die Selbstmorddrohung und auch die Selbstmordhandlung unter Umständen die Angst vor eigenen zerstörerischen Aggressionen.

Die *Angst vor Identitätsverlust* läßt sich in Situationen beobachten, in denen gewohnte Wertvorstellungen in Frage gestellt werden. Im allgemeinen gehen wir davon aus, daß Leben besser als Sterben ist und daß der Selbsterhaltungstrieb und der Lebenstrieb fraglos gesund seien. Durch eine Selbstmordhandlung oder Selbstmordankündigung wird dieses Konzept stark relativiert. Der Lebensmüde widerspricht dieser landläufigen Ansicht. Längerer Umgang mit Selbstmordpatienten kann zu der Frage führen, ob nicht der Patient recht hat, und das Konzept der Medizin und der Selbstmordverhütung unrecht hat. Dadurch werden der ärztlichen Berufsausübung unter Umständen gewohnte Grundlagen entzogen, und der Arzt kann in unangenehme Identitätskrisen geraten.

Die Beschreibung der oben genannten Ängste und anderer Gefühle wie Sympathie, Antipathie, Wut, Zuneigung beim Arzt ist ein bisher außer in der Psychiatrie weniger beachtetes Gebiet in den verschiedenen medizinischen Disziplinen. Es gibt Anhaltspunkte dafür, daß die Wahrnehmung von Ängsten und anderen emotionalen Zuständen die Arzt-Patient-Beziehung nicht nur humaner macht, sondern vor allem auch effektiver. Untersuchungen zur Konstanz und Variabilität klinisch psychiatrischer Diagnosen oder allgemeiner über den diagnostischen Entscheidungsprozeß zeigen die Bedeutung des Arztes als Subjekt (Häfner et al., 1967; Wegehaupt, 1981), noch mehr Untersuchungen, die sich direkt mit psychologischen Determinanten in der Arzt-Patient-Beziehung beschäftigen (Beckmann, 1972). Aus Einzelfällen ist weiter bekannt, daß eine weitgehende Angstfreiheit des Arztes diesen am ehesten instandsetzt, einen Selbstmord seines Patienten zu verhindern. Exemplifiziert sei dies durch eine mündliche Mitteilung von Henseler, der von einer Lehrerin um Psychotherapie gebeten wurde unter der Bedingung, daß sie jederzeit sich das Leben nehmen könnte. Henseler ging diesen „Teufelspakt“ ein und war mit der Patientin nach etwa zwei Jahren Psychotherapie so weit, daß sie keine Selbstmordgedanken mehr hatte und ihren Beruf ungehindert ausüben konnte. Die Möglichkeit, auf ein solches Begehren eines Patienten einzugehen, hat zur Voraussetzung, daß man mit den vorhin aufgeführten Ängsten zu leben versteht und zur Angstbewältigung die erfolgreiche Selbstmordverhütung nicht nötig hat. Der Vorteil, auf ein solches Begehren einzugehen, liegt vermutlich darin, daß der Patient sich auf diese Weise respektiert fühlt, nicht eingeengt, nicht gefordert, nicht verurteilt, sondern als Partner anerkannt, der keine Schuldgefühle zu haben braucht, die sein Selbstmordrisiko erhöhen. Bis heute ist nicht erwiesen, ob die unter anderen von Kielholz u. Ringel (mündl. Mittlg.) geübte Strategie, sich vom Patienten in die Hand versprechen zu lassen, bis zum nächsten Termin keinen Selbstmord zu machen, Vorteile gegenüber anderen Strategien hat. Da dieses Versprechen aus Angst abgefordert wird, müßte es wirkungslos bleiben und im Gegenteil die Selbstmordgefahr erhöhen – eine Hypothese, die zu überprüfen wäre. Ebenfalls wäre eine zu überprüfende Hypothese, ob die Hilflosigkeit des Arztes die Hilflosigkeit des Patienten erhöht, die Angst des Arztes vor Strafe die Schuldgefühle beim Patienten verstärkt, durch andere Ängste des Arztes der Patient an seiner Umgebung keine Orientierung und Hilfe findet. Es ist geplant, durch Verwendung vorhandener und

Entwicklung speziell für die Überprüfung dieser Hypothesen geeigneter Skalen, Ängste der Ärzte und ihre Bedeutung für die Effektivität der Selbstmordverhütung nachzuweisen.

Der hier erörterte Sonderfall der Angst des Arztes vor seinen Patienten bei Selbstmordankündigung oder Selbstmordhandlung steht in größerem Zusammenhang mit der Depression. Sie lassen sich übertragen auf alle Selbstmordhandlungen, die im Zustand der Depression begangen werden. Das sind etwa 60%, ohne daß dabei die unterschiedliche Häufigkeit von Selbstmordhandlungen bei den verschiedenen Arten von Depressionen berücksichtigt wird (Sainsbury, 1968). Das ist auch für den vorliegenden Zusammenhang entbehrlich. Unabhängig vom Zusammenhang zwischen Depression und Selbstmord ist schon früher bekannt geworden, daß die innere Verfassung und Einstellung des Arztes die Depression des Patienten beeinflussen. So hat sich Schwab schon 1967 mit der Frage beschäftigt, wie abhängig die Diagnose einer Depression von der Projektion der Depression des Arztes ist und weiter, wieweit von dieser Projektion der Befund abhängig ist, daß die Depression eine Erlebnis- und Verhaltensweise der Mittelschicht ist. Er stellt zur Diskussion, inwieweit die Ärzte, die aus der Mittelschicht kommen und zur Mittelschicht gehören, in ihre Mittelschichtpatienten ihre eigene Problematik projizieren (Schwab, 1967). Auch Beckmann u. Richter (1968), haben die Frage nach der Verständigungsmöglichkeit zwischen Arzt und Patient untersucht, ob sie nämlich durch gleiche oder ungleiche Konfliktsituation jeweils beim Arzt und beim Patienten erleichtert oder erschwert wird. Wie bei der Selbstmordhandlung die Angst dem Arzt den Zugang zu einem Patienten erschwert und zu falscher Einschätzung der Situation führen kann, so lauert bei dem Umgang mit depressiven Patienten die Gefahr des systematischen Beurteilungsfehlers der Projektion, durch den die eigene depressive Problematik auf den Patienten projiziert wird und zur falschen Diagnose führt (Kerekjarto, 1974). Schließlich ist daran zu denken, daß die von Abraham in seinen klassischen Arbeiten mustergültig beschriebenen Abhängigkeitswünsche der Depressiven (Abraham, 1912), den Arzt dazu verführen können, seine Patienten zur Bestätigung seines eigenen Selbstwertgefühles zu etablieren und sie nicht gesund entlassen zu können. Die Schuldgefühlsproblematik endlich bringt ihn möglicherweise in eine skrupulöse Besorgnis, die den anderen einengt und an seiner Selbständigkeit hindert, die er ja aus seinem wie auch immer gearteten regressiven Krankheitszustand, wiedererlangen will. Die Abhängigkeitsbestrebungen und die Schuldgefühlsproblematik des selbst depressiv strukturierten Arztes können dann auch das Selbstmordrisiko beim Patienten erhöhen.

4.1 Literatur

Abraham K (1912) Ansätze zur psychoanalytischen Erforschung und Behandlung des manisch depressiven Irreseins und verwandter Zustände. In: Cremerius J (Hrsg) Psychoanalytische Studien, Bd 2, Fischer, Frankfurt
Beckmann D (1972) Psychologische Determinanten in der Arzt-Patient-Beziehung. Münch Med Wochenschr 114:133–145
Beckmann D, Richter HE (1968) Selbstkontrolle einer klinischen Psychoanalytikergruppe durch ein Forschungsprogramm. Z Psychother Med Psychol 18:20–29
Häfner H, Cesarino AC, Cesarino-Krantz M (1967) Konstanz und Variabilität klinisch psychiatrischer Diagnosen über sechs Jahrzehnte. Soc Psychiatry Berl 2:14–25

Kerekjarto M v (1974) Medizinische Psychologie. Springer, Berlin Heidelberg New York, S 156–157
Pohlmeier H (1976) Die Angst vor Sucht- und Suizidpatienten. In: Ringel E (Hrsg) Sucht und Suizid; Lambertus, Freiburg
Sainsbury P (1968) Depression and suicide. Brit J Psychiat 119:355–365
Schwab JJ, Bialow M, Holter CE (1967) Sociocultural aspects of depression in medical inpatients. Arch Gen Psychiatry 17:533–543
Wegehaupt H (1981) Der Arzt und seine Diagnose. In: Pohlmeier H (Hrsg) Medizinische Psychologie und Klinik. Verlag für angewandte Psychologie, Stuttgart

5 Zum Psychotherapeutischen Umgang mit Suizidal Depressiven

H. K. Rose

Der psychotherapeutische Umgang mit suizidal-depressiven Patienten ist in erster Linie von den therapeutischen Einstellungen geprägt, die in der Behandlung Depressiver überhaupt bedeutsam sind. Besonderheiten der therapeutischen Situation mit Suizidalen beziehen sich also auf die Regeln, die für eine Psychotherapie Depressiver gelten. Suizidalität Depressiver ist kein kontingentes und akzessorisches Symptom der Depression, sondern die konsequenteste Ausgestaltung depressiven Welt- und Beziehungsverlusts. Der Wunsch zu sterben, ist die Antwort auf die kränkenden Erfahrungen, die die Depression vermittelt, auf die kognitiv veränderte Wahrnehmung der eigenen Person, der Welt, der Zukunft, auf die erlebten Veränderungen des Affekts und des Antriebs. Der Suizidwunsch des Depressiven ist ein Problemlösungsversuch in einer Situation, die durch Krankheit, aber auch durch andere, vom Individuum nicht kontrollierbare und beeinflußbare Umstände und Belastungen bestimmt ist, der Versuch, eine als unerträglich erfahrene Situation mit den verbleibenden Mitteln zu bewältigen. So ist der Suizidversuch letztlich Ausdruck eines aktiven Sich-Verhaltens. Wir haben also in der krankheits- und situationsgegebenen Unfreiheit des Kranken auch die ihm verbliebenen Möglichkeiten, sich frei zu entscheiden und zu verhalten zu sehen. Dies hindert, aus der therapeutischen Verlegenheit heraus, in die uns der suizidale Patient bringt, die Lage mit manipulativen Mitteln entschärfen zu wollen. Die Ansicht, der Suizid sei immer Endpunkt einer krankhaften Entwicklung, übersieht in einer problematischen Weise die Dialektik von Freiheit und Unfreiheit, welche die suizidale Krise konstituiert (Henseler, 1980).

Für das Verhalten des Therapeuten gegenüber dem suizidal Depressiven ist weiter von Belang, daß sich der Problemlösungsversuch in aller Regel unter den Umständen einer Krise gestaltet. Die vertrauten Mittel, Schwierigkeiten mit sich und anderen zu bewältigen, versagen in dieser Krise, sie werden selbst zum Problem. Der Krisencharakter suizidal-depressiven Verhaltens hat sowohl für Erkennen und Verstehen der Situation wie auch für das Handeln unmittelbare Konsequenz. Innere und äußere Faktoren, die wirksam sind, müssen, soweit möglich, vom Therapeuten erkannt und mit dem Kranken zusammen zum Bewußtsein gebracht werden. Krise bedeutet auch, daß jedes Verhalten oder Nicht-Verhalten die Situation in u. U. irreversibler Form verändert. Nicht wenige suizidale Gefährdungen werden erst durch das Verhalten des Arztes auf ihren kritischen Höhepunkt gebracht.

5.1 Suizidalität erkennen

Wichtigste Aufgabe des therapeutischen Umgangs ist das Erkennen und das Einschätzen des Ausmaßes der suizidalen Gefährdung (Hoffmann, 1976). Da die Suizidalität durch Verlust, durch Aufgabe oder Verweigerung zwischenmenschlicher Beziehung geprägt ist, gestaltet sich eben diese Aufgabe nicht leicht. Ist der Kranke in der Lage, ausführlich über die ihn bewegenden Anlässe und Phantasien zu sprechen, so hat er sich in der Regel schon soweit zu einer therapeutischen Begegnung entschlossen, daß eine Entspannung erhofft werden kann.

Auf die – immer nur angesichts der individuellen Situation des Kranken – zu prüfenden Gefährdungsindikatoren und Risikofaktoren, die eine systematische Suizidologie beschrieben hat, muß hier nicht eingegangen werden. Ein sehr umfassendes Gespräch, das sowohl die Psychodynamik, die gegenwärtige Erlebniswelt und einen möglichst vollständigen Eindruck der peristatischen Faktoren vermittelt, kann Basis für die Abschätzung werden. Fragwürdig sind – das hat sich nach einer kurzen Phase psychometrischer Euphorie längst herumgesprochen – standardisierte Inventarien und Risikoskalen, an deren Punkte-Scores gleichsam automatisch die drohende Gefahr abgelesen werden soll (Henseler u. Marten, 1980). Wichtiger ist, mit dem Kranken gleichsam aus einer Sicht von innen heraus die sich ihm darbietende Wirklichkeit zu vergegenwärtigen, um seine Kränkungs-, Verlust- und Wuterlebnisse in ihrer existentiellen Bedeutung zu gewichten.

Die Kenntnis der Suizidtheorien, seien sie medizinischer, psychoanalytischer, selbstanalytischer oder lerntheoretischer Provenienz, ist nützlich, solange man nicht davon ausgeht, daß der Kranke in seinem individuellen Problem mit dem Rüstzeug der einen oder anderen Theorie erschöpfend begriffen werden kann, dergestalt, daß sich aus solchem Begreifen unmittelbar und verbindlich die Leitlinien therapeutischen Handelns ableiten ließen. Die unterschiedlichen Theorien konkurrieren weniger als daß sie konvergieren und in der Lage sind, komplementäre Aspekte zu vermitteln. Ihre Kenntnis schärft das Differenzierungsvermögen und die Aufmerksamkeit für unterschiedliche Dynamismen, Charaktere und Situationen, aus denen die Gefahr des Suizids erwächst.

Jenseits aller theoretischen Zuordnungsversuche muß das Gespräch zu vermitteln trachten, welche nicht direkt verbalisierbaren Motive überwiegen. Es bestimmt die Krisenintervention durchaus, ob die orale Sehnsucht nach einem tiefen sorglosen Schlaf, der Wunsch nach der Zäsur oder nicht nach außen gewendete und kaum erlebnisfähige Impulse der Wut und Rache, oder aber die Sehnsucht nach der Wiedervereinigung mit dem verlorenen Liebesobjekt Quelle des autodestruktiven Verhaltens sind, ob die bilanzierende Auseinandersetzung mit der in der Depression fremd, feindselig und überwältigend gewordenen Umwelt vorherrscht, oder ob der appellative Versuch, Liebe zu erzwingen, im Vordergrund steht.

Ebenso wichtig wie die Kenntnis der Psychodynamik und der Bedingungen suizidalen Handelns ist für den Therapeuten, daß ihm seine eigenen depressiven und destruktiven Impulse und Persönlichkeitsanteile bewußt sind, und daß er mit ihnen einigermaßen angstfrei umzugehen gelernt hat. Ist diese Selbstwahrnehmung ausgeblieben, so liegen vielfältige, in der Krise dann oft katastrophale antitherapeutische Verhaltensweisen nahe: Bagatellisierungsversuche als Ausdruck von Angst und Abwehr, Vorurteile, überfordernde Ermutigung, Ablenkungs- und Bekehrungsversuche und schließlich Ungeduld.

5.2 Suizidalität ansprechen

Es genügt nicht, daß der Therapeut sich einen Begriff von dem Druck und von den Motiven verschafft, er muß seinen Patienten auch auf seine Suizidalität ansprechen. Fast scheint trivial, darauf hinzuweisen, wie wichtig es ist, in jedem Gespräch mit depressiv Erkrankten das Problem des Selbstmordes und des Lebensüberdrusses anzusprechen. Das Wissen, daß es sich bei der Unterlassung geradezu um einen Kunstfehler handelt – abgesehen davon, daß die Ausgrenzung des Themas auf Unreife und Unsicherheit der eigenen therapeutischen Einstellung weist –, sollte inzwischen verbreitet sein. Und dennoch: Böcker zitierte jüngst eine Studie, nach der von hundert endogenen Depressiven, die zur klinischen Aufnahme kamen, nur zwei von den vorbehandelnden Ärzten nach suizidalen Impulsen gefragt worden waren. Dabei gaben fünfundachtzig bei der klinischen Befragung eine solche ohne weiteres zu, zwanzig der Patienten hatten bereits einen ersten Suizidversuch hinter sich (Böcker, 1977). Der hierzu gelegentlich zu hörende Einwand, man bringe den Kranken mit der Frage erst „auf dumme Gedanken", geht an der Realität der Depression ebenso vorbei wie die Vorstellung, daß derjenige, der vom Selbstmord rede, weniger gefährdet sei, ihn zu begehen. Die Vermeidung der Frage ist ein Problem des Arztes und Ausdruck seiner Ängste. Man hat davon auszugehen, daß diese „dummen Gedanken" immer bestehen und den Kranken quälen, und daß das Verschweigen-Müssen erheblich zu seiner Isolierung beiträgt. Der Melancholiker mit den rigiden moralischen Normsetzungen und den hohen Ansprüchen an ein Handeln, das einer verbindlichen Ethik folgt, wird autodestruktive Phantasien im zwanghaften Grübeln als schlecht und verwerflich erleben und zum Gegenstand massiver Schulderlebnisse und Selbstvorwürfe machen. Durch sie sieht er sich aus der zwischenmenschlichen Ordnung herausgestellt. Gibt der Arzt durch seine verstehende Frage zu erkennen, daß er selbstzerstörerische Phantasien gleichsam selbstverständlich voraussetzt, hat er die Chance, die Mauer der Isolierung zu durchbrechen. Es erleichtert Scham, Angst und Schuld des Kranken, wenn man ihn auf seine suizidale Gefährdung anspricht und es schafft die erste Brücke über einen Graben, durch den sich der Depressive von den Mitmenschen getrennt sieht, und damit überhaupt erst die Voraussetzungen für ein therapeutisches Bündnis. Es muß auch die Frage nach dem „Warum" und dem „warum jetzt" der Suizidimpulse gestellt werden. Nur aus dem Nachvollzug der aktuellen inneren Wirklichkeit des Ambivalenzkonfliktes, der die suizidale Aktion bis zu dem Moment der therapeutischen Begegnung verhindert hat, öffnen sich die Perspektiven für den therapeutischen Umgang. Alle Einflüsse und Bedingungen, von denen der suizidale Mensch seinen Entschluß bestimmt sieht, eine gemeinsame Prüfung des Verhaltens der Umwelt, die Zuschreibungen, die hinsichtlich der Verursachung durch andere vorgenommen werden, die Erwartungen, die der Depressive in seiner Lage – oft genug verklausuliert – hegt, und schließlich auch die Frage nach der Sinnentnahme, die er vollzieht, müssen Gegenstand der therapeutischen Wahrnehmung sein.

5.3 Die Normalisierung der Beziehung zum Suizidkranken

Nichts wäre falscher, als solche Fragen und den daraus entstehenden Dialog als palliative Taktik im Sinne eines talk down zu verstehen. Mit dem Entschluß, sich umzubringen, hat der Depressive jede Beziehung aufgekündigt. Es geht um die Wiederaufnahme der Beziehung und um das Aufbrechen des sich verengenden Lebenskreises (Dörner u. Plog, 1978). Diese Möglichkeiten werden zerstört, wenn der Therapeut sich zu aktionistisch verhält. Eine solche Haltung wertet den Patienten in seinen Problemen ab und treibt ihn zurück. Aufnahme einer Beziehung heißt unter Umständen zunächst Verzicht auf vordergründiges Handeln, Konzentrierung auf die Ängste und Unfreiheiten des anderen. Zugleich gehört dazu, daß dieser andere an der eigenen Betroffenheit der Angst und unter Umständen den Gefühlen der Ratlosigkeit teilhat. Der Therapeut muß ihm vermitteln, daß er sich nicht als den omnipotenten Herrn über sein Leben und seinen Tod betrachtet. Dies ist gemeint, wenn von der Notwendigkeit einer Normalisierung der Beziehung zum Suizidkranken die Rede ist. Diese Normalisierung schafft in aller Regel ein Moratorium. Das dann mögliche Arbeitsbündnis, an dem beide – Arzt und Patient – aktive Anteile haben, kann den in der Suizidalität liegenden Appell beantworten, nicht ein überprotektiv stellvertretendes Handeln, das lediglich Regression fördert. Allerdings ist dem Therapeuten in dieser Situation das Angebot zu jederzeitiger Verfügbarkeit und Erreichbarkeit abzuerwarten.

5.4 Supportive Haltungen

Das Arbeitsbündnis erlaubt, Strukturen und Inhalte depressiver Suizidalität anzusprechen – also die Selbstwertminderung, die Schuldgefühle, den eine Depression begründenden Objektverlust – sowie die im Hintergrund stehenden aggressiven Strebungen. Vor allem ist die in aller Suizidalität sich ausdrückende Selbstentwertung anzusprechen und eine Therapie der Ermutigung und Stützung entgegenzustellen. Die supportive, aufbauende Haltung muß bei den wirklich vorhandenen und im Gespräch zu erkennenden Ich-Stärken ansetzen, es geht nicht um den Versuch, die Depression auszureden. Der Patient muß bald aufgefordert werden, eigene Stärken und Eigenschaften, die er an sich in all seiner Niedergeschlagenheit akzeptiert, zu nennen. Hoffnungen, die sich so andeuten, sind zu stützen. Es vermitteln sich so Ansätze zur Einsicht, daß die Hoffnungslosigkeit nicht realistisch ist, vom Therapeuten nicht geteilt wird. „Ermutigung" darf den Kranken nicht überwältigen oder erdrücken, sie muß ihm Handlungs- und Empfindungsfreiheit lassen.

Anlaß für die Thematisierung der Selbstwertgefühle bietet häufig, daß es der Patient als Zeichen von Schwäche erlebt, mit seinen Problemen und seiner Depression den Arzt in Anspruch zu nehmen. Therapeutisch sinnvoll ist dann, erkennbar zu machen, daß hier nicht ein Signal von Schwäche, sondern ein Zeichen von Vernunft zu sehen ist. Hier knüpft die auf verhaltenstherapeutische Überlegungen beruhende „Technik der beruhigenden Versicherung" an (vgl. Hoffmann, 1976). Zum Umgang mit der Selbstwertminderung und zur Ich-Stärkung gehört auch, daß in der suizidalen Krise aktivierende Erwartung an den Kranken und seine durch das Kranksein gebotene Entpflichtung in eine therapeutisch sinnvolle Abgewogenheit zueinander gebracht werden. Der depressive Mensch und der suizidal Gestimmte zumal, sollten von jeder Aufforderung zur Leistung verschont bleiben, in jeder Hinsicht entpflichtet werden, auch von Entscheidungen dispensiert, die nicht geleistet werden können. Diese verbreitete therapeutische Empfehlung soll der eingeschränkten Leistungsfähigkeit Rechnung tragen und der Gefahr, daß der Kranke – selbst- oder fremdgesetzten Erwartungen nicht genügend – sich stärkeren Versagenserlebnissen aussetzt. Der Zirkel von Versagen, Schuldgefühl und Antriebsblockade ist nur so zu durchbrechen. Nur die Vermeidung von Mißerfolgserlebnissen läßt den in seinem Selbstwert Beschädigten wieder Vertrauen in sich gewinnen. Hier ist es besonders wichtig, die Angehörigen von vordergründig gutgemeinten, hintergründig ungeduldig-destruktiven Ermunterungen abzuhalten. Das Zurückbleiben hinter einem überhöhten Selbst- und Leistungsanspruch, das sich in solchen Situationen in der Erfahrung des Nicht-Könnens vergegenwärtigt, das Gefühl, Erwartungen der Menschen, deren Nähe und Zuwendung als existenzerhaltend erlebt wird, zu enttäuschen, die Störung der Ordnung, die mit der Leistungsverweigerung entsteht – alle diese Momente können in der Krise den letzten Anstoß zur totalen Regression in den Suizid hinein geben. Hier ist also Entpflichtung und Entlastung geboten.

5.5 Aktivierende Therapie

Erst wenn die depressive Leistungs- und Selbstwertproblematik in der Arzt-Patient-Beziehung thematisiert werden konnte, – wenn beispielsweise die autodestruktiven Aspekte des Leistungsverhaltens dem Kranken nähergebracht wurden, – wird man daran gehen, ein Programm systematischer Aktivitätsvermehrung gleichsam als Perspektive aus der suizidalen Regression aufzubauen. Dabei müssen individuell angepaßte und vor allem mit Sicherheit erreichbare Aktivitäten verordnet werden, bei denen jede pathogene Niederlageerfahrung zuverlässig vermieden wird. Überforderung bedeutet leicht die Gefahr, daß der Kranke seine Situation vom Therapeuten bagatellisiert sieht. Die Erfassung der Ausgangslage, des Aktivitätsniveaus ist dabei ebenso von Bedeutung wie es wichtig ist, zu beobachten, in welcher Weise sich ein Zusammenhang von Aktivität und Stimmungslage einerseits und von Stimmungslage und Erfolgserlebnis andererseits in der Selbstwahrnehmung darstellt. Psychotherapie heißt hier unter Umständen, mit dem Kranken im Detail Stundenpläne, die ihn durch den Tag begleiten, aufzustellen und retrospektiv mit ihm seine Befindlichkeit in den Etappen der Aktivierung zu analysieren (Bellak u. Small, 1972).

Mit der Hoffnungslosigkeit eng zusammen hängen Schuldgefühle und Bestrafungsbedürfnisse, denen das Gespräch nicht ausweichen darf (Bauer et al., 1980). Der Umgang mit diesen Symptomen und Haltungen liegt auf der Linie des Umgangs mit den Selbstwertzweifeln. Natürlich ist ein direktes Angehen von Schuldgefühlen und Selbstkritik unsinnig, wenn man etwa versuchen wollte, sie auszureden. Oft ist jedoch hilfreich zu klären, daß der suizidale Mensch sich quält, weil seine Aggressionen kein anderes Zielobjekt als sich selber kennen, und daß man ihn so zur Suche nach den Ursachen seiner Aggression anstößt. Es ist durchaus Thema der Krisenintervention, klarzustellen, daß der Suizid ein Akt der Autoaggression ist und damit die pathologische Verarbeitung eines aggressiven Konflikts durch Wendung gegen die eigene Person. So ergibt sich zwangsläufig die Frage nach den die Aggressionen hervorrufenden Vorfeldstrukturen. Auch die Charakterisierung der unter Umständen nicht erlebnisfähigen Wut als narzißtisch-ohnmächtiger führt im Verständnis der aktuellen Situation oft weiter (Levin, 1967).

5.6 Umgang mit aggressiver Dynamik

Keine Psychotherapie suizidal Depressiver kommt um ein ebenso vorsichtiges wie gründliches Eingehen auf die aggressive Thematik herum. Die Kranken sind sich in der Regel ihrer Aggressionen nicht bewußt. Es genügt nicht, selbst zu wissen, daß sich die Selbstmordimpulse des Depressiven in der Regel gegen jemanden anderen richten, man muß auch einen Weg finden, es ihm zu vermitteln. Hier kann die direkte Frage nach den heteroaggressiven Anteilen durchaus weiterführen. Hat der Patient angenommen, daß innere Kräfte die Entlastung aggressiver Strebungen oder ihre Abreaktion an äußeren Objekten nicht zulassen, so vermag er zu realisieren, daß seine exzessiven Schuldgefühle solange fortbestehen, bis er die Ursache seiner Aggressivität findet und beseitigt oder eine vorerst vorübergehende Entlastung für sie findet. So wird er darauf verzichten können, vom Therapeuten vordergründige Beruhigung oder Schuldentlastung zu erwarten.

Klagsamkeit, Hinfälligkeit, Schwäche, Nicht-Gesund-Werden-Können und -Wollen sind Ausdruck einer anders nicht artikulierbaren Aggressivität des Depressiven. Will man sich nicht selbst jede therapeutische Möglichkeit nehmen und die suizidalen Einstellungen am Ort ihres Entstehens angehen, so ist es wichtig, die verklausulierte, nicht geständnisfähige Feindseligkeit des Depressiven, der doch dem Arzt zunächst so arm, so bescheiden, so hilflos erscheint, als das aufzunehmen, was sie ist, und zu erfahren, gegen wen sie sich richtet. Sonst erfährt man spätestens, wenn die eigene Gegenübertragung therapeutische Fesseln anlegt, wenn Ungeduld und Gereiztheit als Gegenübertragungsphänomene wach werden, in welche Beziehungsfalle man geraten ist. Für die Intervention bei Suizidalität ist es sicher wichtigste Forderung, hinter der depressiven Symptomatik die aggressive Dynamik zu sehen.

Man muß sich allerdings im klaren sein, daß ein erheblicher Anteil aggressiver Impulse durch therapeutische Bemühungen induziert oder verstärkt werden kann. Es muß darum gehen, eine Steigerung des aggressiven Potentials genau zu beobachten und auch indirekte Hinweise nicht zu übersehen. So kann beispielsweise eine sehr selbstkritische Reaktion auf eine angebotene Deutung schließen lassen, daß Aggressionen gegen das Selbst gerichtet werden. Es ist genau zu prüfen, welche deutungsbedingten Frustrationen der aggressionsgehemmte Patient ertragen kann ohne suizidal zu dekompensieren.

Negative Übertragungen sollten, sobald sie spürbar werden, wenn der Patient sie nicht selber zum Ausdruck bringen kann, stellvertretend verbalisiert und gedeutet werden, wenn etwa der Kranke es nur bei indirekten und vorsichtigen Andeutungen beläßt. Bei solchen stellvertretenden Deutungen versetzt sich der Therapeut in die Lage des Patienten und reagiert aus dieser Situation kritisch auf sich selbst und sein eigenes Verhalten. Für die Abarbeitung depressiver Aggressivität wird das modifiziert-kathartische Verfahren (Small u. Bellack, 1972) empfohlen, das gleichzeitig mit der behutsam formulierten Deutung eine Ich-Stärkung des Patienten erlaubt. Brisante emotionale Inhalte verbalisiert der Therapeut – unter Umständen in sehr deutlichen und direkten Formulierungen – für den Patienten stellvertretend. Der Kranke braucht so für die vom Therapeuten an seiner Stelle ausgedrückten Empfindungen selbst nicht die volle Verantwortung zu übernehmen. Zugleich macht die Tatsache, daß eine respektable Bezugsperson, wie der Therapeut, sich in dieser aggressiv direkten Weise äußern kann, dem Kranken seine aggressiven Phantasien annehmbarer und ein Stück weit ich-syntoner. Diese Methode führt jedoch bereits in den Bereich der im engeren Sinne psychoanalytischen Techniken, die hier nicht zu behandeln sind.

Zur Therapie und zum Umgang mit suizidal Depressiven gehört schließlich auch, über den Raum der therapeutischen Zweierbeziehung hinausgreifend, sozialtherapeutisch in die soziale, familiäre und – unter Umständen auch – in die Arbeitswelt zu intervenieren (Bauer et al., 1980). Dies vor allem, wenn man sich entschließt, die suizidale Krise unter ambulanten Bedingungen zu behandeln. Aufmerksamkeit verlangen hier die Stabilität und Tragfähigkeit der sozialen Beziehungen, die familiäre Integration des Kranken und seine berufliche Identität.

Sozialtherapeutische Strategien dieser Art greifen jedoch bereits über das Krisen-Management, von dem hier die Rede sein sollte, hinaus und gehören in den Bereich längerfristiger Psychotherapie und zu den Techniken der Rezidiv-Prävention, auf die hier im einzelnen nicht eingegangen werden kann (Böhme, 1980).

5.7 Literatur

Bauer M, Bosch G, Freyberger H, Hofer G, Janz HW, Kisker KP, Krüger H, Petersen P, Pflanz M, Richartz M, Rose HK, Wulff E (1980) Psychiatrie – Psychosomatik – Psychotherapie, 3. Aufl., Thieme, Stuttgart
Bellack L, Small L (1972) Kurzpsychotherapie und Notfallpsychotherapie. Suhrkamp, Frankfurt
Böcker F (1977) Suizidprophylaxe in der ärztlichen Praxis. Med Welt 28:229–232
Böhme K (1980) Sozialtherapie bei Suizidalität. Neurol Psychiatr (Bucur) 6:356–358
Dörner K, Plog U (1978) Irren ist menschlich oder Lehrbuch der Psychiatrie/Psychotherapie. Psychiatrie, Wunstorf, Hannover
Henseler H (1980) Die Psychodynamik des suizidalen Erlebens und Verhaltens. Nervenarzt 51:139–146
Henseler H, Marten R (1980) Die Psychotherapie der Suizidalität in der Praxis. Neurol Psychiatr (Bucur) 6:352–354
Hoffmann N (1976) Depressives Verhalten – Psychologische Modelle der Ätiologie und der Therapie. Müller, Salzburg
Levin S (1967) Einige Vorschläge zur Behandlung depressiver Patienten. Psyche 21:393–418

D Sucht

1 Psychotherapie-Konzepte bei der Behandlung von Alkoholproblemen

H. Busch

1.1 Einleitung und Fragestellung

Psychotherapeutische Verfahren gelten als wesentlich bei der Behandlung von Alkoholproblemen. Nach welchen Gesichtspunkten unterschiedliche Verfahren allein, nacheinander oder kombiniert zum Einsatz kommen, bleibt jedoch oft unklar. Regelhafte Vorstellungen zur Indikation und Wirkweise psychotherapeutischer Verfahren bei Alkoholproblemen, die dem Anspruch einer rationalen Therapie genügen könnten, sind bislang nur ungenügend abgrenzbar. Alkoholismus-Therapeuten begründen ein bestimmtes psychotherapeutisches Vorgehen unter Hinweis auf eigene Erfahrungen und entsprechende Behandlungserfolge (Feuerlein, 1979). Weniger überzeugende Argumente werden dann angeboten, wenn z. B. das örtliche Therapieangebot als Indikationskriterium genannt oder lediglich auf ein Zertifikat über die abgeschlossene Ausbildung in einer bestimmten psychotherapeutischen Technik ohne fundierte Erfahrung mit Suchtkranken hingewiesen wird. Diese Unsicherheit ist ein Ausdruck für die noch wenig befriedigende wissenschaftliche Situation. Sowohl auf der Ebene der Einzelfallevidenz als auch auf jener der methodisch anspruchsvollen Studie zeigt sich nämlich, daß sehr heterogene und unterschiedlich differenzierte psychotherapeutische Verfahren effektiv sein können und dies in etwa in gleichem Ausmaß. Bessere Erfolge erzielen lediglich die Anonymen Alkoholiker allein – geht ihnen eine andere Therapie voraus – wird hier der höchste Effektivitätsgrad beschrieben. Dies ergibt sich aus den Übersichten Emricks sowie dem Rand-Report, auch nach kritischer methodischer Reflektion (Emrick, 1974 u. 1975; Armor et al., 1976; Olbrich u. Watzl, 1978).

Die Folgerung, daß jedes psychotherapeutische Verfahren gleich effektiv sein soll, widerspricht grundsätzlichen Vorstellungen. Therapeutische Maßnahmen werden im allgemeinen als spezifisch wirksame und damit gezielte Maßnahmen geplant. Wie aber ist dann zu verstehen, daß so unterschiedliche Verfahren wie ein suggestives Verfahren oder eine wiederholte Aversionstherapie einerseits und differenziertere, analytische, nicht-direktive oder lerntheoretisch fundierte gruppentherapeutische Verfahren andererseits gleich gute Erfolge bewirken sollen? Auch die Begründung dafür, daß einmal ein Verhaltenstherapie-Programm, das ein Training mit rückfallgefährdenden Situationen vorsieht (Cohen et al., 1976), im anderen Fall aber das völlig andere Konzept der Anonymen Alkoholiker wirksam ist, fällt schwer.

Bei der Suche nach Erklärungen stellt sich einerseits die Frage, ob die unterschiedlichen Verfahren über identische Angriffspunkte gleichartige therapeutische Veränderungen bewirken können und andererseits, ob ihr spezieller Einfluß weniger bedeutsam als ein bestimmtes methodenunabhängiges Therapeutenverhalten ist. Auch liegt die Hypothese nahe, daß sich die Konstellation „Behandlung in einer Gruppensituation" als spezifische Wirkvariable erweisen könnte. Schließlich ist auch die Frage zu prüfen, inwieweit die diagnostischen Kategorien der Zielpopulation für unterschiedliche therapeutische Verfahren vergleichbar sind.

1.2 Die Gültigkeit psychotherapeutischer Störmodelle [1] bei Alkoholproblemen

Eine Beantwortung dieser Frage anhand einer vergleichenden Analyse unterschiedlicher psychotherapeutischer Verfahren stößt auf die Komplexität des Fremdpsychischen einerseits und die Vielfalt konzeptueller und methodischer Ansätze für seine empirische Untersuchung andererseits. Wie unterschiedlich im psychotherapeutischen Bereich die damit auch angesprochene Frage nach dem Verhältnis von Theorie und Empirie angegangen wird, zeigen folgende Beispiele: Die Verhaltenstherapie entwickelte sich, indem sie lernpsychologische Theorien empirisch überprüfte. Die wissenschaftliche Gesprächspsychotherapie dagegen geht den umgekehrten Weg, indem sie nachträglich versucht, ihre praktischen therapeutischen Aktivitäten theoretisch zu fundieren (Schulte, 1977; Minsel u. Zielke, 1977).

Angesichts der zahlreichen Verfahren mit psychotherapeutischem Anspruch ist es nicht verwunderlich, daß die einzelnen Methoden nicht nur einen unterschiedlichen Entwicklungsstand haben, sondern auch inhaltlich deutlich voneinander abweichen und daher oft nur schwer oder kaum vergleichbar sind. So arbeitet die Psychoanalyse – unabhängig von ihren zahlreichen Schulen (Wyss, 1966) – mit Sachverhalten, deren Existenz wie z. B. die Übertragung unbestritten ist, deren Komplexität aber eine Operationalisierung unmöglich macht und infolgedessen das Kriterium intersubjektiver Überprüfbarkeit nur ungenügend erreichen kann. Dennoch wird es allgemein als legitim angesehen, daß die Psychoanalyse die Übertragung zu einem unverzichtbaren Bestandteil ihres psychotherapeutischen Vorgehens macht. Infolgedessen benutzen Psychoanalytiker ihre spezifischen Störmodelle, um Therapieziele für ihre in Abhängigkeit von diesen Modellen entwickelten Therapieverfahren zu beschreiben. Es liegt auf der Hand, daß sich diese Störmodelle sowohl konzeptuell als auch hinsichtlich ihrer methodischen Absicherung z. B. von verhaltenstherapeutischen Störmodellen unterscheiden. Auch nachdem sich die Verhaltenstherapie nicht mehr auf atomistisch ausgegrenzte und damit operationalisierbare Sachverhalte beschränkt und bei weiterentwickelten lerntheoretisch fundierten Störmodellen wie z. B. Shapiros kontrollierter Einzelfallanalyse (1966), auf Mischels kognitiver sozialer Lerntheorie basierendem Störmodell (1973) und Kanfers Prozeßmodell der Selbstregulation (1975) immer mehr Variablen einbezieht, ergibt sich für verhal-

---

1 Der Begriff Störmodell wird bevorzugt, weil er im Gegensatz zum Begriff Krankheitsmodell auch die nicht krankhaften Alkoholprobleme entsprechend der Einteilung Jellineks umfaßt (Jellinek, 1960)

tenstherapeutisch orientierte Störmodelle eine wachsende Vielfalt, es bleiben aber deutliche Abweichungen gegenüber psychoanalytischen Störmodellen (Wyss, 1966), die allgemein von einem noch breiter angelegten, anthropologischen Konzept ausgehen.

Die Vielfalt und Uneinheitlichkeit von Störmodellen für psychotherapeutische Verfahren, wofür die vorangestellten Beispiele Ausdruck sind, besteht ebenfalls im Alkoholismusbereich. Hier dominieren bislang psychosoziale Aspekte, die vom jeweiligen Konzept und von der jeweiligen Methodologie bestimmt sind.

Infolgedessen ist es nicht nur entscheidend, ob jemand z. B. Psychiater, Psychologe, Soziologe oder Sozialarbeiter ist, sondern auch, wo er seine Ausbildung erhielt und unter welcher Supervision er eigene Erfahrungen mit Alkoholkranken gemacht hat. Auf die Ebene der psychotherapeutischen Versorgung von Alkoholkranken bezogen, heißt dies aber auch, daß die einzelnen psychotherapeutischen Verfahren primär nicht spezifisch sein können. Die eingangs zitierten Untersuchungen sprechen dafür (Armor et al., 1976; Emrick 1974, 1975).

Damit ergibt sich die zwingende Notwendigkeit, vorhandene psychotherapeutische Verfahren für die Behandlung von Menschen mit Alkoholproblemen zu modifizieren.

Derzeit stellen sich in diesem Zusammenhang vor allem zwei Fragen:

1. Welche empirisch gestützten Regeln für die psychotherapeutische Behandlung von Alkoholproblemen, die an dem von Fachleuten akzeptierten Störmodell Alkoholismus orientiert sind, lassen sich bereits ableiten?

2. Welche Überlegungen und methodischen Ansätze können einen empirisch abgesicherten Fortschritt für die Abgrenzung validerer Alkoholismusstörmodelle und für die Adaptierung bestehender psychotherapeutischer Verfahren an die Behandlung von Alkoholproblemen leisten?

Zu 1.: Die derzeitige psychotherapeutische Praxis bei Alkoholproblemen

Ausgangspunkt muß ein angemessenes Störmodell Alkoholismus sein, das allen wichtigen psychosozialen und biologischen Aspekten des multikonditionalen Bedingungsgefüges (Feuerlein, 1969; Busch u. Feuerlein, 1975; Feuerlein, 1979) Rechnung tragen kann. Hieraus ableitbare Modifikationen für ein spezielles Psychotherapiekonzept müssen im Zusammenhang mit allgemeinen Gesichtspunkten, wie sie für jeden Therapieplan wichtig sind, diskutiert werden. An nachstehenden beispielhaften Sachverhalten können Kriterien für oder gegen den Einsatz eines bestimmten Verfahrens und auch für eine bereits erfolgte Änderung bestehender Verfahren an die Behandlung von Alkoholproblemen erörtert werden:

1. Die Art und Schwere des Alkoholproblems (ob Mißbrauch oder Abhängigkeit einschließlich der dadurch bedingten körperlichen, psychischen und sozialen Folgen)

2. Die Entscheidung ob ambulante oder stationäre Behandlung

3. Die Persönlichkeitsstruktur

4. Die patienten- und therapeutenabhängigen Widerstände gegen die Therapie

5. Die Behandlungsphase

6. Die Verfügbarkeit der psychotherapeutischen Behandlungsmöglichkeit.

Hat das Alkoholproblem bereits zu schweren hirnorganischen Störungen geführt, so ist die Indikation für differenziertere z. B. tiefenpsychologische Verfahren ebenso eingeschränkt wie bei einer fortgeschrittenen psychosozialen Destabilisierung, welche die Einhaltung von Behandlungsabsprachen unwahrscheinlich macht. Während bei einem Mißbrauchproblem im allgemeinen eine ambulante Behandlung möglich ist, muß bei Alkoholabhängigen differenziert werden. Gamma-Alkoholiker mit gutem Sozialstatus können unter Umständen ambulant erfolgreich behandelt werden (Feuerlein, 1970), Delta-Alkoholiker bedürfen dagegen in der Regel einer stationären Behandlung. Eher für eine stationäre Behandlung sprechen auch soziale und psychische Instabilität – bei unteren sozialen Schichten häufiger vorkommend – (Edwards et al., 1974), die Kriterienkombination hohe Intelligenz und soziale Instabilität (Kissin et al., 1970), aber auch z. B. eine Lebens- und Wohngemeinschaft mit einem dominierenden Elternteil, vor allem der Mutter. Eines der gewichtigsten Argumente für eine ambulante Therapie ist die Aussicht, damit ein bestehendes Arbeitsverhältnis nicht zu gefährden. Gut verbalisierungsfähige, introspektionsfähige Patienten erscheinen für eine Gruppentherapie geeignet, Ich-Schwache und Gehemmte ebenso wie sehr Geltungsbedürftige jedoch weniger. Diese profitieren anfangs sicher eher von einer Einzelpsychotherapie (Feuerlein, 1979).

Hinsichtlich der Widerstände gegen eine Therapie unterscheidet sich die Behandlung von Alkoholproblemen deutlich von derjenigen anderer psychiatrischer Populationen. Die Unterschiede liegen in der Art der Störung, der Einstellung des Patienten und der Einstellung des Therapeuten. Die besonderen Enstehungsbedingungen des Alkoholismus in Abhängigkeit von der Verfügbarkeit des Alkohols, von tradierten Trinksitten und auch die Schwierigkeit der Grenzziehung zwischen normalem und pathologischem Trinkverhalten, aber auch die damit verbundenen diagnostischen Probleme im Anfangsstadium schaffen eine besondere Konstellation. Die Bagatellisierungstendenz, der relativ geringe Leidensdruck, die euphorisierende und spannungsmindernde Wirkung des Störungsauslösers, die als unmittelbar verstärkend für das Störungsverhalten erlebt wird, und der als positiv erlebte Ersatz für andere fehlende Werte sind die Grundlage für eine einzigartige Ambivalenz gegenüber jeder Therapie. Diese Ambivalenz ist daher auch anders begründet als z. B. bei Schizophrenen ohne Krankheitseinsicht. Schließlich sind auf Therapeutenseite – vor allem bei nicht spezialisierten Behandlern – eine oft nicht wertfreie Einstellung zum Suchtproblem, was zu Ambivalenz führt, eine negative Erwartungshaltung und das Gegenteil, eine ungenügend reflektierte und damit unangemessene optimistische Einschätzung der Prognose hinderlich (Feuerlein, 1979). Daraus folgt, daß ein angemessenes Psychotherapiekonzept den patienten- und therapeutenabhängigen Widerständen (z. B. der jeweiligen Ambivalenz aber auch der Anspruchshaltung und der Unselbständigkeit des Patienten) Rechnung tragen muß. Für den Psychotherapeuten bedeutet dies z. B., daß er aktiver sein muß, die therapeutische Situation gezielter strukturiert, aber auch methodisch flexibler vorgeht, als es sonst bei Psychotherapiekonzepten meist für notwendig erachtet wird.

Neben der oft einschränkenden Abhängigkeit von vorhandenen psychotherapeutischen Behandlungsmöglichkeiten entscheidet vor allem auch der Zeitpunkt innerhalb der Behandlungsphasen, welches psychotherapeutische Verfahren indiziert ist. Wenn in der Kontakt- und Entgiftungsphase erst einmal die Bereitstellung einer tragfähigen Motivation für die Behandlung zentrales Anliegen ist, sind solche Verfahren sinnvoll, welche auch informative Aspekte gut berücksichtigen können. Wenn nach der Entgiftung eine Wartezeit bis zum Beginn der Entwöhnungsphase in einer speziellen Einrichtung überbrückt werden muß, so können auch pragmatische Verfahren wie die Hypnose oder eine Aversionstherapie zumindest unterstützend zum Einsatz kommen. In der Entwöhnungs- und Nachsorge- bzw. Rehabilitationsphase muß das Psychotherapiekonzept dagegen wesentlich breiter angelegt sein und neben kognitiven vor allem emotionale und sozial-psychologische Aspekte mit einbeziehen.

Ein eindrucksvolles Beispiel für eine erfolgreiche Adaptierung eines Psychotherapieverfahrens an die Behandlung von Alkoholproblemen ist die Gruppenpsychotherapie. Bei dem Versuch, Angriffspunkte und das spezielle Veränderungspotential eines psychotherapeutischen Verfahrens für die Gruppenpsychotherapie abzugrenzen, ergeben sich – angesichts der oben herausgestellten Abhängigkeit des Störmodells vom jeweiligen Konzept des Psychotherapieverfahrens – jedoch dann nicht überwindbare Hindernisse, wenn die Fragestellung auf ein einzelnes Verfahren beschränkt wird. Es erscheint angemessener, die Fragestellung zu modifizieren. Ihr Schwerpunkt sollte weg vom einzelnen Verfahren auf die Konstellation „Psychotherapie in einer Gruppe" verlagert werden. Mit diesem Ansatz wird die Gruppe als aktives Feld im Sinne Lewins (1963) als therapeutischer Faktor herausgestellt. Das Änderungspotential des einzelnen psychotherapeutischen Verfahrens wird so als abhängig von diesem Feld gesehen. Die Betonung der Gruppensituation reflektiert psychosoziale Bedingungs- und Verlaufskonstellationen von Alkoholproblemen. In bezug hierauf lassen sich mögliche Angriffspunkte für Psychotherapie ableiten. Infolgedessen muß sich auch das Gruppenmodell an solchen Sachverhalten orientieren, die sowohl von unterschiedlichen Psychotherapieverfahren als auch von erfahrenen Alkoholtherapeuten als typisch für das Verhalten in der Gruppe akzeptiert werden. Für ein solches Gruppenmodell sind die Vorstellungen und Begriffe der analytischen Gruppenpsychotherapie (Preuss, 1966) und jene der Gruppendynamik (Hofstätter, 1957) bestimmend. Gleichzeitig muß aber betont werden, daß die Behandlung von Alkoholproblemen in der Gruppe sehr unterschiedlich differenzierte psychotherapeutische Qualitäten aufweisen kann (Kemper, 1959). Es gibt zwar eine psychoanalytisch konzipierte Alkoholiker-Gruppenpsychotherapie (Fox, 1966), aber sowohl die Aktivität des Gruppenleiters als auch die Tatsache, daß in einer solchen Gruppe die Teilnehmer gemeinsam das gleiche Ziel verfolgen, unterscheidet sie von der analytischen Therapiegruppe im strengen Sinn.

Nachstehend beispielhafte Sachverhalte, die als wichtig im Zusammenhang mit dem Veränderungspotential von Psychotherapie in der Alkoholiker-Gruppe diskutiert werden:

Das identische Kernproblem, das Alkoholproblem, ermöglicht eine besonders ausgeprägte Identifizierung der Gruppenmitglieder. Sie bewirkt, daß gegenseitiges Verständnis und Sympathie gefördert werden. Auf dieser Basis können dann entscheidende Entwicklungen für den therapeutischen Prozeß in Gang kommen:

Die Bereitschaft für Einsichten und die Akzeptierung gemeinsam erarbeiteter Interpretationen – auch im Rahmen der Analyse von Rezidiv-Motiven – wird erleichtert; dies stabilisiert die Motivation. Das Modell seelischer Ökonomie: „Nicht allein ich – die auch" (Bräutigam, 1959) kann wirksam werden. Dies bedeutet, daß der Alkoholiker in der Gemeinschaft mit seinesgleichen eher seine Schuldgefühle eingestehen kann, ohne daß dies zur Ablehnung führt. Dadurch wird es ihm überhaupt erst möglich, den Teufelskreis Schuldgefühl – Angst und Leere – erneutes Trinken zur Betäubung zu durchbrechen. Da in der Gruppe auch der Projektionscharakter der eigenen Aussagen leichter erkannt werden kann, ergibt sich eine bessere Möglichkeit der Zuwendung zur Realität. Auch wird der Wiedererwerb verlorengegangener Proportionen hinsichtlich der eigenen aber auch einer außenstehenden Person gefördert, und die Erfahrung, daß Gruppenzugehörigkeit nur bei Einhalten sozialer Regeln gewährt ist, wird zum Ausgangspunkt für eine Resozialisierung (Battegay, 1966).

Auch die gelenkte Gruppendiskussion, also ein direktes Vorgehen ist unverzichtbar. So können problembezogene Informationen auch wiederholt eingebracht werden. Der Therapeut kann eingreifen, wenn Gruppenmitglieder gezielt problemrelevante Inhalte aussparen oder Abwehrformen kumulieren, indem die Mehrzahl der Teilnehmer untereinander agiert, um unbewußte Widerstände aufrechterhalten zu können (Hau, 1971). Die von den Guttemplern gezielt als Ersatz für das süchtige Fehlverhalten geplanten Aktivitäten stellen eine extreme Form der direkten Einflußnahme dar. Durch ihre therapeutische Effektivität erfährt die Hypothese, daß eine bestimmte Gruppensituation allein Veränderungspotential haben kann, eine Stütze.

Zu 2.: Gültigere Diagnostik- und Psychotherapiekonzepte für Alkoholprobleme

Fortschritte bei der psychotherapeutischen Behandlung von Alkoholproblemen setzen klare Vorstellungen über die Störungen voraus. Bislang wissen wir häufig nicht, wie valide vorliegende Befunde über entsprechende biologische und psychosoziale Sachverhalte sind. Deshalb sind intensive Anstrengungen problemspezifischer diagnostischer Forschung unter Einbeziehung multidisziplinärer Ansätze unerläßlich. Unter Hinweis auf vorangegangene Überlegungen ist die Chance für ein psychotherapeutisches Verfahren, bei einem Akoholproblem effektiv sein zu können, dann am größten, wenn sein Störmodell möglichst weitgehend relevante Sachverhalte des Alkoholismusstörmodells repräsentiert.

Nur von einer empirischen Analyse des individuellen Alkoholproblems kann eine Abgrenzung bisher nicht bekannter Sachverhalte erwartet werden. Bei der grundsätzlichen Bedeutung tiefenpsychologischer Ansätze für die Psychotherapie ist psychoanalytisches Forschungsengagement notwendig. Wichtig wäre z. B. die Abklärung der Frage, ob den verschiedenen Alkoholproblemen unterschiedliche Persönlichkeitsstrukturen (Lürssen, 1974) zugrunde liegen. Dabei sollte ein Vorgehen, das auf eine standardisierte Erfassung psychodynamischer Sachverhalte abzielt (Rudolf, 1979), bevorzugt werden. Hochentwickelte verhaltenstherapeutische Ansätze, die insbesondere funktionale Gesichtspunkte berücksichtigen, sollten auch Kognitionstheorien einbeziehen. Ein psychotherapierelevantes Beispiel hierfür ist die Entwicklung einer Selbstkontrolle als ambulante verhaltenstherapeutische Behandlung bei Alkoholkranken (Dittmar et al., 1978). In diesem Zusammenhang erscheinen auch die Überlegungen und Befunde der kognitiven Emotionstheorie interessant (Lazarus et al., 1970). Für das Alkoholismusstörmodell ist aber nicht nur die Abhängigkeit emotionaler Prozesse von kognitiven Prozessen, sondern auch umgekehrt die Aktivierung kognitiver Muster aufgrund emotionaler Wahrnehmungen bevorzugt zu diskutieren. Einem derartigen psychologischen Ansatz böte sich – kombiniert mit psychophysiologischen Methoden – die Chance, das subjektive Erlebnisfeld des biologisch determinierten persönlichkeitsspezifischen Affektverhaltens in die Untersuchung einzubeziehen und dabei die Frage möglicher kausaler Verknüpfungen biologischer und psychologischer Variablen zu untersuchen und so abgegrenzte Sachverhalte z. B. als Ansatzpunkte für bio-feedback-Techniken zu erproben (Legewie u. Nusselt, 1975).

Entsprechend der Bedeutung des Sozialfeldes wird die wissenschaftliche Bearbeitung familientherapeutischer Ansätze bei Alkoholproblemen immer dringlicher, obwohl dies mit besonders großen methodischen Schwierigkeiten verbunden ist (Feuerlein, 1979). Ein alkoholismusrelevantes Psychotherapie-Modell muß auch Prognosekriterien einschließen (Wieser, 1972). Wenn die Anonymen Alkoholiker ihre strengen Selektionskriterien anwenden, grenzen sie nicht nur Indikationskriterien ab, sondern benutzen wahrscheinlich auch ein entscheidendes konzeptgebundenes Prognosekriterium. Für die Vermehrung und Differenzierung von Prognosekriterien (Matakas et al., 1978; Olbrich et al., 1979) dürfte den Fachkrankenhäusern, die ebenfalls bestimmte Selektionskriterien strikt anwenden, besondere Bedeutung zukommen. Die in einem Fachkrankenhaus von Rieth entwickelte stationäre Gruppenpsychotherapie (1971), die orientiert an einem praxisrelevanten Störmodell das psychotherapeutische Vorgehen im Laufe von 6 Monaten für umschriebene Zielvorstellungen modifiziert und unterschiedlich zentriert, erscheint als ein vielversprechender Weg. Die systematische Variation psychotherapieabhängiger Variablen, also z. B. der Einsatz einzelner Verfahren isoliert aber auch unterschiedlicher Kombinationen verspricht bei eindeutig abgegrenzter Zielpopulation eine praxisrelevante Erweiterung empirischen Wissens über die spezielle Psychotherapie bei Alkoholproblemen.

Die Bedeutung der Persönlichkeit des Therapeuten für eine wirksame Psychotherapie ist unbestritten (Ernst, 1976; Minsel u. Zielke, 1977). Der bereits früher angesprochene Komplex patienten- und therapeutenabhängiger Widerstände gegen eine Behandlung macht verständlich, daß längerfristiges therapeutisches Engagement für Akoholprobleme ein Persönlichkeitsverhalten zur Voraussetzung hat, das störmodellspezifisch modifiziert ist. Das heißt z. B., daß die Frustrationstoleranz des Psychotherapeuten so ausgelegt sein muß, daß er trotz der Widerstände des Patienten seine Therapeutenrolle kontinuierlich wahrnehmen kann. In diesem Zusammenhang stellt sich aber auch die Frage nach den unterschiedlichen Beweggründen für einen trockenen Alkoholiker einerseits und für einen nichtabstinenten Psychiater oder Psychologen andererseits, Alkoholtherapeut zu sein. Ferner ist zu prüfen, ob es eine bestimmte Konstellation von Persönlichkeitsvariablen für Alkoholtherapeuten gibt, die zur Prädikation des psychotherapeutischen Prozesses und Ergebnisses aber auch zur Auswahl von Ausbildungskandidaten für die Psychotherapie von Alkoholproblemen hilfreich sein kann. Interessant erscheint es z. B. auch, die Ansätze von Whitehorn u. Betz, 1954, die mittels Interessendimensionen bei unterschiedlichen diagnostischen Patientengruppen effektive Psychotherapeuten zu trennen versuchten, von McNair et al., 1962, die dieses Vorgehen modifizierten oder von Pollack u. Kiev, 1963, die Interessendimensionen mit anderen Variablen wie dem kognitiven Stil sowie der Art und dem Ausmaß der Wahrnehmungsdifferenzierung in Beziehung setzten, als Anregung für die Bearbeitung entsprechender Fragestellungen im Alkoholbereich einzubeziehen.

1.3 Literatur

Armor D, Polich JM, Stambul HB (1976) Alcoholism and treatment. The Rand Corporation, Santa Monica, Ca. R – 1739 – NJAAA

Battegay R (1966) Die Gruppe als Medium zur Behandlung Süchtiger. In: Preuss HG (Hrsg) Analytische Gruppenpsychotherapie. Urban & Schwarzenberg, München Berlin Wien

Bräutigam W (1959) Gemeinschaftsfaktoren in der Behandlung von Alkoholsüchtigen. Z Psychother Med Psychol 9:146–155

Busch H, Feuerlein W (1975) Sozialpsychologische Aspekte in Ehen von Alkoholikerinnen. Schweiz Arch Neurol Neurochir Psychiat 116:329–341

Cohen R, Davies-Osterkamp S, Koppenhöfer R, Müllner E, Olbrich R, Rist R, Watzl H (1976) Ein verhaltenstherapeutisches Behandlungsprogramm für alkoholkranke Frauen. Nervenarzt 47:300–306

Dittmar F, Feuerlein W, Voit D (1978) Entwicklung von Selbstkontrolle als ambulante verhaltenstherapeutische Behandlung bei Alkoholkranken. Programm und erste Ergebnisse. Z Klin Psychol 7:90–109

Edwards G, Kyle E, Nicholls P (1974) Alcoholics admitted to four hospitals in England. I. Social class and the interaction of alcoholics with the treatment system. Q J Stud Alc 35:499–522

Emrick CD (1974) A review of psychologically oriented treatment of alcoholism. I. The use and interrelationship of outcome criteria and drinking behavior following treatment. Q J Stud Alc 35:523–549

Emrick CD (1975) A review of psychologically oriented treatment of alcoholism. II. The relative effectiveness of different treatment approaches and the effectiveness of treatment versus no treatment. Q J Stud Alc 36:88–108

Ernst K (1976) Die Ergebnisse der psychotherapeutischen Erfolgskontrolle und ihre Konsequenzen für den praktizierenden Arzt. Schweiz Med Wochenschr 106:941–945

Feuerlein W (1969) Sucht und Süchtigkeit. Munch Med Wochenschr 111:2593–2600

Feuerlein W (1970) Therapie des Alkoholismus. Munch Med Wochenschr 112:1611–1619

Feuerlein W (1979) Alkoholismus – Mißbrauch und Abhängigkeit, 2. Aufl. Thieme, Stuttgart

Fox R (1966) Gruppenpsychotherapie mit Alkoholikern. In: Preuss HG (Hrsg) Analytische Gruppenpsychotherapie. Urban & Schwarzenberg, München Berlin Wien

Hau TF (1971) Kritische Aspekte zum Vergleich: Psychoanalytische Einzeltherapie und psychoanalytische Gruppentherapie. Z Psychother Med Psychol 21:138–141

Hofstätter PR (1957) Gruppendynamik, Nr. 38. rororo, Hamburg

Jellinek EM (1960) The disease concept of alcoholism. Hillhouse Press, New Haven

Kanfer FH (1975) Self-management methods. In: Kanfer FH, Goldstein AP (eds) Helping people change. Pergamon Press, New York

Kemper W (1959) Psychoanalyse und Gruppenpsychotherapie. Z Psychother Med Psychol 9:125–133

Kissin B, Platz A, Su WH (1970) Social and psychological factors in the treatment of chronic alcoholism. J Psychiatr Res 8:13–27

Lazarus RS, Averill JR, Opton EM (1970) Toward a cognitive theory of emotion. In: Arnold MB (ed) Feelings and emotions. Academic Press, New York

Legewie H, Nusselt L (Hrsg) (1975) Biofeedback-Therapie. Urban & Schwarzenberg, München

Lewin K (1963) Feldtheorie in den Sozialwissenschaften. Huber, Bern

Lürssen E (1974) Psychoanalytische Theorien über die Suchtstrukturen. Suchtgefahren 20:140–151

Matakas F, Koester H, Leidner B (1978) Welche Behandlung für welche Alkoholiker? Psychiatr Prax 5:143–152

McNair DM, Callahan DM, Lorr M (1962) Therapist "type" and patient response to psychotherapy. J Consult Psychol 26:425–429

Minsel WR, Zielke M (1977) Theoretische Grundlagen der CCT. In: Pongratz LJ, Wewetzer KH (Hrsg) Klinische Psychologie. Hogrefe, Göttingen (Handbuch der Psychologie, Bd 8/1)

Mischel W (1973) Toward a cognitive social learning reconceptualization of personality. Psychol Rev 80:252–283

Olbrich R, Watzl H (1978) Behandlungsergebnisse in der Therapie des Alkoholismus. Eine Übersicht. Suchtgefahren 24:1–8

Olbrich R, Cohen R, Rist F (1979) Prognosekriterien des Therapieerfolgs bei alkoholkranken Frauen. Nervenarzt 50:290–293

Pollack JW, Kiev A (1963) Spatial orientations and psychotherapy: an experimental study of perception. J Nerv Ment Dis 137:93–97

Preuss HG (1966) Die psychotherapeutische Gruppe (Zur Einführung in die analytische Gruppenpsychotherapie). In: Preuss HG (Hrsg) Analytische Gruppenpsychotherapie. Urban & Schwarzenberg, München Berlin Wien

Rieth E (1971) Gruppentherapie von Alkoholikern in der stationären Behandlung. Suchtgefahren 17:12–13

Rudolf G (1979) Psychischer und Sozial-Kommunikativer Befund (PSKB). Beltz, Weinheim

Schulte D (1977) Theoretische Grundlagen der Verhaltenstherapie. In: Pongratz LJ, Wewetzer KH (Hrsg) Klinische Psychologie. Hogrefe, Göttingen (Handbuch der Psychologie, Bd 8/1)

Shapiro MB (1966) The single case in clinical-psychological research. J Genet Psychol 74:3–23

Whitehorn JC, Betz BJ (1954) A study of psychotherapeutic relationships between physicians and schizophrenic patients. Am J Psychiatry 111:321–333

Wieser S (1972) Psychotherapie und Sozialtherapie des Alkoholismus. In: Kisker KP, Meyer JE, Müller M, Strömgren E (Hrsg) Psychiatrie der Gegenwart Bd II/2. Springer, Berlin Heidelberg New York

Wyss D (1966) Die tiefenpsychologischen Schulen von den Anfängen bis zur Gegenwart, 2. Aufl. Vandenhoeck & Ruprecht, Göttingen

2 Motivationsbehandlung – Methode und Ergebnisse einer Suchtaufnahmestation

O. Geibel, H. Rothenbacher und M. Friedrich

Der Aufnahmebereich des PLK Weißenau umfaßt die Landkreise Ravensburg und Bodenseekreis (Einwohnerzahl ca. 390000) mit ausgewogener Infrastruktur. Der *Suchtkrankenbereich* erstrebt eine möglichst vollständige regionale stationäre und ambulante Grundversorgung aller Suchtkranken des Einzugsgebiets. In enger Zusammenarbeit mit den Beratungsstellen, Selbsthilfegruppen, niedergelassenen Ärzten, Fachkrankenhäusern, Allgemein-Krankenhäusern und Einrichtungen des öffentlichen Gesundheitswesens steht unsere Behandlungskette, zu der folgende Einrichtungen gehören: 1. Suchtambulanz, 2. ambulante Motivationsgruppe, 3. Suchtaufnahmestation zur Entgiftungs- und Motivationsbehandlung, 4. Behandlungsabteilung für suchtkranke Männer (6monatige Entwöhnungsbehandlungen), 5. Station zur langfristigen Behandlung chronischer Suchtkranker, 6. Übergangswohnheim; geplant ist 7. ein extramurales Dauerwohnheim für Alkoholiker und 8. eine Behandlungsstation für Drogenabhängige mit Nachsorgeeinrichtungen.

Die Suchtaufnahmestation (29 Betten, gemischt-geschlechtlich, geschlossen, jährlich ca. 450 Aufnahmen) hat neben der medizinischen Behandlung (Entzugssyndrome, Folgeschäden) die Aufgabe, mit Hilfe eines psychotherapeutisch orientierten Stufenprogramms den nach körperlicher Entgiftung zu ca. 90% zunächst nicht behandlungsbereiten Klienten Rahmen und konkretes Übungsfeld zu bieten, sich über die Notwendigkeit und den Sinn einer Entwöhnungsbehandlung klar zu werden. Diese stationäre Motivationsbehandlung ist *indiziert* bei Abhängigen mit relevanten Folgeschäden auf psychischem, sozialem und/oder körperlichem Gebiet, die weder krankheitseinsichtig noch behandlungsbereit sind oder über ambulante Einrichtungen und Selbsthilfegruppen nicht abstinent werden bzw. bleiben können. *Kontraindiziert* erscheint uns diese Behandlungsform beim Vorliegen schwerer hirnorganischer Schädigungen, die auch unter Abstinenzbedingungen keine Rückbildungstendenzen zeigen. Diese Gruppe behandeln wir auf unserer Station für chronisch Suchtkranke mit einem stärker verhaltenstherapeutisch ausgerichteten Konzept.

Die stationäre Motivationsbehandlung kann lediglich ein Baustein im Motivationsprozeß des Klienten sein. Das therapeutische Gesamtmilieu mit angestrebtem Modellverhalten der Therapeuten sowie das Übungsfeld des Stationsprogramms bewirken nach unserer Erfahrung mehr als umrissene psychotherapeutische „Techniken". Die bei günstigem Verlauf der Motivationsbehandlung nachfolgende mittelfristige Entwöhnungsbehandlung findet auf einer räumlich völlig von der Suchtaufnahmestation getrennten Station bzw. nach Verlegung in einer externen Suchtfach-klinik statt.

Therapiemotivation fördern 1. Verfahren, die direkt am Klienten und den unmittelbaren Bezugspersonen ansetzen, 2. Verfahren, welche das soziale Umfeld des Klienten beeinflussen.

Das *Stationsprogramm* soll aktivieren, realitätsgerechte Selbst- und Fremdwahrnehmung, Offenheit, Kommunikations- und Gruppenfähigkeit sowie Konfrontationsbereitschaft fördern und neue Verhaltensweisen einüben helfen. Suchtmittel einschl. nicht verordneter Medikamente sind nicht erlaubt. Kontrollen sind jederzeit möglich (Alcotest, Urin-, Zimmer- und Schrankkontrollen).

Zum therapeutischen Angebot gehören (jeweils wöchentlich): $2 \times 1\frac{1}{4}$ Std. Gruppentherapie nach den Grundprinzipien der klientenzentrierten Gesprächspsychotherapie (Rogers), 2×2–3 Std. Stationsversammlung, 1×2 Std. Gruppe mit ehemaligen Alkoholikern, $2 \times \frac{1}{2}$ Std. Entspannungstraining, 5×3 Std. Beschäftigungstherapie, nach Bedarf Einzelgesprächspsychotherapie; täglich Frühsport, Freizeitgestaltung in Abhängigkeit von der Aktivität der Klienten. Diese Angebote sind in ein verhaltenstherapeutisch geprägtes Stationsmilieu mit Übernahme von Verantwortung durch die Klienten in Form von „Posten" für verschiedene selbstverwaltete Stationsbereiche und einer damit verbundenen gestuften Ausgangsregelung eingebettet. Umstufungen erfolgen auf schriftlichen und mündlichen Antrag und nach Rückmeldungen der Stationsversammlung. Zusätzliche therapeutische Methoden, in Abhängigkeit vom Ausbildungsstand der Betreuer: Transaktionsanalyse, Rollenspiel, kognitive Verfahren, Verhaltenstherapie. Angehörige und wichtige Bezugspersonen werden gezielt zu gemeinsamen Gesprächen mit dem Klienten beigezogen, eine außerstationäre Fortsetzung durch frühzeitige Anknüpfung an Selbsthilfegruppen, seit kurzem auch an Angehörigegruppen wird angestrebt. Die Interaktionen mit Klienten und das Verhalten der Mitarbeiter auch untereinander werden in regelmäßigen Nachbesprechungen kritisch gegenseitig rückgemeldet. Alle beteiligten Berufsgruppen treffen sich, z. T. mit den Klienten, einmal wöchentlich zur kritischen Sichtung des bisherigen Behandlungsverlaufs (Team, $3\frac{1}{2}$ Std.). Neben der kollegialen ist auch eine auswärtige Supervision durch einen Transaktionsanalytiker (einmal 8 Std. pro Monat) gewährleistet. Das Team besteht aus 12 Schwestern/Pfleger, 3 Assistenzärzten, 1 OA, 1 Sozialarbeiter, 1 Psychologin, 1 Beschäftigungstherapeutin, 1 Sportlehrerin (stundenweise).

Aus der Erfahrung, daß nur kanalisierter Leidensdruck beim Klienten ebenso wie beim Umfeld Krankheitsgefühl und Motivation schaffen kann (Geibel, 1980), ergibt sich die Notwendigkeit, neben der Arbeit mit Angehörigen auch Hausärzte, (Fach)ärzte in Krankenhäusern und Gesundheitsämtern, Richter, Staatsanwälte, Bewährungshelfer, Arbeitgeber u. a. einzubeziehen und falsches „Helferverhalten" (z. B. bedingungslose und entmündigende Entlastung des Klienten von negativen sozialen Folgen seines Suchtverhaltens) bzw. „moralisches Verurteilen" (z. B. strafendes, totales, chancenloses Ausgrenzen) bewußt zu machen sowie Verständnis und Mitarbeit i. S. unserer skizzierten Behandlungsgrundsätze zu fördern. Eine notwendige Ergänzung individueller stationärer und/oder ambulanter Behandlung stellt unsere Aufklärungs- und Koordinationsarbeit auf der institutionellen Ebene dar, wobei die Grenzen zur Prophylaxearbeit unscharf sind.

Tabelle 1. Zahl der Aufnahmen

441 Aufnahmen (1. 10. 77 – 30. 9. 78)		
davon	1× stationär	2× stationär	>2× stationär
	355	66	20
	257 ♂; 98 ♀		
	72%; 28%		

Tabelle 2.

Aufnahmemodus	%
freiwillig	53
juristisch (Ubg, § 64, 126 a)	8
andere medizinische Gründe	39

Tabelle 3.

Einweisende Stelle	%	Einweisende Stelle	%
praktischer Arzt	38	Suchtambulanz	16
Nervenarzt	10	Gericht/Polizei	5
Krankenhaus	12	Gesundheitsamt	2
Suchtfachklinik	4	ohne	9
Psych.-Soz. Ber.-Stelle	4		

Tabelle 4. Mißbrauchsmuster

Alkohol	66%	Medikamente	5%
Heroin	7%	Polytoxikomanie	22%

Tabelle 5.

Entlassungsart	%	Entlassungsart	%
nach Hause	64	andere Fachkliniken	5
ohne festen Wohnsitz	2	andere PLK-Station	2
Reha-Einrichtung	1	andere KH	3
chron. Suchtstation	10	JVA	3
eigene Entwöhnungsabteilung	10		

Untersuchungen über Suchtkranke, die sich einer mittelfristigen Entwöhnungsbehandlung unterziehen, gibt es in großer Zahl. Hingegen gibt es kaum solche, die sich mit der Entstehung von Motivation und der Effizienzüberprüfung gezielter Beeinflussungsstrategien von Motivationsprozessen befassen.

Hänsel (1980) beschreibt 10 Stufen des Motivationsprozesses, ohne auf gezielte Beeinflussungsmöglichkeiten außerhalb der direkten Therapeut-Klient-Beziehung

Tabelle 6. Ergebnisse der Motivationsbehandlung

Altersgruppe	< 30	31–45	> 46
♂ (n = 257)	63	114	80
♀ (n = 98)	41	32	25
Abstinenzrate (½–1½ Jahre nach Entlassung)			
♂	21%	36%	26%
♀	17%	43%	44%
Rückfallquote (½–1½ Jahre nach Entlassung)			
♂	44%	45%	54%
♀	51%	38%	32%
Entwöhnungsbehandlung[a]			
♂	20%	36%	19%
♀	22%	28%	8%

[a] Innerhalb 1½ Jahre nach Entlassung angetretene Entwöhnungsbehandlung, z. T. durch unmittelbare Überleitung in unsere Fachabteilung bzw. in andere Fachkliniken, z. T. nach längeren Wartezeiten mit ambulanter Betreuung in Selbsthilfegruppen.

einzugehen. Pragmatische Berichte über Erfahrungen auf Suchtaufnahmestationen in PLK's gibt es vereinzelt (Bosshard, 1978; Geibel, 1980). Der Einfluß, den das Erleben bzw. die Behandlung eines Delirium tremens in Verbindung mit einem psychotherapeutisch ausgerichteten Behandlungskonzept auf das Entstehen eines Krankheitsgefühls und einer Behandlungsmotivation nehmen, scheint eher gering zu sein (Anger u. Rothenbacher, 1980). Welche Einzelfaktoren in der Motivationsentstehung wesentlich sind, ist weitgehend unbekannt.

Die Fragestellung unserer jetzigen retrospektiven Untersuchung ist weit weniger differenziert. Zur Methode und den Ergebnissen im einzelnen sei auf eine spätere ausführliche Publikation verwiesen. Es wurden 441 Klienten, die vom 1. 10. 1977 bis 30. 9. 1978 stationär behandelt wurden, untersucht. Alle waren zum Zeitpunkt der Untersuchung zwischen ½ und 1½ Jahren entlassen. Die Behandlungsergebnisse sind in Tabellen 1–6 zusammengefaßt. Angesichts der Komplexität des Motivationsprozesses sowie methodischer Mängel (fehlende Kontrollgruppen, Drop-out-Quote in den einzelnen Altersgruppen zwischen 20 und 30%, da weder von Hausärzten noch von Beratungsstellen, Selbsthilfegruppen oder ehemaligen Arbeitgebern Daten zu erhalten waren) sind die Ergebnisse sehr zurückhaltend zu interpretieren. Weitere katamnestische Untersuchungen sind erforderlich.

Probleme der Motivationsbehandlung können nur kurz dargestellt werden.

Beim Klienten fehlt auch bei erheblichem äußeren Leidensdruck oft das Krankheitsgefühl, er entwickelt dementsprechend keine Behandlungsbereitschaft, sondern hat den Wunsch nach äußerer Entlastung. Verleugnen, Verbergen, Bagatellisieren der Abhängigkeit kaschieren sein zerstörtes Selbstwertgefühl unter dessen Einfluß er sich selbst moralisch verurteilt. Er erhält oft die erwartete Entlastung nicht, erfährt neben der Verminderung seines Suchtgewinns sogar Erhöhung seines äußeren Leidensdruckes. Der Klient kann zunächst mit kleinen Lernschritten im Rahmen des Stationsprogramms nichts anfangen, da er seine großen äußeren Probleme möglichst schlagartig gelöst haben möchte.

Jedes Teammitglied muß seine persönliche Einstellung zum Suchtmittel, zum Abhängigen und zum Behandlungsprogramm klären, außerdem sich im intendierten Modellcharakter auf der Station in Frage stellen lassen. Das spontane Bedürfnis unreflektiert zu helfen kommt oft den Bedürfnissen des Abhängigen und des sozialen Umfeldes entgegen, verringert aber häufig den Leidensdruck, verlängert die Suchtkarriere und wirkt infantilisierend. Identifikation versus Abgrenzung in der Klient-Therapeut-Beziehung bedürfen dauernd der Reflexion und Bearbeitung. Jedes Teammitglied muß lernen mit Enttäuschungen und Aggressionen des Klienten umzugehen, der oft statt äußerer Entlastung erhöhten Leidensdruck erfährt. Es ist schwer, die riesige Erwartungshaltung der Klienten zurückzugeben und ihnen weitgehende Eigenverantwortlichkeit zu belassen.

Das soziale Umfeld schwankt zwischen moralischer Verurteilung und Hilfsimpulsen gegenüber einer unverantworteten Erkrankung. Die unreflektierte „Helferideologie" korrespondiert allzu oft, wenn sie ohne Erfolg bleibt, mit kompletter Resignation. Angehörige und berufliche Helfer grenzen den Klienten oft zur Entlastung des eigenen Leidensdrucks aus. Oft fehlt die Bereitschaft des sozialen Umfeldes, an sich selbst Verhaltensänderungen vorzunehmen.

Stationäre Motivationsbehandlung Suchtkranker kann nur subsidiär zu den ambulanten Einrichtungen sinnvoll eingesetzt werden. Mitunter kann der viel zitierte „Drehtüreffekt" hierbei sinnvoll genutzt werden, da oft erst im wiederholten Wechsel zwischen stationärer Behandlung und Konfrontation mit der Realität draußen stufenweise nach Art eines Mosaikbildes Behandlungsmotivation entsteht (Hänsel, 1980).

Dem Mitarbeiterteam der Suchtaufnahmestation sei für die tatkräftige Mitarbeit bei der Erhebung der Daten herzlich gedankt.

2.1 Literatur

Anger B, Rothenbacher H (1980) Therapie des Delirium tremens. Nervenarzt 51:488–492
Bosshard M (1978) Süchtige Frauen. Psychiatr Prax 5:231–238
Geibel O (1980) Probleme der Motivationsbehandlung bei Suchtkranken. Unveröffentlichtes Manuskript
Hänsel D (1980) Gedanken zum Verlauf der Motivation bei suchtkranken Patienten. Suchtgefahren 26:112–118

3 Verhaltenstherapie bei alkoholkranken Frauen: Resümierende Bemerkungen am Ende eines 6jährigen stationären Modellversuches

R. Olbrich, R. Cohen und H. Watzl

Zweifellos ist das Therapieangebot für Alkoholkranke in den letzten Jahren in der Bundesrepublik Deutschland vielfältiger geworden. Parallel zu den langfristigen Entwöhnungsbehandlungen der überregionalen Fachkliniken – bei uns nach wie vor eine Hauptform der Alkoholismustherapie – haben sich inzwischen Behandlungsweisen etabliert, die wir als sinnvolle Ergänzungen bzw. Alternativen werten. So ist durch die Schaffung regionaler Einrichtungen zunehmend eine wohnortnahe, in Einzelfällen auch rein ambulante Versorgung möglich; und neben den Kliniken mit Langzeitbehandlungen gibt es heute Häuser, die mittelfristige Programme oder Kurztherapien anbieten.

Deutlich anders stellte sich die Situation vor knapp einem Jahrzehnt dar, als wir unser Therapieprogramm begannen. Eine stationäre Behandlung Alkoholkranker erfolgte weit vom Wohnort entfernt in ländlichen Gegenden, wo der Zugang zu Alkohol auf ein Minimum beschränkt werden konnte und eine Distanz zu den Alltagsproblemen, für positive Persönlichkeitsänderungen als notwendig erachtet, gewährleistet war. Um diese Ziele zu erreichen, erschien zudem eine langfristige, auf 6 bis 12 Monate angelegte Therapie unumgänglich.

Als ein Abrücken von diesem Standardformat der Alkoholismustherapie mußte ein Modellversuch verstanden werden, den Universität Konstanz und Psychiatrisches Landeskrankenhaus Reichenau Ende 1973 in Gang gesetzt haben, um der seinerzeit wenig befriedigenden klinischen Versorgung alkoholkranker Frauen zu begegnen. Wir haben dieses verhaltenstherapeutisch orientierte Behandlungsprogramm in mehreren Publikationen (Cohen et al., 1976; Cohen et al., 1979; Appelt et al., 1979; Cohen et al., 1980) dargestellt und wollen uns hier auf einige Punkte beschränken, die zu Projektbeginn als recht kontrovers erschienen sind. Es waren dies die relativ kurze, dreimonatige Behandlungsdauer und häufige Beurlaubungen während dieser Zeit, die zusammen mit anderen Maßnahmen auf eine Konfrontation des Patienten mit kritischen Situationen zielten. In unserem Referat soll versucht werden, die therapeutische Relevanz dieser Punkte anhand unserer Erfahrungen zu bewerten, nachdem der Modellversuch Ende 1979 nach 6jähriger Laufzeit zum Abschluß gekommen ist. Von den insgesamt 225 alkoholkranken Frauen, die das Therapieprogramm absolviert haben, liegen inzwischen 18-Monats-Katamnesen für die ersten 176 Patientinnen vor. Auf die Daten dieser Gruppe werden sich die folgenden Ausführungen stützen.

3.1 Zur Konfrontation mit Auslösesituationen von Trinkverhalten

Der erfahrene Suchttherapeut kennt das Problem, daß Patienten schon bald nach Aufnahme in eine Klinik häusliche Sorgen und Schwierigkeiten „vergessen", und auch die Erinnerung an die Abhängigkeit rasch verblaßt. Eine solche „Kurmentalität" behindert die für fast jede Psychotherapie wichtige Auseinandersetzung mit Bedingungen, die in Vergangenheit Trinkverhalten ausgelöst oder begünstigt haben. Der Befund, daß die Rückfallraten unmittelbar nach Ende stationärer Behandlungen am höchsten sind (z. B. Hunt et al., 1971; Orford et al., 1976), mag auch damit erklärbar sein, daß Patienten zu Hause unvorbereitet auf kritische Auslösebedingungen treffen.

Mit einer Reihe von Maßnahmen haben wir versucht, während des stationären Aufenthalts kritische Situationen vom Patienten nicht fernzuhalten, sondern sie möglichst kontrolliert in das Behandlungsprogramm einzufügen. Die Station wurde offen geführt, und die abhängigen Frauen hatten so täglich die Möglichkeit, Alkohol zu besorgen. Vom Ende des ersten Behandlungsmonats an mußten sie in vierzehntägigem Abstand die Wochenenden, von Freitag nachmittag bis Sonntag abend, zu Hause verbringen. Diesen Belastungsurlauben maßen wir einen hohen Stellenwert innerhalb des Therapieprogramms zu. Es fand regelmäßig eine Vorbereitung statt, wobei in Einzelsitzungen versucht wurde, kritische Situationen mit (und ohne) Rückfallrisiko für die Patientin zu ermitteln, ein vorläufiges Problemlösungsverhalten zu skizzieren und dieses – wo möglich – mit ihr im Rollenspiel zu üben. Nach dem Wochenende hatten die Frauen über dessen Ablauf zu berichten und dabei auf die Angemessenheit der abgesprochenen Bewältigungsstrategie einzugehen.

Über die genannten Konfrontationsmaßnahmen hinaus führten wir auf der Station selbst ein kleines Programm durch, wobei jede Patientin an drei Abenden innerhalb des zweiten Behandlungsmonats mit ihrem bevorzugten alkoholischen Getränk eine Stunde auf ihrem Zimmer allein war. Bei den zuletzt genannten Übungen trat kein einziger Rückfall auf; zudem gaben 45% der Patientinnen nie Verlangen nach Alkohol an, und nur 18% berichteten davon nach jeder der drei angesetzten Übungsstunden. Diese Befunde stimmen mit alltäglichen Beobachtungen überein, wonach Verlangen nach Alkohol innerhalb des Stationsbereichs wohl ein sehr seltenes Ereignis darstellt.

Während des Klinikaufenthalts insgesamt, die Wochenendbeurlaubungen allerdings ausgenommen, wurden uns von der Gruppe der 176 abhängigen Frauen 35 Rückfälle mit Alkohol oder Tabletten bekannt, anläßlich der Urlaube 39 Suchtmittel-Rezidive. An diesen Rückfällen in der Beurlaubungszeit waren 33 Patientinnen (also 19% des Gesamtkollektivs) beteiligt. Nachdem die Wochenenden zu Hause zeitlich nur 15% der gesamten Behandlungsdauer ausmachten, lag hier mithin das Rückfallrisiko etwa siebenmal so hoch wie am Klinikort.

Diese Zahlen sprechen u. E. dafür, daß gerade in der häuslichen Umgebung auslösende Bedingungen des Trinkverhaltens bestehen, also jene kritischen Situationen, deren Präsenz im Verlauf einer Therapie uns so wichtig schien. Wir müssen allerdings auch berichten, daß auf längere Sicht unsere Strategie, auf einen Rückfall mit verstärktem therapeutischen Einsatz statt mit der Entlassung zu reagieren, nur bei wenigen Patientinnen erfolgreich war: Während der ersten 3 Monate nach Ende der stationären Behandlung blieben lediglich 15% der unter der Therapie Rückfälligen abstinent, nach 18 Monaten waren es gar nur 5%.

Es stellt sich die Frage, wie die Wochenendbelastungsurlaube vor dem Hintergrund der referierten Zahlen zu beurteilen sind. Sicherlich wäre es verfehlt, diese Maßnahme als generell kontraindiziert anzusehen. Man würde damit einem Großteil der Alkoholkranken, in unserer eigenen Untersuchung mehr als 80%, die während der Wochenendurlaube abstinent bleiben, Erfahrungen vorenthalten, deren konfrontative Natur ja mit unseren Daten nachgewiesen ist. Aber auch bei den rückfällig gewordenen Frauen gäbe es für die Stornierung weiterer Außenaktivitäten kaum einen gewichtigen Grund. So ungünstig ihre Prognose nach Behandlungsabschluß war – während des stationären Aufenthaltes blieb das Suchtmittel-Rezidiv anläßlich eines Urlaubs in aller Regel ein Einzelereignis. Damit würden Änderungen in der Beurlaubungspraxis, sofern damit eine Rückfallprophylaxe beabsichtigt ist, eine adäquate Grundlage eigentlich fehlen.

3.2 Zur Behandlungsdauer

Ein weiterer Punkt unseres Therapieprogrammes, der immer wieder Bedenken auslöste, betraf die relativ kurze Hospitalisierung. Gegen sie wurde vor allem angeführt, daß es bei einer dreimonatigen Behandlungsdauer kaum möglich sei, tiefgreifende Änderungen der Persönlichkeit herbeizuführen; die therapeutische Intervention bliebe bestenfalls auf eine Korrektur des Trinkverhaltens beschränkt. Zu dem hier häufig bemühten Begriff der Persönlichkeitsreifung sei einmal beiläufig angemerkt, daß uns keine Studie bekannt ist, in der dieses Phänomen als Ergebnis eines Langzeitprogrammes psychometrisch belegt worden wäre.

Von den Persönlichkeitstests, die wir in der wissenschaftlichen Begleitdokumentation unseres Modellversuches führten, wurde das Freiburger Persönlichkeits-Inventar (FPI; Fahrenberg et al., 1978) auch während der einjährigen Nachbetreuung eingesetzt. Da es uns auf die Frage ankam, wieweit aufgetretene Persönlichkeitsänderungen nach dem Ende der stationären Behandlung stabil blieben, haben wir das FPI für die Analysen selektiert. Dabei war allerdings eine erhebliche Stichprobenreduktion auf 43 Patienten in Kauf zu nehmen, weil zwar 85% unserer alkoholkranken Frauen das Nachsorgesystem in Anspruch nahmen, die Teilnahme jedoch sehr unregelmäßig war.

Für die Auswertung stand uns das FPI mit 5 Erhebungen zur Verfügung: am Anfang und Ende der stationären Behandlung sowie im 3., 7. und 12. Monat nach Beendigung der Therapie. Diese Meßzeitpunkte bildeten einen Verlaufsfaktor. Ein zweiter Faktor ließ sich durch die Einteilung der 43 Frauen nach ihren Sucht-Katamnesen in die 3 Kategorien „abstinent", „gebessert" und „ungebessert" gewinnen. In dem resultierenden zweifaktoriellen Bezugsrahmen wurden die 12 FPI-Skalen getrennt varianzanalysiert.

Die Ergebnisse sind zusammen mit typischen Kurvenbeispielen in Tabelle 1 aufgeführt. Lediglich bei Extraversion kam es zu keinerlei Signifikanz. Die übrigen 11 Skalen des FPI zeigten einen überzufälligen Einfluß des Zeitfaktors und, bei Depressivität und Emotionaler Labilität, auch durch die Verlauf × Sucht-Katamnese-Interaktion. Wie Paarvergleiche der einzelnen Erhebungszeitpunkte anhand von

Tabelle 1. Freiburger Persönlichkeits-Inventar und stationäre Verhaltenstherapie von Alkoholikerinnen. Dargestellt sind typische Kurvenbilder und die Ergebnisse der 12 3,5-faktoriellen Varianzanalysen von Therapieergebnis und Meßzeitpunkt

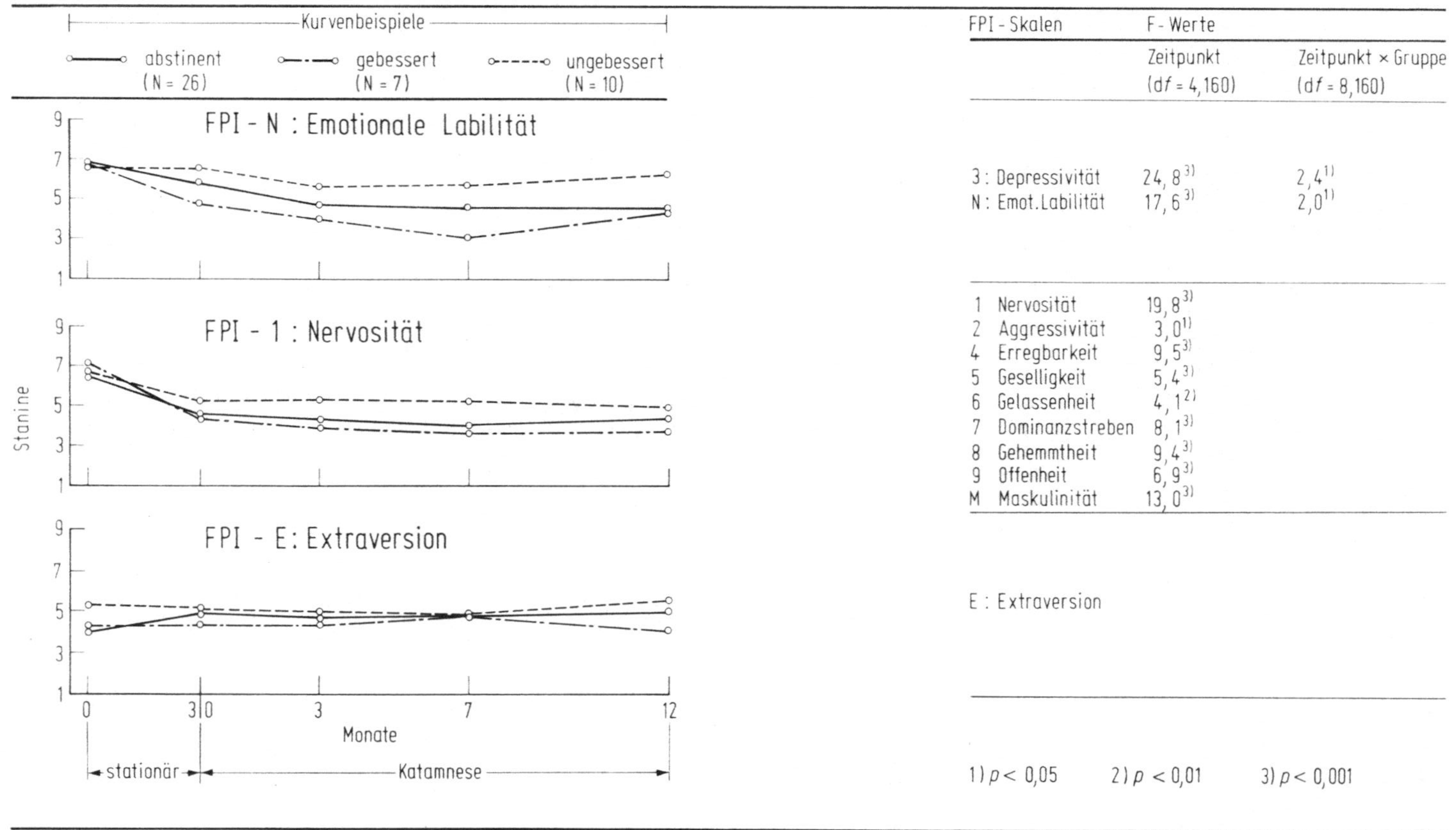

FPI - Skalen	F - Werte	
	Zeitpunkt ($df = 4, 160$)	Zeitpunkt × Gruppe ($df = 8, 160$)
3 : Depressivität	$24,8^{3)}$	$2,4^{1)}$
N : Emot. Labilität	$17,6^{3)}$	$2,0^{1)}$
1 Nervosität	$19,8^{3)}$	
2 Aggressivität	$3,0^{1)}$	
4 Erregbarkeit	$9,5^{3)}$	
5 Geselligkeit	$5,4^{3)}$	
6 Gelassenheit	$4,1^{2)}$	
7 Dominanzstreben	$8,1^{3)}$	
8 Gehemmtheit	$9,4^{3)}$	
9 Offenheit	$6,9^{3)}$	
M Maskulinität	$13,0^{3)}$	
E : Extraversion		

1) $p < 0,05$ 2) $p < 0,01$ 3) $p < 0,001$

Newman-Keuls Tests ergaben, waren die FPI-Werte am Ende der stationären Behandlung nicht mehr in extremer Richtung ausgelenkt wie zu Beginn, wo sich fast durchwegs bedeutsame Abweichungen von den Normwerten Gesunder gezeigt hatten; und das erreichte Niveau hielt sich während der anschließenden einjährigen Beobachtungszeit. Dieser Verlauf, in der Graphik durch den Subtest Nervosität illustriert, war nur in der Gruppe der ungebesserten Alkoholabhängigen nicht für alle Skalen gegeben: Hier blieben im Falle der Emotionalen Labilität und Depressivität die Ausgangswerte zu Therapiebeginn in unveränderter Höhe bestehen – was ja auch in den erwähnten Interaktionen zum Ausdruck kam. In Tabelle 1 wird dieser Sachverhalt am Beispiel der Emotionalen Labilität demonstriert.

Der Wert unserer varianzanalytischen Resultate hängt von der Bedeutung ab, die man Selbstschilderungen zuerkennt, auf denen das Freiburger Persönlichkeits-Inventar basiert. Wenn unterstellt werden kann, daß das Verfahren zumindest teilweise Psychodiagnostik von Relevanz repräsentiert, dann würde dies implizieren, daß bereits eine dreimonatige stationäre Intervention substantielle Persönlichkeitsveränderungen stabiler Natur bewirkt.

3.3 Literatur

Appelt H, Cohen R, Eckert A, Olbrich R, Watzl H (1979) Verhaltenstherapie bei Alkoholikerinnen. Erfahrungsbericht nach mehrjähriger Forschungstätigkeit. Mitteilungen der Deutschen Gesellschaft für Verhaltenstherapie 11/Sonderheft I:80–86

Cohen R, Davies-Osterkamp S, Koppenhöfer E, Müllner E, Olbrich R, Rist F, Watzl H (1976) Ein verhaltenstherapeutisches Behandlungsprogramm für alkoholkranke Frauen. Nervenarzt 47:300–306

Cohen R, Appelt H, Olbrich R, Watzl H (1979) Alcoholic women treated by behaviorally orientated therapy: An 18-month follow-up study. Drug Alcohol Depend 4:489–498

Cohen R, Appelt H, Eckert A, Olbrich R, Watzl H (1980) Erfahrungen mit einem verhaltenstherapeutischen Programm für alkoholkranke Frauen. In: Haase HJ (Hrsg) Psychotherapie im Wirkungsbereich des Psychiatrischen Krankenhauses. Perimed, Erlangen, S 59–85

Fahrenberg J, Selg H, Hampel R (1978) Das Freiburger Persönlichkeits-Inventar, FPI. Hogrefe, Göttingen

Hunt WA, Barnett LW, Branch LG (1971) Relapse rates in addiction programms. J Clin Psychol 27:455–456

Orford J, Oppenheimer E, Edwards G (1976) Abstinence or control: the outcome for excessive drinkers two years after consultation. Behav Res Ther 14:400–418

E Neurotische Erkrankungen

1 Psychotherapie bei Zwangskranken

H. Quint

Über die allgemeine Phänomenologie des Zwangssymptoms herrscht weitgehende Einigkeit. Der Zwang wird als ein psychischer Vorgang verstanden, der sich penetrant durchsetzt. Das Ich, das den Vorgang zwar zur eigenen Person gehörend, aber als absurd erlebt, bleibt trotz Gegenwehr machtlos.

Meinungsverschiedenheiten gibt es bei der differentiellen Phänomenologie. So stellen bereits jene Autoren, die eine rein deskriptive Abgrenzung vornehmen, in unterschiedlicher Anzahl Gruppen von Zwangserscheinungen wie Zwangsvorstellungen, Zwangsimpulse, Zwangsbefürchtungen, Zwangsdenken und Zwangshandlungen nebeneinander, während andere, die psychodynamisch orientiert sind, eine Einteilung unter dem Aspekt des Triebabwehrkampfes vornehmen, wobei sie Zwangserscheinungen, die den abgewehrten Triebimpuls erkennen lassen, von solchen, die als kontrollierende Handlungen den Abwehraspekt demonstrieren, unterscheiden. Die spezielle Phänomenologie hat es mit einem ganz anderen Problem zu tun. Sie wird wohl von Zeit zu Zeit neu geschrieben werden müssen, weil die Kreativität und Originalität des Menschen in Zusammenhang mit der sich ändernden Umwelt immer neue Symptombilder erfindet.

1.1 Theoretische Vorbemerkungen

Freud (1909, 1913, 1916) hat die Zwangskrankheit als Zwangsneurose beschrieben, für die einheitliche psychodynamische Vorgänge und einheitliche frühkindliche Entwicklungsprozesse angegeben werden können. Danach gilt, daß während der frühkindlichen anal-sadistischen Entwicklungsphase eine Disposition zum Ausbruch der Zwangskrankheit entstehen kann. Die Disposition liegt in der charakterologischen Verarbeitung eines Trieb-Abwehrkonfliktes: Archaische, vor allem anal-sadistische Es-Regungen (Beschmutzen, Stänkern, Ordnung zerstören etc.) werden von einem außerordentlich strengen moralisierenden, starren Über-Ich abgelehnt. In diesem Konflikt muß der Zwangskranke eine Kompromißlösung finden, bei der die anal-sadistischen Regungen aus dem bewußten Erleben abgewehrt werden. Zur Lösung dieser Aufgabe werden bestimmte Ich-Leistungen, die als Abwehrmechanismen bezeichnet werden, herangezogen, vor allem Isolierung, Reaktionsbildung, Ungeschehenmachen und Rationalisierung. Der Konflikt zwischen Triebanspruch und Über-Ich-Forderung kann in speziellen Situationen sich wiederbeleben und traumatisch zuspitzen, so daß die in der Charakterstruktur enthaltene Kompromißlösungsmöglichkeit nicht mehr ausreicht. Das Zwangssymptom kann dann als neue

kompromißbildende Ich-Leistung auftreten. Dabei überwiegt einmal der Triebanspruch (z. B. in der Zwangsvorstellung), ein andermal die Über-Ich-Forderung
(z. B. beim Kontrollzwang). Mit der psychoanalytischen Behandlungsmethode hat
Freud (1909, 1913, 1916) eine auf das skizzierte Pathogenese-Konzept bezogene
wirksame therapeutische Strategie entwickelt.

1.2 Therapieprobleme

Nun gilt auch unter Psychoanalytikern die Therapie der Zwangskrankheit allgemein als außerordentlich schwierig und zeitraubend. Ohne die grundsätzlichen
Schwierigkeiten in Abrede stellen zu wollen, bin ich der Meinung, daß man auch
schwere Zwangskrankheiten wesentlich zu bessern vermag, wenn man das therapeutische Vorgehen auf die besondere pathologische Psychodynamik abzustellen
vermag. Das setzt jedoch voraus, daß der Therapeut verschiedene Bedingungen erfüllt, von denen ich einige im Verlauf meiner weiteren Ausführungen ansprechen
werde. Natürlich muß man sich vorweg darüber im klaren sein, daß die Behandlung
des Zwangskranken um so schwieriger wird, je gravierender seine Erkrankung ist.
Konkreter ausgedrückt heißt das: Da die Durchführung der psychoanalytischen
Psychotherapie eine Zusammenarbeit mit den gesunden Persönlichkeitsanteilen gegen die pathologischen anstrebt, sind die Voraussetzungen für eine erfolgreiche Behandlung davon abhängig, wie weit die Herrschaft des Zwanges reicht.

Ich kann hier die komplexe psychoanalytische Behandlungsmethode, wie sie im
Prinzip auch bei den Zwangskranken zur Anwendung kommt, zwar nicht im einzelnen erläutern, möchte aber doch versuchen, als Ausgangspunkt für die Darstellung
einiger spezieller therapeutischer Probleme eine kurze Beschreibung zu geben (ausführliche Darstellungen s. Quint, 1964, 1974, 1976). Dabei gerate ich jedoch in
Schwierigkeiten. Wenn ich sage, daß das Ziel der psychoanalytischen Therapie darin besteht, unbewußte psychische Vorgänge in bewußte überzuleiten, womit ich eine durchaus zutreffende Aussage mache, liegt das Mißverständnis nahe, die psychoanalytische Behandlung bestehe in einem intellektuellen Einsichtsprozeß, bei dem
der Therapeut psychologische Beweisführungen liefert, die der Patient einzusehen
hat. Ein solches grundsätzliches Mißverständnis, zu dem die Entwicklungsgeschichte der psychoanalytischen Behandlungsmethode beigetragen hat, mußte sich besonders für die Zwangskranken nachteilig auswirken. Damit habe ich die Besprechung
spezieller Probleme bei der psychoanalytischen Behandlung der Zwangskranken
bereits eingeleitet. Die ursprüngliche, durch Behandlung von Hysterien entstandene
Erwartung Freuds (1909, 1913, 1916) durch Erinnern, durch Aufheben von Amne-
sien, durch deutende Rekonstruktionen die unbewußten infantilen Regungen dem
bewußten Erleben des Patienten zugänglich zu machen, haben sich in der Praxis
nicht erfüllt. Therapeutische Vorgehensweisen dieser Art und noch mehr der Versuch, mit Hilfe von theoretischen Erklärungen und Begründungen an die Ratio zu
appellieren, schlagen fehl, weil es zur Psychopathologie des Zwangskranken gehört,
daß er darauf eingestellt ist, zu verallgemeinern, zu entsubjektivieren, zu rationali-
sieren und zu neutralisieren. Alle Erklärungen und logische Beweisführungen des
Therapeuten über affektive Vorgänge beim Patienten kommen dessen Abwehrein-
-stellungen nur entgegen. Sie tragen zur Entwicklung jener Patienten bei, die viel

über die theoretischen Konstrukte der Psychoanalyse wissen, denen Begriffe wie negativer und positiver Ödipuskomplex und analer Sadismus geläufig sind, die aber nichts von dem erleben, was mit solchen Begriffen gemeint ist. Auch das Erinnern an Vergangenes wird vom Zwangskranken in zweifacher Weise in den Dienst der Abwehr gestellt. Zum einen gestaltet er das Erinnern als intellektuellen Akt und entgeht damit dem affektiven Erleben, zum anderen weicht er in das Erinnern aus, um sich mit einem zeitlichen Hiatus vom aktuellen affektiven Erleben zu distanzieren. Dagegen unterliegt das unmittelbare Erleben eines aktualisierten Trieb-Abwehrkampfes in der Beziehung zum Therapeuten nicht mehr so leicht dem Abwehrbemühen, so daß es hier eher zu einer bewußten Erlebnisverarbeitung kommen kann, die zu dem gewünschten Gesundungsprozeß führt.

Hinzu kommt, daß das unmittelbare affektive Erleben in der Übertragung zum Analytiker als aktueller Beziehungsperson dem Erinnerungsakt des Zwangskranken eine neue Struktur zu geben vermag. Indem der Analytiker vom aktuellen Übertragungserleben ausgeht und dies mit den vorausgegangenen analogen Vorgängen in Verbindung bringt, hilft er dem Patienten, das Tabu der Berührung aufzulösen und eine affektive Erinnerungsspur herzustellen, womit übrigens, was hier nur am Rande erwähnt sei, das unterentwickelte Zeitgefühl, das mangelnde Geschichtsbewußtsein des Zwangskranken gefördert wird.

1.3 Umgang mit dem Narzißmus des Zwangskranken

Ein weiteres spezielles therapeutisches Problem sehe ich im Umgang mit dem Narzißmus des Zwangskranken. Die reaktiven Charakterbildungen des Zwangskranken – Überordentlichkeit, Übergenauigkeit, formale Gerechtigkeit, Überhöflichkeit u. a. – sind narzißtisch hoch besetzt. Sie erfahren dadurch, daß sie im sozialen Raum, zumindest in unserer Kultur, geschätzt werden, eine zusätzliche Aufwertung. Eine therapeutische Einstellung, die darauf aus ist, durch Deutung dem Patienten gleichsam die Maske seiner reaktiven Charakterbildung vom Gesicht zu reißen, riskiert in Anbetracht des Auftauchens der bisher mit der Charakterbildung abgewehrten tabuierten Triebregung nicht nur eine massive Angstüberflutung, sondern bewirkt auch, daß der Patient sich entwertet und gekränkt fühlt. Das kann zu einer enormen Mobilisierung von Wut- und Haßgefühlen dem Therapeuten gegenüber führen und ein therapeutisches Arbeitsbündnis außerordentlich erschweren, wenn nicht gar zerstören. In solchen Fällen entwickelt sich nicht selten ein aussichtsloser rechthaberischer Kampf. Der Therapeut muß das Bemühen und die Leistung, die sich im Zwang ausdrücken, wahrnehmen und zu würdigen wissen, um auf dieser Basis dem Patienten zu ermöglichen, den Weg zu einem neuen positiven Selbstverständnis zu finden.

Das Narzißmusproblem des Zwangskranken hat noch einen anderen Aspekt, der meines Erachtens von großer Bedeutung ist. Wenn das in den reaktiven Charakterbildungen sich ausdrückende sozial anerkannte „Leisten" bzw. „Können" narzißtisch so hoch besetzt ist, das heißt vom Patienten so hoch bewertet wird, dann muß ein „Nicht-Können" eine enorme Entwertung bedeuten. Nun besteht eine zentrale Störung des Zwangskranken in der Unfähigkeit, sowohl in seinen Außenbeziehungen als auch in seinen Innenbeziehungen Handlungen erfolgreich zum Abschluß bringen zu können. Wenn man einmal dieses Problem erkannt hat, wird man beeindruckt feststellen müssen, mit welcher außerordentlich narzißtischen Beeinträchtigung der Patient diese Unfähigkeit erlebt. Die Erfahrung, daß er sich in seinem Tun nicht auf sich selbst verlassen kann, konfrontiert ihn, der unter einem Vollkommenheitsideal steht, besonders schmerzlich mit der Feststellung, daß er unvollkommen, daß er „ein psychischer Krüppel" ist. Das treibt ihn an, die seelische „Beschädigung" zu beheben, was nur durch einen erfolgreichen Handlungsvollzug gelingen könnte. Ein diesbezüglicher Versuch führt aber wegen der prinzipiellen Handlungsbehinderung nicht zum Erfolg, was wiederum eine narzißtische Beeinträchtigung bewirkt. So entsteht der Teufelskreis eines sich selbst erhaltenden Zwangssymptoms. Die zwanghafte Wiederholung im Zwang stellt demnach auch einen Versuch dar, eine tiefgehende Kränkung auszurotten, wobei der Ausrottungsversuch die auszurottende Kränkung lebendig erhält.

Die therapeutische Konsequenz, die sich aus diesen Beobachtungen ergibt, besteht darin, daß der Therapeut so intervenieren muß, daß der Zwangskranke die Wirkung seines Handelns, das heißt ein erfolgreiches Handeln-Können in der Übertragung erlebt. Wenn der Therapeut spürt, daß der Zwangskranke in einer therapeutischen Sitzung Gefühle, Emotionen, Affekte auf ihn richtet und er ihm einfühlend deuten kann, daß er sich berührt, getroffen, bewegt fühlt, so ist damit nicht nur ein abgewehrter, aber in der Übertragung wiederbelebter Triebanspruch dem Bewußtsein näher gebracht worden, sondern auch das Erleben des Patienten, daß er etwas bewirkt, daß er erfolgreich gehandelt hat, eingeleitet worden, was den Beginn eines neuen Selbstverständnisses, einer neuen narzißtischen Orientierung bedeutet. Hier liegt übrigens eine für Zwangskranke typische ausgeprägte Ambivalenz vor, die sich dem Therapeuten als schwer aufzulösende Zwickmühle darstellt: Einerseits hat der Zwangskranke große Angst davor, mit seinen Triebansprüchen etwas zu bewirken, andererseits empfindet er sich in die kränkende Ohnmacht gepreßt, nichts bewirken zu können.

In dem Zusammenhang sei auf eine grundsätzliche Schwierigkeit im psychotherapeutischen Umgang mit Zwangskranken hingewiesen. Man steht als Therapeut in der Behandlung des Zwangskranken immer wieder zwischen der Szylla der zu großen Aktivität und der Charybdis der zu großen Passivität. Der Zwangskranke braucht einerseits ein gewisses Maß von aktivierender Anregung und Konfrontation, damit er nicht innerhalb seines geschlossenen Systems unbehelligt von dem, was außerhalb dieses Systems geschieht, sich um sich selbst drehend im Kreise verharrt, sondern sich mit dem, was an die Grenze seines geschlossenen Systems kratzt, auseinandersetzt. Andererseits darf er nicht zu sehr bedrängt werden, weil er sonst nach altem Muster in der Opposition, in der Verweigerung und Verteidigung seines geschlossenen Systems sich buchstäblich erschöpft. Hier das richtige Maß zu finden ist eine stets neu zu lösende Aufgabe.

1.4 Gegenübertragung

In den bisherigen Ausführungen habe ich das Problem der Gegenübertragung bereits mehrfach gestreift. Ich füge noch ein paar Bemerkungen hinzu. Wenn ich mich auf meine Erfahrungen als Kontrollanalytiker von jüngeren Kollegen berufe, so muß ich sagen: Es gibt Therapeuten, die grundsätzlich mit Zwangskranken schwer zurecht kommen. In der Regel handelt es sich darum, daß diese Therapeuten sich aus Gründen einer speziellen Gegenübertragung in einen Machtkampf verstricken lassen, der mit dem Bewußtsein „Ich muß mich mit dem, was richtig ist, durchsetzen" geführt wird. Das von der Psychoanalyse zur Verfügung gestellte therapeutische Instrument „Deutung" verleitet sie zudem, sich so zu verhalten. Sie mißverstehen, es gehe beim Deuten um Richtiges und Falsches. Da sie sich im Besitz des Richtigen glauben, sehen sie es gleichsam als ihre Pflicht an, dem Patienten dieses Richtige aufzuzwingen. So prallen zwei Zwangssysteme aufeinander. Die dadurch entstehende Interaktion verfestigt die pathologischen Reaktionsweisen des Patienten. Wer glaubt, einem Zwangskranken gegenüber niemals einen Irrtum eingestehen zu dürfen, wird keine tragfähige therapeutische Beziehung zu ihm herstellen können. Aber auch, wer zum Agieren seiner masochistischen Impulse neigt, gerät mit Zwangskranken schnell in eine schwierige Situation. Der Therapeut muß einerseits die oft hinterhältig eingebrachten sadistischen Attacken des Zwangskranken ertragen können, ohne sich in masochistischer Weise auszuliefern, darf sich andererseits aber auch nicht vom Patienten zu aggressivem Gegenagieren verleiten lassen.

Eine andere Schwierigkeit entsteht aus einer Gegenübertragungseinstellung, bei der für die narzißtische Orientierung des Zwangskranken kein Verständnis aufgebracht werden kann. Wer insgeheim das, was der Zwangskranke hoch bewertet, belächelt oder gar verachtet, kann ihn in seinem Ringen um Selbsterhalt und Selbstachtung kaum verstehen und vermag ihm deshalb auch wenig zu helfen.

1.5 Zwang bei struktureller Ich-Störung

Die bisherigen Anmerkungen zur Therapie bezogen sich auf jene Zwangskranke, deren Zwangshandlungen charakteristische Ich-Leistungen darstellen, die in der Lösung eines in Teilen unbewußten intrapsychischen Konfliktes zwischen einem Es mit archaischen Triebansprüchen, vor allem anal-sadistischer Art, und einem Über-Ich mit überaus strengen, moralischen und idealen Forderungen besteht. Die darauf eingestellte psycho-analytische Therapie, die das bewußte Erleben und eine bessere Verarbeitung dieser Konfliktkonstellation anstrebt, kann sich bei diesen Patienten auf ein stabiles Ich-Selbst-Gefüge stützen.

Die klinischen Beobachtungen der letzten Jahrzehnte haben gezeigt, daß es eine Gruppe von Zwangskranken gibt, deren Ich-Leistung in der Zwangshandlung anders zu beurteilen ist. Sie besteht darin, einen Ich-Selbst-Zerfall zu verhindern bzw. eine mangelhaft entwickelte Ich-Selbst-Struktur zu reparieren. Es handelt sich bei ihr nicht um einen regressiven, sondern um einen progressiven Abwehrvorgang. Sie kann die Aufgabe der unzureichend entwickelten synthetischen Funktion ersetzen, indem sie bedrohende Innen- und Umweltreize, die nicht durch Gefühlserlebnisse zu einer Ganzheit integriert werden können und die Gefahr der Desintegration heraufbeschwören, zwanghaft kontrollierend wie ein Flickmuster zusammenhält. Sie kann außerdem die lebensnotwendige Objektbeziehung durch distanzhaltende Kontrollhandlungen aufrechterhalten, ohne der bereitliegenden Verschmelzungsgefahr bzw. der Gefahr der Selbstauflösung zu erliegen.

Auf solche Zusammenhänge ist auch früher schon gelegentlich hingewiesen worden, so 1932 von Klein, 1935 von Glover und kürzlich, 1978, wieder von Benedetti, der annimmt, daß „latente, beginnende schizophrene Gefühle der Selbstentfremdung, der wahnhaften Beeinflussung, des Zerfalls im letzten Moment durch die Entwicklung einer rigiden Zwangsstruktur kompensiert werden".

Bei solchen Patienten darf die therapeutische Strategie zunächst nicht darauf ausgerichtet sein, durch Deutungsarbeit die Zwangssymptome aufzulösen. Versucht man nämlich, diesen Kranken eine Deutung zu geben, die das Ziel verfolgt, die intrapsychischen Konflikte aufzudecken und das Ich des Patienten zu veranlassen, für diese Konflikte anstelle der Zwangssymptomatik eine andere, gesunde Lösungsmöglichkeit zu finden, so muß man feststellen, daß das Ich dieser Zwangskranken einer solchen deutenden Konfrontation nicht standhält. Es kommt zu Zuständen der Ich-Selbst-Desintegration, die klinisch als autistischer Rückzug, als Objektverlusterleben, als körperliche Verfremdung, als Gefühl der Selbstauflösung, als Depersonalisation, als paranoide Reaktion, als schwere depressive Verstimmung, als umfassendes diffuses Angsterleben oder als andere Krisenreaktionen in Erscheinung treten. Daher dürfen die Zwangshandlungen dieser Patienten zunächst nicht in Frage gestellt werden. Sie müssen vielmehr als Kommunikationsmöglichkeiten genutzt werden, bis der Patient die ich-selbst-erhaltende Funktion des Zwanges durch gesunde Selbsterhaltungsfunktionen ersetzen kann.

Klinisch ist die Gruppe dieser Zwangskranken den strukturellen Ich-Störungen zuzuordnen, deren Psychopathologie durch die Entwicklung der modernen Ich-Selbst-Psychologie der Psychoanalyse verständlich gemacht worden ist.

Über die Behandlung solcher strukturell Ich-Gestörten gibt es inzwischen eine Reihe einschlägiger Veröffentlichungen wie z. B. die Arbeiten von Blanck u. Blanck (1978) und von Fürstenau (1979). Welche speziellen Probleme bei den strukturell ich-gestörten Zwangskranken dabei zu bewältigen sind, müßte an Einzelfällen erörtert werden, was in diesem Rahmen jedoch nicht möglich ist.

1.6 Literatur

Benedetti G (1978) Psychodynamik der Zwangsneurose, 1. Aufl, Bd 96. Wissenschaftliche Buchgesellschaft, Darmstadt
Blanck G, Blanck R (1978) Angewandte Ich-Psychologie, 1. Aufl, Klett-Cotta, Stuttgart
Freud S (1909) Bemerkungen über einen Fall von Zwangsneurose, Gesammelte Werke, Bd VII. London: Imago Publishing Co.
Freud S (1913) Die Disposition zur Zwangsneurose, Gesammelte Werke Bd VIII. London: Imago Publishing Co.
Freud S (1916) Vorlesung zur Einführung in die Psychoanalyse, Gesammelte Werke Bd XI. London: Imago Publishing Co.
Fürstenau P (1979) Zur Theorie psychoanalytischer Praxis, 1. Aufl, Klett-Cotta, Stuttgart
Glover E (1935) Das Problem der Zwangsneurose. Int Z Psa 21:235–248
Klein M (1932) Die Psychoanalyse des Kindes. Internat Psychoanal Verlag, Wien
Quint H (1964) Psychoanalytische Therapie einer Zwangsneurose in einem Krankenhaus. Nervenarzt 35:429–436
Quint H (1974) Einige Probleme der Zwangssyndrome und des Zwangscharakters in der Sicht der Psychoanalyse. In: Hahn P, Stolze H (Hrsg) Zwangssyndrome und Zwangskrankheit. Lehmanns, München
Quint H (1976) Über die Zwangsneurose, 2. Aufl. Beiheft zur Z Psychosom Med. Verlag für Medizinische Psychologie, Göttingen

2 Multimodale Verhaltenstherapie bei Zwängen

I. Hand

2.1 Die Praxis der Verhaltenstherapie bei Zwängen und die „klassische" Verhaltenstherapie-Literatur

In der Verhaltenstherapie von Zwängen hat sich in den letzten 5–10 Jahren eine erhebliche Diskrepanz zwischen der klinischen Praxis einer Reihe von erfahrenen Arbeitsgruppen einerseits und dem Inhalt der publizierten Therapieforschung andererseits entwickelt. Die „klassische" Verhaltenstherapie-Literatur vermittelt überwiegend den Eindruck, die symptom-gerichteten „Techniken" seien *die* Therapie für diese Patienten. Sie beschreibt dabei entweder die Behandlung von Personen mit isolierten Zwängen – die jedoch nur etwa ein Viertel aller mit Zwangsproblematik in die Psychiatrie kommenden Patienten ausmachen (s. 2.); oder sie überbetont die symptom-gerichteten, „spezifischen" Interventionen durch unverhältnismäßig detaillierte Darstellung im Vergleich zu den abwertend als „unspezifisch" bezeichneten Interventionen in anderen Problembereichen. Während diese Literatur im Hinblick auf den erforderlichen Gesamtbehandlungsplan für die große Mehrzahl der Patienten mit Zwängen von geringerer Bedeutung ist, hat sie im Bereich der symptom-gerichteten Interventionen zu entscheidenden Verbesserungen bzw. zur Systematisierung klinisch-intuitiv abgeleiteter Interventionen geführt. Ferner hat dieser Forschungsansatz – besonders in den Arbeitsgruppen um Marks, Rachman und Hodgson am Maudsley-Hospital in London – zu einer wesentlichen Systematisierung von klinischen Forschungsstrategien geführt (sehr gute Überblicke zur Entwicklung der Theorienbildung und der Therapieverfahren in: Beech, 1974, Marks, 1975, 1978; Rachman u. Hodgson, 1980; Hand, in Vorbereitung). Ähnlich wie die klassische Psychopathologie der Psychiatrie spielen diese Publikationen jedoch einen überwiegend individualpsychologischen Ansatz wider, dessen Unzulänglichkeit besonders dann deutlich wird, wenn mit diesen Patienten in ihrem natürlichen Milieu (Therapie in vivo) und unter Einbeziehung von Partnern oder Familie gearbeitet wird. Die verhaltenstherapeutische Therapieplanung kommt dann nicht mehr ohne kommunikations- und systemtheoretische Ansätze aus (Hand, im Druck).

Diese Vorbehalte klinischer Verhaltenstherapeuten gegenüber der publizierten Forschung haben in jüngster Zeit dazu geführt, daß in der Forschungsliteratur selbst neue, der Praxis wieder angemessene Forschungsstrategien gefordert werden. Der folgende Beitrag stellt bisherige Erfahrungen und Hypothesen aus der seit 1976 laufenden, beforschten Versorgungspraxis der Verhaltenstherapie-Ambulanz der Psychiatrischen Universitätsklinik Hamburg dar. Er ist bewußt subjektiv geprägt –

mit Hinweisen auf experimentelle, „harte" Daten – um unser verständnis- und pra-
xis-orientiertes Modell, das in hohem Maße die Ableitung von Handlungsstrategien
im Therapieablauf zuläßt, zu verdeutlichen. Aus räumlichen Gründen können hier
nur einige Aspekte dieses Modells vorgestellt werden, die ergänzenden Aspekte sind
in einer parallel erscheinenden Publikation dargestellt (Hand, im Druck). Die Inhalte unseres therapeutischen Vorgehens entsprechen in vielen Punkten der Arbeitsweise anderer, erfahrener verhaltenstherapeutischer Behandlungseinrichtungen. Spezifisch für unsere diagnostisch-therapeutische Forschungsstrategie sind
demgegenüber jedoch folgende Inhalte:

1. ausschließlich ambulante Therapiedurchführung;
2. parallele Entwicklung eines in seinen Inhalten variabel anwendbaren „Thera-
piepaketes" und einer unmittelbar therapiebezogenen Diagnostik;
3. Entwicklung des ersten Gruppentherapiemodells für Patienten mit ausgeprägten Zwängen (Hand u. Tichatzki, 1979);
4. experimentelle Untersuchungen: a. der Effekte von Gruppen- versus Einzel-
Therapie-Anwendung eines komplexen „Therapie-Paketes"; b. der relativen Bedeutung der symptom-bezogenen Interventionen im Vergleich zu Interventionen
bei anderen Problembereichen; und c. der optimalen Sequenz und Zeitdauer dieser
beiden Interventionsbereiche;
5. Entwicklung eines neuen Testverfahrens für Zwänge und eines neuen methodischen Ansatzes einer multisymptomatischen (Zwangs-) Neurosen-Diagnostik (s. in
2.).

Die Prozeß- und Ergebnis-Daten dieses bisher fünfjährigen Projekts werden bis
Sommer 1981 vollständig sein. Wir hoffen, dann über die jetzt schon absehbare „Er-
folgsquote" von 60–70 Prozent (im Gruppenmittelwert) hinaus mit den neu entwik-
kelten Test- und Auswert-Verfahren präzisere prognostische Kriterien für Befind-
lichkeits-Interventions-Zusammenhänge im Individuum ableiten zu können.

2.2 Zur Epidemiologie, Phänomenologie, Funktion und Diagnostik von Zwängen

Stereotypisierung und Ritualbildung im Denken und Handeln sind für die psychische, intellektuelle und soziale Entwicklung des Menschen unerläßliche Prozesse.
„Zwanghaftigkeit" i. S. norm-angepaßter, leistungs-orientierter Denk- und Handlungs-Zwänge sind in den meisten Kulturen geförderte und geforderte Verhaltensweisen. Denk- und Handlungs-Zwänge ergänzen im kognitiven und motorischen
Bereich die funktionell-viszeralen und die emotions-epezifischen Reaktionsmuster,
als eine von relativ wenigen möglichen („neurotischen") Symptombildungen bei
Überforderungssituationen. Wie alle diese Reaktionsmuster, so zeigen auch Zwänge
einen fließenden Übergang vom „Normalen" zum „Kranken". Schon bei normalen
Personen treten sie mit unterschiedlicher Funktion – als Lust wie auch Last – auf.
Bei hirnorganischen Erkrankungen, Psychosen und Neurosen stellen sie teils Kom-
pensationsversuche krankheitsbedingter oder krankheitsbedingender Defizite, teils
auch eine Erscheinungsform (Symptom) einer Dekompensation oder Krankheit dar

(ausführlicher in Hand im Druck; s. a. Schulte u. Tölle, 1979). Die Pathologie von Zwängen wird weniger durch deren spezifische Form oder Intensität als vielmehr durch zusätzliche Krankheitsfaktoren geprägt.

Bei Patienten in psychiatrischer oder psychotherapeutischer Behandlung gehören Zwänge zu den häufiger nicht erkannten oder in ihrem diagnostischen Stellenwert verkannten Störungen. Sie stellen demgegenüber aber wohl die bei Neurosen und Psychosen (zusammengenommen) am häufigsten auftretende Symptombildung dar (Foulds, 1976).

Die bei neurotischen Entwicklungen auftretenden Zwangsphänomene lassen sich faktorenanalytisch in sechs voneinander unabhängige Untergruppen aus isolierten oder kombinierten Denk- und (oder) Handlungs-Zwängen aufteilen. Bei zwei Drittel aller Patienten mit subjektiv im Vordergrund stehender Zwangssymptomatik treten Denk- und Handlungs-Zwänge gleichzeitig auf (Zaworka u. Hand, 1980). Bei Testuntersuchungen zeigen Patienten mit überdurchschnittlichen Zwangswerten meist auch überdurchschnittliche Depressionswerte, und umgekehrt – unabhängig davon, ob die klinisch-psychiatrische Diagnose „Zwangsneurose", „Zwangskrankheit" oder (neurotische) „Depression" lautet. Gleichzeitige überdurchschnittliche Zwangs- und Depressions-Werte sind häufig begleitet von überdurchschnittlichen Werten auf Skalen zu „Phobien" und „soziale Gehemmtheit" – während bei hohen Werten auf letzteren beiden Skalen nicht auf hohe Werte in ersteren beiden geschlossen werden kann (Hand u. Zaworka, im Druck).

Eine multisymptomatische und im Hinblick auf konkretes Verhalten operationalisierte Testdiagnostik bestätigt also die klinische Erfahrung, daß ausgeprägte Zwänge meist auf „schwere" neurotische Entwicklungen mit multipler Symptombildung hinweisen. Dies gilt zumindest dann, wenn Zwänge und Depressionen nicht als akute Erlebnisreaktion aufgetreten sind.

Diese Testdiagnostik erleichtert darüber hinaus die Identifizierung von – oft im Gespräch nicht spontan berichteten – Zwängen (Zaworka et al. in Vorbereitung) und die Beurteilung von deren Bedeutung für eine klinische Diagnostik. Sie bietet auch völlig neue, vorerst für die Verhaltenstherapie spezifische, Möglichkeiten der Aufschlüsselung klinisch-psychiatrischer Leitdiagnosen in handlungs-anleitende, multisymptomatische Krankheits-Entwicklungsmodelle (Hand u. Zaworka, 1981 im Druck a; Zaworka u. Hand, 1981 b). Wieweit dabei die in der Psychopathologie und Psychoanalyse immer wieder versuchte Abgrenzung einer Zwangs*symptomatik* gegen eine Zwangs*struktur* sinnvoll und möglich ist, muß für die verhaltenstherapeutische Modellbildung gegenwärtig offenbleiben, da die entsprechenden Hypothesen beide Bereiche nur unscharf trennen und experimentell bisher nicht belegbar sind (Rachman u. Hodgson, 1980; Zaworka u. Hand, 1981 a).

2.3 Verhaltenstherapeutische Gesamtstrategie und Stellenwert symptom-gerichteter Übungen

Die folgende Darstellung beschränkt sich auf die Verhaltenstherapie von Patienten mit Zwängen im Rahmen neurotischer Entwicklungen. Die Therapieplanung erfolgt heute nicht mehr primär von der Phänomenologie der Symptomatik her, sondern nur unter Berücksichtigung von deren vielfältigen intrapsychischen und interaktionellen Funktionen (eingehendere Darstellung in Hand, im Druck) und der besonderen Defizite und Verletzbarkeiten gerade dieser Patienten. Entsprechend ergibt sich der Stellenwert symptom-gerichteter Übungen innerhalb der Gesamttherapie erst aus der umfassenden Problem- und Bedingungs-Analyse von Patient und sozialem Umfeld, sowie aus der Entwicklung der Patient-Therapeut-Beziehung.

2.4 Inhalte und Zielsetzungen der therapeutischen Gesamtstrategie

Der verhaltenstherapeutische *Erstkontakt* – d. h. die ersten 1–3, oft mehrstündigen Sitzungen – mit schwerer gestörten Patienten hat jene tragenden *Rahmenbedingungen* zu schaffen, innerhalb derer eine aktiv-übende Therapie überhaupt erst möglich oder sinnvoll wird:

1. Aufbau einer tragfähigen Therapeut-Patient- und, möglichst, Therapeut-Angehörigen-Beziehung;

2. Abklärung und u. U. Modifikation der Motivation für Veränderungen beim Patienten und dessen sozialem Umfeld – und auch der Bereitschaft des Therapeuten zum Engagement für diese von vielen als besondern „schwierig" erlebten Patienten;

3. Klärung der Normvorstellungen von Patient und Therapeut hinsichtlich Art und Intensität von „gesunden" und „kranken" Zwängen.

(Versuch einer entsprechenden Systematik in Hand, 1981 b.)

Ad 1: Für viele dieser Patienten ist der Aufbau einer Vertrauensbeziehung zum Therapeuten mit einem hohen Wagnis verbunden. Ihre oft pseudo-assertiv kompensierte Angst vor Kontroll- und Macht-Verlust im Umgang mit sich selbst wie auch mit engen Bezugspersonen hat entweder die Meidung engerer Zweierbeziehungen oder deren stark aversive Einfärbung zur Folge. Ihre daraus resultierende Überempfindlichkeit und ständige „Kampfbereitschaft", sowie ihre häufig dysphorisch-aggressiv getönte Depressivität stellen besondere Anforderungen an die Belastbarkeit und Motivation des Therapeuten. Er braucht daher gerade in diesen Therapien die Möglichkeit zur Supervision und zur Aufarbeitung seiner eigenen emotionalen Reaktion.

Der möglichst frühzeitige Aufbau einer tragfähigen Beziehung zum Angehörigen ist schon deshalb wichtig, weil der symptom-bezogene Therapieteil die oftmals über Jahre oder Jahrzehnte bestehende Symptomatik, bei entsprechender Vorarbeit, in 1–3 Sitzungen drastisch reduzieren kann. Da diese Übungen in ihren Inhalten stark vom „gesunden Menschenverstand" abgeleitet zu sein scheinen – und in ähnlicher Weise von vielen Angehörigen im Laufe der Jahre den Patienten, allerdings ergebnislos, vorgeschlagen worden sind – stellt eine drastische Symptomreduktion unter Anleitung des Therapeuten nur zu leicht für den nicht mitgestützten Angehörigen eine Provokation dar, auf die er, verstört, störend reagiert. Je sensibler der Therapeut mit dieser Beziehungsproblematik umgehen kann, um so leichter und kürzer verlaufen spätere Symptomübungen und um so höher ist die Stabilität erzielter Effekte.

Ad 2: Die Abklärung der Motivation von Patient und Angehörigen, im Symptombereich oder in der Lebensführung Veränderungen herbeizuführen, kann dadurch schwierig werden, daß die angegebenen Zielsetzungen nicht den angestrebten entsprechen – oder bei einer bestimmten Ausgangssituation gar nicht gewollt werden können. Bei vorsichtiger Exploration erweisen sich primär vorgebrachte, scheinbar eigene Zielsetzungen der Patienten nicht selten fremdinduziert – wobei die Fremdbestimmtheit weitgehend internalisiert worden ist. Bei unzureichender Vorklärung wird dies erst im Therapieverlauf durch massive Therapieblockaden deutlich. Als Extremfall finden wir immer wieder Paare, bei denen der Patient mit Zwängen scheinbar eigenmotiviert zur Therapie kommt – und in der ersten Haussitzung dann beim Partner wesentlich ausgeprägtere und einengendere Zwänge, die von beiden vorher nicht angesprochen wurden, deutlich werden.

Ad 3: Da die weitaus größte Zahl der Patienten mit subjektiv als Hauptstörung erlebten Zwängen am Beginn der Therapie schwerpunktmäßig eine Symptomreduktion wünscht, ist die frühe Normklärung zwischen Therapeut und Patient wesentlicher Bestandteil schon des Erstkontaktes. Wegen der fließenden Übergänge von „Norm" zu „Krankheit" im Bereich der Zwänge sollte gerade der Verhaltenstherapeut mit seinen Möglichkeiten der gezielten Symptombeeinflussung den Patienten einfühlsam dazu befähigen, seine eigenen Normen klarer gegen teilweise internalisierte Fremdnormen abzugrenzen und seine primäre Therapiezielsetzung u. U. dementsprechend zu modifizieren. Gelingt dieser Prozeß, so führt er zugleich zu einer weiteren Verfestigung der therapeutischen Beziehung. Eine „naive", symptomfixierte Verhaltenstherapie wird hier viel zu früh – auf der Basis einer durch Normunsicherheit (s. Belschner et al., 1979) und inadäquate soziale Selbstbehauptungsstrategien (s. Hand u. Tichatzki, 1979, Hand im Druck b) gewachsenen „Schein-Motivation" des Patienten – einen rigiden, verpflichtenden „Therapiekontrakt" mit inadäquater Zielsetzung durchzuführen versuchen – ein bestenfalls ergebnisloses Bemühen (Hand im Druck a).

Die drei genannten Schwerpunkte aus dem Erstkontakt behalten ihre hohe Bedeutung auch in der nachfolgenden *Therapiedurchführung.* Diese basiert auf einer fortlaufenden Verfeinerung der Problemanalyse und entsprechender Ausweitung der Motivation zu Veränderungen. Der Therapeut arbeitet mit dem Patienten auf der von diesem jeweils gerade noch akzeptierten Ebene („join the client where he is", Kanfer), bis dieser sich aufgrund der zunehmend ermutigend empfundenen Beziehung zum Therapeuten und des im Verlaufe der Therapie wachsenden Selbstvertrauens in seine Problemlösungsfähigkeit weitere Schritte in Richtung auf stärker bedrohlich empfundene Problembereiche wagt (s. Modell von Kanfer u. Grimm, 1980).

Zu den häufig vorkommenden und in der Regel in die Therapie mit einzubeziehenden Problembereichen dieser Patienten gehören: in erster Linie die bereits angedeuteten Kommunikationsstörungen in engen Zweierbeziehungen (s. Hand u. Tichatzki, 1979, Hand, im Druck); hohe Norm- und soziale Unsicherheit (s. Belschner et al., 1979); Risikoangst und Entscheidungsschwäche; sexuelle Störungen, häufig mit Angst vor der vermeintlichen eigenen Triebhaftigkeit einerseits und der Beziehungskomponente bei sexuellen Kontakten andererseits; ausgeprägte Hyperreflexion der eigenen Person und Probleme (s. Frankl, 1975).

Die Interventionen in diesen Bereichen, die oft den größten Zeitaufwand erfordern oder entscheidende Bedeutung für den therapeutischen Gesamteffekt haben, können hier nicht beschrieben werden. Sie beinhalten unterschiedliche Verfahren aus der Verhaltenstherapie und der kommunikationstheoretisch geprägten Familientherapie – mit Einzel-, Partner-, Familien- und Gruppen-Arbeit. Die verschiedenen Verfahren werden unter einer verhaltenstherapeutischen Gesamtstrategie zur Anwendung gebracht.

2.5 Indikation für und Zielsetzung von symptom-gerichteten Übungen

Die symptom-gerichteten Übungen können, entsprechend den Ergebnissen der Bedingungsanalyse, in der mittelfristigen Planung des Therapeuten (Einzelheiten in Hand, 1981 b) folgende *Zielsetzung innerhalb der therapeutischen Gesamtstrategie* haben:

1. Sie können Mittelpunkt der Gesamttherapie bleiben („klassischer" Ansatz, für den es, auf einer weniger „naiven" Basis, auch heute noch klare Indikationen gibt) oder

2. gezielt aus dem aktiv-übenden Teil der Gesamttherapie ausgeblendet werden oder

3. den „Einstieg" in eine nachfolgende multimodale Therapie darstellen – heute als Zielsetzung eher die Regel.

Ad 1: Hat ein Patient eine bereits früh bestehende komplexe Gestörtheit bis zur „Erkrankung" an Zwängen recht gut mit Zwängen kompensiert, und ist er darin nur durch bestimmte Zusatzbelastungen dekompensiert, so ist durchaus zu überlegen, ob eine die komplexe Gestörtheit möglichst nicht tangierende, symptom-zentrierte Behandlung zu wählen ist. Die Symptom-Therapie würde dann eine Re-Ökonomisierung der Kompensation von Defiziten durch Zwänge und eine neue, funktionsfähige „Ritualisierung des Alltagslebens" darstellen. Wie schon im Alltagsleben, so bestünde auch in einer zu viele Informationen und Veränderungen induzierenden Therapie für diese Menschen die Gefahr, eher weiter zu dekompensieren (s. a. Süllwold, 1980). Eine aus der Bedingungsanalyse „abgeleitete", schwerpunktmäßige Symptomtherapie ist trotz der äußeren Ähnlichkeiten mit der „naiven" frühen Symptomtherapie nicht zu vergleichen, da letztere aufgrund einer monosymptom-zentrierten Diagnose eher reflexartig durchgeführt wurde.

Ad 2: Eine gezielte „Therapie am Symptom vorbei" scheint bei diesen Patienten oft indiziert, ist allerdings häufig aufgrund von deren Widerständen nicht direkt erreichbar. Dienen Zwänge ganz offensichtlich der massiven Vermeidung von Konfrontation mit chronifizierten Problemkonstellationen, und sind die Zwänge schon über längere Zeit Mittelpunkt vorangegangener Therapien gewesen, so erscheint es indiziert, „indirekte" Strategien zur Erreichung dieses Zieles einzusetzen, um Patient und Umfeld aus der Blockade herauszuhelfen (Beispiele in Hand et al., 1977; Hand, 1981 b).

Ad 3: Die Einleitung einer multimodalen Therapie durch eine symptom-gerichtete Übungsphase dürfte heute das verbreitetste Vorgehen sein. Sie ist sowohl in der Einzel- wie auch Gruppen-Anwendung (Hand u. Tichatzki, 1979) des „Therapiepakets" der einfachste Kompromiß zwischen Therapeut und Patient, wenn zu Therapiebeginn unterschiedliche „Idealzielsetzungen" bestehen (s. Hand im Druck c).

Zielsetzung und Effekte der *symptom-gerichteten Übungen innerhalb des Symptombereiches* können ebenfalls recht unterschiedlich sein:

1. direkte Reduktion der Symptomatik;

2. Erweiterung der Selbstexploration und Bedingungsanalyse im Zustand hoher emotionaler Erregung;

3. rasche Intensivierung der Therapeut-Patient Beziehung über eine emotionsreiche Symptomarbeit.

Ad 1: Symptomreduktion ist sicher auch heute noch die mit Abstand häufigste Zielsetzung von Therapeut und Patient bei der Anwendung der Symptomübungen (s. u.).

Ad 2: Die Möglichkeit der erweiterten Selbstexploration und der Bedingungsanalyse in dem durch die Symptomübungen häufig induzierten emotionalen Erregungszustand werden in der Verhaltenstherapie noch viel zu wenig genutzt. Sie können einmal dazu dienen, dem Patienten und dem Therapeuten die Erfahrung zu vermitteln, daß die bei Unterlassung von Zwängen häufig von Patient und Therapeut erwartete Angst gar nicht auftritt, sondern eher Depression, Aggression, Ekel- oder Leere-Gefühl erlebt werden. Die dabei erfolgende Exploration der kognitiven Begleitprozesse ergibt dann oft sehr viel weiter führende Informationen für die komplexe Therapieplanung (Beispiel in Hand u. Tichatzki, 1979). Gelegentlich kann dieser Prozeß auch als Durchbruch im Sinne einer katarthischen Abreaktion erfolgen.

Ad 3: Die oft emotionsreichen Symptomübungen können, sofern vor ihrer Einleitung die beschriebene Vorarbeit geleistet wurde, die Intensivierung der Therapeut-Patienten Beziehung erheblich fördern – ohne die mitunter befürchtete Aufhebung der therapeutischen Distanz.

Auf die im Symptombereich im einzelnen angewandten Techniken und deren Durchführung kann hier ebensowenig im Detail eingegangen werden, wie auf die Verfahren für die übrigen Problembereiche dieser Patienten. Die hilfreichsten Verfahren beinhalten alle eine Exposition zu (Konfrontation mit) Denk- und Handlungs-Zwänge oder bestimmte psycho-physische Reaktionen auslösenden Situationen, bei gleichzeitiger Unterlassung der Zwänge. Solche in-sensu oder in-vivo Konfrontationsverfahren sind aus unterschiedlichen Psychotherapieschulen bekannt; besondere Parallelen haben die heutigen Verhaltenstherapieverfahren in Konzeptualisierung und Durckführung zu Frankls Ansatz (1975). Die sehr systematisch untersuchten Verhaltenstherapievarianten dieser Verfahren sind, mit ihrer jeweiligen historischen Basis, in optimaler begrifflicher Klarheit von Marks dargestellt (1975, 1978). In deutscher Sprache findet sich ein guter Literaturüberblick bei (Bartling et al., 1980). Neuere Untersuchungen zur Frage der Indikation spezifischer Techniken für spezifische Zwänge – die wir aus unserer Erfahrung kaum gegeben sehen – finden sich bei (Rachman u. Hodgson, 1980) und (Solyom et al., in Vorbereitung). Grundsätzlich gilt, daß die Expositionstechniken wegen ihrer scheinbar leichten Erlernbarkeit zu jenen Verfahren gehören, die am meisten als „Kochbuchrezepte" von ungeübten Therapeuten mit hohem Risiko einer falschen Anwendung benutzt werden. Immer wieder wird vernachlässigt oder aus falsch verstandenen lerntheoretischen Überlegungen (z. B. in Bartling et al., 1980) abgelehnt, daß der Patient die entsprechenden Übungsschritte – nach Anleitung und Motivation durch den Therapeuten – in jeder Phase selbständig und mit der Möglichkeit des Abbrechens ohne Verlust der Therapeutenbeziehung zu gehen hat. Das Erlernen der Indikationsstellung und der Anwendungsbedingungen (s. in Hand, 1981 a) setzt eine umfassende (verhaltens-)therapeutische Weiterbildung voraus, während die scheinbar leichte Erlernbarkeit der Technik zum unangemessenen Einsatz verleitet und nicht selten diese potentiell optimal wirksamen Verfahren in Mißkredit bringt.

2.6 Literatur

Bartling G, Fiegenbaum W, Krause R (1980) Reizüberflutung. Kohlhammer, Stuttgart Berlin Köln Mainz

Beech H (1974) Obsessional states. Methuen, London

Belschner W, Dross M, Hoffmann M, Schulze C (1979) Sozialangst und Normunsicherheit als Vorläufer von Zwangsverhalten. In: Kallinke D, Lutz R, Ramsay R (Hrsg) Die Behandlung von Zwängen. Urban & Schwarzenberg, München Wien Baltimore

Foulds G (1976) The hierarchical nature of personal illness. Academic Press, New York

Frankl V (1975) Theorie und Therapie der Neurosen. UTB Reinhardt, München Basel

Hand I (1981 a) Expositionsbehandlung. In: Linden M, Hautzinger M (Hrsg) Psychotherapie Manual. Springer, Berlin Heidelberg New York

Hand I (1981 b) Motivationsanalyse und Motivationsmodifikation im Erstkontakt. In: Zuzan W, Larcher R, Crombach-Seeger B (Hrsg) Erstkontakt – prägender Beginn einer Entwicklung. Literas Verlag, Wien

Hand I (im Druck) Zwänge: Ein systemtheoretisch-funktionales Verständnismodell und dessen Integration in die verhaltenstherapeutische Behandlungsstrategie. Nervenarzt

Hand I (Hrsg) (in Vorbereitung) Obsessions and compulsions. Recent advances in behavioral analysis and therapy.

Hand I, Spoehring B, Stanik E (1977) Treatment of obsessions, compulsions and phobias as hidden couple-counseling. In: Boulougouris J, Rabavilas A (eds) Phobic and obsessive compulsive disorders. Pergamon Press, New York

Hand I, Tichatzki M (1979) Behavioral group therapy for obsessions and compulsions. In: Sjöden PO, Bates S, Dockens WS (eds) Trends in behavior therapy. Academic Press, New York

Hand I, Zaworka W (1981) Entwicklung der Zwangsneurose über die Zeit: Ergebnisse einer „Quasi"-Längsschnittuntersuchung und deren Implikationen für die Neurosen-Theorie und Therapie. Experimentelle Diagnostik der Zwangsneurose III. In: Baumann U (Hrsg) Indikationen zur Psychotherapie. Urban & Schwarzenberg, München Wien Baltimore

Hand I, Zaworka W (im Druck) Reunion of diagnostic and therapeutic strategies in behavior therapy of neuroses. An experimental approach. In: Rosenbaum M, Franks CM, Jaffe Y (eds) Perspectives on behavior therapy in the Eighties. Springer, Berlin Heidelberg New York

Kanfer FH, Grimm LG (1980) Managing clinical change. A process model of therapy. Behav Modific 4:419–444

Marks IM (1975) Behavioral treatments of phobic and obsessive-compulsive disorders: a critical appraisal. In: Hersen M, Eisler R, Miller PM (eds) Progress in behavior modification, vol I. Academic Press, New York

Marks M (1978) Exposure treatments: clinical applications. In: Agras WS (ed) Behavior modification. Little, Brown, Boston

Rachman St, Hodgson R (1980) Obsessions and compulsions. Prentice Hall, Englewood Cliffs

Schulte W, Tölle R (1979) Psychiatrie, 5. Aufl. Springer, Berlin Heidelberg New York

Solyom L, Sookman D, Solyom C, Buree B (in Vorbereitung) Behavior therapy in the treatment of severe obsessive neurosis: a three year follow-up. In: Hand I (ed) Obsessions and compulsions. Recent advances in behavioral analysis and therapy.

Süllwoll L (1980) Teaching checking to compulsive checkers. Unveröffentl. Manuskript

Zaworka W, Hand I (1980) Phänomenologie (Dimensionalität) der Zwangssymptomatik. Experimentelle Diagnostik der Zwangsneurose I. Arch Psychiat Nervenkr 228:257–273
Zaworka W, Hand I (1981 a) Die „Anankastische Persönlichkeit" – Fakt oder Fiktion. Experimentelle Diagnostik der Zwangsneurose II. Different Diagn Psychol 2:31–54
Zaworka W, Hand I (1981 b) Ein individuelles Verlaufs- und Indikations-Modell (IVIM) für (zwangs-)neurotische Symptombildungen. Experimentelle Diagnostik der Zwangsneurose IV. In: Baumann U (Hrsg) Indikationen zur Psychotherapie. Urban & Schwarzenberg, München Wien Baltimore
Zaworka W, Hand I, Jauernig G, Lünenschloß K (in Vorbereitung) Das Hamburger Zwangsinventar (HZI). Manual und Fragebogen. Beltz, Weinheim

3 Zur Psychotherapie strukturell ich-gestörter Angstpatienten

M. Ermann

3.1 Einleitung

Angst tritt als zentraler Erlebnisinhalt bei neurotischen Patienten in verschiedenen Formen unmittelbar in Erscheinung. Bei Angst-*Neurosen* handelt es sich um diejenigen erlebnisbedingten Störungen, bei denen die Angst als psychopathologischer Affekt direkt ins Bewußtsein tritt und nicht durch die Symptombildung aufgehoben wird. Klinisch wird dabei üblicherweise zwischen Angstneurosen im engeren Sinne, Herzneurosen und Phobien unterschieden. Bei Angstneurosen im engeren Sinne beherrscht die überwältigende, anfallsweise oder dauerhafte Angstspannung das Erleben. Bei Herzneurosen wird der Angstanfall hypochondrisch verarbeitet, die Angst vor dem Herztod steht im Mittelpunkt des Krankheitsgeschehens. Die Phobie ist durch Angstbindung an reale äußere Objekte oder Situationen gekennzeichnet, die vermieden werden können. Übergangsformen zeigen die enge Verwandtschaft dieser Primärformen.

In der Praxis wurden die neurotischen Angstzustände lange einhellig als entstellte Konfliktangst aufgefaßt: Dies geht auf Freud (1926) zurück, der in „Hemmung, Symptom und Angst" feststellte: „Die neurotische Angst ist Angst vor einer Gefahr, die wir nicht kennen . . . Die Analyse hat uns gelehrt, sie sei eine Triebgefahr." Daraus leitet sich als ursprüngliches Ziel für die psychoanalytische Behandlung ab, die durch die Angstfreisetzung verdrängten Triebimpulse verfügbar zu machen. Voraussetzung für eine solche analytische Behandlung ist die Existenz einer im Dienste der neurotischen Abwehr funktionsfähigen Ichorganisation. Nur ein normal funktionierendes Ich ist in der Lage, den Prozeß einer therapeutischen Ichspaltung (Sterba, 1934) zu leisten und durchzuhalten.

3.2 Zur Angstentstehung bei strukturellen Ichstörungen

Die klinische Erfahrung zeigt aber, daß intensive neurotische Angstzustände auch bei Patienten auftreten, bei denen die Ichentwicklung durch frühe und intensive Beziehungsstörungen nicht zum Abschluß gekommen ist. Hier handelt es sich um Patienten mit Störungen der Ichstruktur ohne „festen permanenten Ich-Kern" (Fairbairn, 1952). Ihre basalen Ichfunktionen wie differenzierte Selbst-Objekt-Wahrnehmung, Lust-Unlust-Synthese oder Reizabwehr sind so ungenügend entwickelt, daß reifere, also neurotische Abwehrprozesse zur Konfliktabwehr nicht zur Verfügung stehen und Deutungen in der Therapie nicht aufbauend genutzt werden können

(Fürstenau, 1977), sondern zur Labilisierung der Ichorganisation mit Verstärkung der Angst führen. Solche Patienten sind gezwungen, ihr daraus resultierendes brüchiges Selbsterleben mit Hilfe von Spaltungsprozessen, projektiver Abwehr, Anpassung und narzißtischer Reaktionsbildung aufrecht zu erhalten.

Für Angstpatienten mit strukturellen Ichstörungen erscheint der folgende Aspekt besonders wichtig: Die Fähigkeit zur Angsttoleranz und Angstverarbeitung entwikkelt sich im Verlauf der Ichbildung in dem Maße, wie es in der symbiotischen Beziehung gelingt, übergroße Bedürfnisspannungen zu kanalisieren und abzubauen. Dazu ist die Voraussetzung, daß die Trieb- und Reizspannungen von einer einfühlsamen Beziehungsperson – in der Regel ist dies die Mutter – entschlüsselt und adäquat befriedigt oder frustriert werden. Wird dieser Vorgang zum Beispiel bei überängstlichen, depressiv-zurückgezogenen oder narzißtisch-abgewandten Müttern dauernd behindert oder gestört, so kann sich das Kind nicht genügend mit intakten Wahrnehmungsfunktionen der Mutter identifizieren.

Dies führt zu einem Mangel an Wahrnehmungsdifferenzierung für Binnen- sowie Außenreize: Solche Kinder können Art, Ausmaß und Wirkung ihrer Impulse und der Gefahren der Umwelt nicht sicher entschlüsseln und nicht realistisch einschätzen. Sie können deshalb darauf nicht angemessen reagieren: Da sie angemessen befriedigende oder angemessen schützende Beziehungen nicht verinnerlicht haben, fehlen ihnen Erinnerungsspuren als Vorbilder für adäquate unmittelbare Reaktionen. In der späteren Entwicklung kann es daher auch nicht zur stabilen indirekten Impuls- oder Reizabwehr kommen, nicht zur stabilen Sublimierung, zum Aufschub, zur Reaktionsbildung oder Konversion. Statt dessen bleibt eine unterschwellige, andauernde Überreizung: Es verewigt sich ein Zustand der psychischen Hilflosigkeit gegen übergroße Spannungen.

Dieser Zustand ist bereits von Freud (1926) als Angstbedingung des unreifen Ich erkannt worden. König (1980) betonte, daß ein Kind sich unter solchen Umständen auch nicht genügend mit den Steuerungsfunktionen der Mutter identifizieren kann und dauernd von Impulsdurchbrüchen bedroht bleibt, die mit Angst oder phobisch abgewehrt werden.

Mangel an Wahrnehmungsdifferenzierung und Steuerungsvermögen bilden die Basis der Ichschwäche und die hervorragende Disposition für die Angstentwicklung bei Patienten mit strukturellen Ichstörungen: Freud (1926), stellte bereits fest, Angstpatienten mit strukturellen Ichstörungen verhielten sich so, als begegneten sie der angsterregenden Situation zum ersten Male, ohne darauf durch reaktivierte Erinnerungsspuren im Sinne der Signalangst vorbereitet zu sein. Was diesen Patienten nicht gelingt, sei der Übergang von der „automatischen, ungewollten Neuentstehung der Angst zu ihrer beabsichtigten Reproduktion als Signal der Gefahr", das eine „angstbindende Abwehr" (A. Freud, 1936) in Gang setzt. Daher tritt die Angst bei ichgestörten Patienten als Symptom, nämlich als frei flottierende Angst oder in einer primitiven, jedoch nicht angstbindenden Überarbeitung direkt ins bewußte Erleben.

Dies geschieht vor allem unter zwei Bedingungen:
1. Wenn Impulse ein so massives Ausmaß erreichen, daß sie durch Spaltung und Projektion nicht von der Wahrnehmung ausgeschlossen werden können und Übersprungshandlungen nicht möglich sind. Diese Ängste behalten ihr paranoides Ge-

präge und führen zur Störung des Körpererlebens und zu angstvoll erlebter Körperentfremdung. Oder

2. wenn die stabilisierenden, also das Ich stützenden Mechanismen selbst in Frage gestellt werden, zum Beispiel bei erheblichen Kränkungen, Entidealisierungen oder beim Verlust stützender Partnerschaften. Der Charakter dieser Angst ist der einer panikartigen Erwartung, den die Patienten als Angst vor dem Zusammenbruch oder als Angst, verrückt zu werden, beschreiben. Hieraus kann sich durch Abspaltung des Angstaffekts von der Wahrnehmung der vegetativen Begleitreaktionen im Herz-Kreislauf-System das klinische Bild der Herzneurosen entwickeln. Bei denjenigen ichgestörten Angstpatienten, bei denen die Ichentwicklung jedoch teilweise das Niveau der psychoneurotischen Abwehr erreicht hat, kommt es unter den genannten Bedingungen zu vielfältigen phobischen Symptombildungen.

Die Angst der strukturell ichgestörten Patienten erscheint als unmittelbarer Affekt bei der Desintegration des unreifen Ich, das in den Zustand äußerster Hilflosigkeit verfällt und Impulsen von innen und Reizen von außen zunehmend ungeschützt ausgesetzt ist. Hier stellt das Erleben der Ichstörung selbst die Hauptquelle der Angst dar (Weiss, 1958). Insofern erfaßt bei diesen Patienten der Satz von der abgewehrten Triebgefahr als Ursache der neurotischen Angstzustände nur einen und nicht den wesentlichen Aspekt.

3.3 Aspekte der Behandlungstechnik bei ichgestörten Angstpatienten

Das Konzept der analytisch orientierten Behandlung strukturell ichgestörter Patienten hat in der Psychoanalyse eine relativ junge Tradition. Eine spezielle Ausformung für ichgestörte Angstpatienten gibt es bisher nicht. Es bewähren sich in der Praxis jedoch einige Erfahrungswerte, denen die Orientierung an den Behandlungskonzepten von Blanck G. u. Blanck R. (1974), Fürstenau (1977) und Kernberg (1975) zugrunde liegt. Danach ist das Behandlungsziel nicht wie bei Angstpatienten mit stabiler neurotischer Abwehr das bewußtere Erleben des Triebimpulses, sondern der Zuwachs an Impulskontrolle, das heißt eine Nachreifung der wahrnehmenden und steuernden Ichfunktionen.

Dieser Prozeß kann dadurch gefördert werden, daß der Behandler im Rahmen einer Konfliktbearbeitung Wahrnehmungs- und Steuerungsfunktionen zur Verfügung stellt. Dies kann bei umgrenzten Funktionsdefiziten gelegentlich ausreichen, um den Patienten in die Lage zu versetzen, sein Ich soweit zu stabilisieren, daß er angstfrei wird und auf eine bewußtseinsnahe Klärung seiner Konflikte mit weiteren Entwicklungsschritten reagieren kann. Doch häufig erweist sich eine überwiegend stützende Behandlung durch Ausgleich der unzulänglichen Ichfunktionen allein als unzureichend für eine anhaltende Normalisierung des Ich. Dies hat seine Ursache in der gestörten Entwicklung der Objektbeziehungen und der abgewehrten Wut negativer Gefühle gegenüber dem insgeheim feindselig erlebten Behandler, wenn dieser sich ichstützend statt befriedigend auf die angstbedingte Hilflosigkeit des Patienten einstellt.

Dazu hat Kernberg (1975) dargelegt, daß entwicklungshemmende Spaltungs- und Projektionsmechanismen aufgelöst werden müssen, bevor beobachtende Ichanteile aktiviert werden können. Diese Mechanismen manifestieren sich auch in der therapeutischen Beziehung als Spaltung der negativen und positiven Gefühlsanteile. Bei Angstpatienten führt die instabile Projektion der negativen Gefühlsanteile auf Außenstehende zu einem wiederholten Wechsel von unterwürfiger Überschätzung des Therapeuten (verbunden mit Angstminderung) und aggressiv getönter Entwertung (verbunden mit Angstverstärkung). Dem entspricht ein wechselnder Ichzustand größter Hilflosigkeit bzw. Überheblichkeit im Selbsterleben des Patienten, die diesem meistens verborgen bleibt und eine stabile Identifizierung verhindert. Daher ist es von größter Bedeutung für die Weiterentwicklung solcher Angstpatienten, ihre Wahrnehmung auf diesen Wechsel der Ichzustände zu lenken und die damit verbundenen Spaltungen und Projektionen aufzuzeigen, um zu verhindern, daß dieser Wechsel sich immer von neuem vollzieht.

Dies wird zu Anfang durch ein stationäres Behandlungssetting erleichtert, in dem das Behandlungsteam vorübergehend stellvertretend Integrationsfunktionen für den Patienten übernimmt (vgl. auch Ermann 1979). Konkret bedeutet das, daß die Ablenkung der negativen Gefühle auf die Beziehung zu Mitpatienten und Klinikpersonal ermöglicht, vom Team beobachtet und vom Therapeuten wohldosiert in die Behandlung einbezogen wird, ohne daß die therapeutische Zweierbeziehung selbst zunächst durch direkte Aggression überlastet wird. Solange Gefühlsaufspaltungen, Idealisierungen und Entwertungen die Entwicklung einer reiferen Beziehung behindern, fällt dem Behandler auch die Aufgabe zu, unmittelbar klärend und steuernd auf den Patienten einzuwirken, um ihn zu schützen und die Behandlung aufrecht zu erhalten. Dies kann im Extremfall zusätzliche Behandlungsvereinbarungen erforderlich machen (Eissler 1953), wobei die stationäre Behandlung mit ihrem normativen Rahmen zusätzliche Vorteile bietet. Erst wenn ein Zuwachs an Wahrnehmungs- und Steuerungsvermögen erreicht ist, kann der Patient beginnen, aggressive Impulse auch innerhalb der therapeutischen Beziehung wahrzunehmen und anzuerkennen, statt sie auf Dauer außerhalb zu agieren oder in Krisen der therapeutischen Beziehung immer neue Angstzustände zu produzieren. Dann ist auch eine ambulante Fortführung der Behandlung zu empfehlen.

Je mehr die negativen Gefühlseinstellungen auf Dauer innerhalb von Beziehungen ertragen und im Laufe der Zeit auch mit positiven verbunden werden können, um so mehr gelingt es dem Angstpatienten, sich auch dauerhaft zu identifizieren: Also die therapeutische Beziehung zunächst als Vorbild zu verinnerlichen, um die wahrnehmenden und steuernden Ichfunktionen zu stärken. Gelingt dies, so wird in der weiteren Behandlung ein langwieriger Prozeß des Durcharbeitens erforderlich, in dem es darum geht, die Stabilität der neu gewonnenen Ichintegration unter sozialen Belastungen aufrecht zu erhalten, die Weiterentwicklung der Objektbeziehungen und die Verselbständigung zu fördern.

3.4 Literatur

Blanck G, Blanck R (1974) Ego psychology. Columbia University Press, New York London (dt Angewandte Ich-Psychologie. Klett, Stuttgart 1978)
Eissler KR (1953) The effect of the structure of the ego on psychoanalytic technique. Z Am Psychoanal Assoc 1:104–143
Ermann M (1979) Gemeinsame Funktionen therapeutischer Beziehungen bei stationärer Anwendung der Psychoanalyse. Z Psychosom Med Psychoanal 25:333–341

Fairbairn W (1952) An object-relations theory on the personality. Basic Books, New York
Freud A (1936) Das Ich und die Abwehrmechanismen, Neuauflage 1975. Kindler, München
Freud S (1926) Hemmung, Symptom und Angst. Gesammelte Werke, Bd 14. Imago, London
Fürstenau P (1977) Die beiden Dimensionen des psychoanalytischen Umgangs mit strukturell ichgestörten Patienten. Psyche 31:197–207
Kernberg O (1975) Borderline conditions and pathological narcissism. Jason Aronson, New York (dt Borderline-Störungen und pathologischer Narzißmus, Suhrkamp, Frankfurt 1978)
König K (1980) Die Persönlichkeitsstruktur der Patienten mit Angstsymptomatik. Z Psychosom Med Psychoanal 26:235–245
Sterba A (1934) Das Schicksal des Ichs im therapeutischen Verfahren. Int Z Psychoanal 20:66–73
Weiss E (1958) Ichstörungen bei der Agoraphobie und verwandten Erscheinungen im Lichte der Federnschen Ichpsychologie. Psyche 12:286–307

4 Lerngeschichtliche Analyse und Interpretation in der Verhaltenstherapie am Beispiel der Angstneurose [1]

W. Tunner, K. Münzel

Die Verhaltenstherapie hat bisher wenig Wert darauf gelegt, die entwicklungsgeschichtliche Analyse und Interpretation der Symptome als Teil ihrer Methode mit einzubeziehen. Der Einsicht in die Genese der Symptomatik wird keine besondere Bedeutung für die Therapie zugesprochen. Worauf es im wesentlichen ankommt, ist das Gegenwärtige, das zum größten Teil lerntheoretisch gesehen wird (vgl. Gambrill, 1978). Mehr oder weniger direkt lernt der Patient dann auch, seine Störungen unter diesem theoretischen und auf das Aktuelle bezogenen Gesichtspunkt zu interpretieren. Wie bei allen Lernprozessen zeigt sich dabei ein Wechselspiel zwischen Motivation und Lernerfolg. Die Bereitschaft, eine bestimmte Einstellung zu übernehmen und ihrer „Theorie" gemäß die Ereignisse aufzufassen, ist vom Erfolg abhängig, der auf der Grundlage dieser Einstellung erreicht wird. Bleibt Erfolg aus oder stehen die aufzuwendenden Mühen in keinem rechten Verhältnis zu ihm, dann wird die Einstellung sich ändern. Im Falle komplexer Symptome, bei denen der therapeutische Erfolg in der Regel erst allmählich erzielt werden kann, zeigt sich des öfteren ein Nachlassen der Motivation für die Arbeit an den aktuellen Problemen zugunsten eines gesteigerten Interesses für die entwicklungsgeschichtliche Analyse. Ich möchte auf die vielfältigen Gründe dieser Beobachtung nicht eingehen, sondern hier lediglich auf den Sachverhalt hinweisen. Er war der unmittelbare Anlaß, für die Verhaltenstherapie komplexer neurotischer Ängste eine Methode zur entwicklungsgeschichtlichen Analyse und Interpretation auf der Basis lernpsychologischer Vorstellungen auszuarbeiten und zu erproben. Die Grundannahme für das Vorgehen war, daß plausible Erklärungen – ob sie nun wissenschaftlich gesehen wahr oder falsch sind – das Gefühl der Hilflosigkeit gegenüber dem Unkontrollierbaren der Angst mindern und somit einen positiven Einfluß auf ihre Überwindung ausüben. Interpretationen, die aus der detaillierten Analyse der Lebensgeschichte heraus gewonnen werden, dürften dabei ein höheres Maß an Überzeugungskraft besitzen als die in der Verhaltenstherapie üblichen. Außerdem ist zu erwarten, daß lerntheoretische Erklärungen im allgemeinen die Therapiemotivation günstig beeinflussen, da sie implizit die Annahme prinzipieller Veränderbarkeit des früher einmal Erworbenen beinhalten. Dem Einwand, das Aufdecken des längst Vergangenen würde eine

---

1 Die hier referierten Ergebnisse stammen aus einer Untersuchung, die von der Deutschen Forschungsgemeinschaft im Schwerpunkt Verhaltensmodifikation gefördert wurde. Eine detaillierte Darstellung der Untersuchung: Münzel K, Tunner W Lerngeschichtliche Interpretation und Probehandlung. Zur Veröffentlichung eingereicht.

fatalistische Einstellung zuungunsten der Therapiemotivation fördern, kann mit dieser Grundannahme der Lerntheorie entgegnet werden.

Im folgenden wird ein kleiner Ausschnitt einer Untersuchung zur Prüfung der lerngeschichtlichen Methode referiert. Ihr lagen neben den erwähnten Überlegungen eine Reihe spezifischer Hypothesen zur Wirksamkeit der Methode zugrunde. Ein optimaler Effekt wurde von einer Kombination der entwicklungsgeschichtlichen Analyse und Interpretation mit der Verhaltensübung erwartet.

4.1 Patienten

Der Untersuchung standen 23 männliche und 19 weibliche Patienten unserer Ambulanz im Alter von 22–53 Jahren (ϕ 30; 29) zur Verfügung. 20 Patienten befanden sich bereits einmal oder mehrfach in psychotherapeutischer Betreuung. Die Symptome umfaßten zum großen Teil Ängste, für die im Vergleich zur Phobie ein thematisch eindeutig umschriebener Bezug auf Umweltereignisse nicht festgestellt werden konnte. Sie entsprachen am ehesten den Kategorien der Angstneurose. Zur Objektivierung der Beschwerdelisten dienten u. a. 5 Skalen des Freiburger Persönlichkeits-Inventars (Fahrenberg u. Selg, 1970). Während 54% der „Normalpopulation" – unter Berücksichtigung der Altersstufe und des Geschlechts – bei diesen Skalen Werte zwischen 6 und 4 erhalten, liegen die Werte der Patienten jeweils im oberen oder unteren Extrembereich:

Skala 1 „Nervosität" $M = 6{,}91$; $S = 1{,}54$
Skala 2 „Depressivität" $M = 6{,}89$; $S = 1{,}56$
Skala 5 „Geselligkeit" $M = 2{,}84$; $S = 1{,}92$
Skala 6 „Gelassenheit" $M = 2{,}82$; $S = 1{,}17$
Skala 8 „Gehemmtheit" $M = 7{,}89$; $S = 1{,}09$

4.2 Untersuchungsplan

Die Patienten wurden vier Behandlungs- und einer Kontrollbedingung zugeordnet. Jede Therapie bestand aus jeweils zwei Phasen von je 8 Sitzungen. Jede dieser Pha-

	1. Therapiephase	2. Therapiephase
1. Bedingung	Kombination von entwicklungsgeschichtlicher Analyse und Verhaltensübung (8 Gruppensitzungen)	Kombination von entwicklungsgeschichtlicher Analyse und Verhaltensübung (8 Gruppensitzungen)
2. Bedingung	Entwicklungsgeschichtliche Analyse (8 Gruppensitzungen)	Verhaltensübung (8 Gruppensitzungen)
3. Bedingung	Entwicklungsgeschichtliche Analyse (8 Einzelsitzungen)	Verhaltensübung (8 Einzelsitzungen)
4. Bedingung	Verhaltensübung (8 Gruppensitzungen)	Verhaltensübung (8 Gruppensitzungen)
5. Bedingung	Keine Therapie – nur Teilnahme an den diagnostischen Untersuchungen	

sen erstreckte sich über 10 Wochen. Zwischen den beiden Phasen lag eine Pause von 12 Wochen. Die 9 diagnostischen Verlaufsuntersuchungen, bei denen subjektive Tests, Verhaltensproben und autonome Maße erhoben wurden, verteilten sich auf die Zeit vor, zwischen und nach den Therapiephasen.

4.3 Behandlungsmethoden

4.3.1 Lerngeschichtliche Analyse und Interpretation

Bei dieser Methode wurde von der Annahme ausgegangen, daß Angst und Abwehrreaktionen einer Person von ihrem Verständnis der Ursachen dieser Reaktionen abhängen. Das Vorgehen wurde in drei Schritten durchgeführt. Im ersten Schritt beschrieb der Patient seine gegenwärtigen Schwierigkeiten. Im zweiten Schritt wurden vom Therapeuten Fragen nach Variablen des in der Verhaltensdiagnostik verwendeten Bedingungsmodells gestellt (vgl. Kanfer u. Goldstein, 1977). Im dritten Schritt erfolgte die Frage nach dem Warum der Störung. Ausgehend von den gegenwärtigen Problembereichen, wurde der Patient dazu aufgefordert, in der Erinnerung nach Ereignissen seiner Kindheit und Jugend zu suchen, die sich erlebnismäßig in einen Zusammenhang mit dem Gegenwärtigen bringen ließen. Um die Erinnerungstätigkeit zu fördern, wurde der Patient dazu motiviert, sich imaginativ in vergangene Ereignisse hineinzuversetzen und seine Erlebnisse dabei zu verbalisieren. Durch Fragen, die zum Vergleich zwischen dem Vergangenen und dem Gegenwärtigen anregten, wurden die Patienten dann allmählich auf die Interpretationen hingeführt. Patienten, die bereits Vermutungen über die kausalen Zusammenhänge besaßen, wurden aufgefordert, den Vorgang des Vorstellens, Beschreibens und nachherigen kausalen Zuordnens dennoch mitzumachen, wodurch sich in der Regel andere oder modifizierte Interpretationen ergaben. Dem Therapeuten wurden zu diesem Vorgehen folgende Grundregeln vorgegeben:

1. Die Interpretationen erfolgen auf der Grundlage von Lerngesetzen.

2. Die Suche nach vergangenen Ereignissen geht von der gegenwärtigen und vom Patienten beschreibbaren Problematik aus.

3. Die Interpretationen werden unter dem Einfluß eines gefühlsmäßigen Nachvollzugs der vergangenen Ereignisse vorgenommen.

4. Zur Förderung des Nacherlebens vergangener Ereignisse wird der Patient zur imaginativen Tätigkeit angeregt.

5. Durch wiederholtes Fragen des Therapeuten wird auf die Interpretationen allmählich hingeführt (sokratische Methode).

4.3.2 Verhaltensübung

Diese Methode ging von der Annahme aus, daß Angst und Angstabwehrreaktionen durch das Einüben entsprechender Verhaltensweisen überwunden werden können und daß der Patient dafür keine Einsichten in die Entwicklungsgeschichte seiner Störungen benötigt. Es genügt, die funktionalen Zusammenhänge der gegenwärtigen Situation zu erfassen. Das Vorgehen läßt sich wiederum in drei Schritte aufteilen: Wie für die lerngeschichtliche Interpretation war auch für das Üben im ersten

Schritt die Beschreibung des aktuellen Problems durch den Patienten vorgesehen. Im zweiten Schritt verfolgte die Analyse der Merkmale nach dem verhaltensdiagnostischen Bedingungsmodell. Im dritten Schritt wurde in Form von Probehandlungen geübt. Einige der geschilderten Problemsituationen wurden ausgewählt und für die Probehandlungen arrangiert. Im Falle diffuser Sozialängste ergaben sich viele dieser Bedingungen bereits aus der Gruppensituation bzw. der Interaktion zwischen dem Patienten und dem Therapeuten. Auch für diese übende Methode erhielten die Therapeuten Grundregeln vorgegeben:

1. Die Übungen erfolgen auf der Grundlage von Lerngesetzen.

2. Die Übungen sollen sich auf Problemsituationen beziehen, die aus dem Alltag des Patienten entnommen sind.

3. Die Übungen werden auf eine möglichst nicht-direktive Weise durchgeführt.

4. Bevor eine Korrektur des störenden Verhaltens erfolgt, wird der Patient dazu motiviert, diese Störungen zu demonstrieren, um dadurch ihre Merkmale deutlich herauszustellen.

5. Das Üben erfolgt nach den Regeln der allmählichen Annäherung an das Übungsziel.

Sowohl für die interpretative als auch für die übende Methode galt der Grundsatz, daß Motivation und ein andauernder Lernerfolg um so eher zu erreichen sind, je mehr der Patient den Eindruck gewinnen kann, daß die erreichten Ziele zum größten Teil auf seine persönlichen Bemühungen zurückzuführen sind.

4.4 Ergebnisse

Faßt man die statistischen Resultate aller diagnostischen Erhebungen zusammen, so ergibt sich, daß nicht nur durch die Methode der Verhaltensübung bedeutsame Verbesserungen in den Verhaltensproben erzielt wurden, sondern auch durch die entwicklungsgeschichtliche Analyse und Interpretation. Dieser Erfolg wird von den Patienten der Verhaltensübung jedoch besser eingeschätzt als von den Patienten der entwicklungsgeschichtlichen Analyse und Interpretation. Auf die Stärke der Sozialangst, die mit dem Fragebogen SAP von Lück (1971) erhoben wurde und auf die Höhe der Werte des eingangs erwähnten Freiburger Persönlichkeits-Inventars (FPI) zeigen sich statistisch bedeutsame positive Einflüsse durch die entwicklungsgeschichtliche Analyse und Interpretation, nicht aber – oder nur vereinzelt – durch die Methode der Verhaltensübung. Der generell beste Erfolg wurde durch die Sukzession von entwicklungsgeschichtlicher Analyse und Interpretation (1. Therapiephase) und Verhaltensübung (2. Therapiephase) erzielt. Die Therapiezufriedenheit, welche als globale Beurteilung der jeweiligen Therapiephase, als anonyme Beurteilung der einzelnen Sitzungen und im Rahmen der Interviews als Antwort auf die Fragen nach positiven und negativen Aspekten der Therapiephasen erhoben wurde, war für alle Methoden relativ hoch. Die Einstufungen der Zufriedenheit auf einer 5-stufigen Skala (1 = sehr zufrieden; 5 = sehr unzufrieden) lagen für die Beurteilungen der Therapiephasen zwischen 1,50 und 2,13. Die entwicklungsgeschichtliche Analyse und Interpretation wurde dabei der Tendenz nach am besten beurteilt, während die gleichzeitige Kombination beider Methoden das geringste Maß positiver Beurteilung erfuhr.

4.5 Interpretation

Die Interpretation der Ergebnisse erforderte noch eine Reihe von Informationen zu den theoretischen Überlegungen und zur praktischen Durchführung der Studie. Außerdem erbrachten die Auswertungen der diagnostischen Verläufe jedes einzelnen Patienten gegenüber den Mittelwertsvergleichen der Gruppen zusätzliche Hinweise auf individuelle Wirkungen der Methoden. Es ist das Dilemma jeder therapeutischen Studie, daß die interindividuellen Differenzen trotz relativ homogener Leitsymptome hohe Streuungen in vielen der diagnostischen Maße zur Folge haben. Die statistische Auswertung der Einzelfälle würde eine sehr große Anzahl von Verlaufsdaten benötigen. Aber auch wenn diese Forderung sich erfüllen ließe, so würde der Anspruch, über das Ergebnis des Einzelfalles hinaus, generalisierbare Aussagen machen zu wollen, doch wiederum eine repräsentative Anzahl solcher Fälle erfordern. Obgleich die vorliegende Studie diese Forderung nicht erfüllt, lassen sich für die Erweiterung des verhaltenstherapeutischen Vorgehens einige Schlüsse daraus ableiten. Die entwicklungsgeschichtliche Analyse und Interpretation erweist sich als eine Methode, die nicht nur auf Persönlichkeitsfaktoren positiv einzuwirken vermag, sondern auch auf die Merkmale des konkreten Verhaltens. Vielleicht ist diese Tatsache auf die „Übungsmöglichkeit" zurückzuführen, die innerhalb jeder therapeutischen Interaktion – vor allem aber in der Gruppentherapie stattfindet. Was die Kombination der Methode betrifft, so dürfte der nahezu gleichzeitige Einsatz von entwicklungsgeschichtlicher Interpretation und Verhaltensübung sowohl den Therapeuten als auch den Patienten überfordern. Dem heute modernen Eklektizismus in der Psychotherapie ist diese Feststellung entgegenzuhalten.

4.6 Literatur

Fahrenberg J, Selg H (1970) Das Freiburger Persönlichkeitsinventar (FPI). Hogrefe, Göttingen
Gambrill ED (1978) Behavior modification. Jossey-Bass, San Francisko
Kanfer F, Goldstein AP (1977) Möglichkeiten der Verhaltensänderung. Urban & Schwarzenberg, München
Lück H (1971) Entwicklung eines Fragebogens zur Messung von Angst in sozialen Situationen (SAP), Diagnostica 17:53–59

5 Psychotherapie der Borderline-Persönlichkeit

G. Rudolf

5.1 Zur Begriffsbildung

Die Psychiatrie kennt bestimmte Syndrome, die in sich geschlossen und charakteristisch sind, die aber die Eigenart haben, daß sie sich nur schwer in das Ordnungssystem psychiatrischer Diagnosen einfügen lassen. Es entsteht geradezu der Eindruck, daß diese Syndrome alle diagnostischen Ordnungslinien durchkreuzen. Diese Phänomene haben Berührungen mit den Neurosen, mit den Persönlichkeitsstörungen, oft auch mit den Süchten und Perversionen und nicht zuletzt mit den Psychosen, hier speziell mit den Schizophrenien. Bei der Diskussion dieser Syndrome erwächst aus der diagnostischen Unsicherheit häufig ein Abwägen und Tauziehen: „Hier handelt es sich um Schizophrenien, die wie Neurosen aussehen (pseudoneurotische Schizophrenie, Hoch u. Polatin, 1949)" wird von der einen Seite festgestellt und die Gegenmeinung lautet: „Das sind Neurosen, die an Schizophrenien grenzen (Borderline Group of Neuroses, Stern, 1928)".

In dieser Ungewißheit der diagnostischen Zuordnung eines bestimmten klinischen Phänomens wurde von vielen ein Kompromiß befürwortet, der darauf verzichtet, das Syndrom eindeutig dem diagnostischen Bereich der Neurosen oder dem der Psychosen zuzuweisen und der ihm statt dessen einen eigenen Status als diagnostisches Grenzgebiet zubilligt. Die diagnostische Etikettierung Borderland oder Borderline, Grenzbereich, weist also auf eine kompromißhafte Lösung, die um der besseren Verständigung willen akzeptiert wurde.

5.2 Das Krankheitsbild

Einige Zeit sah es so aus, als habe jeder der zahlreichen Autoren, die sich zu diesem Thema äußerten, ein eigenes klinisches Bild und eigenes Konzept vor Augen, doch inzwischen ist eine weitgehende Annäherung, auch zwischen psychoanalytischen Konzepten und psychiatrischen Beschreibungen, erfolgt. Folgende Verhaltensweisen sind Charakteristika des Borderline-Syndroms, wir beziehen uns dabei auf Gunderson u. Kolb (1978), die aus der umfangreichen Borderline-Literatur die am häufigsten beschriebenen Persönlichkeitsmerkmale zusammengestellt und empirisch überprüft haben. In Unterscheidung von Neurosen einerseits und Psychosen andererseits nennen sie:
- Mangelhafte Impulssteuerung, die sich in antisozialem oder promiskuitivem Verhalten ausdrückt und die zu Alkohol- und Drogenmißbrauch führt.

– Selbstbeschädigungs- und Suizidtendenzen, die oft als Appell an andere Menschen verstanden werden können.
– Ein hohes Niveau von Affektlabilität, meist im Sinne von Dysphorie, Ärger und Angst, bei gleichzeitigem Fehlen von Zufriedenheitsgefühlen.
– Angedeutete psychotische Züge im Sinne von vorübergehenden sensitiv-paranoiden Erlebnissen, Depersonalisationen und stark regressiven Einstellungen, wogegen eindeutige und länger dauernde psychotische Zeichen fehlen.
– Schließlich wird eine Vielfalt von Störungen im zwischenmenschlichen Bereich genannt. Hier zeigen sich Partnerkrisen, masochistische Abhängigkeiten, quälerische Entwertungen des Partners und andere subjektiv leidvolle Beziehungsformen.

Das hier gezeigte Bild wurde an stationär behandelten Patienten gewonnen. Bei ihnen ist – wie sich in der Notwendigkeit der Klinikaufnahme zeigt – das Ausmaß der Selbstgefährdung sowie der sozialen und menschlichen Konflikte besonders hoch. In der ambulanten Praxis bietet sich das gleiche Bild in schwächerer Ausprägung, u. U. stärker abgesichert durch schizoide und narzißtische Charakterhaltungen.

Wir sehen also Menschen vor uns, die sich um soziale Kontakte und persönliche Bindungen bemühen, dabei aber durch sensitives Mißverstehen, durch überhöhte Ansprüche und aggressive Reaktionen große Schwierigkeiten erfahren. Es sind Menschen, die leicht von Mißstimmungen und impulsiven Bedürfnissen überrollt werden, die sich durch Alkohol, Medikamente und Drogen zu beruhigen versuchen und sich selbst indirekt oder direkt durch Suizidhandlungen und Selbstverletzungsmaßnahmen Schaden zufügen. Nicht zuletzt sind es aber auch Menschen, die an sich selbst, an ihrer Person, an ihrem Selbstgefühl größte Zweifel und Unsicherheiten spüren und insofern kein sicheres Identitätsgefühl besitzen. Das, was sie letztlich veranlaßt, den Therapeuten aufzusuchen, sind meist zusätzliche, vielfältige neurotische Krankheitszeichen wie Ängste, Phobien oder Zwänge.

Aus alledem erwächst der Eindruck des Gefährdeten, des Labilen, stets am Rande von Suizid, Sucht, Verwahrlosung oder Psychose befindlichen. Und doch ist dieser labile Zustand – wie die therapeutische Erfahrung immer wieder bestätigt – in all seiner Gespanntheit und Krisenhaftigkeit recht stabil. Vor allem wurde beobachtet, daß das scheinbar präpsychotische Bild kaum jemals in die Psychose hineingleitet. Die Grenze in Richtung Schizophrenie scheint weitgehend verläßlich gezogen, das Borderline-Syndrom ist keine „halbe Psychose", sondern eine spezifische Persönlichkeitsstörung, die sich von den typisch neurotischen Syndromen in einigen wichtigen Punkten unterscheidet.

5.3 Die Psychodynamik

Welche therapeutischen Erfahrungen gibt es in diesem Feld? Um uns den therapeutischen Zugang zu diesen Patienten zu erschließen, müssen wir uns stärker als bisher mit ihrem subjektiven Erleben auseinandersetzen. Wir wollen dabei von dem diagnostischen Etikett Borderline ausgehen und den semantischen Hof dieses Wortes betrachten: Borderline bedeutet Grenzlinie, Zwischenbereich und bezeichnet etwas, das die Peripherie bildet, weitab von einer Mitte oder gleich weit weg von vielen

Mittelpunkten. In der Umgebung der Grenzlinie findet sich in der Regel ein Niemandsland, das keinem voll zur Verfügung steht. Wenn jemand dort zur Welt kommt oder lebt ist es zweifelhaft, welchen Paß er erhält, welche nationale Identität er entwickelt. Übertragen wir das geographische Bild auf den Menschen so zeigt sich, daß es für den Gesunden wichtig ist, nicht im Niemandsland zu leben, er braucht innere und soziale Mittelpunkte, er trachtet danach, ganz bei sich zu sein und eindeutig irgendwo zuzugehören. Gerade diese Erfahrung eines persönlichen und sozialen Mittelpunktes verleiht ihm Sicherheit und Selbstwert: „Das bin ich, das will ich, so handle ich, hierher gehöre ich". Aus diesem Gefühl subjektiver und sozialer Identität heraus richtet sich der Blick nach draußen, von der Mitte zur Grenze, jenseits derer die anderen, die Fremden leben. Wenn der Mittelpunkt eindeutig und stark ist, zeigt diese Grenzlinie deutliche Konturen. Die Fähigkeit einer eindeutigen Abgrenzung zwischen der eigenen Identität und dem fremden Individuum vermittelt ein Gefühl der Stärke und der Ich-Autonomie: „Hier bin ich, so weit reichen meine Interessen – dort ist der andere, das ist sein Bereich". Erst wenn die eigene Mitte sicher gespürt wird und die Grenze zum anderen deutlich gezogen ist, erwächst die Möglichkeit, aus der eigenen Identität heraus über die Grenze hinweg zum anderen in Beziehung zu treten, sich ihm anzunähern, ihm etwas mitzuteilen, sich ihm verständlich zu machen, sich mit ihm auseinanderzusetzen, notfalls mit ihm zu kämpfen oder sich mit ihm liebevoll zu verbinden und somit in der Vereinigung die abgegrenzte eigene Existenz zu transzendieren.

Die Beeinträchtigungen des Borderline-Syndroms betreffen also im wesentlichen das Ich und die zwischenmenschlichen Beziehungen. Die Patienten erleben vorrangig Störungen der eigenen Mitte, Auflösung der eigenen Grenze und als Folge dessen die Unfähigkeit, Beziehungen aufzunehmen und zu unterhalten. So registrieren wir bei Borderline-Patienten zuvorderst das Fehlen eines verläßlich erlebten persönlichen Mittelpunktes in dem Gefühl „ich bin nicht richtig da, ich bin nicht ich selber, ich fühle mich nicht lebendig, ich weiß nicht, was ich will, ich bin vieles gleichzeitig und nichts richtig".

Der zweite Störungsschwerpunkt beinhaltet die Schwierigkeit der Abgrenzung eines Menschen, der ohnehin im Niemandsland lebt. Es sind die Zweifel am eigenen Einfluß und an der Macht der anderen: „Wie weit reicht der Geltungsbereich des anderen, wie weit können sie mich beeinflussen, können sie meine Gedanken lesen, muß ich mich gegen sie wehren?" oder auch umgekehrt „wie groß ist meine eigene Bedeutsamkeit?".

Der dritte Schwerpunkt markiert zweifellos die gewichtigste und für den Betroffenen die leidvollste Störung. Er betrifft die Beziehungsmöglichkeiten eines Menschen, der der eigenen Mitte unsicher ist „wie kann ich andere verstehen, wenn ich selbst nicht genau weiß, wer ich bin? wie kann ich mich anderen annähern, wenn ich nicht weiß, wo ich selber stehe? wie kann ich mit ihnen umgehen, wenn ich den eigenen Wert und die eigene Kraft und die Bedeutung der anderen nicht einschätzen kann, wenn ich immer auf dem Sprung sein muß, mich zur Wehr zu setzen?" Und das Schwierigste „wie kann ich mich einem anderen Menschen in Zuneigung überlassen, wenn ich ohnehin ständig fürchten muß, die eigene Person zu verlieren? Ist es da nicht sicherer, innerlich Distanz zu halten, vorsichtig zu beobachten, auch um den Preis der persönlichen Einsamkeit?"

5.4 Der psychotherapeutische Zugang

Der gestörte Bezug zur eigenen Person und zum anderen Menschen stellt somit ein Achsensyndrom der Borderline-Patienten dar. Alle psychotherapeutischen Bemühungen zielen darauf ab, das verunsicherte Gefühl der persönlichen Mitte wieder zu beleben und zu kräftigen, die Grenzen der autonomen Persönlichkeit zu festigen, das Zutrauen in die eigene Wahrnehmung und eigene Ausdrucksfähigkeit zu stärken, und vor allem die Vielfalt sozialer und emotionaler Kontakte zu anderen zu erproben und einzuüben. In diesem Sinne werden schon seit langem und mit Erfolg modifizierte psychoanalytische Verfahren angewendet (z. B. Schmiedeberg, 1947, Kernberg, 1960, Chessick, 1977, Rudolf, 1977). Für diese therapeutische Vorgehensweise ist es charakteristisch, daß die Person des Therapeuten auf eine andere Art einbezogen wird, als es in den sonstigen Neurosentherapien der Fall ist. Der durchschnittliche neurotische Patient wendet sich aktiv an seinen Therapeuten und baut zu ihm eine Beziehung auf, die bestimmte neurotisch gefärbte Züge trägt. Diese speziellen Übertragungsinteraktionen werden im Therapieverlauf sichtbar gemacht und durchgearbeitet.

Bei der Borderline-Therapie liegen die Verhältnisse in der Regel anders: Hier haben wir es mit Menschen zu tun, die das Zutrauen zu ihrer eigenen Persönlichkeit verloren haben und die es gewohnt sind, sich aus verbindlichen persönlichen Beziehungen herauszuhalten oder sich dagegen zu wehren. Insofern hat es der Therapeut nicht mit einer offensichtlich neurotisch konstellierten Beziehung zu tun, die er bearbeiten kann, sondern mit einer Nicht-Beziehung, mit ständig abreißenden mißlingenden Formen des Kontakts, sogar mit abwehrenden und abweisenden Haltungen des Patienten. Falls sich eine Beziehung ergibt, versucht der Patient, sie nach seinen oft abrupt wechselnden Bedürfnissen zu gestalten, und der Therapeut erlebt sehr anspruchsvolle, manipulatorische, idealisierende oder abwertende Einstellungen seines Gesprächspartners. Diese Anstrengungen und typischen Schwierigkeiten beim Aufbau einer Beziehung kennzeichnen häufig die Anfangsphase der Borderline-Therapie.

Der fortschreitende Behandlungsverlauf zeigt weitere typische Situationen. In dem Maß wie der Patient aus seiner Abschaltung herausfindet und zu sich selbst und zu seiner Lebensgeschichte in Kontakt tritt, aktualisieren sich schmerzliche Erfahrungen, alte Enttäuschungen, Kränkungen, Forderungen, Wut- und Racheimpulse. Wie in jeder Psychotherapie, bekommt der Therapeut einiges davon am eigenen Leib zu spüren. Hier kommt jedoch hinzu, daß die schwache Impulssteuerung und die fehlende Integration von Affekten und Impulsen oft ein lebhaftes Agieren bedingt. Aggressive Ausbrüche, Suizidimpulse, Alkoholmißbrauch oder aufbrechende Körpersymptomatik stellen den Therapeuten vor die Aufgabe, seinem Patienten Stütze und Widerpart zugleich zu bieten, damit diese unruhigen Zeiten gemeinsam durchgestanden werden können.

Eine dritte charakteristische Schwierigkeit ergibt sich aus der dissoziierten Verfassung des Patienten. Seine Abspaltungstendenz und der Mangel an Ganzheitlichkeit bewirken, daß Einstellungen und Gefühle oft abrupt nebeneinander und nacheinander auftauchen können. So wechseln u. U. binnen weniger Minuten Äußerungen des Vorwurfs und der Anklage mit solchen der Anhänglichkeit und Zustimmung, oder es zeigt sich sozial freundliches Verhalten neben mitleidlos egoistischen Einstellungen, ohne daß dieser Widerspruch erlebt wird. Das bedeutet für den Gesprächspartner ein Wechselbad von Emotionen, das ihn verwirrt und abschreckt. Die therapeutische Aufgabe ist es dagegen, den Patienten seine unterschiedlichen Seiten sehen zu lassen, damit er sie akzeptieren und langfristig integrieren lernt.

Alle die genannten Situationen sind dazu angetan, den Therapeuten zu fordern und zu belasten. Sie verlangen von ihm Standfestigkeit im einzelnen Augenblick der persönlichen Begegnung und Ausdauer über die langen Zeitstrecken, die der Patient für seine Entwicklung benötigt. Dabei ist es entscheidend wichtig, dem Patienten soviel Spielraum zu geben für Annäherung und Rückzüge, wie er nötig hat, ihm soviel Zeit zu lassen, wie er braucht, ihn so zu akzeptieren, wie er ist, und somit in jeder Situation den Respekt für seine Persönlichkeit zu bewahren.

Wer diese therapeutischen Erfordernisse akzeptiert, wird dagegen gefeit sein, aus Gründen eigener kurzatmiger Planung oder therapeutischer Selbstüberschätzung bei dem Patienten schnell etwas anreißen zu wollen und ihn dann nach kurzer Therapiezeit alleine zu lassen oder weiterzuüberweisen. Unter Umständen kann es auch wichtiger sein, daß der Therapeut die Grenzen der eigenen Belastbarkeit dem Patienten gegenüber zugeben kann, als daß er an dem Anspruch festhält, alles ertragen und jedem helfen zu können. Insofern scheinen mir diese persönlichen Eigenschaften und Haltungen des Therapeuten wichtiger für die Effizienz der Therapie als die Variablen des Settings, nach denen der Patient sitzt oder liegt, häufig oder selten zur Therapie kommt. Die Beschreibung der Therapeutenpersönlichkeit läßt erkennen, daß neben einer gewissen Grunderfahrung an therapeutischer Technik, vor allem Motiviertheit und persönliches Engagement erforderlich sind, sowie die Bereitschaft, sich mit Menschen auseinanderzusetzen, die sich nicht von vornherein gefügig und gefällig anbieten können.

Gibt es solche Therapeuten? Unter den qualifiziert ausgebildeten und ambulant tätigen Psychotherapeuten ist im Laufe des letzten Jahrzehnts das Interesse deutlich gewachsen, sich mit modifizierten Techniken diesen Behandlungen zu widmen. Schwieriger ist die Lage in den Kliniken, hier begegnen die noch wenig ausgebildeten Therapeuten den besonders schwer kranken Patienten. Dennoch besteht die Chance, daß auch hier fruchtbare therapeutische Arbeit geleistet werden kann: Die meisten der jungen Kollegen haben zwar wenig therapeutische Vorerfahrungen, sie kommen jedoch mit großer innerer Bereitschaft und mit sozialem Engagement in die Psychiatrie und bringen somit wichtige persönliche Voraussetzungen für die therapeutische Arbeit mit. Damit dieser initiale Elan therapeutisch genutzt werden kann, müssen jedoch zwei Voraussetzungen in der Arbeitssituation erfüllt sein: Die eine betrifft das Prinzip der persönlichen und beständigen Beziehung zum Patienten als Voraussetzung jedem psychotherapeutischen Handelns.

Die Organisation von Kliniken bringt es mit sich, daß der Patient in starkem Maße von der Institution, z. B. der Station versorgt wird, während eine persönliche Verantwortung des Therapeuten für ihn wenig spürbar wird. Die ohnehin labile und eingeschränkte Beziehungsmöglichkeit eines Borderline-Patienten ist durch unbeständige Kontakte oder gar durch Wechsel seiner therapeutischen Beziehungsperson hoffnungslos überfordert.

Die zweite Empfehlung hängt mit der ersten zusammen. Wenn ein Therapeut die persönliche Verantwortung für einen Patienten übernimmt, bedeutet das für ihn eine Belastung, im Fall der Borderline-Therapie mit ihren stellenweise bedrohlichen

Entwicklungen oft eine große Anstrengung. Es ist daher eine unerläßliche Hilfestellung für ihn, sich regelmäßig mit einzelnen erfahrenen Kollegen oder mit einer Gruppe aussprechen und beraten zu können, wie das in Supervisions- und Balint-Gruppen oder im kollegialen Gespräch der Fall ist. Ein Therapeut, der versucht, in der Praxis ganz alleine zurechtzukommen oder der in der Klinik ohne sachkundige Unterstützung und Anleitung arbeiten muß, läuft freilich Gefahr, sich zu überfordern und zu resignieren.

Die schwierige und langwierige, aber wie die psychotherapeutische Erfahrung zeigt, dennoch Erfolg versprechende Behandlung von Borderline-Patienten wird also am ehesten gefördert, wenn der persönliche Mut und das Engagement eines Therapeuten ergänzt werden durch organisatorische Bedingungen, die ihm ein persönlich verantwortliches, zeitlich konstantes Arbeiten im kollegialen Rückhalt ermöglichen.

5.5 Literatur

Chessick R (1977) Intensive Psychotherapy of the borderline patient. Jason Aronson, New York
Gunderson JG, Kolb JE (1978) Discriminating features of borderline-patients. Am J Psychiatry 135:792–796
Hoch PH, Polatin P (1949) Pseutoneurotic forms of schizophrenie. Psychiatr Q 23:248–276
Kernberg O (1960) The treatment of patients with borderline personality organization. Int J Psychoanal 49:600–619
Rudolf G (1977) Krankheiten im Grenzbereich von Neurose und Psychose. Vandenhoeck & Ruprecht, Göttingen
Schmiedeberg M (1947) The treatment of psychopaths and borderline patients. Am. J Psychother 1:45–70
Stern A (1938) Psychoanalytic investigation of and therapy in the borderline neurosis. Psychoanal 7:467–489

6 Stationäre Psychotherapie bei Patienten mit Borderline-Syndromen

S. O. Hoffmann

Jeder Psychiater oder Psychotherapeut wird Patienten kennen, die man diagnostisch irgendwo zwischen Neurosen und Psychosen einordnen könnte, ohne daß hier die Frage diskutiert werden müßte, ob es sinnvoll ist, sie als Borderline-Syndrome zu bezeichnen oder nicht. Diese Patienten stellen therapeutisch ein großes Problem dar. Da die Pharmakotherapie nur in wenigen Fällen nennenswerte Besserungen bringt, werden sie früher oder später für Psychotherapie vorgeschlagen. Oft haben sie bereits mehrere Psychotherapieversuche verschiedenster Art und Qualität hinter sich, wenn man sie zum ersten Male sieht. Meist wurden die Therapien von den Patienten selbst abgebrochen. Manchmal gewinnt man aber auch den Eindruck, daß die jeweiligen Behandler die Patienten nicht ungern ziehen ließen. Das heißt, daß es sich um eine Patientengruppe handelt, die man pragmatisch als *psychotherapeutische Problempatienten* bezeichnen kann. Es ist recht wahrscheinlich, daß einige dieser Patienten zu jener Gruppe gehören, von der gesagt wurde, daß sie „eine verlorene Sache für jede Form von Psychotherapie" sei. In der analytischen Psychotherapie gehen die Möglichkeiten unseres Verstehens weit über die Möglichkeiten unseres Helfenkönnens hinaus. Aber es ist genauso sicher, daß einer Reihe von diesen Patienten mit den Mitteln der Psychotherapie geholfen werden kann, und hier kommt der stationären Psychotherapie eine besondere Rolle zu. Im folgenden wird systematisch die Frage der ambulanten Therapie dieser Patienten vernachlässigt, die für den größeren Teil von ihnen indiziert ist, und wir befassen uns gleich mit jenen, die zur ambulanten Psychotherapie offensichtlich nicht in der Lage sind. Offensichtlich ist es in erster Linie die Unfähigkeit, eine therapeutisch verwertbare emotionale Beziehung zum Therapeuten einzugehen, die hier so deletär wirkt. Entweder kommt es zu gar keiner Beziehung, oder die Beziehung wird rasch so pathologisch strukturiert, daß das Arbeitsbündnis, die therapeutische Allianz, der Pakt, mit dem Patienten aufgehoben wird. Nur zu oft wird auch der Therapeut durch die extremen Forderungen, Erwartungen und Beanspruchungen des Patienten, die ja weit über die Therapiestunden hinausreichen, an die Grenzen seiner eigenen Belastbarkeit gebracht. So sieht es bei der ambulanten Einzeltherapie oft so aus, daß sie Patient und Therapeut emotional überfordert und es deswegen zum Abbruch kommt. Die ambulante Gruppentherapie hingegen, die zumindest dem „Zuviel" an emotionaler Abhängigkeit und Regression auf Seiten des Patienten entgegenwirken könnte, stützt den Patienten zu wenig, sie „trägt" ihn nicht ausreichend. Diese engere Gruppe von Patienten ist aufgrund ihrer inneren Struktur zumindest anfangs ambulant nicht behandelbar. Gruppentherapie trägt sie nicht genug, Einzeltherapie stellt für sie eine Überforderung dar, weil die Variable der Nähe und Distanz auf einem bestimmten Niveau mehr oder minder festgelegt ist.

Hier liegt die eigentliche Chance der stationären Psychotherapie und auch ihre genuine Indikation. Psychoanalytische Therapie in der Institution bietet einen intensiven emotionalen Halt für den frühgestörten Patienten. Sie entlastet ihn vorübergehend davon, die Motivation zur Therapie ständig neu zu erwägen, nachdem man sich einmal für sie entschieden hat. Stationäre Psychotherapie findet dann erst einmal statt. Das ist der eine Vorteil. Der andere ist, daß sich die „Zudringlichkeit", die „Eindringlichkeit" der Psychotherapie im stationären Feld in idealer Weise so variieren läßt, daß sie für den Patienten überhaupt erst aushaltbar wird. Der Patient bestimmt das Ausmaß, in dem er sich in die Therapie einläßt. Innerhalb des stationären Settings, aber genaugenommen erst im Vorfeld der eigentlich konfliktzentrierten Psychotherapie erfolgt ein Angstabbau und gleichzeitig damit im günstigen Fall das Entstehen einer Therapiemotivation. Mit anderen Worten: Stationär machen wir einer Reihe von Borderline-Patienten ein Therapieangebot, das für sie noch aushaltbar ist und das sie gleichzeitig noch ausreichend hält.

Wenn man in einem stationären Rahmen regelmäßig solche frühgestörten Patienten behandeln will, wie es auf der Psychotherapiestation der Universität Freiburg zwischen 1973 und 1980 geschah, dann muß die Struktur der Station sich danach richten, was diesen Patienten nützt und was ihnen schadet. Es soll hier versucht werden, einfach eine Reihe von Charakteristika aufzuzeichnen, die bei psychotherapeutischen Problempatienten regelmäßig bestehen und mit denen wir rechnen müssen. Bei diesen Menschen finden wir a) eine Neigung zu „maligner" Regression, b) Störungen der Realitätswahrnehmung und teilweise wahnhafte Projektion, c) eine rasch auftretende und ebenso rasch zurückgenommene Übertragungsbereitschaft, d) ein schwankendes und fluktuierendes Identitätsgefühl, oft mit raschem Wechsel des dominierenden Anteils („multiple Identität"), e) eine Neigung zu massivem Agieren und f) eine starke Einschränkung ihrer Ich-Funktionen, das ist eine ausgeprägte Ich-Schwäche, ein strukturelles Defizit im Ich. Diese Aufzählung macht schon deutlich, daß neben den Konflikten, wie wir sie traditionell bei den Neurosen finden, auch Defizite, ein spezifisches „Nicht-Können" und „Nicht-Haben" vorliegen.

Damit verschiebt sich der therapeutische Akzent für diesen Bereich ein Stück weit von der Konfliktbezogenheit hin zum „sozialen Lernen". Das wäre eine Konsequenz. Eine andere wäre die sorgfältige *Vermeidung aller Regressionsangebote*. Stationäre Therapie verführt ganz generell mehr zu Regression, als ambulante Therapie es tut. Diese Gefahr kann man durch eine ernsthafte Strukturierung des Settings teilweise auffangen. Von großem Wert ist hier eine Stationsordnung, die ernstgenommen und eingehalten wird, gleichgültig wie sie im Detail auch immer aussehen mag. Wir haben auch sehr gute Erfahrungen damit gemacht, daß man den Patienten selbst regelmäßig zur Formulierung von ganz praktischen Therapiezielen „Was möchten Sie innerhalb der nächsten vier Wochen erreichen?") zwingt und ihn auch selbst darüber entscheiden läßt, ob er zur Erreichung dieses ad hoc-Ziels die stationäre Therapie fortsetzen möchte. Ein anderer Punkt: Dem massiven Agieren solcher Patienten kann man stationär durch eine gute Kommunikation und vor allem durch eine Ausräumung von Konflikten im Team selbst entgegenwirken. Wenn jeder Mitarbeiter auf der Station davon ausgehen kann, daß er von den anderen über alle entscheidenden Vorgänge informiert wird, und daß er sich auf die anderen Mitarbeiter ebenso verlassen kann, wie sie sich auf ihn verlassen, dann bleibt wenig Raum für die ständigen Versuche der Patienten, die einzelnen Mitglieder des Teams gegeneinander auszuspielen, bzw. sie in ihre eigenen Konfliktfelder einzubeziehen.

Der Kern unserer eigenen Konzeption (Arfsten u. Hoffmann, 1978) läßt sich als die Schaffung einer geschlossenen Gruppe von Therapeuten beschreiben, die Ärzte, Psychologen und Schwestern gleichermaßen umfaßt und die dynamisch den Gegenfokus zur Gruppe der Patienten darstellt. Das heißt, wir betrachten die Station als Feld zur Inszenierung der Konflikte, als eine dynamische Einheit, in der sich die Gruppe der Patienten und die Gruppe der Therapeuten gegenüberstehen. Der Akzent unserer Arbeit liegt auf der Betrachtung des *dynamischen Gesamtprozesses,* auf den wir die Entwicklung des einzelnen Patienten zu beziehen versuchen. Wir haben deswegen zum Beispiel die Einzeltherapie mit festen Verabredungen zwischen einzelnen Patienten und einzelnen Therapeuten in ihrer üblichen Form abgeschafft und statt dessen tägliche Gruppentherapie eingeführt. Dies dient mehreren Zielen. In erster Linie kommt so der therapeutische Gesamtprozeß auf der Station mehr zur Geltung und es wird wiederum der Regression des einzelnen Patienten entgegengewirkt. Natürlich können wir Einzelgespräche mit den Patienten nicht entbehren. Diese Gespräche können auch, wenn erforderlich, täglich stattfinden, aber sie sind zeitlich stark begrenzt und auf 15 Minuten beschränkt. Diese strikte Begrenzung entspricht einerseits der real sehr viel geringeren Belastbarkeit von frühgestörten Patienten. Andererseits wirkt die Kürze der Zeit, die vom Therapeuten konsequent eingehalten wird, auf den Patienten wieder prononziert antiregressiv und mit Sicherheit strukturierend. Für manche Patienten ist die Begegnung mit einem therapeutischen Team, das sich verbindlich an jede einmal besprochene Abmachung hält, die erste Begegnung überhaupt mit solchen Strukturelementen wie Verläßlichkeit, Konsequenz und kontrolliertes Engagement. Auch innerhalb dieser Einzelgespräche wird strukturiert. In unseren Köpfen besteht zumindest die Idealvorstellung, daß die Einzelgespräche der pragmatischen Orientierung für Therapeut und Patient dienen, wo alle Fragen wie Therapieziel, Therapieverlängerung, Beurlaubung, Entlassung, Berufsausbildung usw. besprochen werden können. Die eigentliche konfliktzentrierte therapeutische Arbeit versuchen wir, wenn immer möglich, in die Gruppe zu verlagern. Aber dies ist erklärtermaßen ein Idealziel.

Wegen der häufig schlechten Verbalisierungsfähigkeit dieser Patienten, die sie mit den psychosomatischen und anderen Störungen gemeinsam haben, kommt den *averbalen Therapieformen* im stationären Rahmen eine wichtige Funktion zu. Dabei wären für diese Patienten die Mal- und Gestaltungstherapie, das Arbeiten mit plastischen Materialien und das Werken deutlich zu bevorzugen etwa gegenüber dem autogenen Training, der konzentrativen Bewegungstherapie oder dem katathymen Bilderleben. Kriterium für die Bevorzugung ist hier wiederum, daß die zuletzt genannten Verfahren insgesamt strukturauflösender und regressionsfördernder sind als die erstgenannten (s. dazu Carl et al., im Druck).

Die aufgezählten technischen Möglichkeiten (Vermeidung von Regressionsangeboten, Strukturierung, Kommunikation des Teams, averbale Techniken) können durch speziellere ergänzt werden. Obwohl wir in den Gruppen auch bei diesen Patienten gezielte Deutungen, insbesondere Übertragungsdeutungen unbewußter Inhalte vornehmen, geht unser Eindruck dahin, daß zumindest bei den schwerer gestörten Patienten quantitativ den Konfrontationen mit dem gestörten Verhalten und den Klärungen der Realität der Vorzug zu geben ist. Das ist auch etwas, was gerade im stationären und im Gruppenrahmen unablässig durch die Mitpatienten erfolgt und vom therapeutischen Team oft nur gesteuert und koordiniert werden muß. Das ist der Zusammenhang, der oben bereits angesprochen wurde, als von der Wichtigkeit des sozialen Lernens im Verhältnis zur Konfliktbearbeitung die Rede war.

Der erste Rang im speziellen Umgang mit Borderline-Patienten auf der Psychotherapie-Station ist jedoch der *Handhabung der Übertragung* zuzusprechen. Patienten mit Borderline-Strukturen sind gezwungen, zum Vermeiden psychischer Zusammenbrüche für sie unvereinbare Trieb- und Affektbereiche voneinander zu isolieren, zu spalten. Dies ist der Punkt, den in erster Linie Kernberg (1978) herausgearbeitet und immer wieder betont hat. Klinisch hat diese Tendenz rasch wechselnde Übertragungsangebote zur Folge. Diese Tatsache bildet die Crux der ambulanten Einzeltherapie solcher Patienten, die nur allzu häufig scheitert, weil Patient und Therapeut diesen Wechsel oft nicht aushalten und die Patienten das Unerträgliche im „Weglaufen" ausagieren. Im stationären Rahmen, wie wir ihn strukturiert haben, kann der Patient seine divergierenden Empfindungen und Selbstdarstellungen agierend und verbalisierend *verschiedenen* Mitgliedern des therapeutischen Teams anbieten. Seinem gespaltenen Übertragungsangebot steht das therapeutische Angebot gegenüber, multiple Übertragungsformen neben- und hintereinander aufzunehmen und zuzulassen. Der Patient weiß, daß innerhalb des Teams über alles, was er einer Person mitteilt, gesprochen wird. Für die Dynamik auf der Station bedeutet dies, daß die Gruppe der Therapeuten durch ihre ständige Kommunikation das zusammenfügt, was der Patient trennt, bzw. spaltet. Damit findet der erste Schritt zur Integration der psychischen Binnenvorgänge des Patienten als das Zusammenführen der einzelnen Informationen in der Gruppe der Therapeuten statt. Das Team erarbeitet in seinen Besprechungen ein Konzept über den Patienten. Die so gewonnenen Einsichten in die Psychodynamik werden – jetzt wieder mit getrennten Funktionen – von den ausgebildeten Therapeuten in den Gruppensitzungen in Form von Deutungen und von den Schwestern in ihren Gesprächen mit den Patienten in der Form von Konfrontation und Klärung ausgesprochen.

Dies ist in großen Zügen Arbeitsstil und Konzept des therapeutischen Teams. Worin liegt nun der Beitrag des Patienten zur stationären Therapie in der geschilderten Form? Um es mit einem Satz zu sagen: Die Patienten schaffen sich stationär ein Milieu, das die hohe Frustration der Therapie auffängt. Nach den oft dramatischen Gruppentherapiesitzungen bilden sich regelmäßig Spontangruppen („Küchen-Gruppe"), die in erster Linie die Funktion haben, aufzufangen, zu mildern, zu versöhnen, zu trösten. Im Gegensatz zu jeder Form ambulanter Therapie ist die stationäre Gruppe der Patienten, die solche Funktionen übernehmen kann, immer da. Das Agieren der Frustration in der Therapie kann so zum Teil entfallen. Diese Art einer emotionalen Verbündung der Patienten gegen das therapeutische Team eröffnet für Schwergestörte auch die Möglichkeit zur Aufnahme von sozialen Beziehungen (korrekterweise vielleicht nur die Vorläufer von Objektbeziehungen), die diese Menschen sonst nicht haben.

Zum Abschluß wenige Worte zur Zielvorstellung: Stationäre Psychotherapie ist aus unserer Sicht als Aufbau, als *Vorbereitung für ambulante Therapie* beschreibbar. Oft muß man sich mit sehr begrenzten Zielen zufriedengeben. Wem das zu wenig ist, der sollte besser solche Patienten gar nicht erst zu behandeln versuchen. Die optimale Lösung ist wohl die Weiterbehandlung durch die gleichen Therapeuten im ambulanten Setting. Diesem Ideal stehen praktische Probleme gegenüber. Zusätzlich zeigt sich auch nach Entlassung leider nur allzu oft, daß gerade diese schwerer gestörten Patienten im knappen Angebot qualifizierter Therapieplätze keinen für sich zu gewinnen verstehen. Die stationäre Wiederaufnahme unter gewissen Kautelen bleibt in solchen Fällen oft die einzige Möglichkeit („Intervall-Therapie"). Die durchschnittliche Behandlungszeit bei uns liegt zwischen 4 und 6 Monaten. Maximal haben wir bis zu einem Jahr Aufenthaltsdauer behandelt. Aufnahmen unter 3 Monaten erschienen uns *für diese* Patienten nicht sinnvoll. Sobald ein Patient ambulant behandelbar ist, sollte dieser Therapieform, wenn immer möglich, der Vorzug gegeben werden. Auch die ambulante Therapie ist für Borderline-Patienten langfristig, d. h. über Jahre, anzusetzen und sehr oft wird man sich auch hier mit begrenzten Erfolgen zufrieden geben müssen. Dabei ist es dann nur ein geringer Trost, daß die große Psychotherapiestudie der Menninger Klinik (Kernberg et al., 1972) zu dem Ergebnis kommt, daß bei einer Reihe von Patienten mit Borderline-Strukturen die stationäre analytischen Psychotherapie der ambulanten deutlich überlegen ist.

6.1 Literatur

Arfsten AJ, Hoffmann SO (1978) Stationäre psychoanalytische Psychotherapie als eigenständige Behandlungsform. Überlegungen und Erfahrungen anhand eines auf Gruppentherapie basierenden Modells. Prax Psychother 23:233–245
Carl A, Hoffmann SO, Krapp R, Weismann G (im Druck) Funktion und Konzeption der Maltherapie auf den Psychotherapiestationen der Universität Freiburg. Musik und Medizin
Kernberg OF (1978) Borderline-Störungen und Pathologischer Narzißmus. Suhrkamp, Frankfurt
Kernberg OF, Burstein E, Coyne L, Appelbaum A, Horwitz L, Voth H (1972) Psychotherapy and Psychoanalysis. Final report of the menninger foundation's psychotherapy research project. Bull Menninger Clin 36/1/2

F Psychotherapie bei Kindern und Jugendlichen

1 Psychotherapie bei Kindern und Jugendlichen – Einführende Bemerkungen

M. Müller-Küppers

1.1 Einleitung

Mit der Geburt des kleinen Hans im April 1903 und seiner Krankengeschichte, die Freud unter dem Titel „Analyse einer Phobie eines 5jährigen Knaben" 1909 veröffentlichte, beginnt nicht nur die Entwicklung der analytischen Theorie – so wichtige Arbeiten wie: „Über infantile Sexualtheorien" und „Hemmung, Symptom und Angst", aber auch „Totem und Tabu" beziehen sich auf diese Neurose eines Kindes – sondern auch die Geschichte der Psychotherapie von Kindern und Jugendlichen. Wenn wir die Entwicklung des kleinen Hans im Schritt von Jahrzehnten begleiten und mit den wesentlichen richtunggebenden Publikationen in Beziehung setzen, dann beginnen wir mit der Arbeit von Hermine Hug-Hellmuth (1921) „Zur Technik der Kinderanalyse" mit der erstmalig das Kind in den Mittelpunkt psychotherapeutischen Handelns rückte. Für die 30er Jahre muß die grundlegende Einführung von Anna Freud in die Technik der Kinderanalyse angesehen werden, auf die sich dann ja ein ganzes Lehrgebäude aufbaute. In dieses Jahrzehnt fallen aber auch die ersten Arbeiten von Melanie Klein, die die zweite analytische Schule der Behandlung von Kindern und Jugendlichen begründete.

Die ausgehenden 40er Jahre sind dann von Namen wie René Spitz (1957) und Hans Zulliger (1967, 1972) geprägt, deren wissenschaftliche Grundlagen die Entwicklung der Psychoanalyse im deutschsprachigen Raum nach dem 2. Weltkrieg mit ermöglichten. Die Publikationen von Winnicott (1973), Erikson (1968) im angloamerkanischen und Annemarie Dührssen (1954, 1960) in den 50er und 60er Jahren im deutschen Sprachraum gaben neue Impulse und Anregungen, die richtungsweisend wirkten. Die Herausgabe der ersten Handbücher der Kinderpsychotherapie von Biermann (1968) und der Kinderpsychoanalyse von Pearson (1972) in den 70er Jahren schließen diese Entwicklung zunächst ab.

1.2 Strukturelle Probleme

Heute 1981 verfügt die Psychotherapie des Kindes- und Jugendalters über selbständige Publikationsorgane und stellt in eigenen Lehrbüchern und Monographien das Wissen unserer Zeit dar.

Aber: hat es einen wirklichen Durchbruch gegeben? Sind nicht alle neuen Erkenntnisse nur weitere Ausformungen der frühen Psychoanalyse? Haben wir nicht nur neue Akzentuierungen gesetzt, wenn wir den Ich-Störungen, dem Narzißmus oder den borderline-Fällen unsere wissenschaftliche Aufmerksamkeit zuwenden?

Oder: analytische Psychotherapie ist seit 10 Jahren in der Bundesrepublik Deutschland eine kassenpflichtige Leistung. Jedes Kind hat Anspruch auf qualifizierte Hilfe und die Suche nach Kostenträgern oder das Feilschen um ein angemessenes Honorar gehört einer vergangenen schon Geschichte gewordenen Epoche in unserem Lande an.

Aber: die Zahl der analytischen Kinder- und Jugendlichentherapeuten ist noch immer eine kleine überschaubare, zumal regional sehr verschieden verteilte Gruppe, die überdies in begründeten Existenzsorgen lebt, wenn sie an das geplante Psychotherapiegesetz denkt.

Oder: In der Literatur werden stationäre psychotherapeutische Behandlungskonzepte für psychogene Störungen, psychosomatische Erkrankungen, border line-Konstellationen und auch kindliche und jugendliche Psychosen detailreich und überzeugend angeboten.

Aber: die Zahl der ärztlich geführten Einrichtungen, die auf die stationäre Aufnahme dieses Personenkreises vorbereitet und eingerichtet ist, muß – besonders im Hinblick auf mittel- und langfristige Behandlungskonzepte – als unzureichend angesehen werden: wir haben nicht genügend klinisch orientierte Abteilungen mit angemessener Ausstattung und entsprechender personeller Qualifikation.

Oder: von Ärzten und klinischen Psychologen wird mit Engagement eine spezifische kinderpsychotherapeutische Ausbildung angestrebt. Dabei müssen die Kandidaten akzeptieren, daß sie zunächst eine Ausbildung absolvieren, die sich an der Behandlung von erwachsenen Patienten orientiert, um dann eine zusätzliche Spezialisierung anzustreben.

Aber: im Verlaufe der Ausbildung gewinnen die Kandidaten an der Behandlung von Erwachsenen starke berufliche Befriedigung, so daß sie die zusätzliche Kindertherapieausbildung, von der sie im Verlaufe einzelner Behandlungen bereits erlebt haben, daß sie aufwendiger und entsagungsvoller ist als erwartet, wieder aufgeben.

Oder: Kinderpsychiater werden von ratsuchenden Eltern auch als Kindertherapeuten angesehen, denen man sein Kind auch unmittelbar psychotherapeutisch anvertrauen möchte.

Aber: in der Klinik ist der analytisch kinderpsychotherapeutisch qualifizierte Arzt in Führungspositionen tätig und kann unmittelbare therapeutische Aufgaben nur in Ausnahmefällen übernehmen. Der niedergelassene Kinderpsychiater erlebt zusätzlich, daß er ohne den Zusatztitel Psychotherapie oder Psychoanalyse sich in der freien Praxis nicht als existentiell gesichert ansehen kann.

Oder: wir sehen als Kinder- und Jugendpsychiater Patienten, die so gestört sind, daß sie für sich und ihre Umgebung eine ernste Gefahr darstellen. Die neuesten juristischen Entscheidungen zwingen uns bei Verneinung des § 3 JGG oder Bejahung des §§ 20/21 StGB zum § 63 StGB Stellung zu nehmen, der eine Unterbringung in einem psychiatrischen Landeskrankenhaus regelt. Der Kinder- und Jugendpsychiater ist sich wie niemand sonst über die Konsequenzen im Klaren, die sich aus einer solchen Maßnahme ergeben.

Aber: die Öffentlichkeit wird in einseitiger Weise tendenziell im Sinne eines Feindbildes „Psychiatrie" orientiert und diffamiert. Man muß vor Eltern gesessen haben, die Rechtfertigung wegen eines schweren Suicidversuches in einer Klinik ohne besondere Sicherheitsmaßnahmen heischen, in die sie das Kind gegeben haben, um es vor sich selbst zu schützen. Damit soll einer kritischen Öffentlichkeit nicht das Recht abgesprochen werden, unsere therapeutischen Konzepte zu hinterfragen.

1.3 Allgemeine Elemente der Kinder-Psychotherapie

Vor 20 Jahren hat Annemarie Dührssen eine Monographie mit dem Titel vorgelegt, der mit meinem Thema identisch ist: Psychotherapie bei Kindern und Jugendlichen (Dührssen, 1960). Dieses Buch erschien in der Nachfolge der „Psychogenen Erkrankungen im Kindes- und Jugendalter" (Dührssen, 1954) und wird bis heute von keiner vergleichbaren Publikation übertroffen. Dennoch kann nicht übersehen werden, daß die vor mehr als 20 Jahren formulierte Summe analytischer Erkenntnisse noch nicht Allgemeingut geworden ist. Sie hat die entwicklungsgeschichtliche Betrachtung neurotischer Strukturen und die Diskussion von Symptombildern in die Lebensläufe und Lebensformen eingewebt, die sie als biographische Anamnese ausgeformt hat. Sie erspart ihren Lesern allerdings die Erkenntnis nicht, daß es zunächst gilt, die sogenannte neurotische Familienkonstellation in den verschiedenen Dimensionen auszuleuchten und dabei die möglichen Fehlentwicklungen im Auge zu haben. Letzteres schließt natürlich ein, daß die Probleme der erwachsenen Familienmitglieder relevant beurteilt werden können. D. h., daß der Kinder- und Jugendlichentherapeut mit den Konfliktfeldern und Lebensproblemen erwachsener Menschen allemal so gut vertraut sein muß, wie der Psychotherapeut, der sich ausschließlich diesem Personenkreis des Erwachsenen widmet.

Die biographische Anamnese muß dann die Frage klären, welche Rolle das Kind und die Störung des Kindes für die Familie bedeutet, so daß sich in der Kinderpsychotherapie das Problem des individuellen Patienten immer wieder zu einer Familienproblematik wandelt. Es erscheint unnötig darauf hinzuweisen, daß gerade nicht das Fehlen von Organbefunden den Beweis für das Vorliegen einer psychogenen Störung liefert, sondern daß neurosenpsychologische Deduktionen notwendig sind, um diesen Beweis zu führen. Das Material entnehmen wir aus der Entwicklungsgeschichte des Kindes, die die Vorgeschichte der Eltern, die gegenwärtige Lebenssituation des Kindes, die soziale Einbindung und die wichtigsten aktuellen Gefühlsbeziehungen der einzelnen Familienmitglieder zueinander einschließt. Das zeitliche Auftreten der Symptomatik kann möglicherweise im Sinne einer sogenannten auslösenden Versuchungs- und Versagungssituation gelesen werden. Gleichzeitig gilt es aber auch, das Maß an gemüthafter Ansprechbarkeit und Verständigkeit der Familie einerseits, sowie unter Einbeziehung des psychischen und körperlichen Kräftereservoirs der Eltern andererseits, eine Prognose zu stellen, die die realen Zukunftschancen des Kindes beurteilt. Daraus wiederum erwächst die therapeutische Planung, die zur Frage Stellung nehmen muß, ob wir nun mit den Eltern, sowohl mit den Eltern wie mit dem Kind, oder nur mit dem Kind arbeiten können.

Wenn hier die Psychotherapie des Kindes und Jugendlichen als Aufgabe beschrieben werden soll, kann dies in der hier verlangten Kurzform kaum gelingen. Selbst wenn man sie unter dem speziellen Aspekt unseres Fachgebietes der Kinder- und Jugendpsychiatrie betrachtet, fächert sich die Aufgabe: da gilt es die psychotherapeutischen Aspekte der Frühdiagnose und Frühbehandlung hirngeschädigter Kinder zu sehen. Da wird das anfallskranke Kind ebenso zum Objekt psychotherapeutischer Hilfe, wie Kinder und Jugendliche mit chronischen Erkrankungen, Sinnesschädigungen oder anderen Behinderungen. Die borderline Fälle, vor allem aber die psychotischen Kinder stellen Spezialprobleme psychotherapeutischer Behandlungsformen dar. Gleichzeitig gilt es die Umwelt des Kindes zu sehen, d. h. die Elternarbeit, der Hausbesuch, die Familientherapie oder aber auch die Psychotherapie von Heimkindern. Die Darstellung wäre unvollständig ohne nicht auch die technischen Probleme der Kinderanalyse aufzuzeigen: ich verkürze mit den Hinweisen auf Patienten- und Therapeutenvariablen, Übertragung und Gegenübertragung, Verbalisierung versus Deutung.

Gerade in der Begrenzung altersabhängiger Verbalisierungsfähigkeit findet das psychoanalytische Verfahren bei Kindern seine Grenze. Kinder können ihr Erleben nur begrenzt reflektierend betrachten und verbal äußern. Sie sind selten in der Lage, längere Zeit von sich aus zu erzählen. Das Material aus ihrem meist sehr eng auf Schule, Schularbeit, Spielen, Essen und ins Bett gehen begrenzten Lebensrahmen ist in einer Behandlungsstunde häufig schon nach 10 bis 20 Minuten erschöpft und läßt sich auch durch Fragen des Therapeuten nicht mehr vermehren.

1.4 Spieltherapeutische Verfahren

Aus diesem Faktum kindlicher Unzulänglichkeit, Konflikte ausreichend differenziert direkt verbal mitteilen zu können, wurden als Konsequenz zahlreiche kindertherapeutische Verfahren entwickelt, die den kindlichen Äußerungsmöglichkeiten durch Spielen, Malen, Rollenspiel, Fantasiespiel etc. entgegenkommen, zumeist aber wieder in der Verbalisierung des Geschehens einmünden. Daneben gibt es als „nichtdeutend" bezeichnete Verfahren, die besonders auf die spontanen, expansiven und schöpferischen Entwicklungspotenzen des Kindes abzielen. Der therapeutische Effekt, der auch während dieser Therapien gesprochenen Worte wird jedoch weniger genau betrachtet, weil keine „Deutungen" im engeren Sinne erfolgen. Wir sind heute der Auffassung, daß die Unterscheidungsmerkmale „deutend" und „nichtdeutend" wahrscheinlich unerheblich für den therapeutischen Effekt einer Kinderbehandlung sind.

Gemeinsam ist den spieltherapeutischen Verfahren eine eher abwartende, Regression und Übertragung fördernde Haltung des Therapeuten, die dem Kind das jeweils notwendige Maß an Angstverdünnung durch Gewährenlassen im Spiel gestattet, bis es sich an den Konflikt selbst heranwagt oder heranführen läßt und ihn auf verschiedene Weise darstellt. Daher ist in diesem Verfahren ein großer Aufwand an Zeit gemeinsam. Nicht von ungefähr wird von Kindertherapeuten, die auch Erwachsene behandeln, immer wieder auf die hohe physische und psychische Beanspruchung durch Spieltherapien geklagt. Die Ungeduld wegen des langsam und spärlich produzierten, psychodynamisch relevanten Materials und große Beanspruchung durch die komplizierte Übersetzungsarbeit von symbolisch dargereichtem Material in Worte sind zwei wichtige Ursachen für die Belastung des Therapeuten.

1.5 Dynamische Psychotherapie

Demgegenüber steht die dynamische Psychotherapie nach (Dührssen, 1972), und deren spezielle Anwendung auf Kinder (Fahrig, 1973), die sich direkt an das verbalisierungsfähige Material wendet und dadurch in ihrer Indikationsbreite auf jene neurotischen Konflikte eingeschränkt wird, die mit Hilfe des Therapeuten vom Kind verbal eingegrenzt und schließlich verbal mitgeteilt werden können. Während einem Erwachsenen im Gespräch mit seinem Therapeuten die Eingrenzung und Zusammenschau weit auseinanderliegender Ereignisse der Konfliktgenese gelingt, ist dies einem Kind nur selten möglich. Die zu bearbeitenden Konflikte des Kindes müssen daher offener liegen, leichter faßbar oder leichter eingrenzbar sein als beim Erwachsenen. Es liegt auf der Hand, daß umschriebene, zeitlich in ihrem Auftreten bestimmbare Manifestationen der Neurose hierfür besonders geeignet sind. Letzteres gilt besonders für psychosomatische Symptome und Auffälligkeiten.

Die Behandlungstechnik der dynamischen Psychotherapie von Dührssen (1972) geht vom Symptom aus: letzteres steht im Gegensatz zu üblichen analytischen Regeln, die die Symptomatik während der Behandlung weitgehend ignoriert. Hier wird ein Zugeständnis an die Unreife der Psyche des Kindes gemacht, das im Erstgespräch von sich aus zur Schilderung der Symptomatik aufgefordert wird. Im Unterschied zur Spieltherapie beginnt die Behandlung bei der Anamnese. Besondere Abmachungen über die Therapie werden nicht getroffen. Auch die Häufigkeit der Therapiestunden wird nicht festgelegt, sondern von den Erfordernissen der therapeutischen Situation abhängig gemacht. Auf diese Weise bleibt auch die Therapiedauer völlig offen.

Ein weiterer Vorteil ist die Zeitspanne zwischen zwei Behandlungsstunden, die zwischen zwei und vier Wochen beträgt. Die Kommunikation erfolgt als Gespräch im Gegenübersitzen und in der Regel wird in den Stunden nicht gespielt. Der Therapeut verhält sich seinerseits weniger abwartend und ist aktiver Gesprächspartner. Aus dem Übertragungsobjekt der Spieltherapie wird die reale Bezugsperson. Das Setting läßt Regressionstendenzen und Übertragungsmöglichkeiten weniger zu. Dagegen ist die Einbeziehung der Eltern in die Therapie jederzeit möglich. Mehr: die Therapie der Eltern erfolgt mit der gleichen Technik, so daß sogar die Therapiestunde zwischen Kind und Eltern geteilt werden kann.

Besonders geeignet sind psychosomatische Erkrankungen, außerdem Angstanfälle, Phobien und situativ auftretende Körpersymptome wie Kopfschmerzen, Schwindelzustände, Einnässen und Einkoten. Die Indikation ist aber auch auf Verhaltensauffälligkeiten mit aggressiven Durchbrüchen und Gehemmtheitszuständen ebenso zu erweitern, wie auf Charakterneurosen, wenn die Verbalisierungsfähigkeit des Kindes und seine emotionale Ansprechbarkeit hinreichend sind.

Nach Dührssen (1972) besteht das Prinzip einer psychotherapeutischen Behandlung in der Auflösung irrationaler Ängste und Schuldgefühle oder spezieller Triebkonflikte. Unwesentlich ist dagegen, mit welcher Hilfe welche analytischen Methoden die Abmilderung oder Auflösung der Symptomatik zustande kommt. Als Kindertherapeuten wissen wir, daß fast alle Symptome bei Kindern nicht zu einem positiven sekundären Krankheitsgewinn führen, sondern zu einem negativen: die Kinder geraten unter verstärkten Druck, sie werden von den Eltern, vom Lehrer oder Geschwistern abgelehnt. Es kommt ein circulus vitiosus in Gang, der zur Fixierung und Chronifizierung der Symptomatik führt. A. Freud (1968) hat mit Recht darauf hingewiesen, daß ein Symptom nur „die Spitze des Eisberges" ausmacht und die noch weiter in der Tiefe liegende Psychodynamik durch eine Symptombeseitigung nicht berührt wird. Es sei aber auch darauf hingewiesen, daß Kinder oft eine erstaunliche Umstellungsfähigkeit aufweisen, die durch altersspezifische Entwicklungsschübe eine völlige Neuorientierung in vielen Lebensbereichen zulassen. Nicht selten bedarf es bei Kindern und ihren Eltern lediglich eines kräftigen zielgerichteten Anstoßes, um einen Selbstteilungsprozeß der Familie in Gang zu bringen.

Mit diesem Hinweis auf die dynamische Psychotherapie soll eine Methode in den Blickpunkt gerückt werden, die sich in besonderer Weise für die Sprechstunde des Kinder- und Jugendpsychiaters eignet.

1.6 Literatur

Biermann G (1968) Handbuch der Kinderpsychotherapie, Bd I, II, 1. Aufl. Reinhardt, München Basel
Dührssen A (1954) Psachogene Erkrankungen bei Kindern und Jugendlichen, 1. Aufl. Verlag für Med Psychologie, Göttingen
Dührssen A (1960) Psychotherapie bei Kindern und Jugendlichen, 1. Aufl. Verlag für Med Psychologie, Göttingen
Dührssen A (1972) Analytische Psychotherapie in Theorie, Praxis und Ergebnissen. Verlag für Med Psychologie, Göttingen
Erikson EH (1968) Kindheit und Gesellschaft. Klett, Stuttgart
Fahrig H (1973) Unterschiedliche Techniken in der Kindertherapie. Prax Kinderpsychol 22:81–84
Freud A (1968) Wege und Irrwege in der Kinderentwicklung. Huber-Klett, Stuttgart
Freud A (1972) Einführung in die Technik der Kinderanalyse. Reinhardt, München
Freud S (1971) Analyse der Phobie eines fünfjährigen Knaben. Ges. Werke, Bd VII. Imago, London, S 243–377
Hug-Hellmuth H (1921) Zur Technik der Kinderanalyse. Inter Z Psychoanal 7:179–197
Klein M (1962) Das Seelenleben des Kleinkindes. Klett, Stuttgart
Klein M (1971) Zur Psychoanalyse des Kindes. Reinhardt, München
Müller-Küppers M (1973) Zum Problem der Übertragung und Gegenübertragung in der Kinderpsychotherapie. Prax Kinderpsychol 22:243
Pearson G (1972) Handbuch der Kinderpsychoanalyse. Kindler, München
Spiel W (1967) Die Therapie in der Kinder- und Jugendpsychiatrie. Thieme, Stuttgart
Spitz R (1957) Die Entwicklung der ersten Objektbeziehungen. Klett, Stuttgart
Winnicott D (1973) Die therapeutische Arbeit mit Kindern. Kindler, München
Zulliger H (1967) Bausteine der Kinderpsychotherapie. Huber, Bern Stuttgart Wien
Zulliger H (1972) Heilende Kräfte im kindlichen Spiel. Fischer, Frankfurt

2 Kinderpsychotherapie in der Kinderpsychiatrischen Klinik [1]

P. Strunk, M. Berger

In wichtigen Arbeiten über die stationäre Psychotherapie von Kindern und Jugendlichen sind die therapeutischen Ziele, die Strukturierung und die Abhängigkeit von konkreten Arbeitsbedingungen dargestellt worden (Aichhorn, 1957; Bernfeld, 1974; Bettelheim, 1978; Berger, 1974; Eckstein, 1973; Redl, 1974; Schraml, 1953; Zauner u. Stieber, 1976). An ihnen zeigt sich, daß es nicht möglich ist, generalisierend über „stationäre Psychotherapie" zu referieren, die theoretischen und praktischen Fragen können vielmehr nur im Rahmen der speziellen Bedingungen vermittelt werden. Das heißt hier: Es wird aus einer kinderpsychiatrischen Universitätsabteilung berichtet, die an einen staatlichen Träger mit zur Zeit starrer personeller Ausstattung und vorgegebener räumlicher Struktur gebunden ist. Es sind Krankenkassen- und Tarifverträge, die Ausbildungsverpflichtung für Ärzte zu berücksichtigen und es besteht die Notwendigkeit enger Zusammenarbeit mit öffentlichen Diensten, wie Jugend- und Sozialamt, Jugendgericht. Dagegen ist die Kontrolle der inhaltlichen Arbeit und des „Erfolges" durch den Träger, etwa im Gegensatz zu den Modellprojekten von Aichhorn und Redl ausgeprägt gering. Die therapeutischen Möglichkeiten und Ziele sind dadurch modifiziert, der therapeutische Anspruch, dem Kind und seiner Familie über die Blockierung der seelischen Entwicklung hinweg zu helfen, gerät nicht selten dazu in Widerspruch.

Für die stationäre kinderpsychotherapeutische Arbeit in der Kinderpsychiatrie stellen sich zwei grundsätzliche Probleme:

1. Das Aufgabengebiet der Klinikstationen umfaßt keineswegs nur psychotherapeutische Belange – im Gegensatz zu kinderpsychotherapeutischen Kliniken.

2. Die Beziehung zwischen Therapeut und Patient spielt sich in einem komplexen Beziehungsgeflecht beteiligter Personen und Berufsgruppen ab – im Gegensatz zur ambulanten Einzeltherapie. In den folgenden Abschnitten versuchen wir, dies unter verschiedenen Aspekten darzustellen.

2.1 Die Patienten

Die Indikation zur stationären Psychotherapie wird praktisch nur im Rahmen unserer ambulanten Diagnostik, meist nach mehreren Gesprächen gestellt, wodurch gelegentlich Differenzen gegenüber dem therapeutischen Auftrag eines Jugendamtes, aber auch von Fachkollegen, die sich in ihrer Kompetenz in Frage gestellt fühlen, provoziert und Aufklärung über die speziellen Arbeitsbedingungen nötig wird. Be-

---

1 Erscheint auch in Biermann (1981)

sondere Beachtung gilt bei der Indikation der Motivation des Kindes und der Eltern mit dem Ziel, einen Konsens herbeizuführen. Dies ist therapeutische Vorarbeit, deren Bedeutung hinreichend für bestimmte Krankheitsbilder, z. B. die Pubertätsmagersucht, bekannt ist. Die Grundfragen psychotherapeutischer Indikation werden berücksichtigt, etwa ob der designierte Patient überhaupt behandlungsbedürftig ist.

Stationäre Psychotherapie ist indiziert

1. bei starrer, ambulant nicht beeinflußbarer Fixierung der Familie auf das „Fehlverhalten" des Patienten. Sie verfolgt u. a. das Ziel, der Familie Zeit zu gewähren, um sich ohne die aktuelle Belastung durch das Verhalten des Kindes mit der eigenen Haltung auseinanderzusetzen;

2. das Kind soll vor weiterer Fixierung und Gefährdung durch die Symptome bewahrt, der Circulus vitiosus zwischen Auslösesituation und reaktivem Agieren unterbrochen werden. Die häufig fortgeschrittene Isolierung des Kindes läßt sich besser überwinden.

3. Dem Kind sollen breitere korrigierende emotionale und soziale Erfahrungen, auch im Alltagleben und in der Klinikschule, vermittelt werden, als dies in einer Einzeltherapie geschehen kann.

4. Die zu erwartende vorübergehende Verstärkung der Symptomatik und die damit verbundene Zunahme von familiären Spannungen während des therapeutischen Prozesses sollen aufgefangen werden.

Eine *Erweiterung* der Indikation ergibt sich, regional bedingt, durch das Fehlen ambulanter therapeutischer Möglichkeiten im Hinterland und, institutionsspezifisch, durch das ausgearbeitete pädagogische Konzept der Kliniksonderschule für schwere Lernmotivationsstörungen.

Wesentliche *Einengungen* der Indikation sind jedoch zu berücksichtigen:

1. Durch die zu erwartende Dauer des Aufenthaltes infolge der extrem hohen Tagessätze einer Universitätsklinik mit der Konsequenz der Überweisung in eine kinderpsychotherapeutische Klinik, z. B. Klinik „Haus Vogt", Neustadt im Schwarzwald, bei der voraussichtlichen Behandlungsdauer von sechs bis zwölf Monaten bzw. bei langfristigem ein- bis zweijährigem Aufenthalt z. B. das Therapiezentrum Osterhof, Baiersbronn, Schwarzwald

2. Durch die mangelnde Stabilität der Gruppen auf den kinderpsychiatrischen Stationen, da die Aufnahme von Notfällen, Suicidversuchen, akuten Psychosen, vitalen sozialen Indikationen bei Mißhandlung, sexuellem Mißbrauch, Streunen, Prostitution, Zuspitzung einer Heimsituation unerläßlich ist und auch Patienten zur stationären Diagnostik, z. B. im Rahmen von Gutachten, aufgenommen werden müssen

3. Durch die mangelnde Möglichkeit, die Patienten hinsichtlich Alter und spezieller Therapiebedürfnisse zu differenzieren, da zur Zeit nur zwei Stationen mit neun und 15 Betten zur Verfügung stehen. Es ist deshalb notwendig, stabilere Kleingruppen mit psychotherapeutischer Zielsetzung von je sechs Kindern im Vorschul- bzw. frühen Schulalter, Schulalter, Jugendalter, mit psychosomatischen Erkrankungen zu bilden und davon eine Station für Akutfälle zu trennen

4. Eine weitere Einengung ergibt sich aus den Risiken der Trennung von Eltern und Kind mit der Gefahr, Ausstoßungstendenzen der Eltern zu unterstützen oder

vernichtende Verlassenheitsphantasien des Kindes zu provozieren, wie beim „schwarzen Schaf" in der Familie oder Adoptivkindern und nicht zuletzt aus der Befürchtung einer seelischen Dekompensation von Müttern, die symbiotisch an ihre Kinder gebunden sind

5. Durch die Belastung, die dem Kind durch die Verpflanzung aus dem häuslichen Milieu in die Subkultur auf den einzelnen Stationen zugemutet wird. Damit soll nicht nur der Kontakt zu sehr gestörten Patienten bei psychotischer Dekompensation, schweren Aggressionen, Gemeinschaftsunfähigkeit gekennzeichnet werden, sondern die Konfrontation mit dem „Milieu" auf der Station im Kontrast zum familiären Umgangsstil: Der festgelegte Tagesablauf, mangelnde Möglichkeiten zu unkontrolliertem Rückzug und individueller Entfaltung von Aktivitäten unter einem durchaus widersprüchlichen Erwartungsdruck hinsichtlich des Sozialverhaltens seitens der Erzieher u.v.m.

6. Schließlich ist zu fragen, wie weit das Kind darüber hinaus ein probates Aktionsfeld für seine individuelle Pathologie auf der Station findet, sich nicht in der Therapie damit auseinandersetzt, sondern sie verstärkt durch andere Kinder ausagiert. Vorwiegend deshalb können Patienten mit manifester Verwahrlosung oder Drogenabhängigkeit nicht aufgenommen werden. Bei Kindern mit rigidem Über-Ich kann die permissivere Haltung auf der Station im Gegensatz dazu erhebliche Regressionsängste erzeugen und kontraphobisches Agieren provozieren, die die Therapiefähigkeit beeinträchtigen und die Zusammenarbeit mit den Eltern erschweren.

Somit ist es unerläßlich, in die Überlegungen zur Indikation die Fragen einzubeziehen – wie das Kind diese vielfältigen Belastungen erlebt und welche Auswirkungen sich auf die therapeutische Beziehung daraus ergeben können.

2.2 Die Therapeuten

1. Ausbildungsstand. Außer dem leitenden Arzt und der Oberärztin haben alle sechs an der Abteilung tätigen Ärzte Ausbildungsverträge mit der Universität. Für die Anerkennung als Arzt für Kinder- und Jugendpsychiatrie müssen sie Tätigkeit im stationären und ambulanten Bereich, in der allgemeinen Psychiatrie und Neurologie sowie in der Pädiatrie nachweisen. Dies bedingt einen die anderen Mitarbeiter sehr belastenden Wechsel der Ärzte auf den Stationen, wodurch von den übrigen Mitarbeitern eine kaum zu bewältigende Umstellung gefordert wird. Mit großer Regelmäßigkeit zeigt sich, daß das emotionale und damit auch therapeutische Klima auf den Stationen durch die individuellen Persönlichkeitszüge und den Ausbildungsstand der jeweils dort tätigen Ärzte geprägt wird. Es ist deshalb beabsichtigt, den statthaften Ausbildungszeitraum von sieben Jahren maximal zu nutzen, dadurch wäre eine längerfristige gegenseitige Adaptation mit den übrigen Mitarbeitern erleichtert. Darüber hinaus ist die Umwandlung von zumindest zwei Ausbildungsstellen für Ärzte in Dauerstellen für die größere Kontinuität im stationären Dienst zweckmäßig, wenn auch damit die Ausbildungskapazität für die dringend notwendigen Kinder- und Jugendpsychiater vermindert wird.

Das derzeitige Verhältnis von ärztlichen und psychologischen Assistenten beträgt 6:3. Eine Psychologenstelle ist mit zwei Halbtagskräften besetzt, die außerhalb ihrer Dienstzeit im Delegationsverfahren liquidierbare Therapien durchführen und damit die therapeutische Kapazität der Abteilung erhöhen. Die Psychologen erhalten von der Universität sofort unbefristete Arbeitsverträge, so daß diese mit der Zeit neben dem leitenden Arzt und der Oberärztin den personellen Stamm bilden, der zum Teil einen erheblichen Erfahrungsvorsprung vor den Ärzten hat. Außer den ausbildungsspezifischen diagnostischen Aufgaben arbeiten Ärzte und Psychologen im therapeutischen Bereich, so daß z. B. zur Zeit jeweils auch ein Psychologe „eigene Patienten" auf den Stationen hat.

Ein akademischer Mitarbeiter versorgt auf den Stationen fünf bis sechs Patienten. Es werden zwei bis drei Behandlungsstunden pro Woche durchschnittlich durchgeführt, gelegentlich aber auch fünf Stunden. Hinzu kommen Behandlungen, die über die Entlassung der Patienten hinaus fortgeführt werden müssen.

Problematisch ist der psychotherapeutische Ausbildungszustand. Alle Ärzte nehmen zumindest an der Ausbildung für den Zusatz „Psychotherapie" teil, überwiegend an der Vollausbildung der DPV (Deutsche psychoanalytische Vereinigung) und DPG (Deutsche psychoanalytische Gesellschaft). Je nach individueller Neigung erfolgen zusätzliche Ausbildung in Psychodrama, TZI (Themenzentrierte Interaktion), konzentrativer Bewegungstherapie usw.

Die Lehranalyse stellt zweifellos eine ziemliche Belastung für den einzelnen, aber auch gelegentlich für die Umwelt dar, da mit dem Ausbildungsgang ein zum Teil lebhafter eigener Entwicklungsprozeß durchlaufen wird. Die unbewußte Berufsmotivation mit großem therapeutischen Engagement, der Gefahr der zu starken Identifikation mit dem Patienten, der Tendenz, die Kinder möglichst lange in der eigenen Obhut zu behalten, das Problem des Rivalisierens mit der Familie unter der starken Beeindruckbarkeit durch die familiären Konflikte, die unter dem Schlagwort der Selbstverwirklichung zu kennzeichnenden Individuationsprobleme mit Autoritätskonflikten, dem Versuch der Abschirmung gegenüber „institutionalisierten" Zwängen kennzeichnen Konfliktbereiche, die ständig neu bearbeitet werden müssen.

Neben der Lehranalyse sind die Assistenten gezwungen, *Supervisionen* zu bezahlen, da von der Abteilung Psychotherapie der Universität kein entsprechendes Angebot gemacht werden kann. Gruppensupervisionen finden wöchentlich für sechs bis acht Teilnehmer in der Klinik statt. Sie wurden vier Jahre von dem Psychoanalytiker Jacques Berna, Zürich, durchgeführt. Seit einer Reihe von Jahren hat Frau Dr. Lore Schacht diese Aufgabe übernommen, die darüber hinaus ein kinderpsychoanalytisches Seminar für Ausbildungsteilnehmer der DPV anbietet. Die Kosten wurden z. T. durch einen Lehrauftrag gedeckt, zur Zeit aber vollständig von den teilnehmenden Ärzten und Psychologen getragen. Auch bestehen Weiterbildungsangebote durch die Arbeitsgruppe Kinderanalyse der Psychoanalytischen Seminare Basel–Freiburg–Zürich der DPV. Da dieses Angebot an Supervisionen keineswegs ausreicht, suchen sich die Assistenten Gruppen- und Einzelsupervisionen auf privater Basis bei den Lehranalytikern der DPG und DPV. Die dabei gewonnenen Erkenntnisse und Behandlungsrichtlinien bedingen gelegentlich Einstellungsänderungen bei den Therapeuten, die in den klinikinternen Visiten abgestimmt werden müssen.

2. Zusammenarbeit. Der junge Therapeut ist Teammitglied auf der Station. Er hat gegenüber den anderen Berufsgruppen weit bessere theoretische Vorkenntnisse über die Psychodynamik, aufgrund des intensiveren Umgangs mit der Familie und dem Patienten auch einen beachtlichen Erkenntnisvorsprung über die individuellen

Gründe für das Verhalten des Kindes. Es fehlt ihm dagegen praktische Erfahrung, um daraus Richtlinien für den pädagogischen Umgang mit dem Kind zu vermitteln. Die Handhabung dieser Diskrepanz muß von ihm erlernt werden. In den regelmäßigen Teambesprechungen sind Einzelheiten über die familiäre Beziehungsstruktur zu vermitteln, wobei u. a. auch der Erkenntnisstand der an den Besprechungen teilnehmenden Praktikanten und die Konsequenzen für deren Umgang mit den Patienten oder besuchenden Angehörigen berücksichtigt werden müssen. Der Therapeut erhält seinerseits Informationen über das Kind, die ihm in der klassischen psychotherapeutischen Situation verborgen bleiben können und seine Beziehung zu dem Kind in den Therapiestunden beeinflussen. Ganz im Gegensatz zur ambulanten Behandlung wird die stationäre Therapie vom sozialen Kontext der Stationen thematisch und dynamisch mitbestimmt, z. B. von aktuellen Gruppenkonflikten unter Kindern und Erwachsenen.

Darüber hinaus hat der Therapeut sich mit der Tendenz auseinanderzusetzen, daß sein Patient mit ihm identifiziert wird, Ärger, gelegentlich Verdrossenheit über schwieriges Verhalten mit mehr oder weniger deutlich artikulierten Erwartungen an ihn herangetragen werden. Seine Stellung birgt ständig die Tendenz in sich, sowohl als „Fachmann für psychodynamische Prozesse", aber auch als „Elternteil" sowohl des Kindes als auch für regressive Bedürfnisse der Pädagogen überfordert zu werden.

3. Verhältnis zum Patienten. So lange sich die Therapeutenzimmer auf den Stationen befinden, wie das derzeit noch der Fall ist, aber auch wenn hier eine Verbesserung eingetreten ist und die Therapeuten an stationären Veranstaltungen, Geburtstagsfeiern, Aufführungen, Festen, Hüttenaufenthalten der Stationen teilnehmen, ist der Therapeut in allen seinen Wesenszügen realer Partner der übrigen Erwachsenen, der Kinder und seiner Patienten. Wie verhält er sich bei der gemeinsamen Kaffeetafel, beim Fastnachtstanz, bei Geschicklichkeitsspielen usw.? Wie kommen Kind und Therapeut mit der *Durchlässigkeit* der für die Therapie so wichtigen Spaltung ihres Bezuges zurecht? Wie empfindet sein Patient, wenn er zu einer pädagogischen Intervention bei anderen Kindern gezwungen ist? Wie verhält er sich, wenn er seinem Patienten begegnet, nachdem es dieser gerade vorgezogen hat, an einer Gruppenveranstaltung teilzunehmen, anstatt in die vereinbarte Therapiestunde zu kommen? Dies sind alles wesentliche therapeutische Fragestellungen, die ständige Reflektion über die zu Grunde liegenden Übertragungs- und Gegenübertragungsmechanismen unter Abstimmung mit dem übrigen Personal erfordern. Dies gilt in besonderem Maße für die oft schwerwiegenden Entscheidungen über eine Verlängerung der Aufenthaltsdauer oder die Notwendigkeit einer anschließenden Heimunterbringung des Kindes, an denen der Therapeut auch für seinen Patienten erkennbar maßgeblich beteiligt ist.

2.3 Die „Nicht-Therapeuten"

Krankenschwestern, Erzieher, Sozialarbeiter bzw. Sozialpädagogen, Zivildienstleistende und Sozialpraktikanten bilden die den Alltag der Kinder weitgehend strukturierende Gruppe. Zu dieser gehören auch, räumlich und konzeptuell abgesetzt, die Lehrer der Staatlichen Sonderschule für Kinder mit längerem Krankenhausaufenthalt (über deren Konzeption und Arbeit gesondert berichtet werden müßte). Die *Zusammensetzung* ist Produkt vorgefundener Ausstattung der Abteilung und mühsam errungener Teilverbesserungen, sie entspricht nicht dem wünschenswerten Verhältnis von 1 : 1 zwischen Personal und Patienten. Sie reicht nicht aus, um ohne Mithilfe von Praktikanten den Dienstplan zu erfüllen, der, je nach Alter der zu betreuenden Gruppe, von 7.00 bis 23.00 Uhr reicht, wobei im Tagesablauf eine unterschiedliche Personaldichte, z. B. außerhalb der Schulzeit, erforderlich ist. Der einzelne Mitarbeiter durchläuft einen vierwöchigen Rhythmus, der nicht selten durch zusätzliche Arbeitsstunden verändert werden muß, wenn ein oder mehrere Kinder Einzelbetreuung brauchen. Hierdurch entstehen zusätzliche Ansprüche auf Freizeiten an anderen Tagen.

Insgesamt hat dies zur Folge, daß die Kinder zumindest einem *Personalwechsel* während des Tagesablaufes, mehreren solchen Wechseln aber innerhalb einer Woche ausgesetzt sind. Um dies wenigstens etwas kompensieren zu können, ist das Personal den zur Zeit drei Pflegegruppen auf den beiden Stationen zugeordnet und wird, wie wir hoffen, in Zukunft den fünf Pflegegruppen zu je sechs Kindern zugeteilt.

Jedes Kind hat einen *Vertrauenspädagogen,* der sich in besonderem Maße für das Kind verantwortlich fühlt und einen intensiven Kontakt zu dem Kind pflegt, darüber hinaus die Verlaufsberichte schreibt. Der Vertrauenspädagoge führt bei der Aufnahme des Kindes *ein Gespräch mit den Angehörigen,* womit das Ziel verfolgt wird, daß auch die Eltern auf dieser wichtigen Kommunikationsebene einen Partner in der Klinik haben, um sich über alltägliche Gewohnheiten, Eigenheiten, etwa auch Ängste des Kindes zu verständigen. Das Gespräch umfaßt Eß-, Schlaf-, Pflegegewohnheiten, Taschengeld unter dem Gesichtspunkt der besonderen Bedürfnisse des Kindes, es werden Selbständigkeit bei der Körperpflege, Einschlafrituale u.v.a. berücksichtigt. Je nach Indikation nimmt der Vertrauenspädagoge an den Elterngesprächen mit dem Therapeuten während des Behandlungsverlaufes teil.

Alle Berufsgruppen arbeiten mit gleicher Aufgabenstellung und nehmen nur am Rande berufsspezifische Aufgaben wahr, etwa die Schwestern die der Medikation. Der Abteilung stehen weder eine Beschäftigungstherapeutin, Musiktherapeutin, noch eigene Krankengymnastin zur Verfügung, was derzeit intensiv durch die Lehrer und Zivildienstleistenden ausgeglichen wird. Diese bieten den Kindern ein auf die individuelle Problematik abgestimmtes Programm an mit realitätsbezogenem Projektunterricht: Bastelstunden mit Holz, Ton, Papier, die Herstellung einer Schulzeitung, Arbeiten in Druckerei, Fotolabor sowie Turnunterricht.

Die Charakterisierung dieser Gruppe als „Nicht-Therapeuten" soll aber hervorheben, daß die *besondere Problematik* darin liegt, daß in einer Klinik die Ärzte letztlich verantwortlich sind und bei stationärer Psychotherapie die Tendenz besteht, das „eigentlich" wichtige therapeutische Geschehen in der Einzeltherapiestunde zu sehen. So treten immer wieder Krisenzeiten auf, in denen spürbar wird, wie sehr gerade die ausgebildeten Pädagogen, die in einem heilpädagogischen Kinderheim überwiegend die Verantwortung für die Kinder zu tragen haben, sich in einem Klinikbetrieb letztlich in ihrer Verantwortlichkeit und Kompetenz in Frage gestellt fühlen. Kritische Punkte, an denen sich dies manifestiert, sind etwa Notaufnahmen oder Verlegungen aus ärztlicher Indikation. Mangelnder Informationsfluß trotz zahlreicher Besprechungen und des Stationstagebuches und nicht rechtzeitig abgefangene Aggressionen von Kindern zeigen solche krisenhaften Zuspitzungen an.

Schönfelder (1980) hat über den langwierigen Selbstfindungsprozeß der pädagogischen und pflegerischen Mitarbeiter auf einer jugendpsychiatrischen Station eingehend berichtet. Es zeigen sich darin ganz ähnliche Probleme wie sie hier bestehen.

Derzeit gibt es für jede Station eine einmal wöchentlich stattfindende, von einem niedergelassenen Psychotherapeuten geleitete *Balint-Gruppe,* für die die Universität bisher nicht die Finanzierung übernommen hat, so daß sie teilweise von den Mitarbeitern, zum Teil durch die „Freiburger Vereinigung zur Hilfe für psychisch kranke Kinder und Jugendliche" e.V. finanziert wird. Dieser gemeinnützige Verein wurde vor einigen Jahren von Mitarbeitern der Abteilung gegründet, die ihm zufließenden Geldspenden werden vorwiegend für sonst nicht finanzierbare Einzelbetreuungen von psychisch kranken Kindern und für Anschaffungen, die über die Universität nicht möglich sind, verwendet.

2.4 Die Eltern

Es hat sich gezeigt, daß ein einheitliches Arrangement für die Elternarbeit nicht sinnvoll ist. Etwa darauf zu bestehen, daß die ganze Familie zur Erstkonsultation kommt, mag den Bedürfnissen des Therapeuten nach konzeptueller Stützung entsprechen, wird häufig der Vielfalt der Familienproblematik aber nicht gerecht. Auch Elterngruppen haben sich nicht durchgesetzt. Vielmehr werden ganz individuelle Vereinbarungen getroffen, die sich auch im Laufe der Therapie wandeln können. Wesentlich für die Arbeit mit den Eltern ist, daß es sich um eine Dreiecksbeziehung: Eltern–Kind–Therapeut handelt. Zunächst ist zu berücksichtigen, daß Eltern oder andere für das Kind sorgende real Außenstehende sind, sich auch als solche empfinden. Sie haben die unmittelbare Verantwortung für ihr Kind delegiert. Ihre Sorge, ob wir mit ihrem Kind so umgehen, wie es ihrem Erziehungsstil und ihren Wünschen entspricht, so pathogen diese bedeutsam sein mögen, ist berechtigt und als wünschenswert von allen Mitarbeitern anzuerkennen, was diesen gewiß oft schwerfällt. Die Eltern sind Beteiligte und sollen es bleiben. Individuell abgestimmt werden deshalb Besuche vereinbart, die grundsätzlich zweimal wöchentlich möglich sind. Auch werden die Kinder im Verlaufe der Therapie zu den Wochenenden nach Hause beurlaubt. Die Eltern werden dabei mit den Problemen ihrer Beziehung zu dem Kind in unterschiedlicher Form konfrontiert. Sie bemerken: „Aha, die haben die gleichen Schwierigkeiten wie wir mit ihm", oder „wieso benimmt es sich auf der Station so nett" oder „es wird ja alles nur noch schlimmer". Die darin erkennbare Mobilisierung von Ängsten, Empfindsamkeit, Schuldgefühlen, Entlastungsreaktionen können das initial unter dem Druck der Symptomatik des Kindes zustandegekommene Arbeitsbündnis gefährden.

Kritik am Pädagogenteam zeigen Rivalitätsprobleme der Eltern an: „Kommt so ein junger Mann daher und macht uns Vorhaltungen, daß wir unser Kind nicht pünktlich zum Abendessen gebracht haben." – „Warum hat sie das Sonntagskleid nicht an, wenn wir mit ihr ausgehen wollen?" – Die Eltern müssen sich mit Klagen des Kindes oder mit seiner unverhohlenen Freude über den Aufenthalt, insbesondere einer guten Beziehung zum Therapeuten oder Vertrauenspädagogen auseinandersetzen. Angst vor Vorwürfen, Sorge das Kind zu verlieren oder die eigene Autorität in Frage gestellt zu sehen, manifestieren sich an Zweifeln hinsichtlich der Kompetenz der oft jungen Mitarbeiter: „Haben Sie eigentlich auch schon Kinder?"

Berechtigte und aus pathogenen Haltungen erwachsene Kritik, aber auch überschießende Solidarisierung mit dem Team in Form von demonstrativen Ermahnungen während der Besuche provozieren auch rivalisierendes Verhalten unter den Pädagogen. Das oft zu beobachtende „Montagstief" im Verhalten der Kinder nach Besuchen ist dafür ein wichtiger Anlaß und zeigt darüber hinaus, daß auch das Kind die veränderte Situation zwischen Eltern und ihm als Konfrontation erlebt.

Erstes Ziel der Gespräche zwischen den Eltern und dem Therapeuten ist die Bearbeitung dieser komplexen Real- und Übertragungssituation. Diese Gespräche finden oft unter Einbeziehung des Vertrauenspädagogen und, je nach Alter, auch des Kindes statt. Transparenz der Beziehungen, Verstärkung der Vertrauensbasis, gemeinsame Zukunftsplanung stehen im Vordergrund.

Weiteres Ziel der Elterngespräche ist die Bearbeitung der der Störung zugrunde liegenden Dynamik, das vergangenheitsorientierte, unter therapeutischen Gesichtspunkten zu führende Gespräch mit den Eltern, einzeln, paarweise mit dem Therapeuten oder mit einem anderen Therapeuten der Abteilung, wenn die Gefahr besteht, daß der Patient die Kontakte mit den Eltern als heimlichen Vertrauensbruch ihm gegenüber empfinden könnte.

Dabei liegt es durchaus im Rahmen der Variationsbreite des zu erarbeitenden Konzeptes, daß die Mutter mit einer Therapeutin, der Vater mit einem Therapeuten, beide gemeinsam mit beiden Therapeuten sprechen. Die dabei erkennbaren Persönlichkeitsprobleme der Eltern können dazu führen, daß diese sich mit unserer Hilfe einen psychotherapeutischen Behandlungsplatz außerhalb der Abteilung suchen.

2.5 Die Entlassenen

Die Entlassung des Kindes wird schrittweise vorbereitet. Möglichkeiten dazu bieten verlängerte Wochenendbesuche und die gemeinsame Bearbeitung der dabei auftretenden Probleme. Gelegentlich wird während des stationären Aufenthaltes bereits wieder eine öffentliche Schule besucht. Die Fortsetzung der Einzeltherapie des Kindes oder der Eltern beim gleichen Therapeuten über die Entlassung hinaus und/ oder der weitere Besuch der Kliniksonderschule stellen andere häufig praktizierte Möglichkeiten dar. Versuche mit der Weiterbetreuung der Familie durch Besuche des Vertrauenspädagogen im Elternhaus sind aus personellen Gründen erst jetzt möglich, so daß keine Erfahrungen vorliegen.

Die bei etwa 20% der Patienten notwendige anschließende Heimunterbringung wird durch einen gemeinsamen Besuch des Therapeuten oder Vertrauenspädagogen mit dem Kind und den Eltern, soweit diese kooperativ und überhaupt anwesend sind, vorbereitet. Bei der Entlassung wird das Kind von Vertrauenspädagogen in das Heim begleitet und dieser behält nach Möglichkeit Kontakt mit dem Heimpädagogen.

Zu wünschen sind katamnestische Untersuchungen durch Fachleute, die mit den hier skizzierten Problemen und mit der Diagnostik familiendynamisch bedingter Störungen vertraut sind. Besonders interessiert, ob der therapeutische Effekt beim

Kind, der Einfluß auf die Familiendynamik anhält, wie es den Geschwistern unter der veränderten oder nicht veränderten Familienkonstellation ergeht und wie Eltern und Kind rückblickend die stationäre Therapie beurteilen.

2.6 Literatur

Aichhorn A (1957) Verwahrloste Jugend, 4. Aufl. Bern, Huber
Berger W (1974) Die Einbeziehung der Eltern in die stationäre Psychotherapie bei Kindern und Jugendlichen. Prax Kinderpsychol Kinderpsychiat 23:193–202
Berger M (1979) Indikation und Katamnese bei Heimunterbringung. Z Kinder Jugendpsychiat 7:122–138
Bernfeld S (1974) Kinderheim Baumgarten. In: Werder, Wolff R (Hrsg) Antiautoritäre Erziehung und Psychoanalyse, Ullstein, Frankfurt Berlin Wien S 94–215
Bettelheim B (1978) Wege aus dem Labyrinth. Ullstein, Frankfurt
Biermann G (Hrsg) (1981) Handbuch der Kinderpsychotherapie, Band IV. Reinhardt, München Basel
Eckstein R (1973) Grenzfallkinder. Reinhardt, München Basel
Knöll H, Zauner J (1975) Die Beteiligung des Stationsteams an der analytischen Kinderbehandlung in der Klinik. In: Hau TF (Hrsg) Klin. Psychotherapie in ihren Grundzügen. Hippokrates, Göttingen
Redl F (1974) Erziehung schwieriger Kinder. Piper, München
Schönfelder Th (1980) Erfahrungen mit einer Adoleszentenstation. Vortrag Symposium: Adoleszenz, Tübingen, Juni 1980
Schraml W (1953) Methodische Schwierigkeiten der stationären Kinderpsychotherapie. Prax Kinderpsychol Kinderpsychiat 2:38–45
Zauner J, Stieber A (1976) Klinische Psychotherapie von Jugendlichen. In: Biermann G (Hrsg) Handbuch der Kinderpsychotherapie, Ergänzungsband, S 73–91

3 Der Kinder- und Jugendpsychiater als Familientherapeut

Th. Schönfelder

Allerorts besteht großes Interesse für Familientherapie, – ein Boom, der gleichermaßen auf Begeisterung und Skepsis stößt. Die Mühsal im therapeutischen Umgang mit psychisch als auffällig, gestört oder krank bezeichneten Kindern ist nicht zu bestreiten, der Eindruck einer auch zahlenmäßigen Zunahme des Problemdrucks nicht zu leugnen. So knüpfen sich an Familientherapie Hoffnungen, ein neues Behandlungsinstrument, insbesondere auch für problematische Patientengruppen in die Hand zu bekommen. Zum anderen bedient sich Skepsis der Formulierung, als Kinder- und Jugendpsychiater habe man ja ohnedies schon immer unter Einbeziehung des familiären Umfelds gearbeitet. Es sei also doch nichts Neues mit der Familientherapie. Hinter beiden Einstellungen kann sich ein Irrtum verstecken, der auf die Gefahr, längst Bekanntes zu wiederholen, noch einmal aufgezeigt werden soll.

3.1 Familientherapie als Therapie intrafamiliärer Beziehungsstörungen

Familientherapie ist ein Oberbegriff für durchaus verschiedene therapeutische Richtungen, also nicht eine neue Methode. Gemeinsam ist diesen Richtungen jedoch eine grundsätzliche Änderung des theoretischen Bezugsrahmens gegenüber herkömmlichen psychotherapeutischen Modellen. Nicht das Individuum, der Patient, sondern die besondere Beziehungsstruktur innerhalb derer er lebt und die dort laufenden Prozesse sind Gegenstand der Blickrichtung des Therapeuten. Die drei Fragen: „Wer – Was – Wie – wird behandelt?" beziehen sich im klassischen psychotherapeutischen Setting auf die Einzelperson im Rahmen einer therapeutischen Zweierbeziehung. In Familientherapien richten sie sich auf bewußte und unbewußte zwischenmenschliche Beziehungen, deren Störungen im Symptom des Einzelnen zum Ausdruck kommen, auf das Familiensystem als Ganzes. Kinder- und Jugendpsychiater sind es gewohnt, familienorientiert zu arbeiten, wes Geistes Kind, d. h. welcher theoretischen Ausrichtung sie auch sind. Der psychosoziale Kontext, die Einbeziehung von Eltern und anderen Bezugspersonen durch gegenseitige Information, Beratung und auch Behandlung, hat in unserem Fach schon immer eine wichtige Rolle gespielt, sowohl im Hinblick auf Entstehung als auch Veränderungen psychischer Störungen. Es bedeutet jedoch einen fundamentalen Unterschied, ob das Symptom eines Kindes als Ausdruck individueller Beschädigung oder als Signal eines gefährdeten und gefährdenden Familiensystems angesehen wird.

Aus der familientherapeutischen Perspektive läßt sich der Patient als derjenige bezeichnen, der auf einem in Seenot geratenen Schiff die Leuchtkugel abschießt.

Der Familientherapeut begibt sich in die Rolle desjenigen, der als Helfer an Bord, d. h. in die Familie kommt. Er versucht, sich zunächst ein Bild über die vorhandene Behinderung oder Beschädigung zu machen, hält aber zugleich Ausschau nach unversehrten Anteilen, nach Hilfsquellen innerhalb des Systems. Erst dann, wenn das Schiff mit seiner Hilfe in ruhiges Wasser gelangt ist, kann den Ursachen des Notrufes ohne zusätzliche Gefährdung aller Beteiligten nachgegangen und der Schaden – wenn möglich – behoben werden. Der Signalgeber, der Patient, kann seinen Dienst einstellen und sein Symptom aufgeben.

So einfach ist es nicht, zuzugeben! Modelle sind Wunschträume, die mehr oder weniger nahe an die Wirklichkeit herankommen. Das verwendete Bild ist in erster Linie für solche Fälle heranzuziehen, in denen Symptome nicht zu bewältigende Konflikte anzeigen, die sich krisenhaft zugespitzt haben.

Barbara Buddeberg (1980) hat vorgeschlagen, sich in der Indikation für Familientherapie im Rahmen der Kinder- und Jugendpsychiatrie an die Einteilung von Anna Freud (1968) in äußere, verinnerlichte und innere Konflikte zu halten. Eine Einzeltherapie – ob allein oder ergänzend – sei um so notwendiger, je stärker die Internalisierung pathologischer Konfliktlösungen bereits vollzogen sei. Dies ist deswegen ein praktisch hilfreicher Vorschlag, als sich in etwa einschätzen läßt, ob das symptomtragende Kind Chancen hat, allein mit Hilfe einer therapeutischen Strategie der Veränderung interpersonaler Beziehungen innerhalb des Familiensystems gesund zu werden. Ob man sich dem erwähnten psychoanalytischen Konfliktmodell als Grundlage der Indikationsstellung ausdrücklich anschließt oder nicht: Es sollte stets überprüft werden, ob die einzelnen Familienmitglieder zur Veränderung im Rahmen einer gemeinsamen Auseinandersetzung überhaupt hinreichend in der Lage sind. Dies gilt besonders für den identifizierten Patienten. Tiefgreifende oder weitergehende Symptomverfestigungen zeigen unter Umständen an, daß individuelle Ressourcen erschöpft und über die angestrebte Änderung der Beziehungsprozesse in der Familie allein nicht zu kompensieren sind. Die Indikation zur Einzeltherapie bedeutet unter diesen Umständen keine Aufgabe des systemorientierten Behandlungsansatzes. Vielmehr sichert eine zusätzliche Einzelbehandlung nicht nur das Kind ab, sondern ermöglicht die notwendige weitere Aufarbeitung des im Symptom des Kindes unter Umständen schon historisch gewordenen familiären Beziehungskonfliktes.

3.2 Therapeutisches Vorgehen in der Familientherapie

Den Familientherapeuten gibt es ebenso wenig wie den Kinder- und Jugendpsychiater. Ein Arzt bezieht seine Identität als Psychotherapeut eher aus einem bestimmten theoretischen Konstrukt und damit aus dem Verfahren, das er als das ihm zugehörige Instrumentarium ansieht. Er betreibt also Familientherapie mit Hilfe einer mitgebrachten Methode. Ein anderer identifiziert sich stärker mit seiner Rolle als Kinder- und Jugendpsychiater, dem ihm vertrauten multifaktoriellen Behandlungsansatz. Er sieht seine familientherapeutische Tätigkeit stärker an der speziellen Problemlage der unterschiedlichen Klientel orientiert und setzt innerhalb des beziehungstherapeutischen Ansatzes unterschiedliche Methoden kombiniert ein. Mit anderen Worten: Es gibt eine strengere methodische Bindung an einsichtsorientierte, erlebnisorientierte und verhaltensorientierte Verfahren ebenso wie eine eklektische Arbeitsweise mit unterschiedlichem Einsatz der genannten methodischen Versatzstücke. Letzteres hat den Vorteil, daß es die psychotherapeutische Versorgung eines Personenkreises relativ frei hält von ausschließenden Kriterien und eine variable Einstellung auf die Befindlichkeit des pathologischen Familiensystems erlaubt: Horizontale, handlungsbezogene Arbeit im „Hier und Jetzt" und Umsetzung der gemachten Erfahrungen in einem vertikalen, d.h. die Bearbeitung der lebensgeschichtlichen Probleme und Konflikte einbeziehenden Prozeß.

Im übrigen ergeben praktische Vergleiche, daß familientherapeutisch tätige Kollegen unseres Fachgebietes sich weniger an ihren unterschiedlichen Katechismus als an ihr persönliches Beziehungsmuster und ihre freilich von der beruflichen Sozialisation abhängigen Erfahrungen halten.

3.3 Verhältnis von Einzeltherapie zu Familientherapie

Was aber, wenn ein Kinder- und Jugendpsychiater zu tun hat mit jenen Patienten und deren Familien, bei denen eine eindeutige individuelle Behinderung Veranlassung zur ärztlichen Intervention ist? Bei aller Diskussion um Psychotherapie, also auch um Familientherapie, werden Angehörige dieser Patientengruppe allzu leicht aus dem Auge verloren, weil sie in den Indikationskatalog speziell psychodynamisch orientierter Verfahren zumeist nicht aufzunehmen sind. Auch das den Familientherapien zugrunde liegende theoretische Modell des kindlichen Symptoms als Ausdruck gestörter Familienbeziehungen reicht in jenen Fällen nicht, in denen das Symptom eine unverkennbar individuelle Vorgabe darstellt. Muß bei einem wesensgeänderten epileptischen Kind, bei einem aggressiven Schwachsinnigen, bei einem stark verhaltensgestörten Blinden, bei einem autistischen Kind die an die Familientherapie geknüpfte wesentliche Erkenntnis aufgegeben werden, daß sich menschliches Verhalten verändert durch die Veränderung zwischenmenschlicher Beziehungen? Diese Frage ist deshalb zu verneinen, weil eine psychotherapeutische Ausbildung nicht allein den Sinn haben kann, bestimmte Verfahren an dafür ausgewählten geeigneten Patienten anzuwenden. Diese Ausbildung sollte auch dazu dienen, eine psychotherapeutische Grundeinstellung gegenüber jenen Menschen zu entwickeln und diese auch in Handlungen umzusetzen, denen mit der Nichteignung für ein bestimmtes Verfahren oft genug ihre geringere therapeutische Chance bescheinigt wird. Eine familientherapeutische Grundhaltung, die Beibehaltung einer auf das familiäre Gesamtsystem gerichteten Perspektive erscheint besonders in diesen Familien nicht nur empfehlenswert, sondern unerläßlich und auch gut möglich.

Zunächst einmal ist das Symptom eines Menschen nicht identisch mit seinem Defekt. Warum es gerade unter bestimmten Umständen zur Verhaltensänderung, z.B. zur Zunahme aggressiver Ausbrüche bei einem geistig schwerbehinderten Jugendlichen kommt, läßt sich mit biologischen Begründungen allein nicht hinnehmen, wenn man erfährt, daß gerade Ferienzeit ist und die haltgebende Struktur der heilpädagogischen Tagesstätte wegfällt. Dies ist der Vordergrund. Ein erstes Familiengespräch deckt auf, daß die aggressive Unruhe im Zusammenhang steht mit Aktualisierung eines unausgetragenen langjährigen Konflikts zwischen den Eltern. Für den Vater, der Ausländer ist, bedeutet der einzige Sohn eine ständige Kränkung seiner Männlichkeit, die er mit despotischen pflegerischen Forderungen an die Mutter abwehrt. Diese – physisch und psychisch völlig überfordert – möchte den Jungen seit langem in Heimpflege geben. Immer dann reagiert dieser mit ambulant unbeeinflußbaren aggressiven Symptomen, wenn der Vater sich durch nachdrückliche, seitens seiner Frau in Gang gebrachte behördliche Interventionen in die Enge getrieben sieht und nach anfänglicher Zustimmung seine Einwilligung für die Heimeinweisung des Sohnes wieder zurücknimmt. Beispiele wie dieses dafür, daß ein Defektsymptom seine besondere Färbung und Wandlung durch familiendynamische Prozesse erfährt, lassen sich zahlreich anführen. Daraus ergibt sich die Konsequenz, auch in solchen Fällen Gespräche in einem familientherapeutischen Rahmen anzubieten. Ziel ist nicht nur der Abbau sekundär-neurotischer Symptome beim Patienten, sondern der Versuch, die Folgen der Beschädigung einer Familie durch ein behindertes Kind im Interesse der gesunden Familienanteile zu mildern.

Familientherapie bedeutet nicht nur, daß ich durch das Symptom des identifizierten Patienten die dahinterstehende Botschaft der Familie verstehen lerne, sondern auch, daß ich die Bedeutung eines vom Patienten bereits vorgegebenen Symptoms für eine Familie erfasse. Ein solches Verständnis macht Bundesgenossenschaft möglich, die von vornherein auf Hilfe zur Selbsthilfe abgestellt ist. Jedes einzelne Familienmitglied kann auf seine Weise Mitverantwortung tragen dadurch, daß es verbal oder nonverbal einen Beitrag zur „gemeinsamen Sache" liefert, mag diese Unterstützung, Problemlösung, Konfliktbewältigung heißen. Gerade die jungen Kinder in der Familie, seien sie Symptomträger oder nicht, sind häufig Schrittmacher des therapeutischen Ablaufes.

Ein familientherapeutischer Arbeitsansatz ist anwendbar auf das Gesamtspektrum unseres Faches, aber nicht deswegen, weil an Familientherapie irrationale Erwartungen zu richten wären. Die Verlagerung des Schwerpunktes der therapeutischen Aufmerksamkeit auf zwischenmenschliche Prozesse führt jedoch zu einer Gesichtsfelderweiterung, die nicht nur den als Symptomträger einer gestörten Familienbeziehung identifizierten Patienten entlastet, sondern auch solche Kinder und Jugendliche, deren Problematik sich mit klinischen Familientheorien nicht begründen läßt.

3.4 Literatur

Buddeberg B (1980) Indikation zur Familientherapie in der Kinderpsychiatrie. Familiendyn 2:125–139
Freud A (1968) Wege und Irrwege in der Kinderentwicklung. Huber, Bern u. Klett, Stuttgart

4 Indikationen und Grenzen der Psychotherapie in der Kinder- und Jugendpsychiatrie

H. Remschmidt

4.1 Definitorische Fragen

Psychotherapie heißt Behandlung mit psychischen Mitteln. Als Kinder- und Jugendpsychiater betreiben wir täglich Psychotherapie in Form von Einzelgesprächen, Familiengespräch, Gruppentherapie, Beratung und Behandlung von Kindern, Jugendlichen und Familien mit einem breiten Spektrum psychischer Erkrankungen. Dieses umfaßt sowohl Normvarianten kindlichen und jugendlichen Verhaltens als auch so schwerwiegende Störungen wie Psychosen, neurotische Störungen (z. B. Zwangs-, Angst- und Konversionsneurosen) und eine Fülle von Krankheitsbildern, bei denen die Familiendynamik eine so wichtige Rolle spielt, daß auch die Familie intensiv in die Behandlung einbezogen werden muß.

Die Definition unseres Fachgebietes umfaßt ganz unmißverständlich auch die Psychotherapie.

Die offizielle Definition unseres Fachgebietes lautet:

„Die Kinder- und Jugendpsychiatrie umfaßt die Erkennung, nicht-operative Behandlung, Prävention und Rehabilitation bei psychischen, psychosomatischen und neurologischen Erkrankungen oder Störungen, sowie bei psychischen und sozialen Verhaltensauffälligkeiten im Kindes- und Jugendalter."

Aufgrund des Umfanges und der Vielschichtigkeit psychischer Störungen und Erkrankungen, mit denen es der Kinder- und Jugendpsychiater zu tun hat, ergibt sich zwangsläufig auch die Notwendigkeit, *mehrere* psychotherapeutische Methoden einzusetzen, die naturgemäß nicht von einer Person alle beherrscht werden können.

Insofern erfordert die Pluralität der Methoden auch eine Pluralität von Therapeuten, die auch verschiedenen Berufsgruppen angehören können und müssen.

In diesem Team hat der Kinder- und Jugendpsychiater die koordinierende Rolle. Er muß daher auch psychotherapeutisch geschult und in der Lage sein, die Indikationen für unterschiedliche Psychotherapiemethoden festzulegen und einige davon selbst zu praktizieren.

Da der Weiterbildungskatalog zum Facharzt für Kinder- und Jugendpsychiatrie die psychotherapeutische Behandlung kinder- und jugendpsychiatrischer Erkrankungen umfaßt, müssen die hierzu erforderlichen Therapiemethoden auch im Rahmen der Facharztweiterbildung vermittelt bzw. erworben werden. In vielen Kliniken ist dies auch der Fall.

Gemäß dem vorgegebenen Rahmenthema bedeutet dies „Psychotherapie *in* der Kinder- und Jugendpsychiatrie", d.h. unsere Psychotherapie ist insofern eigenständig als sie auf das spezifische Tätigkeitsfeld des Kinder- und Jugendpsychiaters abgestimmt ist. Sie kann daher auch schwerlich (es sei denn in bestimmten Teilaspekten) außerhalb unseres Faches erworben werden, wenn man nicht Praxisferne oder methodische Einseitigkeit in Kauf nehmen will.

Die Kinder- und Jugendpsychiater brauchen mehr psychotherapeutisches Wissen und Können, sie brauchen aber auch mehr Selbstbewußtsein als Psychotherapeuten. Sie müssen in ihre Weiterbildung jene Bestandteile psychotherapeutischen Handelns aufnehmen, die unabhängig vom Streit der Lehrmeinungen, stationär wie ambulant (und auch bei schweren Fällen), mit nachgewiesenem Erfolg angewandt werden können.

4.2 Psychotherapeutische Methoden und ihre Indikationen

An die in unserem Fachgebiet (aber auch sonst) angewandten psychotherapeutischen Methoden müssen gewisse Anforderungen gestellt werden. Es geht nicht an, daß unerprobte Vorgehensweisen und am Schreibtisch gefaßte Ideen bereits als Behandlungsmethoden ausgegeben werden. Wer hohe Anforderungen an die Erprobung von Psychopharmaka stellt, muß dies in gleichem Maße auch auf neue Lehrmethoden in den Schulen und auf die Einführung neuer Psychotherapiemethoden anwenden. Seitens unseres Fachgebietes müssen wir zumindest folgende Anforderungen an psychotherapeutische Methoden bei Kindern und Jugendlichen sowie Familien stellen:

1. Sie müssen dem jeweiligen Störungsmuster angemessen sein (Grundsatz der Spezifität). Dies bedeutet, daß verschiedene psychische Störungen mit unterschiedlichen Psychotherapiemethoden behandelt werden bzw. behandelbar sind. Hier ist die Indikationenfrage berührt; auf ihr muß ein gewisser Schwerpunkt immer dann liegen, wenn das Spektrum der zu behandelnden Erkrankungen groß ist.

2. Sie müssen Modifikationen auf verschiedenen Altersstufen erlauben (Grundsatz der alters- und entwicklungsbezogenen Abwandlung).

3. Sie müssen in der Durchführung variabel und in unterschiedlichen Settings praktikabel sein (z. B. im stationären Bereich, in der Ambulanz oder als home treatment) (Grundsatz der Variabilität und Praktikabilität) und vor allem

4. ihre Wirksamkeit muß nachgewiesen sein, möglichst im Vergleich zu anderen psychotherapeutischen oder auch nicht-psychotherapeutischen Methoden (Grundsatz der Evaluation und Effizienz).

Leider treffen diese Grundsätze auf eine große Zahl bereits praktizierter Psychotherapiemethoden noch nicht zu. Es muß aber unser Bestreben sein, dahingehend zu wirken, daß diese Prinzipien auf alle Psychotherapiemethoden angewandt werden.

Methoden

Psychotherapeutische Methoden lassen sich nach einer Fülle von Gesichtspunkten klassifizieren, z.B. nach der theoretischen Orientierung, nach den Inhalten des therapeutischen Vorgehens, nach dem Setting, nach der Zielgruppe usw. Angesichts der Vielzahl von Klassifikationsmöglichkeiten hat jede Einteilung auch ihre Mängel.

Im folgenden wird auf eine Einteilung Bezug genommen, die nicht von theoretischen Gesichtspunkten ausgeht, sondern die den einzelnen Patienten, die Familie oder eine Gruppe in den Mittelpunkt stellt. Dementsprechend unterscheiden wir individuumzentrierte Psychotherapieformen von familienzentrierten und gruppenzentrierten.

Innerhalb dieser Rubriken haben dann Therapieformen mit z.T. sehr unterschiedlichen theoretischen Konzepten ihren Platz.

Individuumzentrierte Psychotherapiemethoden

Zu ihnen zählen psychoanalytisch orientierte Behandlungsverfahren, die Verhaltensmodifikation, funktionelle Übungsbehandlungen (z. B. Wahrnehmungstraining, psychomotorische Übungsbehandlung), kreative Methoden (z. B. katathymes Bilderleben, Musiktherapie) und kognitive Therapieansätze, die z.T. sehr verschiedenen theoretischen Richtungen angehören. Individuumzentrierte Psychotherapiemethoden haben ein nahezu universelles Indikationsgebiet. Es ist unmöglich, in einem kurzen Referat auf die Vielfalt der Indikationen einzugehen, deshalb seien einige Grundsätze angeführt:

Zunächst muß man festhalten, daß zwischen den einzelnen angeführten Methoden keine grundsätzliche Unvereinbarkeit vorliegt. Sie können also durchaus kombiniert werden. Die Zeiten, in denen psychoanalytisches Vorgehen und lerntheoretische Therapieverfahren für inkompatibel gehalten wurden, sind vorbei, seit man weiß, daß alle Veränderungen letztlich auf Lern- und Umorientierungsprozessen beruhen (vgl. Porter, 1968, Sloane et al., 1981).

Dennoch ist das *psychoanalytische* Vorgehen dort besonders geeignet, wo eine ausreichende Differenzierung des Patienten vorhanden ist und die Symptomatik weniger umschrieben, sondern eher diffus verteilt ist (z. B. Individuationskrisen, Zwangssymptomatik, Angstneurosen etc.).

Die *Verhaltensmodifikation* hat ihre Domäne einmal im Bereich habitueller, d. h. aufgrund abnormer Gewohnheitsbildung entstandener Symptome und bei umschriebenen Störungsmustern. Beispiele hierfür sind Enuresis, Enkopresis, sogenannte Kindersymptome (Nägelbeißen, Haarausreißen, Jactatio, Tic), die Phobien, manche psychosomatischen Erkrankungen (z. B. psychogene Eßstörungen, Anorexia nervosa) und eine Vielzahl von Störungen, bei denen mit Hilfe der Verhaltensmodifikation bestimmte Symptome behandelt werden, ohne daß die Grundkrankheit behoben wird (z. B. Verhaltensmodifikation bei autistischen Syndromen oder bei Oligophrenien).

Groß ist auch das Indikationsgebiet der *funktionellen Übungsbehandlungen.* Bei ihnen geht es vorwiegend um die Therapie umschriebener Ausfälle (z. B. bei Legasthenien, Rechenstörungen, Wahrnehmungs- und Konzentrationsstörungen) oder um die Aufholung von Entwicklungsdefiziten bzw. Retardierungen (z. B. der motorischen Entwicklung, der Sprachentwicklung). Es ist wichtig zu wissen, daß funktionelle Übungsbehandlungen nicht nur in dem Bereich wirken, auf den sie sich konzentrieren. Sie haben eine Reihe sehr erwünschter „Nebenwirkungen", indem z. B. über eine Aktivierung psychomotorischer Abläufe auch das emotionale und soziale Verhalten in z.T. erheblichem Ausmaß gefördert werden.

Kreative Psychotherapiemethoden werden überall dort eingesetzt, wo aufgrund des Lebensalters und Entwicklungsstandes oder aufgrund der Störung des Patienten ein direkter Zugang über eine verbale Psychotherapie nicht oder schwer möglich ist. Dies bezieht sich vor allem auf die im Vorschulalter bzw. in den ersten Schuljahren angewandten, z.T. sehr unterschiedlichen Formen der Spieltherapie. Kreative Methoden haben sich ferner bei kontaktgestörten Kindern und Jugendlichen, aber auch bei sehr stark intellektualisierenden Adoleszenten außerordentlich bewährt. Sie lassen sich auch mit großem Erfolg bei Psychosen des Kindesalters oder der Adoleszenz als zusätzliche Behandlungsmaßnahmen neben der medikamentösen einsetzen. Dies gilt insbesondere auch für die Musiktherapie.

Kognitive Therapieansätze (Einsichtstherapien) haben ihr Hauptindikationsgebiet bei neurotischen Störungen. Sie erleben z.Z. einen großen Aufschwung, und hinsichtlich ihrer Evaluation werden deutliche Fortschritte erzielt.

Familienzentrierte Psychotherapiemethoden

Im weitesten Sinne gehören hierzu die Familienberatung (Elternberatung), psychodynamisch orientierte Familientherapien, systemtheoretisch orientierte Familientherapien, verhaltensorientierte Methoden, die kinderzentrierte Familientherapie und verschiedene Behandlungsmethoden des home treatment (Behandlung im Milieu). Es steht außer Zweifel, daß die familienzentrierten Psychotherapiemethoden zu einer wesentlichen Bereicherung im Behandlungsspektrum geführt haben; sie haben vielfach auch zu einem neuen Verständnis psychischer Störungen und Erkrankungen beigetragen. Zugleich muß aber darauf hingewiesen werden, daß die Indikation zu einem familienzentrierten Vorgehen sorgfältig und unter Abwägung des jeweiligen Störungsmusters und der Gesamtsituation gestellt werden muß. Hier muß sich der Therapeut stets zwei Fragen stellen:

1. Steht die Störung des Kindes direkt oder indirekt in Zusammenhang mit dem Verhalten seiner Eltern oder der Familie im weiteren Sinne?

Diese Frage läßt sich nach sorgfältiger Anamnese und Diagnostik im allgemeinen entscheiden, wenn man wirklich auf *nachweisbare* Zusammenhänge aus ist.

2. Wie stabil ist das Familiengleichgewicht, und wie weit kann man in der Aufdeckung der Familienproblematik gehen?

Diese Frage zielt auf den Grundsatz ab, daß der Therapeut nur das in Angriff nehmen sollte, was er voraussichtlich auch bewältigen kann.

Es ist unverantwortlich, ein gewachsenes Familiengefüge (auch wenn es neurotisch strukturiert ist) aufzubrechen ohne die Bereitschaft, im Rahmen einer längerfristigen Behandlung die daraus resultierenden Konsequenzen aufzufangen und zum Behandlungsgegenstand zu machen.

Die Kinder- und Jugendpsychiatrie ist hinsichtlich ihrer Vorgehensweise schon immer familienzentriert gewesen. In keinem anderen Fachgebiet hat die Familie je diese Rolle gespielt. Es wird in der Zukunft darauf ankommen, jene familienzentrierten Behandlungsmethoden aufzugreifen und fortzuentwickeln, die auf bewährten Prinzipien beruhen und die vorwiegend von der Störung des Kindes ausgehen, weshalb wir auch von einer kinderzentrierten Familientherapie sprechen.

Gruppenzentrierte Psychotherapiemethoden

Zu ihnen zählen offene Gruppenpsychotherapien (analytischer oder nicht-analytischer Vorgehensweise), zielgerichtete Gruppenpsychotherapie (z.B. Selbstbehauptungstraining, Gruppentherapie bei kontaktgestörten oder aggressiven Kindern), autogenes Training in Gruppen, die Gruppen-Spieltherapie und Elterngruppen verschiedener Zielrichtungen.

Die Gruppenbehandlungsmethoden haben längst Eingang in unseren Alltag gefunden. Sie haben sich in folgenden Bereichen sehr bewährt: als offene Gruppenpsychotherapie in der Adoleszenz (bei sehr verschiedenen Störungen, insbesondere bei den häufigen Identitätskrisen), als zielgerichtete Gruppentherapien bei kontaktgestörten Jugendlichen, aber auch bei sehr aggressiven und ungesteuerten Kindern. Gruppenspieltherapien im Kindesalter sind bei einer Vielzahl von Störungen angebracht, ebenso das autogene Training, bei dem man eher die Kontraindikationen als die Indikationen erwähnen sollte. Solche sind starke hypochondrische Befürchtungen und übermäßige Somatisierungstendenzen, zu junge Kinder (wirksame Anwendung erst jenseits des 8. Lebensjahres) sowie Gruppenunfähigkeit aus verschiedenen Gründen (z. B. bei schweren Angstzuständen, aggressiven Verhaltensweisen etc.). Im Zusammenhang mit dem Überblick über verschiedene Psychotherapiemethoden wurden bereits die wichtigsten Indikationen dargestellt. Es gibt jedoch einige Grundsätze allgemeiner Art, die unbedingt beachtet werden müssen.

1. Sorgfältige Diagnostik vor dem Stellen einer Therapieindikation

Eine diagnostische Abklärung ist die erste Voraussetzung für die Abwägung der Therapieindikation. Sie muß ärztlicherseits erfolgen und bereits auf eine mögliche Behandlung ausgerichtet sein. Dies kann man mit dem Begriff der *therapierelevanten Diagnostik* umschreiben. Vielfach wird der psychiatrischen Diagnostik vorgeworfen, sie stehe kaum im Zusammenhang mit der später erfolgenden Therapie. Heute wird in unseren Kliniken jedoch in zunehmendem Maße der Tatsache Rechnung getragen, daß neben der klinisch-psychiatrischen Diagnose auch jene Elemente miterfaßt werden, die für die Formulierung von Therapiezielen wichtig sind (z. B. Entwicklung, Intelligenz, Familiensituation etc.).

Im multiaxialen Klassifikationsschema für kinder- und jugendpsychiatrische Erkrankungen, das in vielen Kliniken bereits angewandt wird, werden diese Bereiche systematisch erfaßt (Remschmidt u. Schmidt 1977).

2. Differentielle Anpassung der Therapiemethode an das Störungsmuster

Kinder- und jugendpsychiatrische Therapie muß auf mehrere und verschiedene Methoden zurückgreifen können. Die Indikation erfolgt im Idealfall nach Maßgabe der empirischen Kenntnisse über die Wirksamkeit einer Behandlungsform. Um ein Beispiel zu geben:

Monosymptomatische Phobien und Tierphobien lassen sich sehr gut verhaltenstherapeutisch behandeln. Die Erfolge sind nachgewiesen und empirisch abgesichert (Rachman u. Bergold 1970). Individuationskrisen in der Adoleszenz wird man nicht verhaltenstherapeutisch, sondern eher psychoanalytisch orientiert behandeln, da ihre Symptome sehr uneinheitlich und zugleich umfassender sind, so daß ein lerntheoretischer Zugang zumindest sehr schwierig ist (Remschmidt, 1978).

3. Abstimmung aller Therapiemaßnahmen auf Alter und Entwicklungsstufe

Diese sehr einleuchtende Forderung ist teilweise schwer zu erfüllen, weshalb hier etwas näher auf sie eingegangen wird. Dabei übergehen wir das Säuglingsalter und beginnen mit dem Kleinkindesalter (vgl. auch Remschmidt, 1977).

Das *Kleinkindesalter* (3.–6. Lj.) läßt sich entwicklungspsychologisch etwas vereinfacht kennzeichnen durch Sprachentwicklung, überragende Bedeutung des Spiels und der Phantasietätigkeit sowie durch die Entwicklung von Orientierungsvorgängen. In tiefenpsychologischer Betrachtung spielen der Ödipuskomplex und die damit verbundenen ersten Identifikationskonflikte eine wichtige Rolle.

Diesen Gesichtspunkten hat jede Form der Psychotherapie Rechnung zu tragen.

Das bedeutet: Anwendung projektiver (sprachfreier bzw. relativ sprachunabhängiger) Verfahren unter Nutzung des Spiels. Als Hilfsmittel bewährt haben sich der SCENO-Test, der Welttest, Puppenspiele, Zeichnen und Phantasiespiele jeglicher Art.

Die vom Kind gebotenen Projektionen lassen sich sowohl diagnostisch als auch therapeutisch verwerten und erlauben vielfach auch eine gewisse Verlaufskontrolle der Therapie. Mit Hilfe dieser Technik ist sowohl eine Einzeltherapie des Kindes bei gleichzeitiger Beratung der Mutter oder der Bezugsperson möglich als auch eine simultane Therapie von Mutter und Kind unter stufenweiser Einbeziehung der Mutter in den therapeutischen Prozeß.

Auch Verhaltenstherapien nach verschiedenen Methoden sind im Kleinkindesalter bereits möglich. Sie wurden u.a. erfolgreich angewandt beim frühkindlichen Autismus, bei Phobien und Angstzuständen, bei Tics, bei psychomotorischer Unruhe, bei Einkoten und Einnässen sowie bei hartnäckigem Näbelbeißen und Daumenlutschen.

Das Schulalter (6.–10. Lj.) ist gekennzeichnet durch einen tiefgreifenden Wandel des kindlichen Erlebens in Richtung einer stärkeren Realitätszuwendung, einer dauerhaften Fixierung der Interessen sowie einer Fähigkeit zur Eingliederung in eine Gruppe.

In tiefenpsychologischer Sicht treten nach dem Ausgang des Ödipus-Komplexes die sexuellen Impulse zugunsten einer neutral-sachlichen Haltung zurück, was in der Bezeichnung „Latenzalter" zum Ausdruck kommt.

Nach Hart-de-Ruyter (1967, 1969) kommt in diesem Stadium dem Abwehrmechanismus der Regression eine besondere Bedeutung zu, wobei wichtig ist, unter welchen Umständen sie auftritt (nur in der Phantasie, als Reaktion auf Frustrationen oder im alltäglichen Verhalten) und in welcher Form sie sich äußert (emotional, als allgemeine Entwicklungshemmung oder in Form impulsiven und unkontrollierten Verhaltens).

Auch hier muß die Psychotherapie diese Elemente berücksichtigen. Der verbale Zugang zum Kind ist besser als im Kleinkindesalter, jedoch ist es vielfach notwendig, über kreative Methoden die therapeutische Kommunikation herzustellen.

In dieser Lebensphase kommt den funktionellen Übungsbehandlungen ein besonderer Stellenwert zu.

Pubertät und Adoleszenz. Entwicklungspsychologisch ist diese Phase gekennzeichnet durch eine Reihe psychologischer Veränderungen sowie durch tiefgreifende psychische und psychosoziale Wandlungen (Entwicklung zur Geschlechtsreife, Ich-Entwicklung und Identitätsfindung, Auseinandersetzung mit der Autorität in Familie und Gesellschaft) (Remschmidt, 1975). Diese Wandlungen geben therapeutischen Versuchen jedweder Art besondere Probleme auf: 1. Die Einleitung und Aufrechterhaltung der Therapie ist bereits infolge des oft fehlenden Leidensdruckes häufig problematisch. 2. Die Rolle des Therapeuten ist schwieriger zu definieren und auszufüllen als in der Therapie bei Erwachsenen und bei Kindern. 3. Eine weitere Schwierigkeit liegt in der speziellen Problemlage der Adoleszenten (Ablehnung einer retrospektiven Schau, Zentrierung auf aktuelle Probleme, Ablehnung von Hilfsangeboten und Autorität usw.). Diese Gesichtspunkte erschweren die psychotherapeutische Behandlung und waren Anlaß zur Entwicklung spezieller Behandlungsmethoden, z. B. für ich-schwache und delinquente Jugendliche (Hart-de-Ruyter, 1958) oder neurotisch verwahrloste Jugendliche (Klüwer, 1971, 1974).

4. Sorgfältige Abwägung des jeweils besten Settings für die Therapie

Darunter verstehen wir den Rahmen, in dem die Behandlung zweckmäßigerweise am besten und wirkungsvollsten durchgeführt wird. Hier geht es um die Fragen: ambulante oder stationäre Therapie oder Therapie im Milieu (home treatment), individuumzentrierte, familienzentrierte oder gruppenzentrierte Verfahren usw.

Auch diese Frage wird stets nach zwei Gesichtspunkten abgeklärt werden müssen: nach dem empirischen Wissen über die Wirksamkeit der einzelnen Methoden (leider ist dieses vielfach noch gering) und nach der Möglichkeit, mit dem Kind und der Familie in eine adäquate therapeutische Beziehung zu treten. Diese Fragen wurden bereits diskutiert.

5. Integration verschiedener therapeutischer Ansätze in einen Therapieplan

Ein derartiger Therapieplan ist die Domäne der stationären Behandlung, sollte jedoch auch im ambulanten Bereich erfolgen.

Im stationären Bereich wird nach abgeschlossener Diagnostik ein Therapieplan aufgestellt, der den einzelnen Mitarbeitern ihren Aufgabenbereich zuweist und den zeitlichen Ablauf der einzelnen Therapieschritte möglichst exakt regelt.

Die bei der Durchführung dieses Therapieplanes auftauchenden Schwierigkeiten werden regelmäßig besprochen und führen vielfach zu einer Modifikation des Planes. Eine reibungslose Zusammenarbeit ist in diesem Sinne erst möglich, wenn ein Stationsteam sich auf einheitliche Grundsätze geeinigt hat und die Effizienz von Therapiemethoden nicht allein an ihrem theoretischen Anspruch, sondern auch an ihrer Durchführbarkeit und ihrer Wirksamkeit mißt.

Bei der Durchführung stationärer Therapien kommt der Gestaltung eines „therapeutischen Klimas" daher eine besondere Bedeutung zu.

Zu diesem Zweck ist eine zusätzliche bzw. begleitende Weiterbildung aller Mitarbeiter der Station notwendig, die zwei Gesichtspunkten Rechnung tragen muß: einmal der Vermittlung von fachlichen Kenntnissen mit dem Ziel, ein besseres Verständnis für das Verhalten der Patienten zu erreichen und zum anderen der Erzielung eines besseren Einblicks in die eigenen Verhaltens- und Reaktionsweisen, besonders in emotionaler Hinsicht.

Schließlich ist für das Funktionieren eines therapeutischen Teams ein einheitlicher Stationsstil und ein lückenloser Informationsfluß über die Ereignisse der Station notwendig (Remschmidt et al., 1974).

4.3 Grenzen der Psychotherapie

Grenzen und Abgrenzungen der Psychotherapie müssen in zwei Bereichen bedacht werden: einmal im Bereich der Indikation, zum anderen im Bereiche der Therapeuten. Die beiden Gesichtspunkte hängen vielfältig zusammen. Ohne an dieser Stelle in Details gehen zu können, sei darauf hingewiesen, daß wir uns vor einem überzogenen Psychotherapieangebot für *alle* Störungen hüten müssen. Ebenso ist es nicht am Platz, alle Bemühungen um ein psychisch krankes oder behindertes Kind als Psychotherapie zu bezeichnen.

Auf einige dieser Probleme wird im folgenden eingegangen.

Ärztliche und nicht-ärztliche Psychotherapie

Es existiert ein langer Streit, ob Psychotherapie nur von Ärzten oder auch von Angehörigen nicht-ärztlicher Disziplinen durchgeführt werden kann.

Unsere Meinung hierzu ist, daß für die Durchführung von Psychotherapien bei Kindern, Jugendlichen und Familien ein sehr umfangreiches Basiswissen aus dem klinischen Bereich erforderlich ist. Dies kann naturgemäß nur von Angehörigen sehr weniger anderer Berufe erworben werden, am ehesten von klinischen Psychologen. Hier geht es um die verantwortliche oder weitgehend eigenverantwortliche Durchführung von Psychotherapien.

Eine andere Frage ist die Mitwirkung im Rahmen eines Therapieplanes, wobei verschiedene Einzelaufgaben übernommen werden können.

Grundsätzlich und unachgiebig muß an einer psychiatrisch-neurologischen Voruntersuchung bei allen Patienten, die von Nicht-Ärzten psychotherapeutisch behandelt werden, festgehalten werden. Derartige Untersuchungen sind auch im Laufe einer Psychotherapie erforderlich. Es kann nicht davon ausgegangen werden, daß die im Vorfeld einer Psychotherapie notwendigen differentialdiagnostischen Untersuchungen auch von Angehörigen anderer Disziplinen durchgeführt werden können.

Hierzu folgendes Fallbeispiel aus den letzten 3 Wochen: Ein 14jähriger Junge, bislang guter Schüler auf einem Gymnasium, wird zunehmend stiller, in sich gekehrt, geht nicht mehr in die Schule (Internat), kann wochenlang nachts nicht schlafen, geht unruhig in der Wohnung hin und her und entwickelt schließlich einen „kosmischen Wahn", der von der nicht-ärztlichen Psychotherapeutin als besonders rege Phantasietätigkeit aufgefaßt wird. Der Junge wird 11 Monate lang in 34 Doppelstunden (Std. á 120,– DM) psychotherapeutisch behandelt. Die Therapeutin ist der Ansicht, daß ein kühles Familienklima herrscht und der Junge sehr unselbständig gehalten wird (obwohl er Internatsschüler ist und die meiste Zeit nicht zu Hause). Die Therapie wird erst unterbrochen, als die Therapeutin den Eltern Vorwürfe macht, weil sie ihren Jungen aus der Therapie abholen und ihn somit für sehr unselbständig halten. Dies ist der Mutter suspekt, da sie bemerkt hat, daß der Junge zeitlich und örtlich völlig desorientiert ist, von wahnhaften Einfällen beherrscht wird und sich in der Großstadt nicht zurechtfinden kann.

Sie brachte ihn schließlich in die Klinik. Diagnose: paranoid-halluzinatorische schizophrene Psychose, Differentialdiagnose: körperlich begründbare Psychose, was sich nicht bestätigte.

Nach achtwöchiger kombinierter medikamentöser und beschäftigungstherapeutischer Behandlung geht es dem Jungen bereits deutlich besser.

Psychotherapie und Pädagogik

Nahezu in jeder kinder- und jugendpsychiatrischen Klinik gibt es ein Spannungsverhältnis zwischen Psychotherapie und Pädagogik. Hierzu ein Zitat von Herzka (1980):

„Das psychoreaktiv erkrankte Kind braucht Psychotherapie, weil es krank ist – und es braucht Pädagogik, weil es ein Kind ist. Die Zusammenarbeit beider Fachgebiete zu fördern, gehört zu den elementaren Aufgaben der Kinderpsychiatrie. Kontroversen, Mißverständnisse und Mißtrauen, ja sogar Kränkungen zwischen Pädagogen und Kinder-Psychotherapeuten sind dabei aber leider ebenso an der Tagesordnung wie die Bemühungen, sich zu ergänzen. Uns scheint es zweckmäßig, Pädagogik und Psychotherapie als zwei gleichwertige Wege der Einflußnahme auf das Kind aufzufassen, deren jeder für sich eigene Gesetzmäßigkeiten hat, die sich grundsätzlich widersprechen und dennoch erst zusammen ein Ganzes ausmachen. Sie stehen miteinander in einem dialogischen Verhältnis. Beim seelisch kranken Kind bleibt das eine unvollständig ohne das andere. Es ist nötig, daß der Erzieher, und ganz besonders der Heilpädagoge, die Krankheit des Kindes berücksichtigt, und das bedingt, daß er die therapeutische Sicht kennt und in seine Erziehung einbezieht. Ebenso muß die Kindertherapie immer auch die Erziehungssituation des Kindes mit berücksichtigen."

Damit ist schon das Wesentliche gesagt. Es ließe sich viel über die Unterschiede ausführen. Ich möchte nur auf die Zielvorstellungen eingehen.

Das Ziel der *Pädagogik* ist auf jeden Fall umfassender als das der Psychotherapie. Es ist an Zielvorstellungen der allgemeinen Pädagogik orientiert und anthropologisch verankert. Pädagogik findet immer statt, Therapie nur zeitlich begrenzt und auf die Störung bezogen.

Die *Psychotherapie* verfolgt das Ziel, sich überflüssig zu machen; Pädagogik begleitet ein Kind, bis es erwachsen ist. Leider beobachten wir heute eine Überbewertung psychotherapeutischer Behandlungsmethoden, die vielfach auch dazu führt, daß der Pädagoge sich lieber als Therapeut bezeichnet. Dies halten wir für eine verhängnisvolle Umkehrung der wahren Bedeutsamkeit. Psychotherapie und Pädagogik können sich gut ergänzen, wenn die Achtung vor dem jeweils anderen Zugang und seine Anerkennung als gleichwertiges Gebiet akzeptiert wird.

Psychotherapie und allgemeine Lebenshilfe

Psychotherapie kann und will nicht allgemeine Lebensfragen lösen. Sie kann nicht das ersetzen, was als allgemeine Lebensberatung früher von Theologie und Psychologie geleistet wurde.

Mit der vielfach zu beobachtenden Verdünnung zwischenmenschlicher Beziehungen wird heute vieles professionalisiert, was z. B. durch Gespräche mit guten und aufrichtigen Freunden oder selbstgesuchten, nicht-professionellen Ratgebern klärbar ist. Hier muß auch auf den Krankheitsbegriff eingegangen werden. Psychotherapie ist und bleibt Behandlung von psychischen *Erkrankungen* mit psychischen Mitteln. Vor einer Überdehnung des Psychotherapiebegriffes und der Indikationen für Psychotherapie muß nachdrücklich gewarnt werden. Derartige Ausweitungen finden sich sowohl in der Umgangssprache als auch in Gesetzentwürfen der Bundesregierung, wo man Bezeichnungen wie „psychosoziale Therapie", „pädagogisch-psychotherapeutisch", „sonderpädagogische Therapie" usw. lesen kann. Es ist erfreulich, daß sich hier auch Gegenpositionen bilden, die von manchen Psychotherapeuten auch gestützt werden; ich denke hierbei insbesondere an Selbsthilfegruppen und den Zusammenschluß von Interessengemeinschaften. Dies sind wichtige Initiativen, die psychotherapeutische Kapazität einsparen könnten, um sie dort einzusetzen, wo sie wirklich nötig ist.

Mit anderen Worten: die Psychotherapie muß auf ihren Kernbereich, die psychischen Erkrankungen bei Kindern, Jugendlichen und Familien, wieder konzentriert werden. Hier gibt es nach wie vor viel zu tun.

4.4 Ausbildungsfragen und Forschung

Ausbildungsfragen

Für uns Kinder- und Jugendpsychiater ergibt sich die Forderung, die psychotherapeutische Ausbildung in unser Fachgebiet hineinzuverlagern. Diese Notwendigkeit ergibt sich aufgrund vielfältiger Erfahrungen. Psychotherapie mit Kindern und Jugendlichen kann nur jemand machen, der aus dem täglichen Umgang ihre Probleme kennt und auf sie spezifisch eingehen kann.

Wichtig ist dabei, daß er nicht nur mit gesunden, sondern mit *kranken* Kindern Erfahrung hat. Wichtig ist ferner, daß er das notwendige Basiswissen aus dem klinischen Bereich aufweisen kann. Daraus ergibt sich zwangsläufig, daß die gleichen Anforderungen auch an seine Ausbilder zu stellen sind.

Konkrete Fall-Supervision und psychotherapeutische Ausbildung kann somit nur derjenige bieten, der selbst bereits Kinder, Jugendliche und Familien psychotherapeutisch behandelt hat. Daraus ergibt sich letztlich, daß auch die Supervision der Psychotherapie-Ausbildung stärker als bislang in den kinder- und jugendpsychiatrischen Bereich verlegt werden muß. Die Deutsche Gesellschaft für Kinder- und Jugendpsychiatrie hat Initiativen in dieser Richtung unternommen und erstrebt eine weitgehende Integration der psychotherapeutischen Ausbildung in das Facharzt-Curriculum mit dem Ziel, in zeitlicher Nähe des Facharztabschlusses auch den Zusatztitel „Psychotherapie" zu vermitteln.

Zum Schluß ein Wort zur *Forschung*. Der Fortschritt eines jeden Fachgebietes läßt sich an seinem wissenschaftlichen Standard messen. Nur durch Forschung und Neuentwicklung wird es möglich sein, angemessen zu untersuchen und effektiv zu behandeln. Versorgung allein genügt nicht.

Nicht die Zahl der Kliniken, die Zahl der Ärzte, Psychologen und anderer Mitarbeiter ist der Maßstab, an dem sich die Wirksamkeit der Psychotherapie in der Kinder- und Jugendpsychiatrie messen läßt. Viel wesentlicher ist, was in den Einrichtungen wie und mit welchem Erfolg geschieht. Die Forschungsergebnisse der letzten Jahre haben ein neues Verständnis vieler Störungen mit sich gebracht. Sie haben u.a. gezeigt, daß die Gegensätze „angeboren" gegenüber „erworben", „organisch" gegenüber „psychisch", „körperlich" gegenüber „seelisch", „psychosozial" gegenüber „biologisch", „psychodynamisch" gegenüber „lerntheoretisch" Kunstprodukte sind und daß sie alle bei jeder Problematik mehr oder weniger beteiligt sind.

Was uns fehlt, ist eine wohlausgebaute klinische Therapieforschung. Hierzulande existiert zuweilen das Vorurteil, Forschung und Therapie seien weitgehend unverträglich. Dem kann man nur das Motto der Tavistock-Klinik in London, einer therapeutischen Einrichtung von Weltruf, entgegenhalten: „Keine Therapie ohne Forschung, und keine Forschung ohne Therapie."

Die Psychotherapie in unserem Fachgebiet wird eine Zukunft haben, sofern sie diesen Grundsatz ernst nimmt.

4.5 Literatur

Hart de Ruyter Th (1958) Bemerkungen zum Problem der Psychotherapie bei ichschwachen Jugendlichen. Acta Paedopsychiatr (Basel) 25:52–61

Hart de Ruyter Th (1967) Zur Psychotherapie der Dissozialität im Jugendalter. Jahrbuch Jugendpsychiatrie, Bd VI. Huber, Bern S 79–108

Hart de Ruyter Th (1969) Psychotherapie im Latenzalter. In: Biermann G (Hrsg) Reinhardt, München (Handbuch der Kinderpsychotherapie)

Herzka HS (1980) Psychotherapie und Pädagogik – eine Gegenüberstellung. Acta Paedopsychiatr (Basel) 45:171–174

Klüwer K (1971) Therapeutic processes in an institution for disturbed adolescents. In: Howells JG (ed) Modern perspectives in adolescent psychiatry, Oliver & Boyd, Edinburgh

Klüwer K (1974) Neurosentherapie und Verwahrlosung. Psyche 28:285–309

Porter R (ed) (1968) The role of learning in psychotherapy. Churchill, London

Rachman S, Bergold JB (1970) Verhaltenstherapie der Phobien. Urban & Schwarzenberg, München Berlin Wien

Remschmidt H (1975) Neuere Ergebnisse zur Psychologie und Psychiatrie der Adoleszenz. Z Kinder Jugendpsychiatr 3:67–101

Remschmidt H (1977) Therapeutische Probleme in der Kinder- und Jugendpsychiatrie. In: Vogel Th, Vliegen J (Hrsg) Diagnostische und therapeutische Methoden in der Psychiatrie. Thieme, Stuttgart

Remschmidt H (1978) Adoleszentenkrisen und ihre Behandlung. In: Specht F, Gerlicher K, Schütt K (Hrsg) Beratungsarbeit mit Jugendlichen. Vandenhoeck & Ruprecht, Göttingen

Remschmidt H, Schmidt M (Hrsg) (1977) Multiaxiales Klassifikationsschema für psychiatrische Erkrankungen im Kindes- und Jugendalter nach Rutter, Shaffer und Sturge. Huber, Bern Stuttgart Wien

Remschmidt H, Dauner I, Schulz U (1974) Zur Strukturanalyse einer psychiatrisch-psychotherapeutischen Station für Kinder und Jugendliche. Prax Kinderpsychol Kinderpsychiat 23:42–46

Sloane RB, Staples FR, Cristol AH, Yorkston NJ, Whipple K (1981) Analytische Psychotherapie und Verhaltenstherapie. Enke, Stuttgart

5 Verhaltenstherapie bei aggressiven und dissozialen Schwachsinnigen: Die Rolle von Münzverstärkungsansätzen im Rahmen eines stationären Behandlungsprogramms

B. Olbrich-Symannek, R. Olbrich, H. Siedow

Seit Ende 1972 besteht im Psychiatrischen Landeskrankenhaus Reichenau eine gemischtgeschlechtlich belegte Station für ca. 12 jüngere oligophrene Patienten mit schweren aggressiven und dissozialen Verhaltensstörungen. Personell verfügt die Station über eine Psychologenstelle, 1/2 Arztstelle und ca. 2 großenteils nicht examinierte Pflegekräfte pro Schicht. Die Belegung erfolgte ursprünglich mit langjährig hospitalisierten Patienten; inzwischen sind es in der Mehrzahl Patienten, die direkt von zu Hause bzw. Heimen oder über eine Aufnahmestation zu uns kommen.

5.1 Therapiekonzept

Das Therapieprogramm auf der Station TOP (Therapiestation für oligophrene Patienten) ist weitgehend verhaltenstherapeutisch orientiert. Wir haben an anderer Stelle ausführlich darüber berichtet (Symannek, 1973). Einen Pfeiler der Behandlung bildet ein Münzverstärkungsprogramm, eine sogenannte Token Economy, wie sie seit längerem auch in der Psychiatrie zur Anwendung kommt (Ayllon u. Azrin, 1968, Peniston, 1975, Kazdin, 1977). Das Therapieprinzip ist das des Operanten Konditionierens (vgl. Honig, 1966): Definiertes Zielverhalten wird aufgebaut und aufrechterhalten durch kontingente, d.h. leistungsabhängige Münzbelohnung, konkurrierendes Störverhalten wird gleichzeitig ignoriert, eventuell auch durch Münzentzug bestraft. Verdiente Münzen können als stationsinterne Geldwährung je nach Wunsch in individuelle Hintergrundverstärker (Konsumierbares, Materielles, Privilegien oder Gelegenheit für beliebte Aktivitäten) umgesetzt werden.

Unser Münzprogramm konzentrierte sich in erster Linie auf die Modifikation von Leistungsverhalten. Dabei ist zu berücksichtigen, daß dieses für den Zeitraum, in dem es der Patient praktiziert, einen weitgehenden Ausschluß aggressiver/dissozialer Verhaltensweisen garantiert. Sozialverhalten selbst haben wir nur in ausgewählten Aspekten durch Münzen zu modifizieren versucht, hauptsächlich durch andere verhaltenstherapeutische Ansätze wie auch andere Therapieformen.

So positiv unser Behandlungsprogramm durch den relativen Zuwachs an Verstärkern angelegt ist, nach der Eingewöhnungszeit scheint es speziell von den gestörteren Patienten bei Verdienstausfall bzw. Verstärkerverweigerung als repressiv und aversiv erlebt zu werden und so zur Forcierung aggressiver oder dissozialer Verhaltenstendenzen beizutragen. Hinzu kam, daß bis 1978 das Stationsmilieu durch räumliche Enge Kollisionen förderte. Das mag einem Verhaltenstherapeuten zwar günstig erscheinen, nach dem Motto: Je häufiger ein Störverhalten und je schneller der therapeutische Zugriff, desto intensiver die Therapie. Aber die moralischen Auswirkungen auf das therapeutische Team, das unter dem enormen Stress durch Therapiemaximen und -ansprüche sich tagtäglich mit gehäufter Aggression auseinandersetzen muß, sind insgesamt weniger erfreulich.

5.2 Kontrollierte Untersuchung zur Stabilität von mit Münzen erreichter Verhaltensmodifikation

Ziel und Methode der Untersuchung

Vor diesem Hintergrund wurde es für uns relevant zu prüfen, ob und inwieweit das Münzprogramm einen stabilen und überdauernden Effekt gezeitigt hatte. Ende 1977 wurde der „Zwang" zum Münzverdienst abgesetzt. Statt dessen erhielten die Patienten ihre Münzen täglich gratis als gleichbleibende Pauschale, individuell berechnet als täglicher Durchschnitt der letzten 8 Wochen. Verstärkerkauf und Münzstrafen wurden gehandhabt wie zuvor. Die Patienten wurden darüber aufgeklärt. Das Personal war gehalten, jede systematische Beeinflussung des Leistungsverhaltens zu vermeiden. Außerdem wurden auch neue Therapieprogramme für andere Verhaltensbereiche storniert. Im Oktober 1978 erhielten wir dann mit dem Umzug in ein größeres, dem Bedarf der Station entsprechend renoviertes Haus Gelegenheit, die Auswirkungen des Milieufaktors bei gleichbleibenden Therapiekonditionen zu beobachten.

Von den 11 1977 auf TOP befindlichen Patienten wurden 8 in die Studie einbezogen. Nur 6 dieser Patienten gehen in die vorliegende Datenauswertung ein, da nur sie während des gesamten 2jährigen Testzeitraums die gleichen Münzverstärkungsbedingungen hatten.

In Tabelle 1 sind einige Merkmale zur Charakterisierung der Patientengruppe aufgeführt. Das Alter der 6 Patienten lag zwischen 18 und 26 Jahren; Intelligenz nach Wechsler streute zwischen IQ unter 40 und IQ 74. 5 Patienten hatten die Diagnose eines angeborenen oder frühkindlichen Hirnschadens, 1 Patient zusätzlich ein cerebrales Anfallsleiden. Gemeinsam waren allen Patienten erhebliche bis massiv aggressive oder dissoziale Verhaltensstörungen, z.T. einhergehend mit schweren Verstimmungszuständen. Die Erfahrungen der Patienten mit dem Münzprogramm waren ein- bis mehrjährig.

Untersuchungsergebnisse

Im folgenden stellen wir die Resultate für 5 Unterkategorien des Bereichs Leistung dar: Für pünktliches Aufstehen morgens, Bettmachen, Zimmerordnung, Pünktlichkeit und Sauberkeit bei den Mahlzeiten.

Tabelle 2 zeigt den durchschnittlichen täglichen Münzverdienst der 6 Patienten für die ersten 4 Wochen nach ihrer Aufnahme in das Münzverstärkungsprogramm und in den 3 Phasen unserer Studie, wobei in Phase I (1. Wo. 1977–48. Wo. 1977) die Münzen kontingent, d.h. leistungsabhängig gegeben wurden, in Phase II (49. Wo. 1977–38. Wo. 1978) als nicht-kontingente Gratispauschale und in Phase III (39. Wo. 1978–52. Wo. 1978) nur der Milieufaktor verändert war. Dargestellt

Tabelle 1. Deskriptive Daten von sechs oligophrenen Patienten

Name (Geschlecht)	Alter (1. 1. 1977)	Intelligenz (IQ)	Psychiatrische Diagnose	Verhaltensauffälligkeiten	Beginn des Münzprogramms
H. D. männl.	25 Jahre	73 (WIP)	Schwachsinn Frühkindlicher Hirnschaden	(Auto-)Aggressivität Schwere depressive Verstimmungszustände	I/1974
E. D. weibl.	25 Jahre	< 40 (geschätzt)	Angeborener Schwachsinn	(Auto-)Aggressivität Enuresis	II/1976
K. H. männl.	26 Jahre	61 (WIP)	Schwachsinn Frühkindlicher Hirnschaden Epilepsie	Aggressive Tendenzen Logorrhoe	IV/1975
A. K. männl.	18 Jahre	74 (HAWIE)	Schwachsinn Verdacht auf frühkindlichen Hirnschaden	Aggressivität Dissoziales Verhalten (z. B. Diebstähle, Erpressung)	VIII/1976
R. R. weibl.	23 Jahre	67 (WIP)	Angeborener Schwachsinn	Aggressivität Dysphorische Verstimmungszustände	XI/1972
A. T. männl.	22 Jahre	58 (HAWIK)	Schwachsinn Frühkindlicher Hirnschaden	Aggressivität Gereizte Verstimmungszustände und Trotzreaktionen	XI/1972

Tabelle 2. Durchschnittlicher täglicher Münzverdienst bei sechs oligophrenen Patienten. Dargestellt sind Mittelwerte (M) und Standardabweichungen (s). Die F-Statistiken beziehen sich auf einfache Varianzanalysen über die 3 Phasen I – III

Phase	Woche	Verhaltensbereiche (in Klammern: tägliches Münzmaximum)								
		Aufstehen pünktlich		Bett-machen*		Zimmer-ordnung**		Essen			
								pünktlich		sauber	
		(2)		(3)		(5)		(6)		(6)	
		M	s	M	s	M	s	M	s	M	s
	1.–2.	1,49	0,33	2,35	0,33	2,79	1,57	5,0	0,25	4,66[a]	0,80[a]
	1.–4.	1,57	0,18	2,42	0,18	2,94	1,24	5,03	0,23	4,77[a]	0,72[a]
I	1/'77–48/'77	1,68	0,33	2,69	0,33	4,05	0,73	5,71	0,26	5,69	0,27
II	49/'77–38/'78	1,51	0,53	2,57	0,44	2,94	1,18	5,60	0,29	5,58	0,22
III	39/'78–52/'78	1,49	0,56	2,39	0,57	3,24	1,23	5,47	0,51	5,45	0,35

* F = 3,32   df = 2, 10   p = 0,078
** F = 14,05   df = 2, 10   p < 0,001
[a] Den Werten liegen die Daten von nur 3 Patienten zugrunde

sind Mittelwerte (M) und Standardabweichungen (s). Die in jedem Bereich täglich maximal erreichbare Münzzahl ist in Klammern vermerkt.

Die kontingente Münzverstärkung hatte, wie aus den Mittelwerten der Phase I ersichtlich wird, zu einer nahezu optimalen Anpassung der Patienten in allen Leistungsbereichen außer Zimmerordnung geführt. Ordnung erwies sich als recht kritisch. Neben einem vergleichsweise trägen Leistungsanstieg in den ersten 4 Wochen trat mit Absetzen der Belohnung in Phase II ein deutlicher Leistungsabfall ein, der sich anhand von Varianzanalyse und Newman-Keuls-Test als statistisch hochsignifikant (p < .001) erwies. Bei Bettmachen ergibt sich über die Phasen ein Trend auf dem 5- bis 10%-Niveau, vermutlich aufgrund der Milieuänderung in Phase III (Post-hoc-Analysen waren für diese Variable aus technischen Gründen nicht möglich). In den übrigen 3 Bereichen zeigten die 3stufigen Varianzanalysen, daß die Mittelwertsänderungen durch die Phasen hindurch unbedeutend waren, d. h., das Verhalten erschien hier gegenüber den Faktoren „Beendigung der Kontingenz" und „Milieuverbesserung" stabil.

Über den Globalvergleich hinaus wurde der Verlauf nach Absetzen der Kontingenz näher untersucht. Abb. 1 zeigt die durchschnittliche tägliche Leistung in den letzten 4 Wochen der kontingenten Phase I sowie den (jetzt fiktiven) Münzverdienst in den zehn 4-Wochen-Intervallen von Phase II.

Unsere 5 Leistungsmerkmale lassen sich nach ihrem Kurvenbild in 2 Gruppen zusammenfassen. Aufstehen und Bettmachen zeigen ein insgesamt stabiles Niveau. Dagegen demonstrieren die Verläufe von pünktlich und sauber Essen sowie Zimmerordnung im vierten 4-Wochen-Intervall ein deutliches Leistungstief – für Zimmerordnung sogar bis unter das Niveau der ersten 2 Wochen im Münzprogramm überhaupt – und danach einen Wiederanstieg. Entsprechend ergaben die Varianzanalysen (mit den Mittelwerten der 4-Wochen-Intervalle durchgeführt) nur für diese 3 Verhaltensbereiche signifikante Unterschiede auf dem 5%- bzw. 1‰-Niveau.

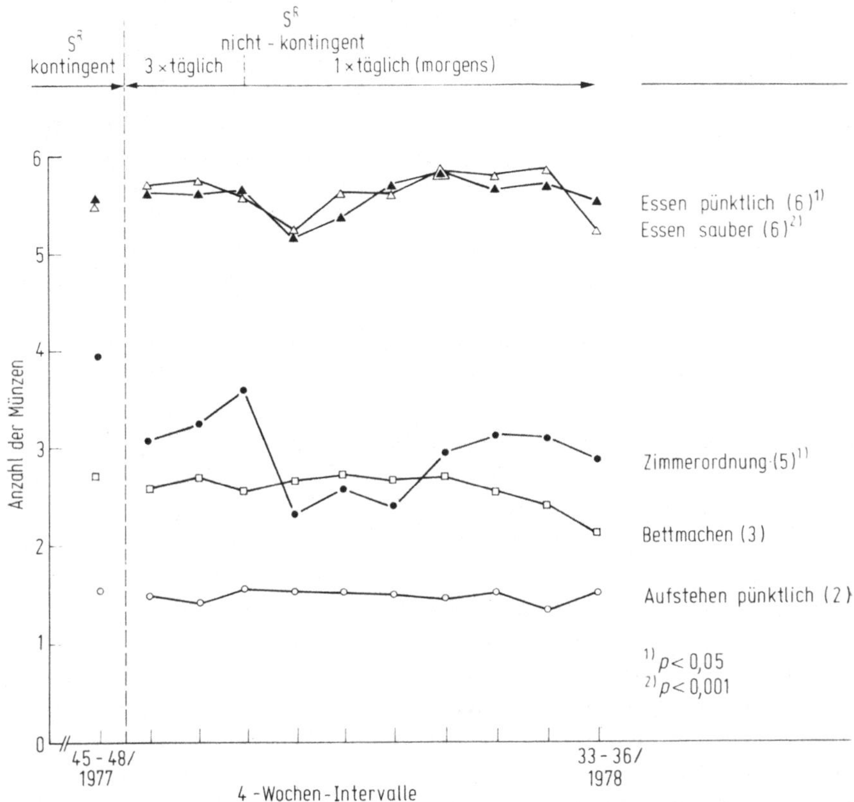

Abb. 1. Durchschnittlicher täglicher Münzverdienst unter kontingenter und nichtkontingenter Verstärkung bei sechs oligophrenen Patienten. Die angegebenen Wahrscheinlichkeiten (p) beziehen sich auf einfache Varianzanalysen über die 10 4-Wochen-Intervalle

Diskussion

Wir beschränken hier die Diskussion auf den Verlauf der Leistungsmerkmale während der Phase II unserer Studie (Abb. 1). Eine wahrscheinliche Erklärung für den auffälligen Leistungsabfall im vierten 4-Wochen-Intervall liefert unsere Änderung im Münz-Auszahlungsmodus:

Ab Mitte des dritten 4-Wochen-Intervalls zahlten wir die Tagespauschale nur noch einmal täglich, und zwar zum Frühstück, nachdem sie zuvor in 3 Raten zu jeder Mahlzeit gegeben worden war, zu Ausgabezeiten ähnlich denen, die die Patienten aus der Kontingenzphase gewohnt waren. Bedenkt man die Position der Pflichtaufgaben im Tagesverlauf, so war in den ersten 10 Wochen eine zeitliche Koinzidenz zwischen Leistung und (leistungsunabhängigem) Münzerhalt unübersehbar. Entsprechend hatten sich die Patienten verhalten, nämlich so, als seien die Münzen weiterhin eine Belohnung für ihre Leistung, außer bei Zimmerordnung, wo die „Quasi-Verstärkung" nunmehr mit Verzögerung erfolgte und eine Leistungsminderung zur Folge hatte. In den 4 anderen Bereichen blieb das Leistungsniveau zunächst erhalten. Die verbale Instruktion zu Beginn der Phase über die Leistungsunabhängigkeit der ausgeteilten Münzen war für die Verhaltenskontrolle offenbar weniger relevant gewesen als die tägliche Erfahrung des zeitlichen Zusammenhangs zwischen Verhalten und Münzen. Als dann durch Auszahlungsänderung auf 1mal täglich die Dissoziation zwischen Verhalten und Münzen auch zeitlich deutlicher gemacht wurde, reagierten die Patienten sichtbar mit Leistungsabfall, aber wiederum nur in jenen Bereichen, die am weitesten von der Münzauszahlung entfernt waren, nämlich beim Essen (mittags und abends) sowie verstärkt bei Zimmerordnung. Aufstehen und Bettmachen waren nicht berührt, weil beide weiterhin in enger Nachbarschaft zur morgendlichen Münzausgabe lagen. Zu erwartende Löschungseffekte traten nur dort auf, wo der schwachsinnige Patient das Ausbleiben der kontingenten Verstärkung unmittelbar erlebte; zu einer allein auf logisch-abstrakter Ebene möglichen Differenzierung zeigte er sich nicht in der Lage.

Wie erklärt sich der Wiederanstieg in der Leistung trotz ausbleibender Münzverstärkung?

Möglich ist, daß die Patienten die vormals externe Kontrolle internalisiert hatten und nach einer Phase auch verbal geäußerter, demonstrativer Verweigerung wieder zu einem höheren Leistungsniveau zurückkehrten.

Wahrscheinlicher ist, daß die ehemalige Münzkontingenz allmählich kompensiert wurde durch nicht explizit zur Diskussion stehende Verstärker, ein Phänomen, das Azrin und Holz beim Vergleich von Löschung mit anderen Reaktions-Reduktionsverfahren beschrieben haben (Azrin u. Holz, 1966). Demnach können bei manchen Verhaltensweisen mit Absetzen des kontingenten Verstärkers andere, möglicherweise schon immer präsente Verstärker nunmehr größere Relevanz bekommen. Im Fall unserer Patienten wären dies soziale Verstärker und Kontrollmechanismen über Mitpatienten und Personal, die eine Löschung des Verhaltens verhinderten. Dem psychiatrischen Personal, das als Kotherapeut trainiert ist, fällt es schwer, hier Abstinenz zu üben und Stagnation oder gar Verschlechterung beim Patienten zu dulden um eines Experimentes willen.

In diesem Sinne sehr deutlich war jedenfalls die resümierende persönliche Meinung der Mitarbeiter, was die Rolle von Münzen anbelangt: Vielleicht ließe sich das Leistungsverhalten verhaltensgestörter schwachsinniger Patienten mit ausschließlich sozialer Verstärkung ähnlich stark modifizieren wie mit Hilfe von Münzen, aber das wäre ungleich mühsamer und aufwendiger (vgl. Kazdin u. Polster, 1973).

Fassen wir die Ergebnisse unserer kontrollierten Studie zusammen: Wenn bei aggressiven und dissozialen Oligophrenen kontingente Münzverstärkung für Routineverhalten nach längerer Zeit *abrupt* abgesetzt wird, so folgen zunächst erhebliche Leistungseinbrüche dort, wo der geistig behinderte Patient die Veränderung als solche auch erkennt. Bei planvollem allmählichem Ausschleichen der Münzen dürften sich derartige Einbußen wohl vermeiden lassen (vgl. Kazdin, 1977, Kap. 8). Was den registrierten Wiederanstieg der Leistungen betrifft, so läßt unsere Studie offen, ob dies in erster Linie Patientenvariablen zuzuschreiben ist oder aber einer möglicherweise verstärkten sozialen Kontrolle durch das therapeutische Personal.

5.3 Literatur

Ayllon T, Azrin NH (1968) The token economy. A motivational system for therapy and rehabilitation. Appleton-Century-Crofts, New York

Azrin NH, Holz WC (1966) Punishment. In: Honig WK (ed) Operant behavior: Areas of research and application. Appleton-Century-Crofts, New York S 380–447
Honig WK (ed) (1966) Operant behavior: Areas of research and application. Appleton-Century-Crofts, New York
Kazdin AE (1977) The token economy. A review and evaluation. Plenum Press, New York
Kazdin AE, Polster R (1973) Intermittent token reinforcement and response maintenance in extinction. Beh Ther 4:386–391
Peniston E (1975) Reducing problem behaviors in the severely and profoundly retarded. J Behav Ther Exp Psychiat 6:295–299
Symannek B (1973) Organisation einer Krankenabteilung für verhaltensgestörte jugendliche Schwachsinnige nach verhaltenstherapeutischen Gesichtspunkten. Gütersloher Fortbildungswoche. Landschaftsverband, Westfalen-Lippe, S 144–157

G Psychotherapie im Alter

1 Psychotherapie in der Alterspsychiatrie

Ch. Müller

Breit gefächert ist der Katalog der Leiden, die einen Menschen im Alter befallen können. Er reicht von den Knöchelödemen bis zur Schlafstörung, vom Emphysem bis zu den Gedächtnislücken, von der Arthritis bis zum Mißmut und der Depression, kurz wir sehen vor uns das Spektrum der oft beschriebenen Alterspolymorbidität. Wann und wo kann hier Psychotherapie helfen? Mir scheint, daß gerade die Seneszenz uns mitten in die Frage nach dem Wesen und der Wirkungsweise der Psychotherapie per se hineinführt.

Wie kann das gemeinsame Reden, die „dialogische Leidenshilfe" um mit Bally (1957) zu sprechen, seelische Not im Alter lindern oder gar zum Verschwinden bringen? Kann man überhaupt von Methode reden und verschwimmt nicht das Ganze im mitleidsträchtigen wohlmeinenden ärztlichen Eingehen auf die Eigenart des alten Menschen, kurz in der allgemein ärztlich-ethischen Haltung des Verstehenwollens und der positiven Zuwendung?

Vieles wird davon abhängen, ob wir unter Psychotherapie in erster Linie eine Methode oder aber vielmehr eine Haltung verstehen. Gegen eine methodische Anwendung von Psychotherapie im Alter hat es schon seit jeher Einwände gegeben und es ist nicht ohne Interesse sie hier nochmals betrachtend aufzuzählen.

Man hat lange einer systematischen Psychotherapie vor allem aufdeckenden Charakters im Alter ähnlich skeptische Vorbehalte gemacht wie ihrer Anwendung bei schweren Psychosen, beispielsweise der Schizophrenie. Quieta non movere war die Parole. Man betrachtete es nicht nur als sinnlos, sondern geradezu als gefährlich bei einem Schizophrenen, aber auch bei einem alten Menschen grübelnd in die Bereiche alter Konflikte vordringen zu wollen. Das Neuaufrollen alter Probleme, das sich in Fragestellen lassen wurde als grausames Spiel gebrandmarkt, ja als Kunstfehler bezeichnet.

Man berief sich auf Freud, der davor gewarnt hatte, daß man neurotisches Leid in soziale Not verwandle.

Diesen Einwänden gesellten sich andere hinzu, die folgendermaßen charakterisiert werden können: Der alte Mensch kann sich nicht mehr wandeln, hat die Kraft, schöpferisch zu einem neuen Gleichgewicht zu kommen, nicht mehr. Seine Rigidität, seine mangelnde Plastizität werden ihn immer wieder daran hindern, eine innere Problematik fruchtbar bearbeiten und lösen zu können. Damit ist ein Thema angeschlagen, das mir bedeutend wichtiger ist als das erste und dem es sich etwas eingehender zuzuwenden lohnt.

Lawton (1947) unterscheidet vier Typen der Rigidität d. h. der Ichverhärtung im Alter, die eine erfolgreiche Psychotherapie hemmen können:

1. Absinken der Fähigkeiten, Neues zu assimilieren, vor allem aufgrund physiopathologischer Veränderungen des Gehirns.
2. Das Einschleifen gewisser Denk- und Verhaltensmodalitäten aufgrund lebenslänglicher Gewohnheit.
3. Rigidität als Ausdruck einer Angstabwehr.
4. Rigidität als Ausdruck einer perfektionistischen Haltung.

Wenn es wahr ist, daß diese altersbedingte Rigidität ein Hindernis sein soll, dann muß sogleich gefragt werden im Hinblick auf was. Nun wohl vor allem im Hinblick auf eine Deutungsarbeit, denn Deutung als psychotherapeutischer Vorgang ist ja gekoppelt mit der Voraussetzung der Fähigkeit zur Einsicht. Die Einsichtsfähigkeit ist im Alter durch die beschriebene Rigidität herabgesetzt. Damit ist vor allem die hirnorganisch bedingte Rigidität anvisiert. Andere Autoren, die sich vor allem dem defensiven Charakter der Rigidität zuwenden, sind der Meinung, daß diese wie jeder andere Widerstand bearbeitet und fruchtbringend gewandelt werden könne. Das würde also bedeuten, daß die Rigidität nicht immer und in jedem Fall ein unüberwindliches Hindernis zu sein braucht.

Grotjahn (1955) geht noch weiter: er meint, daß die Fähigkeit zur Einsicht, d. h. zur positiven Verarbeitung einer Deutung im Alter sogar erhöht sein könne.

In der Tat stoßen wir hier auf ein Element, das für die Chancen einer Psychotherapie im Alter spricht. Manchmal habe ich es erlebt, daß im Alter eine größere Bereitschaft zur kritischen Selbstreflektion vorhanden ist als in früheren Jahren. Der ältere Mensch wird besinnlich, seine Tendenz zur Introversion verstärkt sich und somit auch gelegentlich seine Bereitschaft, Probleme von einer übergeordneten Warte aus zu betrachten.

Man kann auch mit Karasu u. Bourgeois (1980) vermuten, daß die Anforderungen der Realität, die früher das narzißtische Gleichgewicht bedroht haben, nun besser angenommen werden können, oder daß die Widerstände sekundär einer Einsicht Platz machen könnten, ganz einfach weil der Tod immer näher rückt und es nun allmählich höchste Zeit geworden ist, mit sich selbst ins Reine zu kommen. Nicht selten analysiert der alte Mensch seine Vergangenheit und sein Leben spontan, er zieht Bilanz und so kann es denn ganz natürlich geschehen, daß im Rahmen einer psychotherapeutischen Begegnung diese spontane Bereitschaft zur Selbstanalyse unterstützt und gefördert wird.

Mit dem Wort Narzißmus haben wir indessen ein Thema angeschnitten, das uns in diesem Zusammenhang noch etwas beschäftigen muß. Dem Leser seien in diesem Zusammenhang die interessanten Beiträge von Berezin (1977) u. Kernberg (1977) im „Journal of Geriatric Psychiatry" empfohlen.

Daß beim alten Menschen das narzißtische Gleichgewicht leicht gestört werden kann, liegt auf der Hand. Er möchte weiterhin geliebt, anerkannt, verehrt werden und wenn dies nicht mehr der Fall ist, muß er zu regressiven Maßnahmen Zuflucht nehmen, um seine narzißtischen Bedürfnisse zu schützen.

Er möchte, daß seine Kinder und Enkel sich um ihn scharen, er möchte weiterhin ein Zentrum von Interesse sein, er fürchtet sich vor Frustrationen, denen er keine Kompensationsmöglichkeiten entgegensetzen kann.

Schutz der narzißtischen Bedürfnisse muß also für den Psychotherapeuten ein Hauptanliegen sein. Dem steht nun aber entgegen, daß im jüngeren Psychotherapeuten ebenfalls die narzißtische Sphäre berührt wird. Mit Levin (1977) können wir folgende Reaktionen des Therapeuten beobachten:

1. Der alte Mensch weckt im Therapeuten Ängste bezüglich des Altwerdens. Diese Ängste können natürlicherweise zur Folge haben, daß der Therapeut aus narzißtischen Gründen auf eine Therapie verzichtet.

2. Der alte Mensch weckt im jüngeren Therapeuten Reminiszenzen, die sich auf dessen eigene Konflikte mit der Elterngeneration beziehen. Da er diese Konfrontation mit seiner eigenen Elternproblematik nicht erträgt, weicht er einer Behandlung aus.

3. Die Auffassung des Therapeuten, alte Menschen seien einer Therapie nicht zugänglich, man könne nichts für sie tun, da sie an einem senilen Abbauprozeß litten, führt ebenfalls oft zu einer narzißtischen Kränkung des Therapeuten.

4. Der Therapeut kann im Glauben leben, seine theoretischen Kenntnisse der Psychotherapie und seine Fähigkeiten würden nicht zweckmäßig eingesetzt, da der Patient ja ohnehin nahe an der Schwelle des Todes stehe. Auch da kann es zu einem narzißtischen Konflikt im Therapeuten kommen.

5. Es kann die unterschwellige Angst vorhanden sein, der Patient könne vor dem Abschluß der Behandlung sterben, was wiederum vom Therapeuten als ein Versagen und eine Kränkung empfunden würde.

6. Er kann das abschätzende Urteil von Kollegen fürchten, die ihn davon abhalten wollen alte Menschen zu behandeln, was in ihren Augen sinnlos ist.

Wenn nun der Therapeut trotz dieser erwähnten, in ihm selbst begründeten, narzißtischen Widerstände die Behandlung aufnimmt, so wird er sich nicht selten vor unvermuteten Schwierigkeiten finden: Ich meine damit, daß die traditionelle Arzt-Patienten-Beziehung ganz eigenartige altersspezifische Färbungen annehmen kann. Wie Dedieu-Anglade (1970) dies sehr drastisch geschildert hat, wird nicht selten eine Rollenumkehr oder jedenfalls der Versuch dazu bei alten Menschen beobachtet. Der alte Patient wird gelegentlich unbewußt den Arzt in die Rolle des Kindes versetzen wollen, das ihm Gehorsam schuldig wäre. Darauf antwortet der Therapeut mit Aggression, indem er entweder dem alten Patienten wilde Deutungen an den Kopf wirft oder aber indem er alles banalisiert und verharmlost. Beides ist natürlich unfruchtbar. Beides ist der Ausdruck eines gelungenen, wenn auch unbewußten Versuches des alten Menschen, im jüngeren Arzt Schuldgefühle zu erzeugen. Dies wurde gelegentlich als umgekehrte Ödipussituation aufgefaßt. In der Tat kann man ja durchaus annehmen, daß es während eines ganzen Lebens Aufgabe des Kindes war, bewußte und unbewußte Gefühle den Elternimagines gegenüber zu bearbeiten und im Gleichgewicht zu halten. Nun taucht aber im Alter die umgekehrte Situation auf, daß nämlich der alte Mensch sich genötigt fühlt, Abgrenzungen vorzunehmen, mit ambivalenten Gefühlen, schwankend zwischen Haß und Liebe zu kämpfen, kurz sich einer neuen ödipalen Problematik ausgesetzt zu sehen. Kurz wir sehen, daß sowohl beim alten Patienten wie beim jüngeren Therapeuten mächtige vor allem narzißtische Motive im Spiel sind, welche eine Therapie erschweren, sie aber unter Umständen auch bereichern können.

So bleibt mir in lebhafter Erinnerung mein Versuch, einen älteren depressiven Juristen zu behandeln, der oberflächlich gesehen durchaus eine Bereitschaft zum vertieften Gespräch aufwies, bei dem aber beständig hinter der Selbstentwertung das tiefe Bedürfnis durchschimmerte, mich als untaugliche Vaterfigur zu entwerten und zu zerstören. Dies wiederum weckte in mir sehr unangenehme kränkende Gefühle, mein narzißtisches Gleichgewicht wurde in jeder therapeutischen Sitzung erneut in Frage gestellt.

Was sind die Konsequenzen für das therapeutische Vorgehen, die aus dem eben Gesagten gezogen werden müssen:

Wir können hier wiederum Karasu u. Bourgeois (1980) folgen und resumieren:

1. Wichtig ist vor allem, was diese Autoren das empathische Verständnis genannt haben. Hier geht es vor allem um die eingehende und verständnisvolle Benützung des biographischen Materials, das ja bei alten Menschen oft sehr reichhaltig sein kann. Im Gegensatz zu Freud, der in der unendlichen Reichhaltigkeit der lebenslang aufgehäuften Erlebnisse und Erfahrungen ein Hindernis sah, glaube ich, daß gerade diese Reichhaltigkeit ein wichtiges Konstituens der empathischen Haltung des Therapeuten sein kann. Der alte Patient ist kein unbeschriebenes Blatt. Es können im Gespräch Beispiele aus ganz entfernten Lebensepochen als Belege für fehlgesteuertes neurotisches Verhalten beibezogen werden. Wiederholungsmechanismen sind dem alten Menschen aufgrund seiner langen Erfahrung oft leichter bewußt als dem jüngeren.

2. Karasu u. Bourgeois (1980) betonen als zweites die größere Direktheit und Aktivität des Therapeuten. Unter Berücksichtigung des aktuellen Lebenskontextes wird der Therapeut hilfreich eingreifen und wird es nicht vermeiden, Probleme des Milieus, der ökonomischen Verhältnisse, des körperlichen Gesundheitszustandes mit einzubeziehen.

3. Es wird sich häufiger als bei jüngeren Menschen um zeitlich limitierte Behandlungen handeln, verbunden mit einer gezielten Fokussierung auf bestimmte existentielle Bereiche. Damit geraten wir selbstverständlich in die unmittelbare Nähe dessen, was heute als Kurztherapie resp. Fokaltherapie bezeichnet wird. Nicht mehr um eine Umstrukturierung der Persönlichkeit wird es gehen, sondern um eine Hilfe zur positiven Resignation.

4. In diesen Therapien wird der Therapeut – was bei jüngeren Patienten verpönt wäre – symbolisch und realiter zum Schenkenden, d.h. er wird versuchen, aktiv die im alten Menschen angesammelte Verlustbilanz zu korrigieren und zu kompensieren.

Dabei wird es nicht ausbleiben, daß der Therapeut in manchen Belangen eine Ersatzfunktion auszuüben hat. Dies kann so verstanden werden: Die Vereinsamung des alten Menschen ist nicht einfach ein Schlagwort, sondern oft eine bittere Realität. Hat der Patient zu Hause jemanden mit dem er über seine Probleme sprechen kann? Diese Schlüsselfrage hat Harris (1976) einer Reihe von depressiven Hausfrauen in London gestellt und folgendes gefunden: Wenn man diese depressiven Hausfrauen mit einer Kontrollgruppe nicht depressiver Frauen verglich, so erreichte das Fehlen einer Vertrauensperson die höchste Korrelation zur Schwere und Manifestierung der Depression. Obschon ähnliche Untersuchungen bei alten Menschen nicht vorliegen, glaube ich mit Sicherheit annehmen zu können, daß dieselben Gesetzmäßigkeiten auch bei psychischen Altersstörungen gefunden werden könnten.

Wir werden also als Therapeuten darauf achten müssen, diesen Mangel ganz einfach zu ersetzen und es liegt durchaus in der Linie der ärztlichen Verantwortung, eine solche Ersatzfunktion nicht als minderwertig oder banal zu betrachten und damit zu entwerten. Damit kehre ich jedoch zu der eingangs gestellten Frage zurück: was unterscheidet dann den Therapeuten vom wohlmeinenden hilfbereiten Nachbarn und Freund, mit dem der alte Mensch offene Aussprache pflegen kann? Ich meine, daß es darum geht, das psychotherapeutische Gespräch als vertiefte und durch Wissen angereicherte Form der Patnerschaft zu verstehen. Das will heißen, daß der Therapeut nicht nur seinen Helferwillen einsetzt, sondern seine Kenntnisse der Psychologie des Alters, seine Erfahrungen und sein Wissen über pathologische Mechanismen im Rahmen der Verdrängungslehre und schließlich die Handhabung der Übertragung. So wird sich die therapeutische Beziehung aus der unreflektierten Partnerschaft herausheben und wird zur Behandlung. Reifung ist dann möglich und das, was schon Karl Abraham sagte, wird wahr: nicht das Alter des Neurotikers ist entscheidend, sondern das Alter seiner Neurose.

1.1 Literatur

Bally G (1957) Ärztliche Behandlung als dialogische Leidenshilfe. Wege zum Menschen 9/7:209–214

Berezin MA (1977) Normal psychology of the aging process, revisided – II. The fate of narcissism in old age: Clinical case reports. J Geriatr Psychiatry 10:9–26

Dedieu-Anglade G (1970) Psychothérapie au cours du troisième âge. Confront Psychiatr 5:167–188

Grotjahn M (1955) Analytic psychotherapy with the elderly. Psychoanal Rev 42:419–427

Harris T (1976) Social factors in neurosis, with special reference to depression. In: Van Praag HM (ed) Research in neurosis. Scheltema & Holkema, Utrecht, Bohn, pp 22–39

Karasu IB, Bourgeois ML (1980) La psychothérapie chez le vieillard. Ann Med Psychol 138:574–580

Kernberg OF (1977) Normal psychology of the aging process, revisited – II. Discussion. J Geriatr Psychiatry 10:27–45

Lawton G (1947) Aging successfully. Columbia University Press, New York

Levin S (1977) Normal psychology of the aging process, revisited – II. Introduction, J Geriatr Psychiatry 10:3–7

Müller C (1967) Alterspsychiatrie. Thieme, Stuttgart

Müller C (1973) Lexikon der Psychiatrie. Springer, Berlin Heidelberg New York

Müller C (1976) Gedanken zur Psychotherapie und Soziotherapie im Alter. Schweiz Med Wochenschr 106:1421–1425

2 Probleme der psychotherapeutischen Technik bei neurotischen und reaktiven Erkrankungen im höheren und hohen Lebensalter

H. Radebold

Bereits bei der ersten Darstellung einer erfolgreichen psychoanalytischen Behandlung von neurotischen Patienten zwischen dem 50. und 60. Lebensjahr, wies Abraham (1919) auf die Notwendigkeit hin, die Behandlung u. a. bezüglich ihrer Zielsetzungen und des Aktivitätsgrades des Therapeuten zu verändern. Diese Diskussion wird bis heute fortgeführt (z. B. Goldfarb, 1955; Grotjahn, 1955; Meerloo, 1961; Sandler, 1978).

Die nachfolgend diskutierten Aspekte beziehen sich auf das Verfahren und das Setting der analytischen Psychotherapie für Einzelne, da über diese Psychotherapieform die meisten Behandlungserfahrungen vorliegen. Andere theoretische Ansätze berücksichtigen den Altersaspekt kaum, da sie symptom- oder problemorientiert vorgehen.

Um die potentiellen Unterschiede gegenüber neurotisch oder reaktiv erkrankten Patienten im jüngeren und mittleren Lebensalter möglichst genau zu benennen, muß vorausgesetzt werden, daß ihre Behandlung „lege artis" durchgeführt wird. Dieses schließt eine psychodynamisch relevante Diagnose dieser Erkrankung und die Berücksichtigung diesbezüglicher Indikationskriterien (z. B. starker Leidensdruck, kein zu starker sekundärer Krankheitsgewinn, ausreichende Introspektionsfähigkeit, genügende Reflexionsmöglichkeit und geringer Fixierungs- und Regressionsgrad) ein (Greenson, 1967; Heigl, 1978), ebenso wie ihre Durchführung durch einen qualifiziert weitergebildeten Psychotherapeuten (gemäß dem Standard der DGPPT).

Häufiger besteht der Eindruck, daß diese Anforderungen nicht genügend beachtet werden und Mißerfolge dann eher mit dem „Alter" des Patienten als mit nicht ausreichenden eigenen Erfahrungen und Kenntnissen begründet werden.

Eigene theoretische Annahmen

Entscheidende Modifikationen der Behandlungstechnik können bereits vor dem ersten Kontakt eingeführt werden. Der Therapeut stützt sich dabei auf bestimmte theoretische Annahmen, die vorbewußt oder z. T. unbewußt seine Beziehung zu dem älteren Patienten prägen.

Frühere Vorstellungen zum Alternsprozeß ging unter dem Eindruck der Defizittheorie von einer Involution zahlreicher Funktionen aus, die in Konsequenz zu einem umfassenden therapeutischen Nihilismus führte. Übertragen auf den psychoanalytischen Bereich wurde lange entsprechend eine Libidoinvolution diskutiert, die dann zu einer naturgemäßen Altersregression führen sollte (Berezin, 1963; Zinberg, 1963). Damit wurden gleichzeitig die sich zeigenden Veränderungen im Alternsprozeß als qualitativ anders gegenüber früheren Lebensphasen eingestuft. Die konsequente Übertragung psychoanalytischer Entwicklungskonzepte verlangt eine andere Sicht psychodynamischer Prozesse im Altern und Alter (Radebold, 1979).

Der Erwachsene im mittleren Lebensalter tritt mit bestehender psychosexueller und psychosozialer Reife in die nachfolgenden Phasen seines Lebenszyklus ein. Auch in ihnen hat das Individuum bestimmte psychosoziale Aufgaben zu lösen (Erikson, 1968), die u. U. als Krisen erlebt werden. Dabei zeigen sich Progressions-, allerdings auch in verstärktem Maße Stillstand und Regressionsschritte. Strukturtheoretisch formuliert, hat das Ich unverändert die Aufgabe zwischen den andrängenden libidinösen und aggressiven Triebimpulsen, dem Über-Ich und der Umwelt zu vermitteln und Befriedigungsmöglichkeiten zu suchen. Diese Aufgabe besteht – gemäß dem Konzept der Zeitlosigkeit des Unbewußten – während des Alterns und im Alter unverändert, wenn sich auch die Möglichkeiten dazu zunehmend einschränken. Die Lebenssituation des älteren und alten Menschen ist durch ansteigende drohende oder bereits eingetretene Verluste an wichtigen Objektbeziehungen und an physischen und psychischen Fähigkeiten charakterisiert. Dazu tritt eine schwierige und einschränkende Umwelt mit schlechter materieller und sozialer Versorgung, geringerem sozialem Status und sich verstärkenden repressiven sozialen Normen. Zusätzlich kann eine mögliche neue zweite Abhängigkeit im Lebenszyklus aufgrund der zunehmenden Fremdbestimmung eintreten.

Veränderte Zielsetzungen

Unter diesen Bedingungen stellt sich bereits im Vorfeld der Behandlung die Frage nach den therapeutischen Zielsetzungen. Unter Benutzung zweier entgegengesetzter Positionen ist zu fragen, handelt es sich „nur" unverändert um die Aufarbeitung unbewußter innerpsychischer „üblicher" neurotischer Konflikte oder bedürfen die anstehenden Aufgaben im Lebenszyklus, d. h. die Auseinandersetzung mit der gesamten Verlustproblematik und mit der Möglichkeit des baldigen eigenen Sterbens und Todes einer viel größeren Berücksichtigung. Eine analytische Psychotherapie hat daher beide Aspekte einzubeziehen und muß sich gleichzeitig an der realen Lebenssituation und der individuellen Besetzung orientieren.

Der ältere und alte Mensch ist nicht „jenseits von Gut und Böse", d. h. damit auch jenseits seiner libidinösen und aggressiven Impulse, selbst wenn er sich oft gerne so darstellt, um sie damit besser abwehren zu können. Gleichzeitig möchte er auch seine zunehmenden Ängste und seine Bedrohung durch das möglicherweise baldige Lebensende verdrängen.

Damit ergeben sich folgende Veränderungen in der Zielsetzung:

Das Verständnis des aktuellen innerpsychischen Konflikts verlangt auch bei älteren und alten Menschen (d. h. zwischen dem 50. und 80. Lebensjahr) die Einbeziehung und Reflexion psychodynamisch relevanter Aspekte ihrer Vergangenheit. Stärker als in anderen Lebensphasen müssen jedoch die anstehenden psychosozialen Aufgaben, die Auseinandersetzung mit Bedrohungen und Verlusten wie auch die Angst vor dem eigenen Sterben und Tod bewußt in die Behandlung mit einbezogen werden. Der Einfluß der Realität der Alterssituation des Patienten, u. a. sein körperlicher Zustand einschließlich seiner Erkrankungen und Behinderungen, seine soziale Situation sowie die noch bestehenden Objektbeziehungen bestimmen umfassender als in anderen Lebensphasen die therapeutischen Möglichkeiten, die zusätzlich durch die vorherrschenden Veränderungsmöglichkeiten bestimmt werden.

Dadurch steht die Bearbeitung von akuten und abgrenzbaren innerpsychischen Konflikten in Zusammenhang mit den Einflüssen des Alterns und Alters im Vordergrund, die sich unbewältigt in Form von psychischen Störungen, abnormen psychogenen Reaktionen und Entwicklungen zeigen können (wobei z. T. ein gewisser Bewußtseinsgrad des konflikthaften Materials vorliegt).

Darüber hinaus besteht die Möglichkeit psychotherapeutischer Hilfestellung bei langfristig bestehenden neurotischen Konflikten, die jetzt durch die als Krisen erlebten Veränderungen erneut nach der Kindheit – entweder erstmalig oder wiederholt im Lebenszyklus – aktualisiert werden. Die analytische Psychotherapie von chronifizierten Neurosen mit langjähriger Symptomatik, von neurotischen Charakterstörungen und von psychosomatischen Krankheiten hat sich bisher als wenig erfolgreich erwiesen (Radebold, 1979).

Die Bearbeitung dieser akuten und/oder abgrenzbaren Konflikte unter relativ geringer Berücksichtigung früheren genetischen Materials führt in der Regel zu einem Verschwinden oder zu einer entscheidenden Verringerung des Symptomatik bei erneuter Ich-Autonomie. Strukturelle Veränderungen sind im Vergleich mit der Behandlung jüngerer Patienten nur in einem sehr viel geringeren Umfang zu erreichen.

Modifikationen der Behandlungstechnik

Notwendige Modifikationen der Technik ergeben sich für das Erstinterview, die Übertragungskonstellation, die Strukturierung des Matierials und die Beendigung der Behandlung:

Zum Erstinterview

Das im Erstinterview sichtbar werdende „Angebot" konfrontiert häufig zunächst mit einer beunruhigenden Fülle von Bedrohungen, Verlusten und Kränkungen. Entweder führt eine zunehmend negative abwehrende Gegenübertragung des Therapeuten zu einem baldigen Abbruch des Erstinterviews unter vorwiegend rationalisierenden Gründen, oder Patient und Therapeut reagieren in einem unbewußten Bündnis mit Trauer, Resignation und dem Gefühl der Unabänderlichkeit und treffen sich in der gemeinsamen Überzeugung, daß keine therapeutische Hilfestellung möglich sei. Oft wird dann unter dem Eindruck dieses depressiven Soges nicht mehr nach der subjektiven Besetzung der beschriebenen Bedrohungen und Verluste, nach dem aktuellen Konflikt und nach den möglicherweise zum Ausgleich bestehenden konfliktfreien Bereichen und Ich-Stärken gefragt.

So verlangt das Erstinterview in einem größeren Umfang im Vergleich zu jüngeren Patienten aus diagnostischen Gründen eine sehr genaue (d. h. auch zu erfragende!) Gesamtsicht der körperlichen und sozialen Situation des Älteren, seiner Abhängigkeiten und der u. U. bestehenden institutionellen Gegebenheiten. Weiterhin interessiert die Anzahl und Qualität der Objektbeziehungen (so z. B. ob alte reaktiviert oder neue geschaffen werden können), welche Veränderungsmöglichkeiten – zumindest in der Phantasie – gegeben sind und ob der Therapeut u. U. für lange Zeit die einzige Objektbeziehung darstellt. Die Frage nach den eigenen Zielsetzungen des Älteren und nach seinen bisherigen Lösungsversuchen des Konfliktes verdeutlicht häufig erst den Fixierungsgrad, den sekundären Krankheitsgewinn und die erheblichen Bedürfnisse nach Partialbefriedigungen.

Die gemeinsame Erarbeitung eines abgrenzbaren Konfliktes zeigt gleichzeitig auch den Umfang der zukünftigen Mitarbeit auf. Häufig ist der Ältere noch nie in seinem Leben mit der Analyse eigener seelischer Prozesse konfrontiert worden und muß diese Arbeit erst lernen. Es darf nicht vergessen werden, daß die Zusage für eine Psychotherapie sowohl das Versprechen der Hilfestellung für wahrscheinlich letztmalig im Leben zu klärende Schwierigkeiten als auch den Beginn eines langwierigen, schmerzhaften und zeitweilig mit ausgeprägten depressiven Verstimmungen einhergehenden Arbeitsprozesses darstellt.

Die Verabredung der Arbeit an einem gemeinsam definierten Konflikt beinhaltet durch diese überschaubare Beschränkung gleichzeitig eine gewisse Strukturierung und damit einen Schutz für Patient und Therapeut. Bei später sichtbar werdendem zusätzlichen Konfliktmaterial kann dann gemeinsam seine Einbeziehung und Bearbeitung besprochen werden.

Übertragung und Gegenübertragung in der Behandlung Älterer

Die Auswirkungen und Handhabung der Übertragung und Gegenübertragung stellen sehr wichtige, hier veränderte Behandlungsaspekte dar, die bereits im Vorfeld oder spätestens im Erstinterview über den Beginn der therapeutischen Arbeit entscheiden und ihren erfolgreichen Abschluß maßgeblich beeinflussen. Entgegen der „klassischen" Behandlungskonstellation begegnet in der Regel ein jüngerer Therapeut einem älteren oder alten Patienten. Seltener besteht ein gleiches Alter. Im Kontext der klassischen Sage formuliert, begegnet Ödipus erneut seinen Eltern Lajos und Jokaste und hat die Aufgabe, diese Älteren in der Situation des „Kindes" durch gleichzeitig Wahrnehmung von Aufgaben der „Eltern" in ihren Konflikten, aber auch in ihren Ängsten und Bedrohungen zu verstehen und ihnen zu helfen. Der wenig regredierte ältere oder alte Patient überträgt zunächst, z.T. relativ vorbewußt, alle Erwartungen, Wünsche, aber auch Ängste und ablehnende Gefühle, die den realen oder phantasierten eigenen Kindern oder Enkelkindern galten, auf dieses letzte „Kind" oder „Enkelkind". Er erwartet z.B. bei einer positiven Übertragung, daß dieses alle Wünsche und Bedürfnisse erfüllt. Im Verlaufe der Therapie zeigen sich dann zunehmend mehr die früheren infantilen Bedürfnisse nach den mächtigen „Eltern", wie sie uns aus der klassischen Übertragungskonstellation bekannt sind. Erst gegen Ende entwickelt sich eine mehr ausgewogenere realistischere Beziehung eines Älteren zu einem Jüngeren mit Anerkennung seiner Möglichkeiten und auch Nichtmöglichkeiten. Umgekehrt werden bei dem jüngeren Therapeuten die eigenen früheren Konflikte mit seinen Eltern und Älteren reaktiviert. Dabei besteht nur zu leicht die Versuchung, diese jetzt an diesem Älteren zu klären oder im ungünstigsten Falle auszuagieren (Stern et al., 1953; Radebold et al., 1973, 1981).

Bei Schwierigkeiten im Behandlungsverlauf tritt häufiger ein Wechsel ein, indem dem „Kind" Vorwürfe und Vorhaltungen gemacht werden mit dem häufigen Hinweis, daß die „Jüngeren die Älteren doch nicht verstehen können, da ihnen die Erfahrungen fehlen".

In annähernder Altersgleichheit von Patient und Therapeut zeigt sich oft eine Übertragungskonstellation, wie sie zwischen einem jüngeren und älteren Geschwisterteil besteht. Der Patient erwartet in der Position des „Jüngeren" von dem „älteren" Therapeuten Ratschläge, Hinweise und Vorstellungen, insbesondere wie dieser die Alterssituation erfolgreich bewältigt hat. Dabei befindet sich der Therapeut jetzt in der eigenen Auseinandersetzung mit dieser Problematik und kann gerade darum diesen Erwartungen nicht entsprechen.

Der deutlich ältere Therapeut bringt einerseits größere Erfahrungen und Kenntnisse des Alterns mit und schreibt dadurch von Anfang an die klassische Übertragungskonstellation fest. Andererseits besteht gerade dadurch die Gefahr, daß er aufgrund eigener Schwierigkeiten und Verdrängungen bestimmte Konfliktbereiche nicht ausreichend genug sieht und bearbeitet.

Schließlich ist darauf hinzuweisen, daß die Arbeit mit Älteren den Jüngeren mit den Bedrohungen, Verlusten, Veränderungen und Kränkungen des Alterns und Alters einschließlich der näherrückenden Möglichkeit des eigenen Sterbens konfrontiert.

So wird verständlich, daß aufgrund dieser Übertragungskonstellation eine Therapie von vornherein nicht begonnen wird, diese sehr distanziert verlaufen kann oder bestimmte Themen wie die Verlust- und Sterbeproblematik aufgrund eines unbewußten gemeinsamen Bündnisses nicht bearbeitet werden.

Zur Handhabung des psychischen Materials

Weitere Unterschiede liegen im Umgang mit und in der Arbeit am psychischen Material. Das übliche Setting der analytischen Psychotherapie mit einer sitzenden Position mit 1–2 Wochenstunden führt für den Patienten zu einer besseren Kontrolle seines Gegenüber, reduziert seine Angst und schafft eine geringere Übertragungsabhängigkeit bei gleichzeitig geringerer Regressionsneigung. Der aktuelle Konflikt wird in der Übertragung aufgrund des Wiederholungszwanges zugänglich. Bei der Zentrierung der Arbeit auf diesen aktuellen und häufig relativ bewußtseinsnahen Konflikt kann dabei auftauchendes Material i. S. von dazugehörigen Einfällen verstanden werden. So kann es in seinen genetisch und psychodynamisch relevanten Aspekten formuliert die aktuelle Übertragungskonstellation deutlicher machen. Dadurch darf es allerdings nicht zur Vermeidung der Bearbeitung, aber auch nicht zur ausschließlichen Arbeit an früheren Konflikten kommen. So wird nicht so sehr die Rekonstruktion der Genese, sondern die Analyse des jetzigen Konfliktes unter Einbeziehung früheren Materials entscheidend.

Es besteht der Eindruck, daß Ältere weniger Widerstand bei der Annahme schwieriger Deutungen zeigen und auch eher bereit sind, sich im Rahmen ihrer Bilanzziehung früheren Enttäuschungen und Kränkungen zu stellen. Eine wichtige Voraussetzung dafür ist eine einfache, direkte und anteilnehmende Sprache des Therapeuten. Umständliche Satzkonstruktionen, Fremdworte und Bezug auf als bekannt vorausgesetzte psychologische Begriffe tragen mehr als in anderen Lebensphasen zu einer erheblichen Distanz bei. Strukturierende Zusammenfassungen und freundliche, aber direkte Konfrontationen führen schnell dazu, einen Konflikt angstfreier anzugehen.

Weiterhin ist es wichtig, das eingebrachte Material bezüglich der anstehenden psychosozialen Aufgaben im Lebenszyklus (z. B. Auseinandersetzung mit Trennungen und eigenen Veränderungen, Trauerproblematik, Angst vor dem Sterben) zu verstehen und es zusätzlich darauf beziehen. Da dem Therapeuten in der Regel viele Aspekte des Alterns affektiv unbekannt sind, ist es wichtig, immer wieder nach ihrer Bedeutung, d.h. nach der Besetzung der Veränderungen, Verluste und Ereignisse zu fragen und danach, inwieweit sich der Patient durch sie bedroht und gekränkt erlebt. Umgekehrt erscheinen manchmal Hinweise und Informationen über Alternsprozesse wichtig, um bestehende falsche Vorstellungen und auch Schuldgefühle zu verringern.

Zur Beendigung der Behandlung

Weitere Unterschiede bestehen im Umgang mit der Beendigung der Therapie. Der Trennung von dem Therapeuten als einer sehr wichtigen und hochbesetzten Beziehungsperson, insbesondere in seiner Bedeutung als möglicherweise letzter Objektbeziehung, kommt jetzt ein größeres Gewicht zu, da die Trennung u.U. mit dem Sterben gleichgesetzt wird. Wichtig ist daher, die Problematik und die Reaktionen des Älteren bei früheren Trennungen zu erfahren und zu analysieren, um mögliche zukünftige Trennungsreaktionen besser verstehen zu können. Besonders deutlich werden diese bei Unterbrechungen bei Urlaub, Feiertagen und Krankheiten.

Spätestens im letzten Drittel der Therapie (d.h. in der Regel nach 60–80 Behandlungsstunden im Zeitraum eines Jahres) muß daher die absehbare Beendigung angesprochen werden, um die u.U. erst jetzt sichtbar werdende Trennungsproblematik langfristig bearbeiten zu können.

Damit stellt sich auch die Frage, ob gemäß der Arbeit mit Jüngeren die Behandlung dann als erfolgreich angesehen werden kann, wenn eine möglichst weitgehende Ablösung vom Therapeuten erfolgte. Da die therapeutischen Erfolge im Alter häufiger zeitlich begrenzt sind und durch neue Veränderungen immer wieder in Frage gestellt werden können, bedarf der Ältere manchmal einer wiederholten oder späteren Hilfestellung. Als günstig hat sich daher das Weiterbestehen einer milden positiven Übertragung mit dem Angebot, erneut bei Bedarf zu helfen, erwiesen. Gestützt auf diese Zusage, erlebt sich der ältere Patient oft stabiler und autonomer.

Weitere Behandlungsansätze

Kurz ist noch darauf einzugehen, ob bestimmte Krankheitsbilder oder Lebensumstände eine noch stärkere Berücksichtigung bestimmter dargestellter Aspekte erforderlich machen und welche Behandlungskonsequenzen sich daraus ableiten.

Patienten mit chronischen Erkrankungen, Multimorbidität und ausgeprägten Behinderungen, speziell des Hörens, Sehens und der Beweglichkeit zeigen oft in Kombination mit einer hirnorganisch anmutenden Symptomatik ausgeprägte regressive Erscheinungen, die noch durch ihre Hilfsbedürftigkeit oder ihre Bettlägerigkeit verstärkt werden. Goldfarb (1955) empfiehlt dabei eine zeitweilige aktive Übernahme der Position eines mächtigen „Elternteiles" zur Stützung dieses so regredierten Patienten. Bei mehrfachen Besuchen von zehnminütiger Dauer in der Woche wird versucht, seine Bedürfnisse und Wünsche zu erkunden und ihn als Eltern-Imago zu unterstützen, ihn zu ermutigen und ihm auch bei Konflikten gegen Pflegepersonal und Angehörige aktiv zu helfen. Die positive Übertragung führt zu einer zunehmenden Ich-Autonomie und verringert das regressive Verhalten. Dadurch wird es allmählich möglich, zu längerfristigen psychotherapeutischen Gesprächen überzugehen.

Im Vorfeld der Gerontopsychiatrie – speziell in Beratungsstellen, bei den Sozialen Diensten und in der Rehabilitation, aber auch in poliklinischen Einrichtungen und Tageskliniken – begegnet man Patienten, die sowohl neurotische oder reaktive Erkrankungen als auch einen hohen Grad an realen, sozialen und materiellen Schwierigkeiten, an Abhängigkeit von der Umwelt oder von einer Institution bei teilweise Vereinsamung aufweisen. Häufig erlauben ihre Lebensumstände nicht, daß allein gezielt psychotherapeutisch gearbeitet werden kann, so daß die Realität der Alternssituation – wenn auch in ihrer subjektiven Besetzung – aktiv und verstärkt einbezogen werden muß. Der daraus entwickelte zweiseitige Ansatz zielt einerseits auf das Verstehen und die Bearbeitung aktueller innerpsychischer Konflikte ab und versucht andererseits dem Älteren bei seinen sozialen Schwierigkeiten zu helfen. Dabei wird der Patient immer wieder selbst zur Aktivität und zum Probehandeln angehalten, um ein größtmögliches Ausmaß an neuer oder erneuter Autonomie zu erreichen.

Diese Arbeitsform hat sich für die Arbeit mit Einzelnen wie auch für die Arbeit in Gruppen bewährt (Radebold et al., 1981). Sie wird durch die Berufsgruppe der Sozialarbeiter mit qualifizierter therapeutischer Fortbildung (Radebold et al., 1981) wahrgenommen. Sie hat sich auch als positiv s. S. einer zusätzlichen therapeutischen Hilfestellung bei Patienten mit Alterspsychosen und/oder hirnorganischer Symptomatik herausgestellt (besonders als Gruppentherapie).

2.1 Literatur

Abraham K (1919) Zur Prognose psychoanalytischer Behandlungen im fortgeschrittenen Lebensalter. Int Z Psychoanal 6: 113–117

Berezin MA (1963) Some intrapsychic aspects of aging. In: Zinberg NE, Kaufmann I (eds) Normal psychology of the aging process. International Universities Press, New York, pp 93–117

Erikson EH (1968) Kindheit und Gesellschaft, 3. Aufl. Klett, Stuttgart

Goldfarb AI (1955) Psychotherapy of aged persons IV: one aspect of the psychodanymics of the therapeutic situation with aged patients. Psychoanal Rev: 180–187

Greenson RR (1973) Technik und Praxis der Psychoanalyse. Klett, Stuttgart, S 367–372

Grotjahn M (1955) Analytic psychotherapy with the elderly. Psychoanal Rev: 419–427

Heigl F (1978) Indikation und Prognose in Psychoanalyse und Psychotherapie, 2. neubearb. Aufl. Vandenhoeck & Ruprecht Göttingen

Meerlo JAM (1961) Modes of psychotherapy with the aged. J Am Geriatr Soc: 225–234

Radebold H (1979) Psychosomatische Probleme in der Geriatrie. In: Uexküll, TH (Hrsg) Lehrbuch der Psychosomatischen Medizin. Urban & Schwarzenberg, München Wien Baltimore, S 728–744

Radebold H, Bechtler H, Pina I (1973) Psychosoziale Arbeit mit älteren Menschen, Lambertus, Freiburg

Radebold H, Bechtler H, Pina I (1981) Therapeutische Arbeit mit älteren Menschen, Teil I–III. Lambertus, Freiburg

Radebold H, Bechtler H, Pina I (1981) Soziale Therapie im Altersbereich – Aufgaben therapeutischer Arbeit für Sozialarbeiter. Z Gerontol 14: 61–68

Sandler AM (1978) Problems in psychoanalysis of an aging narcissistic patient. J. Geriatr Psychiatry 11: 5–36

Stern K (1953) Mechanism of transference and countertransference in psychotherapeutic and social work with the aged. J Gerontol: 328–332

Zinberg NE (1963) The relationship of regressive phenomena to the aging process. In: Zinberg NE, Kaufmann I (eds) Normal psychology of the process. International Universities Press, New York, pp 143–159

III Voraussetzungen für die Praxis

1 Psychotherapeutische Weiterbildung des Psychiaters

G. Hole

1.1 Einleitung

Eine Erörterung der konkreten Fragen der psychotherapeutischen Weiterbildung konfrontiert uns mit vielerlei Problemen des beruflichen Alltags. Wir steigen dabei in jene Niederungen hinab, in denen handfeste Interessenkonflikte, der Kampf mit den institutionalisierten Realitäten, überhaupt die durch Personen oder Verwaltungsakte geschaffenen Widrigkeiten die Abläufe bestimmen. Ungewollte oder zielstrebige Rücksichtslosigkeiten, die sich sowohl gegen den Weiterbildungswilligen, als auch von diesem gegen die Institution richten, bestimmen hierbei häufig die Situation und die Atmosphäre. Interessante Gespräche über psychotherapeutische Methoden zu führen, ist leicht, psychotherapeutische Arbeits- und Weiterbildungsmöglichkeiten konkret zu realisieren, hingegen schwer.

Auf der anderen Seite darf man mit Erleichterung und Anerkennung registrieren, daß sich die große Konvergenzbewegung zwischen der klassischen Psychiatrie und den verschiedenen psychotherapeutischen Richtungen in den letzten Jahren in großem Umfang durchgesetzt hat und nicht nur therapeutische, sondern auch organisatorische Konsequenzen findet. Wenn man die übliche Langsamkeit persönlicher und institutioneller Umstellungen mit bedenkt, verläuft diese Entwicklung sogar erstaunlich rasch. Manche Häuser klagen auch schon darüber, daß die in der Breite ermöglichte psychotherapeutische Weiterbildung die Motivation der Kollegen für wissenschaftliche Arbeit lähmt oder zur Vernachlässigung der medizinisch-biologischen Aspekte der Psychiatrie führt. Die Frage der psychotherapeutischen Weiterbildung des Psychiaters – nur von dieser Berufsgruppe ist hier die Rede – hat also durchaus konträre Aspekte. Dies muß mit gesagt sein, wenn nun von der essentiellen Notwendigkeit psychotherapeutischer Weiterbildung in der Psychiatrie die Rede ist.

Das Thema soll hier unter folgenden 3 Gesichtspunkten abgehandelt werden:

Allgemeine Aspekte der Weiterbildung
Curriculim, Weiterbildungskatalog und Weiterbildungsinhalte
Beurteilungen, Probleme und Konsequenzen.

1.2 Allgemeine Aspekte der Weiterbildung

Nach heutigem Stand hat man die psychotherapeutische Weiterbildung unter zwei Zielrichtungen zu sehen, nämlich

a) als *allgemeine* Weiterbildung überhaupt,

b) als *spezielle* und *definierte* Weiterbildung zum Zusatztitel.

Im Hinblick auf das Grundkonzept jeglicher heutiger und zukünftiger Psychiatrie soll hierzu folgendes verdeutlicht werden:

Eine *allgemeine* psychotherapeutische Weiterbildung ist als Weiterbildungs-Pflicht für überhaupt alle Kollegen zu fordern, die am Patienten arbeiten, unabhängig von Vorbildung und Alter, und ob niedergelassen oder klinisch tätig. Sie entspricht der Anforderung, psychotherapeutisches Basisverhalten und psychotherapeutische Gesichtspunkte im Rahmen eines allgemeinen ärztlichen Gesprächs anwenden zu können. Und sie ist mit der gleichen Selbstverständlichkeit zu fordern wie die allgemeine Weiterbildung in der medizinisch-biologischen Psychiatrie. Andererseits hat diese Anforderung realistisch zu bleiben. Es wäre ein Unding, von einem älteren Kollegen noch den Erwerb praktischer psychotherapeutischer Fähigkeiten in bestimmten Methoden zu fordern. Aber etwas *über* Psychotherapie zu hören und zu lesen, und daraus etwas in die eigene therapeutische Einstellung umzusetzen, darf man von jedem verlangen.

Die *spezielle* und *definierte* Weiterbildung zum Erwerb des Zusatztitels „Psychotherapie" andererseits kann vorerst nur als Angebot, also als freiwillige Möglichkeit zum Erwerb besonderer psychotherapeutischer Kompetenz verstanden und gehandhabt werden. Sie ist auch nach den neueren Richtlinien (s. u.) sehr umfangreich und erfordert ziemliche finanzielle und zeitliche Opfer, ganz abgesehen von der Bereitschaft, sich dem damit verbundenen persönlichen psychischen Prozeß zu stellen. Doch sollte sie auf jeden Fall allen die Facharztqualifikation anstrebenden Kollegen mit Nachdruck empfohlen werden.

1.3 Curriculum, Weiterbildungskatalog und Weiterbildungsinhalte

Die lange ersehnte Einheitlichkeit und Verbindlichkeit der Ausbildungsgänge und -inhalte für den Erwerb des Zusatztitels „Psychotherapie" – vom Zusatztitel „Psychoanalyse" soll hier nicht die Rede sein – ist auf der Grundlage der Beschlüsse des Mannheimer Ärztetages 1978 inzwischen auf der Ebene der Landes- und Bezirksärztekammern festgeschrieben worden. Die Regelungen in den einzelnen Bundesländern entsprechen sich weitgehend, und nur in manchen Details bestehen noch bestimmte Abweichungen. Im Rahmen dieser kurzen Ausführungen kann es nur sinnvoll sein, vom Einheitlichen zu reden.

Weiterbildungs-Zeiten

Nach dem neuen Curriculum beträgt die Weiterbildungszeit, soweit sie klinisch absolviert wird, mindestens 2½ Jahre, von denen 1 Jahr auf allgemeine klinische Tätigkeit in der Psychiatrie entfällt. Dieses Jahr ist für den Psychiater problemlos nachzuweisen. Die anderen 1½ Jahre hingegen werden als „klinische Tätigkeit in der Psychotherapie oder psychosomatischen Medizin oder beidem" verlangt.

Diese Formulierung ist interpretationsbedürftig. Eindeutig festgelegt ist mit ihr, auch nach Ärztekammer-Auskunft, zunächst nur klinische Tätigkeit. Welche inhaltlichen Voraussetzungen und Spezifizierungen hierbei notwendig sind, bleibt offenbar dem Ermessen des zur Weiterbildung ermächtigten Arztes überlassen, da dieser für die Ermächtigung ohnehin bestimmte institutionelle Voraussetzungen vorweisen muß.

Weiterbildungs-Inhalte

Der Weiterbildungskatalog trifft in deutlicher Weise folgende wichtigen Unterscheidungen: „Kenntnisse", „Erfahrungen" sowie „Selbsterfahrung". Die beiden ersten Qualifikationen werden für sich oder kombiniert als „eingehende" Kenntnisse bzw. Erfahrungen gefordert.

„Kenntnisse"

Im Rahmen der nachzuweisenden theoretischen Weiterbildung wird in neun verschiedenen Punkten die entsprechende theoretische Vertrautheit mit den psychodynamischen Grundlagen, Modellen und Methoden psychotherapeutischer Verfahren, ferner mit Psychosomatik, Psychopathologie und allgemeinen psychologischen Grundlagen erwartet. Dies bedeutet in der Praxis den Besuch von regelmäßigen Seminarveranstaltungen, was nur in seltenen Fällen lückenlos in der eigenen Institution möglich ist. In der Regel sind die Kollegen also gezwungen, auswärts angebotene Weiterbildungsseminare zu besuchen. Hier bestehen noch große Lücken des Angebots und vor allem erhebliche zeitliche und finanzielle Belastungen bei ungünstigen geographischen Situationen.

Eingehende Kenntnisse – im Zusammenhang mit entsprechenden Erfahrungen (s. u.) – werden dazuhin in der tiefenpsychologisch fundierten Psychotherapie sowie mit dem autogenen Training und mindestens einem weiteren Verfahren verlangt. Diese methodenspezifischen Kenntnisse müssen also ein durchschnittliches Informationsmaß übersteigen, und sie lassen sich überhaupt nur im Zusammenhang mit der Erlernung und praktischen Ausübung einer bestimmten psychotherapeutischen Methode sinnvoll erwerben. Sofern es sich um festgeschriebene Ausbildungsgänge bestimmter Verbände und Institutionen handelt, wird der geforderte Umfang durch die dortigen Qualifikationsanforderungen bestimmt. Hier besteht allerdings die Gefahr überzogener Einzelforderungen(s. u.).

„Erfahrungen"

Die geforderten „Erfahrungen in der Abgrenzung von Psychosen und Neurosen und von körperlich begründbaren psychischen Störungen" stellen für den klinischen Psychiater kein besonderes Problem dar. Sie bilden einen selbstverständlichen Anteil seiner allgemeinen Weiterbildung zum Facharzt.

Hingegen handelt es sich bei den „eingehenden Erfahrungen", die zusammen mit den besprochenen eingehenden Erkenntnissen in den speziellen psychotherapeutischen Verfahren gefordert werden, sicher um den weiterbildungsintensivsten Bereich. Grundsätzlich liegt auch hier der Ermessensspielraum für das, was „eingehend" heißt, bei dem ermächtigten Arzt oder bei der Ärztekammer. Gleichzeitig kommt jedoch auch den schon erwähnten festgeschriebenen Ausbildungsgängen für spezielle Verfahren ein regulierender Einfluß auf die Anforderungen zu.

Von wesentlicher Bedeutung ist vor allem aber die inhaltliche Aussage in diesem Punkt. Neben der hier eindeutig geforderten Methoden-Vielfalt (s. dazu Abschnitt „Beurteilungen", S. 316) sind als „weitere Verfahren" *beispielhaft* („z. B.") bestimmte Methoden wie Verhaltenstherapie, Gesprächstherapie oder gruppentherapeutische Verfahren genannt. Diese Aufzählung kann also nicht abschließend sein, woraus resultiert, daß es im Ermessen des Weiterbildungsermächtigten oder der bestätigenden Ärztekammer liegt, weitere, in verschiedenen Entwürfen auch genannte Verfahren einzubeziehen, z. B. Hypnose, Psychodrama, Gestalttherapie, Transaktionsanalyse, katathymes Bilderleben oder Familientherapie. Zu fordern wäre wohl nur, daß es sich jeweils um ein einigermaßen anerkanntes, nicht zu sehr umstrittenes Verfahren handelt.

Analoges gilt auch für die geforderten drei Einzelbehandlungen unter Supervision. Neben der obligaten tiefenpsychologischen Orientierung sind hier andere Verfahren wahlweise und gleichrangig genannt. In diesen kontrollierten Therapien sollen die jeweiligen Anteile an Kenntnissen, Erfahrungen und Selbsterfahrung eine integrierte Einheit bilden.

„Selbsterfahrung"

Hierbei handelt es sich um einen ausgesprochenen Sonderfall in der ärztlichen Ausbildung, also um ein Spezifikum der Psychotherapie. Ohne das Einbringen, die Hinterfragung und die psychodynamisch-tiefenpsychologische Erhellung der eigenen Person, besonders zur therapeutischen Handhabung der eigenen Struktur und Gegenübertragung, ist Psychotherapie nicht möglich. Wegen dieses Novums ist auch der Stellenwert von Selbsterfahrungsmethoden in den einzelnen Häusern oft sehr umstritten und wirkt „Selbsterfahrung" manchmal geradezu als Reizwort.

Im Gegensatz zum Zusatztitel „Psychoanalyse" sind die zum Erwerb des Zusatztitels „Psychotherapie" geforderten Selbsterfahrungs-Anteile auf verschiedenen methodischen Wegen zu erwerben, durch Lehranalyse oder Selbsterfahrungsgruppe oder eine Kombination beider. Hinzu kommt die obligate Teilnahme an einer Balintgruppe. Die Gruppen können kontiniuerlich oder in Blockform absolviert werden, was in Anbetracht der unterschiedlichen regionalen Gegebenheiten sehr zu begrüßen ist.

Ein Sonderproblem bei den Selbsterfahrungsmethoden, das ebenfalls für die herkömmliche medizinische Ausbildung völlig neu ist, stellt eine eventuelle berufliche oder persönliche Beziehung zwischen dem Ausbilder und dem Auszubildenden, und auch schon der Auszubildenden untereinander, dar. Daß und warum dienstliche Abhängigkeitsverhältnisse offene Selbsterfahrungsprozesse behindern oder unmöglich machen können, braucht an dieser Stelle nicht weiter erläutert zu werden. Zur praktischen Handhabung des Problems gibt es unterschiedliche Auffassungen, die sich zwischen einer streng methodischen Verneinung und einer rein pragmatischen Lösung bewegen.

Wir möchten uns grundsätzlich einer methodisch klaren Regelung anschließen, jedoch mit realistischen Konzessionen für die jetzige Übergangszeit mit ihren äußerst unterschiedlichen Ausgangssituationen: Wenn irgend möglich, sollten Selbsterfahrungsgruppen außerhalb des eigenen Hauses und durchmischt mit hausfremden Teilnehmern sowie von einem institutionsunabhängigen Gruppenleiter durchgeführt werden; läßt sich, aus welchen Gründen auch immer, eine solche Gruppe nur im eigenen Haus realisieren, dann hat zumindest der Gruppenleiter außerhalb des dienstlichen Abhängigkeits- und Weisungsgefüges zu stehen. In einigen Jahren werden hier noch strengere Abgrenzungen realisierbar sein, ohne daß damit die derzeitigen großen Ungleichheiten in den Weiterbildungsmöglichkeiten verstärkt werden.

1.4 Beurteilungen, Probleme und Konsequenzen

Die durch den Weiterbildungskatalog jetzt offiziell festgeschriebene *Methodenvielfalt* ist ausdrücklich zu begrüßen. Sie trägt nicht nur der Tatsache Rechnung, daß die historische Entwicklung der Psychotherapie methodisch expansiv verläuft, sondern daß auch die große Zahl und vor allem Heterogenität psychotherapeutisch zu versorgender Kranker die Heranziehung weiterer, auch ökonomischerer Verfahren mit verschiedenem Indikationsspektrum dringend notwendig macht. Der zukünftige Psychotherapeut bedarf eines entsprechend breiten therapeutischen Repertoires. Und er muß dieses Repertoire souverän handhaben können, ohne dabei gleichzeitig der Gefahr eines therapeutischen Omnipotenzdenkens zu erliegen.

Schon die obligate gleichzeitige Beherrschung sowohl der tiefenpsychologisch fundierten Psychotherapie als auch des autogenen Trainings zwingt den Therapeuten zu prinzipieller innerer Beweglichkeit. Das geforderte weitere Verfahren, in dem ebenfalls eingehende Erfahrungen vorliegen müssen, gibt ihm ferner die Möglichkeit, eine spezielle, persönliche Neigungswahl zu treffen. Damit ist auch der Affinität und besonderen Interaktion zwischen Therapeutenstruktur und einer dieser Struktur entgegenkommenden Methode Raum gegeben. Es braucht hier nicht weiter ausgeführt zu werden, daß der Psychotherapeut mit derjenigen Methode am weitesten kommt, die ihm persönlich am meisten „liegt", sofern er mit seiner Struktur und mit der Indikationsstellung hinreichend kritisch umzugehen vermag.

Die neuen Bestimmungen erlauben, wie schon erwähnt, einen nicht geringen *Ermessens-Spielraum* hinsichtlich ihrer Interpretation und Anwendung. Dies ist gerade für die jetzige Übergangszeit wichtig, in der viele Kollegen bereits in psychotherapeutischer Weiterbildung stehen und diese Weiterbildung z. T. unter erheblich schwierigeren Bedingungen beginnen mußten. Praktisch geht es einmal um die Frage des Umfangs der theoretischen Kenntnisse, und zum andern um den Umfang der geforderten eingehenden Kenntnisse und Erfahrungen in den jeweiligen Methoden. Wir gehen davon aus, daß bei dem genannten Personenkreis im Zweifelsfall die Kenntnis der Gesamtqualifikation den Vorrang hat vor einer akribischen Auslegung bestimmter Details. – Im übrigen durchläuft die Zuständigkeitskette, zumindest bei den wichtigsten Erfordernissen und therapeutischen Verfahren, drei Instanzen. Es bedarf der Ausbildungsbescheinigung für die jeweilige Methode selbst, der allgemeinen Qualifikationsbestätigung für den Zusatztitel durch den ermächtigten Arzt und schließlich der Anerkennung dieser Voraussetzungen durch die zuständige Ärztekammer.

Je nach Arbeitsfeld und Ausrichtung des Beurteilers kann natürlich das notwendige Niveau der Anforderung recht verschieden angesetzt werden. Wer mit wenigen ausgesuchten Patienten hochqualifizierte Psychotherapie treiben kann und möchte, wird anders urteilen, als wer tagtäglich mit einer großen Zahl psychotherapeutisch unversorgter Patienten konfrontiert ist. Dementsprechend neigen die speziellen Verbände dazu, für ihr eigenes Verfahren jeweils eine zu hohe Anforderungsschwelle anzusetzen, und die klinischen Pragmatiker, diese Schwelle zu niedrig zu halten.

Beide Gesichtspunkte haben ihre eigene Berechtigung und lassen sich nicht alternativ handhaben. Sie müssen sich notwendigerweise aufeinander einspielen. Zum gegenwärtigen Zeitpunkt jedenfalls scheint es uns von der Versorgungssituation her vorrangig, möglichst bald eine hinreichende Zahl einigermaßen befriedigend ausgebildeter Psychotherapeuten zur Verfügung zu haben. Für die weitere Zukunft muß der Grundsatz gelten, daß sich die psychotherapeutische Gesamtversorgung vor allem über die bessere Einzelqualifikation bessert. Letztlich geht es immer um den richtigen Mittelweg zwischen unrealistischen Ausbildungsidealen einerseits und reinem Versorgungspragmatismus andererseits.

Von großer praktischer Wichtigkeit ist die Frage, an welchen *Orten* die Weiterbildung erworben werden kann bzw. muß. Es bestehen hier je nach geographischer Lage, vor allem ob jemand in begehrten Ballungsräumen mit differenzierten Weiterbildungsangeboten oder in verkehrsmäßig abgelegenen Gegenden und gleichzeitig unter sonstigen ungünstigen Bedingungen tätig ist, große Unterschiede. Eine solche doppelte Benachteiligung gerade für jene Kollegen, die in unterversorgten Gebieten und Institutionen zu arbeiten bereit sind, muß auf die Dauer als unerträglich gelten. In diesen Fällen ist mit Nachdruck zu fordern und anzustreben, immer mehr Weiterbildungsanteile unter dem eigenen Dach zu realisieren und die extramuralen Anteile zu verringern. Insgesamt aber wird, was schon dargelegt wurde, eine komplette psychotherapeutische Weiterbildung in einer einzigen Institution nur in seltenen Fällen möglich sein. Für die niedergelassenen Kollegen, die ihren Zusatztitel berufsbegleitend erwerben wollen, gilt ohnehin das Prinzip der Weiterbildung an anderem Ort. Die Regel bleibt vorerst wohl die, daß die fehlenden Weiterbildungsanteile aus den regionalen Angeboten zusammengetragen werden müssen.

Für die meisten bedeutet daher psychotherapeutische Weiterbildung zum Zusatztitel über Jahre hinweg eine äußerst zeit- und kostenaufwendige Fahr- und Reisetätigkeit. Hiervon war schon eingangs die Rede. Auch in Großstädten kann dieser Aufwand übrigens erheblich sein, trotz des Angebots an Nahverkehrsmitteln. Um so mehr sind daher entsprechende kritische Rückfragen an die Einstellung der einzelnen Häuser zur Lösung dieses Problems notwendig.

Welche internen *Ermöglichungen* kann, will und soll nun eine psychiatrische Institution zum Erwerb des Zusatztitels anbieten? Diese Frage fordert gewissermaßen einen „Offenbarungseid" von diesem Haus und seiner Leitung, wie weit man dem psychotherapeutisch Weiterbildungswilligen tatsächlich entgegenzukommen bereit ist. Wie groß die Unterschiede in der Einstellung hierzu sind, braucht nicht betont zu werden. Ebenso ist der alltägliche und zermürbende Kampf mit Vorurteilen, Verdächtigungen und restriktiven Verwaltungspraktiken auf diesem Gebiet hinreichend bekannt. Das Spektrum reicht von intensiven Aktivitäten zur Bereitstellung eines entsprechenden intramuralen Weiterbildungsangebots bis hin zu tiefsitzenden Zweifeln, ob sich eine entsprechende Weiterbildungsförderung nicht eher zum Schaden an den Gesamtinteressen des Hauses auswirken könnte.

Als Grundsatz und als Erfahrungswert darf man zu diesem Punkt wohl festhalten, daß eine parallel zur allgemeinen klinischen Tätigkeit bzw. berufsbegleitend wahrgenommene psychotherapeutische Weiterbildung sich unmittelbar auf die Arbeit am Patienten auswirkt. Ob durch bewußtes Erlernen psychotherapeutischer Grundeinstellung, oder durch Wirksamwerden von Selbsterfahrungsanteilen, oder durch eine immer bessere Anwendung spezieller psychotherapeutischer Verfahren, jedenfalls profitiert hiervon gleichzeitig auch die laufende Therapie. Freilich kann bei einzelnen Kollegen auch eine erhebliche Turbulenzphase mit zeitweiser Beeinträchtigung von Arbeitsleistung und kollegialer Zusammenarbeit auftreten. Die Bearbeitung eigener neurotischer Anteile fordert in verschiedener Hinsicht ihren Preis. Versucht man zu einer Gewichtung zu kommen und wägt man schlicht den persönlichen Weiterbildungsprofit gegen den Profit der Institution bzw. der Patienten ab, so wird man durchaus eine Gleichwertigkeit dieser Anteile bejahen dürfen. Dies ist jedenfalls die hier vertretene Ansicht und Erfahrung.

Hieraus resultieren dann aber auch konkrete Konsequenzen oder zumindest Zielvorgaben in bezug auf einen wenigstens partiellen Zeit- und Kostenausgleich für die wahrgenommenen Weiterbildungsaktivitäten. Müssen z. B. Weiterbildungszeiten aufgrund der Angebotssituation in die reguläre Arbeitszeit gelegt werden, so wäre zu empfehlen, für die Hälfte dieser Zeit ein Nacharbeiten zu verlangen, die andere Hälfte jedoch vom Haus als eigene Weiterbildungsleistung anzubieten. Ebenso hat es sich uns bewährt, jedem Kollegen im ersten Jahr 5 und ab da jährlich 10 volle Weiterbildungstage zu gewähren. Ganz abgesehen von der Begründetheit solcher Regelungen wirkt sich ein derartiges Offensein für Weiterbildungsbelange auch auf die Gesamtatmosphäre und Einsatzwilligkeit im Haus aus.

Von völlig anderen Gegebenheiten freilich hängen die Möglichkeiten eines Ersatzes bestimmter Kostenanteile für die Weiterbildungsaktivitäten ab. Hierfür kann an dieser Stelle keine Empfehlung ausgesprochen werden, da die Finanzsituationen äußerst unterschiedlich sind und die diesbezüglichen Entscheidungsprozesse in der Regel der Einflußnahme seitens des ärztlichen Bereichs nur bedingt unterliegen. Anzustreben wäre aber auch hier auf jeden Fall eine Mitbeteiligung des Hauses. – Diese Mitbeteiligung dürfte im übrigen auch den Weg dahin mit bereiten helfen, daß in Zukunft die Bedingungen für den Erwerb des Zusatztitels „Psychotherapie" obligat in die Weiterbildung zum Facharzt integriert werden können.

Schließlich ist noch das Problem der *Supervision* und der Supervisions-*Kompetenz* anzusprechen. Hier haben wir es in den meisten Institutionen mit einem recht dunklen und oft brisanten Punkt zu tun. Die resultierenden Fragen sind häufig affektbesetzt, werden aber meist beschwiegen und schwelen im Untergrund, dort allerdings recht wirksam. Die Dinge hier einmal anzusprechen, soll dazu beitragen, sie besser bearbeiten und bewältigen zu helfen.

Nicht wenige der ärztlichen Direktoren, leitenden Ärzte und Chefärzte, ebenso auch der älteren Oberärzte, haben keine spezielle psychotherapeutische Ausbildung. Dies hat historische Gründe, die wir weitab von aller Wertung zu betrachten haben. Und es bleibt eine wichtige Aufgabe, den jüngeren Kollegen klarzumachen, welchen Vorzug sie haben, heute entsprechende Angebote vorzufinden und in einem gegenüber der psychotherapeutischen Weiterbildung aufgeschlosseneren Milieu arbeiten zu können. Die konkrete Situation jedenfalls ist häufig die, daß die in der Hierarchie und im psychiatrischen Supervisions- und Weisungsgefüge maßgeblichen Kollegen gerade in den speziellen psychotherapeutischen Methoden und Indikationen keine Kompetenz haben, andererseits jedoch für eine sachgerechte Diagnostik und Therapie insgesamt die Verantwortung tragen. Sie müssen also therapeutische Prozeduren mitverantworten, von denen sie wenig oder nichts verstehen. Welche offenen oder heimlichen Konflikte im klinischen Alltag aus dieser Situation resultieren, ist bekannt.

Die pragmatische Lösung des Problems kann gegenwärtig nur so aussehen – und vielerorts wird sie auch schon so praktiziert –, daß wir eine Art „arbeitsteilige Supervision" zu organisieren haben. Das bedeutet, daß für die verschiedenen diagnostischen und therapeutischen Abläufe am Patienten unterschiedliche Supervisoren zuständig sind, für psychotherapeutische Methoden eventuell auch institutionsfremde. Die generelle Verantwortung und Kompetenz läge dabei dann beim institutionellen Weisungssystem, die spezielle psychotherapeutische Verantwortung und Kompetenz hingegen bei den eigens hierfür zuständigen Ausbildern. Unter diesem Gesichtspunkt ließen sich folgende funktionelle Gegensatzpaare bzw. Ergänzungspaare herausstellen:

Institutionelle Supervision / methodenspezifische Supervision
Allgemeine Kompetenz / Spezielle Kompetenz
Weisungsbefugnis / Beratungsbefugnis
Dienstliche Verantwortung / Kollegiale Verantwortung.

Mit der Notwendigkeit einer solchen funktionellen Aufteilung der Supervision werden wir sicher noch auf Jahre zu leben haben. Und wahrscheinlich ist das Grundproblem überhaupt nie zu lösen, da ja jede psychiatrische Generation neu ihre eigenen Schwerpunkte und therapeutischen Methoden entwickelt. Das hieße, daß die zunehmende Differenziertheit psychiatrischer Therapien aus sich heraus die Etablierung arbeitsteiliger Supervisionssysteme auf Dauer erzwingt.

Eine sachgerechte psychotherapeutische Weiterbildung des Psychiaters stellt unser herkömmliches Weiterbildungssystem sicher vor schwierige Aufgaben. Sie zu lösen, macht erhebliche organisatorische, vor allem aber auch persönliche Umstellungen aller Beteiligten notwendig. Gerade letztere, als das eigentliche Novum, bergen gleichzeitig die Chance in sich, daß bessere Partnerschaft und größere menschliche Offenheit nicht nur gegenüber den Patienten, sondern auch unter den Mitarbeitern entsteht. Durch die psychotherapeutische Weiterbildung darf keinesfalls die allgemeine Breite des psychiatrischen Horizonts, unter Einschluß der gesamten organisch-biologischen Psychiatrie, verlorengehen. Sie bedeutet also keine Alternative, sondern eine Horizonterweiterung. Diese aber möchten wir mit Bauer et al. (1976) so sehen, daß Psychotherapie zur „zentralen Behandlungstechnik" des Psychiaters gehört. „Der künftige Psychiater wird essentiell Psychotherapeut oder kein Psychiater sein."

1.5 Literatur

Bauer M, Bosch G, Freyberger H, et al. (1976) Psychiatrie, 2 Aufl Thieme, Stuttgart, S 20

2 Weiterbildung zum Psychiater und gleichzeitige psychoanalytische Weiterbildung – befruchtend oder behindernd?

D. Bolk-Weischedel

2.1 Einleitung

In den letzten Jahren engagierte sich eine größere Zahl reformfreudiger junger Ärzte in psychiatrischen Kliniken, die sich nach einer Anfangsphase von Aktivismus alleingelassen fühlten und sich mangels innerklinischer Weiterbildung an psychoanalytischen Ausbildungsinstituten um ein therapeutisches Instrumentarium bemühten (Kisker, 1972; Rohde-Dachser, 1979). Nicht selten kommt es dann vor, daß die labile und nicht von fundiertem Wissen und Erfahrung getragene berufliche Identität des Jugendpsychiaters der keimenden Identität des werdenden Analytikers vorzeitig geopfert wird, was sich dann im Klinikalltag in äußerster Zurückhaltung und zeitlicher Abwesenheit manifestiert. Was also ursprünglich als befruchtend gedacht war, nämlich die parallel laufende psychiatrische Facharztweiterbildung und die psychoanalytische Weiterbildung, erwies sich als behindernd. – Das wenigstens war der persönliche Eindruck der Verfasserin, als sie einige Jahre nach beendeter psychoanalytischer Ausbildung in der Psychiatrischen Abteilung des Krankenhauses Spandau in Berlin tätig war. Es gab den Anstoß zu einer schriftlichen Umfrage bei den ärztlichen Weiterbildungskandidaten des Instituts für Psychotherapie e.V., Berlin, und halbstrukturierten Interviwes mit 10 Direktoren und Chefärzten der Berliner Nervenkliniken und psychiatrischen Abteilungen an Allgemeinkrankenhäusern.

Umfrage und Interviews

Der an die *Weiterbildungskandidaten* versandte Fragebogen bezog sich auf: Geschlecht, Alter, Facharztweiterbildung, Beginn und Dauer der nervenärztlichen Tätigkeit, bezogen auf Beginn der psychoanalytischen Weiterbildung, sowie auf in freier Form zu beantwortende Fragen: bezüglich der Hilfe, welche die psychoanalytische Weiterbildung bei der psychiatrischen Arbeit gibt, Wünschen nach Unterrichtsangeboten sowie auf die Frage, ob der Kandidat nach abgeschlossener psychoanalytischer Weiterbildung weiterhin klinisch-psychiatrisch tätig sein werde mit der Bitte um Begründung für ja oder nein.

An die *Chefärzte* richteten sich Fragen nach derAnzahl der bei ihnen beschäftigten Assistenten in psychoanalytischer Weiterbildung sowie nach ihren damit verbundenen Erfahrungen, nach Vorschlägen bezüglich des Beginns der beiden Weiterbildungsgänge und Wünschen bezüglich der Art der Tätigkeit von Psychoanalytikern in ihrer Klinik.

2.2 Ergebnisse

Schriftliche Umfrage

Von 97 Weiterbildungskandidaten antworteten 65 = 67%. (Zu ihrer Facharztweiterbildung vgl. Tabelle 1.) Der Beginn der psychiatrischen Weiterbildung lag bei 36 von 47 = 77% werdenden Nervenärzten ein bis drei Jahre *vor* dem Anfang der psychoanalytischen Weiterbildung. *Während* dieser Weiterbildung begann die Facharztweiterbildung bei 11 fortgeschrittenen Kandidaten, während bei der jüngsten Generation sich alle ein bis zwei Jahre vorher in psychiatrischer Weiterbildung befanden. Es ist der Trend zu erkennen, daß Ärzte mit größerer medizinischer Vorbildung und längerer Berufserfahrung in die analytische Weiterbildung gelangen. Aus den Interviews mit den Chefärzten (s. u.) geht hervor, welche Bedeutung von ihnen dem Beginn der beiden Weiterbildungsgänge zugeschrieben wird.

Tabelle 1. Facharzt-Weiterbildung von psychoanalytischen Weiterbildungs-Kandidaten

	Facharzt Psych.-Neur.		Anderer Facharzt		Keine FA-WB beabsichtigt
	abgeschl.	in Weiterb.	abgeschl.	in Weiterb.	
psy. a. WB-Kandidaten	28 47 = 72%	19	9 13 = 20%	4	5 5 = 8%

Für ihre psychiatrische Arbeit empfanden 47 von 60 = 72% der Weiterbildungskandidaten die analytische Ausbildung als hilfreich, vor allem in Bezug auf dynamisches Verstehenlernen von Patienten, Angehörigen und Personal. Für den Unterricht wünschten sie sich neben theoretischer Unterweisung vor allem eine praxisnahe Gestaltung, zum Teil in der Klinik. Die klinisch-psychiatrische Tätigkeit wird *bejaht* wegen dem breiten Patientenspektrum mit Variationen in Technik und Beratung, der Gelegenheit zu Teamarbeit, Forschung und zur aktiven Verbreitung der psychodynamischen Auffassung in der Psychiatrie.

Unter den *ablehnenden* Voten lag bei 18 Kollegen das primäre Interesse auf psychoanalytischem oder psychosomatischem Gebiet. Von ihnen kann vermutet werden, daß sie von vornherein – falls möglich – den Weg zum Facharzt für Psychoanalyse gewählt hätten. Die klinische Belastung fanden 4 zu hoch, nur für 2 sind die analytischen und psychiatrischen Arbeitsansätze unvereinbar. 5 weitere halten die klinischen Arbeitsbedingungen für völlig unbefriedigend: fehlende psychiatrische Ausbildung, Isolation, keine psychotherapeutische Arbeitsmöglichkeit. Insgesamt haben sich dennoch 15 Kollegen, das heißt, ca. ⅓ der Nervenärzte in psychoanalytischer Weiterbildung (vgl. Tabelle 1), dafür ausgesprochen, nach Abschluß der psychoanalytischen Weiterbildung klinisch-psychiatrisch weiterzuarbeiten, falls geeignete Stellen vorhanden wären.

Interviews mit Chefärzten psychiatrischer Kliniken

Gespräche kamen mit 7 Chefärzten und 1 Oberarzt zustande. Telefonisch erfuhr ich, daß ein Chefarzt wegen kürzlicher Amtsübernahme sich nicht äußern könne, von einem weiteren, daß er keine Assistenten in psychoanalytischer Ausbildung und deshalb auch keine Probleme habe.

Die erfaßten Kliniken haben eine sehr unterschiedliche Größe (80–1650 Betten), Struktur und Ausrichtung. 10–70% ihrer Assistenten befinden sich in psychoanalytischer Weiterbildung. Ein strukturiertes psychiatrisches Ausbildungsprogramm gibt es bis jetzt wohl nur in der Psychiatrischen Universitätsklinik. Darüber hinaus ist in mehreren Kliniken ein Weiterbildungsprogramm für den „Psychotherapie"-Zusatztitel in Planung. Psychodynamische Gesichtspunkte werden überwiegend als Bereicherung empfunden. Hierzu ein Chefarzt: „Es ist ein Gütemerkmal für eine psychiatrische Klinik, wenn man psychodynamisch denken kann, weil es keinem Patienten schadet, wenn man ihn verstehen will."

Trotz dieses Wohlwollens gegenüber der psychodynamischen Sicht scheint die erhoffte Bereicherung der Klinik durch Assistenten in psychoanalytischer Weiterbildung oft nicht einzutreten. Das zeigt sich in Äußerungen wie: „Die Ausbildungskandidaten scheuen jegliche Annäherung an den Patienten." Sie seien zugeknöpft, betrieben Geheimniskrämerei nach Rumpelstilzchenart, benutzten ihr Vokabular als Kampfmittel und zeigten abwertende Arroganz gegenüber anderen Methoden. Solche Aussagen kamen hauptsächlich aus den Kliniken, wo sich wegen Arbeitsüberlastung ein fundiertes Weiterbildungsprogramm noch nicht einrichten ließ.

Diejenigen Kliniken, deren Patienten und Personal von der psychoanalytischen Weiterbildung ihrer Assistenten profitieren – es sind zugleich die mit fortgeschrittenem Bemühen um innerklinische psychiatrisch-psychotherapeutische Weiterbildung und mit analytisch ausgebildeten Ärzten in Leitungsfunktionen – sehen die zeitliche Belastung des stationären Betriebs durch Lehr- und Kontrollanalysen als tragbar an, während in den Häusern mit dem Klima gegenseitiger Unzufriedenheit die Assistenten durch freizügigen Umgang mit der Dienstzeit, z. B. Lehranalysestunden währen der Arbeitszeit, Ärger erregen.

Die besten Erfahrungen machte man übereinstimmend mit ausgewogenen, selbständig denkenden Persönlichkeiten. Sie scheinen die als kritisch gesehene Zeit am Ende des ersten Jahres der psychoanalytischen Weiterbildung am besten zu überstehen, die Zeit des Übereifers, der damit verbundenen Enttäuschungen und von massiveren Autoritäts- und Rivalitätskonflikten.

Um Konfusionen der psychiatrischen und psychoanalytischen Konzepte zu vermeiden, wird eine zeitliche Verschiebung der beiden Weiterbildungsgänge empfohlen: zum Beispiel Beginn mit einer somatischen Tätigkeit – Neurologie –, danach Beginn der psychiatrischen Weiterbildungszeit mit Gelegenheit zum Erlernen· der deskriptiven Psychiatrie, dann im Abstand von 1–2 Jahren Beginn der psychoanalytischen Weiterbildung. Aus den Ergebnissen der schriftlichen Umfrage (s. o.) geht hervor, daß die berufliche Erfahrung der jüngeren psychoanalytischen Weiterbildungsteilnehmer diesen Vorstellungen entspricht.

Eine grundlegende Lösung des Problems für das psychiatrische Krankenhaus wird mehrheitlich in der Einrichtung einer innerklinischen psychiatrischen und psychotherapeutischen Weiterbildung mit Verleihung des Zusatztitels „Psychotherapie" gesehen. Vom Arbeitskreis der Leiter der öffentlichen Krankenanstalten aus ist kürzlich eine die Ausbildungskapazität betreffende Umfrage erhoben worden (Haase, 1980). Sicherlich nicht zu Unrecht erhofft man sich von einer intensiveren innerklinischen Weiterbildung, daß sich die Kräfte zur Klinik hin orientieren und nicht zuviel nach draußen abfließt. Hierfür sind natürlich Stellen für einen qualifizierten Mittelbau – analytisch ausgebildete Funktions- und Oberärzte – erforderlich.

2.3 Diskussion

Die traditionell kontroversen Beziehungen zwischen Psychiatrie und Psychoanalyse sind allmählich einem Klima der Annäherung gewichen. Dennoch lassen Äußerungen von Weiterbildungskandidaten die Vermutung aufkommen, daß der alte Konflikt Psychiatrie–Psychoanalyse im Klinikalltag vieler Assistenten noch lebendig ist und ausgetragen wird (vgl. Volk, 1979). Identifikationsprobleme bei gleichzeitigen Weiterbildungsgängen werden offenbar brisant, wenn die psychiatrische Klinik es versäumt, dem werdenden Psychiater durch fundierte Vermittlung des klassisch-psychiatrischen Rüstzeugs eine gewisse Sicherheit zu geben und damit auch berufliche Identitätsfindung zu ermöglichen. Diese findet der Assistent dann vielfach im psychoanalytischen Ausbildungsinstitut. Oft resultiert daraus eine Überbetonung psychodynamischer Gesichtspunkte. Manifestiert sich im Zuge der enttäuschten Abkehr noch eine oral-ausbeuterische Haltung in Form von zeitlicher Abwesenheit gegenüber der Klinik – die den Assistenten während seiner psychoanalytischen Weiterbildung ja überwiegend ernährt – dann findet mancher psychiatrische Chefarzt seine verborgene Skepsis gegen „Psychoanalyse" bestätigt.

Die psychiatrische Klinik kann die Weiterbildung zum Psychiater bei gleichzeitiger psychoanalytischer Weiterbildung fruchtbringend gestalten, wenn sie unter Einhaltung einer zeitlichen Reihenfolge beobachtende und beschreibende Fähigkeiten und psychodynamisches Verständnis im Rahmen eines fundierten innerklinischen Unterrichts vermittelt und auf den in der Weiterbildungsordnung für Ärzte verankerten Abschluß einschließlich Zusatztitel „Psychotherapie" vorbereitet. Von Seiten der Psychiatrischen Krankenhäuser müssen dafür Stellen geschaffen werden, interessierte Psychoanalytiker stehen – jedenfalls nach erwähnter Umfrage – zur Verfügung.

2.4 Literatur

Haase HJ (1980) Umfrage des Arbeitskreises der Leiter psychiatrischer Krankenhäuser zum Thema Weiterbildung Psychotherapie. Schriftliche Mitteilung
Kisker KP (1972) Ausbildung in Psychiatrie. Kritisches und Vorschläge. Nervenarzt 43:512–519
Rohde-Dachser C (1979) Ärztliche Psychotherapie-Weiterbildung in der Psychiatrischen Klinik – Erfahrungen und Reflektionen am Beispiel der Medizinischen Hochschule Hannover. Psychiatr Prax 6:183–194
Volk W (1979) Zur Polarität von tiefenpsychologischer Ausbildung und Psychiatrie. In: Fischle-Carl H (Hrsg) Theorie und Praxis der Psychoanalyse. Bonz, Fellbach, S 267–279

3 Psychotherapeutische Möglichkeiten in der Nervenärztlichen Praxis

H. W. v. Grünberg

Die Psychotherapie des Nervenarztes ist im wesentlichen auf das ärztliche Gespräch beschränkt. Alle anderen Methoden haben demgegenüber den Nachteil, daß sie nur sehr schwer in den Organisationsablauf einer Praxis zu integrieren sind. Für die psychotherapeutische Versorgung der Bevölkerung hat das ärztliche Gespräch deshalb mit weitem Abstand vor allen anderen Verfahren die größte Bedeutung. In der vorliegenden Arbeit muß darauf verzichtet werden, erneut die theoretischen Grundlagen und Strukturmerkmale des ärztlichen Gespräches darzustellen (Kind, 1972; Wesiak, 1979). Es geht vielmehr um die Beschreibung von Gesprächsthemen und Interventionen, die regelhaft bei den einzelnen psychiatrischen Krankheitsbildern wiederkehren, also gleichsam um die ambulante psychiatrische Basisbehandlung. In einem zweiten Abschnitt sollen darüber hinaus die psychotherapeutischen Möglichkeiten dargestellt werden, die sich im Unterschied zu der üblichen Einzelpraxis in einer Nervenärztlichen Gemeinschaftspraxis ergeben.

3.1 Praxisorganisation und Patientengut

Die hier zu beschreibende Gemeinschaftspraxis besteht aus drei Ärzten für Psychiatrie und Neurologie, von denen zwei den Zusatztitel Psychotherapie führen. Als freie Mitarbeiter sind zwei Psychologen eingestellt, die fast ausschließlich Psychotherapie betreiben. Nach unserem Vertrag, der mit der KV Westfalen/Lippe abgesprochen wurde, tragen die Ärzte die Verantwortung für alle diagnostischen und therapeutischen Maßnahmen der Psychologen. Unter diesen Bedingungen können wir deren Leistungen mit den Krankenkassen abrechnen. Bundeseinheitliche Regelungen für solche Verträge gibt es bislang noch nicht und auch unsere Praxiskonstruktion wurde unter dem Hinweis akzeptiert, daß in unserem KV-Bezirk ein offenbarer Mangel an Psychotherapeuten herrscht.

Jeder Arzt in der Gemeinschaftspraxis behandelt etwa 450 Patienten im Quartal, von denen ungefähr die Hälfte Erstkonsultationen sind. Nur etwa 100 sind neurologische Fälle. Sie werden, mit Ausnahme der Anfallskranken, zumeist nur konsiliarisch untersucht. Die psychiatrischen Patienten werden dagegen fast immer mitbehandelt, soweit sie nicht an spezielle Beratungsstellen vermittelt oder in Fachkrankenhäuser eingewiesen werden.

3.2 Ärztliche Kurzgespräche mit schizophrenen Patienten

Mindestens ein Drittel unserer Zeit verwenden wir für Wiederkonsultationen mit psychiatrischen Patienten. Ein Gespräch dauert etwa 10–15 Minuten, seltener 20 Minuten. Bei 15% ist der Gesprächspartner ein schizophrener Patient. Die Themen, über die wir sprechen, werden zumeist vom Patienten bestimmt, aber wir achten doch darauf, daß sie sich nicht immer nur an den aktuellen Problemen orientieren, sondern hin und wieder die Krankheit selbst zum Gegenstand des Gespräches wird. Dann klären wir sachlich über die Entstehungshypothesen, den Verlauf und die grundsätzlichen Behandlungsmöglichkeiten auf. Wir unterhalten uns über die ersten Symptome der Psychose, damit der Patient den Beginn des nächsten Schubes besser erkennt. Nicht immer, aber doch häufig gelingt es, über die auslösende Situation zu sprechen und anhand der damaligen Erlebnisse zu verdeutlichen, welche Konfliktkonstellationen für ihn problematisch sind. Sehr oft sind berufliche Rehabilitation und besonders natürlich die Medikamente das Thema des Gesprächs. Über diese inhaltlichen Gesichtspunkte hinaus, hoffen wir besonders auf die allmähliche Entwicklung einer vorwiegend positiven Arzt-Patient-Beziehung. Diese gelingt in vielen Fällen. Wegen dieser zufriedenstellenden Beziehungen kann jedoch leicht übersehen werden, daß die therapeutische Bindung zu anderen Kranken recht oberflächlich geblieben ist. Sonst ließe sich wahrscheinlich manche Wiedereinweisung vermeiden, die unumgänglich wurde, weil sich der Patient im Beginn der akuten Symptomatik nicht mehr auf uns und unsere therapeutischen Vorschläge einließ.

Ich glaube nicht, daß sich diese Situation unter den Bedingungen einer ausschließlich arzt-zentrierten Therapie der Schizophrenie wesentlich verbessern läßt. Der Kranke sollte die Möglichkeit haben, zu mehreren beruflichen Bezugspersonen Kontakt aufnehmen zu können.

Wir haben daher ab Januar 1981 eine Sozialarbeiterin eingestellt, die sich vorwiegend mit den schizophrenen Patienten befaßt. Sie führt eine spezielle Kartei, mit deren Hilfe sie kontrollieren kann, ob die Kranken zu ihren Terminen kommen. Wer fernbleibt, wird von ihr zu Hause besucht und so weit wie möglich zur Fortführung der Therapie motiviert. Mehr als es dem Arzt allein möglich ist, kümmert sie sich um die beruflichen und sonstigen sozialen Belange und nimmt Kontakte zu den entsprechenden Ämtern, Firmen und rehabilitativen Institutionen auf. Zweimal in der Woche sind Termine eingerichtet, zu denen die Patienten – zumeist in 14tägigem Abstand – ihre Depot-Neuroleptika injiziert bekommen. Sie treffen sich bei dieser Gelegenheit bei einer Tasse Kaffee in einer Gruppe von etwa 10–12 Mitgliedern, die von der Sozialarbeiterin geleitet wird und unterhalten sich für etwa zwei Stunden miteinander. Eingeladen sind auch die Patienten, die Tabletten bekommen. Vorher haben sie alle mindestens einen Einzeltermin bei der Sozialarbeiterin bekommen, so daß eine persönliche Beziehung eingeleitet werden konnte. Bislang sind die Rückmeldungen, die wir Ärzte von den Patienten haben, ausgesprochen positiv. Der unbedingt notwendige Informationsaustausch zwischen der Sozialarbeiterin und uns sowie die Koordinierung unserer therapeutischen Strategien erfolgt in wöchentlichen Konferenzen über Problemfälle.

3.3 Ärztliche Kurzgespräche mit depressiven Patienten

Bei etwa einem Drittel der Wiederkonsultationen handelt es sich um Patienten, die unter depressiven Verstimmungen leiden. Im allgemeinen verlaufen die Gespräche mit ihnen gleichförmiger als die mit den schizophrenen Patienten. Wir versuchen immer wieder Hoffnung zu geben, indem wir z. B. bei den endogenen Erkrankungen auf den phasenhaften Verlauf hinweisen. Im angemessenen verbalen und emotionalen Ausdruck teilen wir ihnen unser Wissen über ihr Befinden mit, um ihnen zu zeigen, daß es uns vertraut ist und unserer Behandlung zugänglich. Wir spüren auch die verborgenen Reste positiver Einstellungen und Gedanken auf, verdeutlichen und bekräftigen sie, damit sie der Erkrankung besser standhalten. Ebenso unerstützen wir den verbliebenen Antrieb zur Arbeit und zur Gestaltung des Tages, indem wir interessiert und aufmerksam den Tagesablauf besprechen und versuchen herauszufinden, wie er sich produktiver gestalten läßt. Die Bezugspersonen sind anfangs oft dabei und können zur richtigen Hilfe angeleitet werden. Häufiger bleiben wir in der Zuordnung des Syndroms zur endogenen oder reaktiven bzw. neurotischen Depression unsicher. Um eine geduldige, keineswegs drängende Klärung der Situation bemühen wir uns in beiden Fällen, ebenso wie wir die Realitätswahrnehmung fördern und zu mehr Selbstständigkeit, Abgrenzung und Verzicht auf manches regressive Anlehnen ermutigen. Besonders achten wir darauf, daß die abgesprochene Gesprächszeit weder überschritten noch unterschritten wird, damit die Patienten lernen können, was sie von uns erwarten dürfen, bzw. wo ihre Wünsche auf Grenzen stoßen.

3.4 Ärztliche Kurzgespräche mit neurotischen Patienten

Die meisten psychiatrischen Patienten in einer Nervenärztlichen Praxis leiden unter neurotischen psychosomatischen oder erlebnisreaktiven Störungen (Dilling u. Weyerer, 1978). Auch bei den Wiederkonsultationen bilden sie bei uns mit 35% bis 40% den größten Anteil. Ganz im Vordergrund stehen zwei Krankheitsgruppen: Die akuten Reaktionen, besonders nach Trennungserlebnissen und die chronifizierten Neurosen mit stärkeren Ich-Störungen, die sich bevorzugt mit hypochondrischen, psychosomatischen und phobischen Symptomen darstellen.

Im ersten Fall hat das ärztliche Gespräch besonders die Aufgabe ich-stützend über die akute Situation hinwegzuhelfen. Praxisnah lassen sich unsere Zielvorstellungen am ehesten in Begriffe wie Ermutigung, Hoffnung, Sinngebung, Suche nach Aufgaben und neuen Interessen ausdrücken. Sie verdeutlichen, daß es weniger auf Einsicht in abgewehrtes Erleben ankommt, als auf die Entfaltung verborgener oder verkümmerter Ich-Potentiale, also mehr auf die Umerziehung des Ichs, als auf seine Umstrukturierung (Wolberg, 1965). Sehr ähnliche Ziele hat die Therapie mit den chronisch Kranken. Da es sich oft um Menschen handelt, die anfangs keinerlei Zugang zu ihren psychischen Konflikten zu haben scheinen, sind die Symptome über lange Zeit oft das einzige Thema des Gespräches und wir müssen uns mit beruhigenden Hinweisen auf die organische Gesundheit, mit ärztlichen Ratschlägen zum Umgang mit den Krankheitserscheinungen und mit medikamentöser Hilfe begnügen. Irgendwann, manchmal recht unvermittelt, erfahren wir dann mehr über die situativen Konflikte und über die psychischen Unzulänglichkeiten, die der Patient an sich selbst empfindet. Sie werden zunehmend zum Inhalt des Gespräches und manchmal wird es notwendig, 50-Minuten-Termine einzuschalten, um beginnende Entwicklungsschritte zur rechten Zeit zu fördern. Es ist auch nicht selten, daß schließlich die Behandlung in eine Gruppentherapie einmündet. Die Möglichkeit, ohne zeitliche Einschränkung warten zu können, bis der Patient bereit ist, Widerstände aufzugeben, macht die Arbeit in der Praxis in manchem leichter als in der Klinik, wo die Aufenthaltszeit immer eng begrenzt ist.

3.5 Große Psychotherapie

Neben diesen kurzen ärztlichen Gesprächen werden dem einzelnen niedergelassenen Nervenarzt längerdauernde Einzeltherapien von 50 Minuten oder Gruppenbehandlungen, die 1½ Stunden dauern, nur im geringen Umfang möglich sein. Zumindest in den Sprechstunden kann er sich den drängenden Anforderungen seiner Praxis für so lange Zeit kaum entziehen. Allenfalls abends kehrt die äußere und innere Ruhe ein, die die unbedingte Voraussetzung für solche Behandlungen ist.

Die Statistiken der Kassenärztlichen Vereinigungen lassen dementsprechend auch erkennen wie selten diese Therapien angewendet werden. In unserem KV-Bezirk – in einem anderen mag es ganz anders aussehen – rechnen nur 8 von 81 Psychiatern regelmäßig große psychotherapeutische Leistungen ab und von den 50 000 Patienten, die im I. Quartal 1980 einen Nervenarzt aufsuchten, wurden nur bei 203, das sind 0,4%, die entsprechenden Therapieziffern abgerechnet. In einer Gemeinschaftspraxis wird die große Psychotherapie in vieler Hinsicht gefördert. Für uns Ärzte wirkt es sich besonders günstig aus, daß wir uns ohne organisatorische Schwierigkeiten gegenseitig vertreten können. Nur weil der Kollege die dringenden Aufgaben des Praxisalltags übernehmen kann ist die ungestörte Ruhe in der Therapiestunde gewährleistet. Auch haben wir selbstverständlich mehr Gelegenheit, miteinander über unsere Problemfälle zu sprechen, uns zu beraten und uns auf evtl. Gegenübertragungen aufmerksam zu machen.

So können die zwei Psychiater, die den Zusatztitel führen, etwa ein Drittel ihrer Zeit für Behandlungen von 50 Minuten Dauer oder für Gruppentherapien bereitstellen. Das entspricht zwei bis drei Einzeltherapien am Tag und drei Gruppenbehandlungen in der Woche. Auch diese Einzelbehandlungen haben sehr unterschiedliche Ziele. Es sind z. B. therapievorbereitende Gespräche mit Patienten, die in eine Gruppe integriert werden sollen oder auch begleitende Einzelgespräche bei Gruppenpatienten. Es sind viele Kurztherapien, die oft nur zwei bis drei, manchmal auch 20 bis 30 Stunden dauern. Häufig, aber nicht immer werden sie durch aktuelle Konflikte veranlaßt. Organisatorische Schwierigkeiten entstehen dann, wenn die Behandlungen sofort beginnen müssen und mehrere Sitzungen in kurzen Abständen erforderlich sind. Diese Notwendigkeit ergibt sich oft bei Patienten, die Suizidversuche unternommen haben. Neben den spezifischen Widerständen dieser Kranken sind solche realen Terminprobleme sicher oft ein Grund dafür, daß eigentlich erforderliche Therapien häufig nicht zustande kommen. Da wir konsiliarisch in einem Krankenhaus tätig sind, sehen wir viele dieser Patienten. In unserer Behandlung befinden sich jedoch auffallend wenige.

Einige Behandlungen werden im Sinne einer dynamischen Psychotherapie mit mehrwöchigen Abständen durchgeführt (Dührssen, 1972). Auch Partnertherapien sind häufig indiziert. Sie werden aber von uns üblicherweise an die Psychologen überwiesen. In dem Bemühen um Ökonomie versuchen wir langdauernde analytisch fundierte Einzelbehandlungen zugunsten von Gruppentherapien zu vermeiden. Es bleiben jedoch einige Patienten, für die zum Zeitpunkt des Therapiebeginns kein geeigneter Gruppenplatz zur Verfügung stand, weil sie aufgrund ihres Bildungsniveaus, ihrer sozialen Schichtzugehörigkeit oder ihres Alters in keine der laufenden Gruppe hineinpassen. So sind es doch oft drei bis vier Patienten, die in wöchentlichen oder noch kürzeren Abständen, einzeln behandelt werden.

3.6 Gruppentherapie

Die Gruppentherapien sind regelmäßig Langzeitbehandlungen von mindestens 80 Stunden. Zumeist handelt es sich um geschlossene Gruppen. Bis vor einigen Monaten haben wir nur tiefenpsychologisch fundierte Gruppentherapien angeboten. Es war jedoch schwierig, genügend geeignete Patienten zu finden, die von dieser Methode hinreichend profitierten und wir mußten oft ein Dreivierteljahr warten, bis eine Gruppe zusammengestellt war. Inzwischen haben wir auch Gruppen gebildet, die dem Göttinger Modell entsprechen, interaktionell geführt werden (Heigl-Evers u. Heigl, 1979). Für die psychiatrische Praxis ist dieser Ansatz offenbar besser geeignet, denn es finden sich erheblich mehr Patienten, die ihrer schweren Störung wegen in diese Gruppen hineinpassen.

Bis vor einiger Zeit haben wir uns bemüht, zwei Selbsthilfegruppen zu unterstützen, die in den Räumen der Praxis tagten. Die Fluktuation der Teilnehmer war jedoch sehr hoch, so daß viele Patienten enttäuscht waren. Inzwischen kümmert sich die Sozialarbeiterin um diese Gruppen, nimmt daran teil und gestaltet sie als Kontaktgruppe, bzw. Gesprächskreise, die in wöchentlichem Abstand zusammentreffen. Die Gruppenkohäsion wurde dadurch sofort erheblich verbessert. Die Teilnehmer, die zumeist an schweren kernneurotischen oder psychosomatischen Störungen leiden, werden selbstverständlich auch weiterhin von uns über ärztliche Kurzgespräche behandelt. Ein dritter Gesprächskreis besteht aus älteren, zumeist vereinsamten und oft depressiven Patienten. Bis diese Gruppe zusammengestellt war, hat es besonders lange gedauert, da die meisten dieser Kranken offenbar so ängstlich und resigniert sind, daß sie sich nur schwer zur Teilnahme an solchen Treffen entschließen.

3.7 Schlußfolgerung

Mit ärztlichen Gesprächen kann der niedergelassene Nervenarzt depressive Patienten häufig ausreichend behandeln. Ebenso kann er eine wichtige Aufgabe in der Therapie schizophrener Patienten übernehmen, aber die Behandlung muß in vielen Fällen durch die Hilfe anderer in der Psychiatrie tätiger Mitarbeiter ergänzt werden. Auch neurotischen Patienten kann über das ärztliche Gespräch oft wirksam geholfen werden. Darüber hinaus sind längere Einzel- oder Gruppenbehandlungen schwer zu organisieren. Die zeitliche Kapazität für diese Therapien erhöht sich erheblich in einer Gruppenpraxis, besonders wenn Psychologen mitarbeiten. In jedem Fall ist es schwierig, Patienten nach Suizidversuchen zu einer Therapie zu veranlassen. Auch für Drogensüchtige und Alkoholiker gibt es kein quantitativ bedeutsames Therapieangebot. Auch Alterskranke werden relativ wenig betreut, ebenso wie psychisch kranke Kinder, für die es leider auch anderweitig kaum ausreichende ambulante Behandlungsmöglichkeiten gibt, da niedergelassene Kinderpsychiater bislang kaum existieren. Damit sind im großen und ganzen unsere Grenzen und Möglichkeiten abgesteckt. Es war für uns in den ersten vier Jahren von großer Bedeutung diese Grenzen unserer psychotherapeutischen Arbeit hinreichend klar wahrzunehmen. Seitdem wir sie genauer kennengelernt haben, können wir sie auch besser akzeptieren. Dies ist sicher eine wichtige Voraussetzung für die zukünftige Zusammenarbeit mit den geplanten Institutionen, die die ambulante psychiatrische Versorgung dort verbessern sollen, wo die Therapieangebote der Praxis auf Grenzen stoßen.

3.8 Literatur

Dilling H, Weyerer S (1978) Epidemiologie psychischer Störungen und psychiatrische Versorgung. Urban & Schwarzenberg, München Wien Baltimore
Dührssen A (1972) Analytische Psychotherapie in Theorie, Praxis und Ergebnissen. Vandenhoeck & Ruprecht, Göttingen
Heigl-Evers A, Heigl F (1979) Interaktionelle Gruppenpsychotherapie. In: Psychologie des 20. Jahrhunderts, Heigl-Evers A (Hrsg) Lewin und die Folgen, Bd VIII. Kindler, Zürich, S 850–858
Kind H (1972) Die Allgemeine Psychotherapie des Nervenarztes. In: Kisker KP, Meyer JE, Mueller C, Stroemgren E (Hrsg) Psychiatrie der Gegenwart. Springer, Berlin Heidelberg New York
Wesiak W (1979) Das ärztliche Gespräch. Versuch einer Strukturanalyse. In: Uexküll v Th (Hrsg) Lehrbuch der Psychosomatischen Medizin. Urban & Schwarzenberg, München Wien Baltimore, S 361–367
Wolberg LR (1965) Short term psychotherapy. Grune & Stratton, New York

4 Verhaltenstherapie im Landeskrankenhaus

J. Sturm[1]

4.1 Einleitung

In dieser Arbeit wird die verhaltenstherapeutisch konzipierte Station und die Psychotherapieambulanz des Psychiatrischen Landeskrankenhauses Weinsberg vorgestellt, deren Aufbau seit Januar 1980 kontinuierlich erfolgt und deren Aufgaben bisher in den Gesamtversorgungsauftrag des Krankenhauses sinnvoll integriert werden konnten. Obgleich es zum Problem der stationären Psychotherapie eine Reihe von Veröffentlichungen gibt (Haase, 1980; Kanfer et al., 1978; Reimer, 1978; Schwarz, 1977; Stegemann, 1979) sahen wir uns im Aufbau dieser Abteilung vor eine neue Aufgabe gestellt, da in den o. g. Arbeiten die Integration einer verhaltenstherapeutisch orientierten Psychotherapie in einem Großkrankenhaus bisher nicht berücksichtigt wurde.

4.2 Personelle und räumliche Bedingungen

Günstige Bedingungen ergeben sich durch die räumliche Ausstattung der Station. Für insgesamt 15 Patienten stehen 7 Schlafräume (1-2-3-Bett-Zimmer), ein Wohnraum, eine Küche und ein Speiseraum zur Verfügung; außerdem für die Therapie 2 Gruppenräume, 3 Sprechzimmer und 4 weitere Funktionsräume. Die Funktionsräume werden aufgeteilt in ein ärztliches Untersuchungszimmer, ein Stationszimmer, ein Konferenzzimmer und einen weiteren Raum, der durch eine Einwegscheibe mit dem Gruppenraum verbunden ist und in dem die Videoanlage untergebracht ist. Die Benutzung der Einwegscheibe hat sich in der Ausbildung und Weiterbildung des therapeutischen Teams bewährt. In der Hausordnung und vor entsprechenden Therapiesitzungen werden die Patienten über die Funktion und Einsatz der Einwegscheibe vor entsprechenden Therapiesitzungen informiert.

Personell ist die Station mit einem Arzt und einem Klinischen Psychologen besetzt, die beide mehrjährige Erfahrungen in Verhaltenstherapie haben. Eine weitere Diplom-Psychologin sowie 3 therapeutische Assistenten (2 Krankenschwestern und 1 Krankenpfleger), die bereits auf psychotherapeutischen Abteilungen gearbeitet haben, jedoch zu Beginn unserer Tätigkeit keine speziellen Kenntnisse in der Verhaltenstherapie hatten, ergänzen das therapeutische Team.

---

1 Ich bedanke mich bei meiner Mitarbeiterin Frau Dipl.-Psych. Trierweiler für die kritische Durchsicht des Manuskriptes.

4.3 Behandlungskapazität und Behandlungsdauer

Es wurden 1980 insgesamt 335 Patienten stationär und ambulant betreut. Die Zuweisung dieser Patienten erfolgte circa zu einem Drittel aus dem akutpsychiatrischen Bereich des Landeskrankenhauses. Die übrigen Patienten wurden zur Hälfte von der psychiatrischen Ambulanz der Klinik sowie zur Hälfte von niedergelassenen Nervenärzten überwiesen. Insgesamt wurden 70 Patienten stationär aufgenommen. Bei weiteren 70 Patienten wurde eine ambulante Therapie eingeleitet. Die restlichen Patienten erhielten eine Beratung von weniger als 3 Stunden, oder wurden innerhalb der Klinik weiter verwiesen oder an andere Behandlungseinrichtungen vermittelt, wenn keine Indikation für Verhaltenstherapie gestellt werden konnte.

Bei der stationären Behandlung ergab sich eine durchschnittliche Aufenthaltsdauer von 12 Wochen. Es zeigten sich Unterschiede auf das Alter der Patienten bezogen: Patienten über 21 Jahre wurden in der Regel weniger als 8 Wochen stationär behandelt. Patienten unter 21 Jahren dagegen mehrere Monate. Hier wird ein besonderes Problem der Psychotherapieabteilung angesprochen, da ein Drittel aller stationär behandelten Patienten dieser Altersgruppe (18- bis 21jährige) angehörten, obwohl sie in der Gesamtzahl vom Jahr 1980 insgesamt mit nur 10% repräsentiert waren. Bei unterschiedlicher Einweisungsdiagnose sind ähnliche Konflikte festzustellen wie z. B. Entwicklungsstörung, problematische Ablösung vom Elternhaus, oder eine nicht abgeschlossene Berufsausbildung. Die Behandlungsdauer verzögert sich erheblich, da in der Abschlußphase der Behandlung die Suche nach einer neuen stabilisierenden sozialen Umgebung (Wohngemeinschaft, Rehabilitationseinrichtung, Ausbildungsplatz) im Vordergrund steht. Diese junge Patientengruppe befindet sich in einem Vakuum der psychiatrischen Versorgung, da einerseits die Kinder- und Jugendpsychiatrie nicht mehr zuständig ist (Begrenzung des Aufnahmealters bis zum 18. Lebensjahr) und andererseits die Erwachsenenpsychiatrie personell den Aufwand an geforderter Zuwendung und Hilfestellung nicht leisten kann.

4.4 Therapieangebot und Verteilung der therapeutischen Aufgaben im Team

Neben der stationären Therapie widmen der Arzt und die Psychologen die Hälfte ihrer Zeit der Ambulanz- und Konsiliartätigkeit. Die therapeutischen Assistenten sind überwiegend mit der Planung, Übung, Überwachung und Modifikation der erstellten Therapieprogramme beschäftigt.

Jeder Bezugstherapeut (Arzt oder Psychologe) betreut stationär 5 Patienten sowohl in Einzelkontakten als auch in einer Gruppe zusammengefaßt. Jedem therapeutischen Assistenten sind ebenfalls 5 Patienten zugeordnet. Der therapeutische Assistent nimmt in der Regel an den Einzelsitzungen teil und übernimmt therapeutische Übungen, die vom Therapeuten regelmäßig über Einwegscheibe kontrolliert werden. Die Aufgaben des therapeutischen Assistenten zentrieren sich auf den Wohnbereich der Patienten. Aus diesem Kontakt ergibt sich eine wichtige und kontinuierliche Informationsquelle für den Therapieverlauf. Die Gestaltung und Verarbeitung der Informationssammlung auf der Station ist wesentlicher Schwerpunkt in der Fortbildung der therapeutischen Assistenten.

Der Bezugstherapeut leitet gemeinsam mit dem therapeutischen Assistenten zweimal wöchentlich ein Gruppengespräch, in dem für die unterschiedlichen Probleme seiner Patienten Lösungsmöglichkeiten nach dem interaktionellen Problemlöseansatz erarbeitet werden (Grawe, 1980). Neben dieser Gruppe bietet jeder Therapeut eine störungsspezifische Gruppe an, wobei fortlaufend ein Kommunikationstraining (Vopel u. Kirsten, 1980) und ein Selbstsicherheitstraining (Liberman et al., 1975) stattfinden. Ein Partnertraining (Schindler et al., 1980) und ein Angstbewältigungstraining (Hand 1975; Sturm u. Ehret, 1981) wird in geschlossenen Gruppen bei Bedarf angeboten. Die Durchführung des Selbstsicherheitstrainings und des Angstbewältigungstrainings wird im Verlauf der Behandlung schrittweise von den therapeutischen Assistenten übernommen.

Entspannungstraining wird nach der progressiven Muskelrelaxation nach Jacobsen (1938) durchgeführt. Für den relativ hohen Anteil an Patienten mit kardiovaskulären und anderen funktionellen Störungen haben wir gemeinsam mit den Sporttherapeuten der Klinik ein Konditionstraining entwickelt. Mit diesem speziellen Programm wird die körperliche Leistungsfähigkeit der Patienten verbessert und gleichzeitig auf die Kognitionen der Patienten eingewirkt, die erfahrungsgemäß von subjektiv erlebten körperlichen Insuffizienzgefühlen geprägt sind. Gleichzeitig können die Patienten unserer Abteilung am Gesamtangebot der flankierenden Maßnahmen des Landeskrankenhauses teilnehmen (z. B. Gymnastik, Arbeitstherapie, Freizeitsport).

4.5 Therapieablauf am Beispiel einer Falldarstellung

Auf der Tabelle 1 wird beispielhaft ein Therapieablauf dargestellt.

Die Patientin, 31 Jahre alt, Hausfrau, mit der Einweisungsdiagnose Herzphobie, stellte sich im Erstgespräch mit ihrem Ehemann vor. In diesem Gespräch wird eine ausführliche Exploration erhoben, eine Bedingungsanalyse erstellt und Fragebögen ausgegeben, um den Zustand der Patientin zu Beginn der Therapie möglichst zu objektivieren. Gleichzeitig wird versucht, der Patientin ein plausibles Modell ihrer Störung zu vermitteln. Sie bekommt anschließend den Auftrag, in den folgenden Wochen bis zur stationären Aufnahme eine Grundratenerhebung ihres problematischen Verhaltens – „Herzanfälle" – durchzuführen sowie ein Entspannungstraining zu Hause mit einer Tonbandkassette einzuüben.

Nach der stationären Aufnahme wurde dann mit der Patientin 3 Wochen lang ein Angstbewältigungstraining durchgeführt, wobei mehrere Übungsstunden pro Tag stattfanden. Als generelles Therapieziel wurde mit der Patientin versucht, eine neue Einstellung zu ihrem Angstproblem zu erreichen. Die Behandlung wurde durch ein Kreislauftraining zur Aktivierung des Körpers und die Gestaltungstherapie zur Anregung für die Freizeit und zur Förderung der Kreativität ergänzt. Nach der 3. Behandlungswoche wurde die Patientin für eine Woche zur Probe nach Hause entlassen, nachdem zuvor mit dem Partner besprochen wurde, wie dieser sich bei einem etwa auftretenden „Herzanfall" verhalten sollte. Die darauffolgende stationäre Behandlungswoche wurde zur Aufarbeitung der Erfahrungen genutzt. Bei entsprechender Begründung gegenüber dem Kostenträger konnten wir derartige intermittierende Therapien problemlos durchführen.

Tabelle 1. Beispiel einer intermittierenden Behandlung

	Ambulante Vorbehandlung	Stationäre Behandlung	Entlassung nach Hause	Stationäre Behandlung	Ambulante Nachbehandlung
	Wochen				Monate
	1 2 3 4	5 6 7	8	9	1 2 3 4 5 6 7
Einzelkontakte	Exploration Störungsmodell Grundrate	Kognitive Therapie			6 Termine
Partnergespräche	instrumenteller Charakter der Kommunikation von Beschwerden			Partnertherapie	Partnertraining 8 Sitzungen
Gruppentherapie		Angstbewältigungstraining			
		Interaktionelles Problemlöseverhalten			
Flankierende Maßnahmen	Entspannungstraining (Kassette)	Instruktion durch ther. Assistent			Kassette/Selbstinstruktion
		Kreislauftraining	Training im Sportverein		
		Gestaltungstherapie			
Medikamente	kontingentiert		keine		

Im Rahmen der ambulanten Nachbetreuung wurde zuerst in mehreren gemeinsamen Gesprächen mit dem Ehepaar auf die partnerschaftliche Interaktion und damit verbundene Probleme eingegangen, dann wurde das Ehepaar einem Gruppenpaartraining zugeteilt. In den Einzelkontakten, die weiterhin stattfanden, hatte die Patientin die Möglichkeit, Schwierigkeiten bei der Umsetzung ihrer Angstbewältigungsstrategien in die Realität zu korrigieren und ihren Zustand zu stabilisieren. Die Entspannungsübungen und sportliche Aktivitäten setzte die Patientin selbständig fort.

4.6 Ausbildung der Mitarbeiter

Die Ausbildung der therapeutischen Assistenten erfolgt im wesentlichen durch Supervision ihrer Tätigkeit (Einwegscheibe, Video- und Tonbandaufzeichnungen), durch Teilnahme an den therapeutischen Besprechungen und durch eine zweistündige wöchentliche Weiterbildung zu speziellen Themen in der Psychotherapie. Im Rahmen der Fortbildung für Ärzte und Psychologen in Verhaltenstherapie findet in der Klinik eine zweistündige Veranstaltung pro Woche statt, in der unterschiedliche Themen bearbeitet werden. Außerdem haben alle Therapeuten die Möglichkeit, an extramuralen Fortbildungen und Veranstaltungen teilzunehmen.

4.7 Einbettung der Verhaltenstherapie im gesamten Versorgungskonzept des Landeskrankenhauses

Vor Eröffnung dieser Abteilung wurde bereits im Rehabilitationsbereich des Landeskrankenhauses und in der Behandlung von Suchtkranken verhaltenstherapeutisch gearbeitet. Auch auf akut-psychiatrischen Stationen wurde vereinzelt mit Patienten bei entsprechender Indikation von Psychologen Verhaltenstherapie durchgeführt. Durch den Einzug der Verhaltenstherapie in die Psychotherapieabteilung wurden die methodischen Grundlagen des Behandlungskonzeptes weiterhin vereinheitlicht. Es scheint, daß lerntheoretische Konzepte dem naturwissenschaftlichen Denken des Arztes näher stehen als andere psychotherapeutische Konzepte. Die verhaltenstherapeutisch orientierte Psychotherapiestation und Ambulanz des Psychiatrischen Landeskrankenhauses stellt einen Schritt zur Verbesserung der regionalen Versorgung dar. Die Effektivität dieser Arbeit wird z. Z. katamnestisch überprüft.

4.8 Literatur

Grawe K (1980) Verhaltenstherapie in Gruppen. Urban & Schwarzenberg, München
Haase H-J (1980) Psychotherapie im Wirkungsbereich des Psychiatrischen Krankenhauses. Perimed, Erlangen
Hand J (1980) Symptom-zentrierte Gruppentherapie bei Phobien. Die problem-orientierte Arbeitsgruppe in der Psychotherapie. Fortschr Neurol Psychiat 43:285–304
Jacobsen E (1938) Progressive Relaxation. University of Chicago Press, Chicago

Kanfer FH, Mai N, Oberberger H, Brengelmann JC (1978) Planning an institution for behavior therapy. Behav Anal Modif 2:146–162
Liberman RB, King LW, Derisi W, McCann M (1975) Personal effectiveness. Research Press, Champaign Illinois
Reimer F (1978) Die stationäre Psychotherapie aus der Sicht des Psychiaters am Psychiatrischen Großkrankenhaus. In: Beese F (Hrsg) Stationäre Psychotherapie. Vandenhoeck & Ruprecht, Göttingen Zürich, S 232–243
Schindler L, Hahlweg K, Revenstorf D (1980) Partnerschaftsprobleme: Möglichkeiten zur Bewältigung. Springer, Berlin Heidelberg New York
Schwarz D (1977) Eine verhaltenstherapeutische Klinik – Modell und Wirklichkeit. In: Süllwold (Hrsg) Verhaltenstherapie in Klinik, Beratung und Pädagogik. Wissenschaftliche Buchgesellschaft, Darmstadt
Stegeman H (1979) Psychotherapie. Die psychotherapeutische Abteilung im Krankenhaus. Neurol Psychiatr (Bucur) 5:564–569
Sturm J, Ehret A (in Vorbereitung) Verhaltenstherapie bei angstbesetzten funktionellen kardiovaskulären Störungen. Weinsberg
Vopel KW, Kirsten RE (1980) Kommunikation und Kooperation. Ein gruppendynamisches Trainingsprogramm. Pfeiffer, München

IV Konzeption einer zukünftigen psychiatrischen Psychotherapie

1 Psychiatrische Psychotherapie

H. Helmchen, M. Linden, U. Rüger

Definition

Wenn von psychiatrischer Psychotherapie gesprochen werden soll, dann ist das nicht möglich, ohne vorab nochmals den Begriff „Psychotherapie" näher zu umschreiben. Dieses Wort wird mit sehr unterschiedlichen Bedeutungen benutzt. Es werden damit zum einen Verfahren beschrieben, die ausschließlich psychische Mittel einsetzen. Weiterhin werden auch Verfahren dazu gezählt, deren Anwendung auf psychologischen Prinzipien beruht wie beispielsweise das Bio-Feedback. Zum dritten findet man vor allem im englischen Sprachgebrauch gelegentlich auch die Definition, daß all das als Psychotherapie zu bezeichnen wäre, was die Gefühle oder die seelische Befindlichkeit eines Menschen verändern kann. So wird dann konsequenterweise auch die Elektrokrampf-Behandlung oder die Behandlung mit „psychotherapeutischen Medikamenten" unter Psychotherapie subsumiert.

In der Literatur firmiert unter dem Begriff Psychotherapie eine jede Grenze sprengende Vielfalt. Eine kürzlich erschienene Enzyklopädie mit dem Titel „The Psychotherapy Handbook, the A–Z Guide to more than 250 Different Therapies in Use Today" (Herink, 1980) beginnt mit dem Stichwort „Aktive analytische Psychotherapie" und endet mit „Zaraleya – psychoenergetische Technik". Die Herausgeber dieses Handbuches erklären im Vorwort, daß sie etwa weitere 100 psychotherapeutische Verfahren aus verschiedenen Gründen von der Aufnahme in diese Sammlung ausschließen mußten. Die Quellen der einzelnen Therapieverfahren basieren z. T. auf Denkgebäuden wie der Psychoanalyse oder den Lerntheorien. Darüber hinaus gibt es aber auch eine Reihe von „Therapien", die im wesentlichen die Anwendung von Alltagsaktivitäten unter therapeutischer Zielsetzung darstellen wie Gartenarbeit, Kochen, Telefonieren oder auch Fernsehen. Die Beziehungen zur Beschäftigungs-„Therapie" sind ersichtlich. Kunst und künstlerische Gestaltung wie Malen, Musik, Lesen, Schauspielen oder Fotografieren standen bei einer Reihe von anderen Verfahren Pate. Neue Berufsbilder wie das des Musik-„Therapeuten" sind Ansätze für eine Institutionalisierung dieser Tendenzen. Eine andere Quelle für Psychotherapie sind philosophische Strömungen, wobei europäische wie asiatische Philosophien ihren Einfluß ausgeübt haben. Manche Verfahren gehen bis in den Bereich des Mystischen.

Betrachtet man die Vielfalt der Verfahren, dann kann man sich des Eindruckes nicht erwehren, daß in der modernen „aufgeklärten Gesellschaft" der Psychotherapeut an die Stelle von Ratgebern, Pfarrern, Erziehern oder Schamanen getreten ist. „An den Psychotherapeuten wendet sich eine bunte Palette von beladenen Menschen mit der Hoffnung auf Erlösung: der Demoralisierte, der Verwirrte, der Verwirrende, der Benachteiligte, der Gestreßte und der Mißbrauchte. Neben diesen Domänen menschlichen Elends schlägt sich der Therapeut auch mit den Dilemmas der unzufriedenen Normalperson herum: der Langeweile, der Sinnlosigkeit, der Identitätskrise, der Unbeweglichkeit. Psychotherapie ist eine Behandlung für jedes zu jeder Zeit geworden" Goleman, 1980.

Diese Beschreibung des Status quo führt aus dem Blickwinkel der Psychiatrie zu zwei wichtigen Fragen. Zum einen muß gefragt werden, ob es sinnvoll ist, den Begriff Therapie derart auszuweiten, daß auch Maßnahmen gegen Langeweile oder Hilfen zur Selbstverwirklichung als Therapie bezeichnet werden. Zum zweiten stellt sich die Frage, welche Formen von Psychotherapie in der Psychiatrie, d.h. in der Behandlung seelischer Krankheiten angewandt werden sollen.

Die Frage, was als Psychotherapie bezeichnet werden sollte oder darf, ist schwer zu beantworten. Es finden sich in der Literatur eine Fülle verschiedener Definitionen (Wolberg, 1977). Sie sind gelegentlich so dehnbar, daß gilt: „Sage irgendetwas, und schon wird jemand meinen, es sei eine Therapie" (Davison und Neale 1979, S. 479). Am brauchbarsten erscheinen noch Definitionen, in denen verschiedene Bestimmungsstücke für Psychotherapie angeführt werden, wobei sich das Definitionsproblem häufig jedoch nur verschiebt, da die genannten Bestimmungsstücke selbst z.T. wieder erhebliche definitorische Probleme bieten.

Ein solcher Definitionsversuch findet sich beispielsweise bei Baumann und v. Wedel (1981). Sie nennen die folgenden Definitionsbestandteile für Psychotherapie:

a) Psychotherapie ist eine geplante Maßnahme
b) Psychotherapie ist ein zielorientierter Prozeß
c) Psychotherapie zielt auf behandlungsbedürftige Verhaltensstörungen oder Leidenszustände, d.h. auf Krankheiten
d) Psychotherapie ist eine kontrollierte psychologische Interaktion
e) Psychotherapie basiert auf wissenschaftlichen Theorien zu normalem und gestörtem Verhalten
f) Psychotherapie basiert auf wissenschaftlichen Theorien des therapeutischen Handelns
g) Psychotherapie ist hinsichtlich ihrer Wirkungen empirisch überprüft
h) Psychotherapie wird von dazu qualifizierten Personen ausgeübt
i) Psychotherapie ist im Prinzip eine Tätigkeit, für die die Allgemeinheit, d.h. insbesondere die Krankenkassen, eine Finanzierungswürdigkeit anerkennen.

Keines der genannten Kriterien kann für sich alleine Psychotherapie definieren, sondern sie stehen mehr oder weniger gleichberechtigt nebeneinander und sollten jeweils alle gegeben sein, damit sinnvollerweise von Psychotherapie gesprochen werden kann. Das gilt trotz oder gerade weil diese verschiedenen Bestimmungsstücke sich auf sehr unterschiedliche Argumentationsebenen beziehen. Diese Auflistung klärt auch eine häufige Gefahr von Mißverständnissen. Es wird hierdurch unmittelbar evident, daß ein und dieselbe Technik in bestimmten Fällen durchaus legitimerweise als Psychotherapie bezeichnet werden kann, während sie in anderen Fällen unter anderen Rahmenbedingungen keine Therapie, sondern ein Instrument der Beratung oder der persönlichen Erlebniserweiterung darstellt.

Aus der Sicht der Psychiatrie werden durch einen solchen Kriterienkatalog vor allem zwei Dinge deutlich. Nicht alles was im Rahmen der Psychiatrie an Interaktion zwischen Patienten und Therapeuten geschieht, kann als Psychotherapie bezeichnet werden. Zum zweiten findet Psychotherapie nicht nur im Rahmen der Psychiatrie statt, sondern auch außerhalb der Psychiatrie, wobei es sich dann aber abhängig vom Setting um unterschiedlich modifizierte Psychotherapieformen handelt. Psychotherapie im Rahmen der Psychiatrie kann mit Hilfe der aufgeführten Kriterien im Sinne einer „Psychiatrischen Psychotherapie" (Linden, 1979; Linden und Albrecht, 1981) spezifiziert und abgegrenzt werden.

Eigenheiten der psychiatrischen Psychotherapie sind, daß sie als geplante Maßnahme häufig Teil eines mehrdimensionalen Therapieansatzes ist, etwa in Kombination mit Psychopharmakotherapie oder Soziotherapie. Sie ist eine Behandlungsform für psychiatrische Erkrankungen. Die eingesetzten psychologischen Methoden haben spezifische Begrenzungen wie auch Erweiterungen aufgrund der in der Psychiatrie gegebenen spezifischen Patient-Therapeut-Interaktion. Die Indikation der psychiatrischen Psychotherapie orientiert sich an der mehrdimensionalen Genese psychiatrischer Krankheitsbilder. Die Anforderungen an die empirische Überprüfung sind vor allem prognoseorientiert und greifen auf das Methodenarsenal der therapeutischen Wirksamkeitsprüfungen in der Psychiatrie zurück. Die Behandlungsmodelle sowie die Prinzipien ihrer Weitervermittlung basieren auf dem Erfahrungsschatz der psychiatrischen Patientenführung. Die Ausbildungskriterien stützen sich auf die in der Psychiatrie geläufigen Supervisionsverfahren und sind vor allem gekennzeichnet durch die Sicherstellung einer klinisch breiten Erfahrung mit psychisch Kranken sowie durch das Erfordernis der Kenntnis auch alternativer Therapiestrategien. Schließlich muß sich psychiatrische Psychotherapie auf solche Bereiche beschränken, die von der Allgemeinheit über die Krankenkassen als Bestandteil der psychiatrischen Versorgung der Bevölkerung definiert worden sind.

Unter psychiatrischer Psychotherapie ist somit die Anwendung definierter psychischer Mittel zur (Mit-)Behandlung psychiatrischer Krankheiten zu verstehen. Sie ist damit gegen andere Verfahren und Aktivitäten psychischer Einflußnahme wie Pädagogik, Seelsorge, Sozialarbeit, Beratung und mitmenschliche Hilfe abzugrenzen und auf die Beseitigung oder Verminderung psychischer Krankheiten beschränkt.

In den folgenden Abschnitten sollen einige dieser Punkte näher ausgeführt werden und damit einige Besonderheiten der psychiatrischen Psychotherapie aufgezeigt werden.

Psychotherapie psychiatrischer Erkrankungen

Psychiatrische Psychotherapie ist eine Form der Behandlung psychiatrischer Erkrankungen und ihrer Folgezustände. Mit diesem Satz stellt sich die Notwendigkeit zu beschreiben, was psychiatrische Erkrankungen sind, und sie gegen nichtpsychiatrische Erkrankungen wie auch gegen Zustände psychischen Leidens ohne Krankheitswert abzugrenzen. Dieses Problem stellt sich natürlich nicht nur für den Bereich der Psychotherapie, sondern ebenso für jedes andere Therapieverfahren in der Psychiatrie. Es muß allerdings gesagt werden, daß Abgrenzungen gerade solcher Zustände, bei denen Psychotherapie primär indiziert ist, sich oft besonders schwierig gestalten. Dies hat einerseits Ursachen, die in der notwendigerweise an der Phänomenologie orientierten psychiatrischen Diagnostik liegen und andererseits konzeptuelle Gründe.

Ein 27jähriger Student, kurz vor seinem medizinischen Staatsexamen, klagt z. B. über zunehmende Schlaflosigkeit und Konzentrationsschwierigkeiten, die ihn bei der Examensvorbereitung behindern. Subjektiv fühlt er sich verändert („Ich bin nicht mehr der alte."). Handelt es sich hier um einen Kranken, der ärztliche oder gar psychiatrische Hilfe braucht? Handelt es sich um einen Ratsuchenden, der ggf. nur im Hinblick auf eine bessere Arbeitstechnik beraten werden möchte? Handelt es sich um einen Gesunden, der in der üblichen Bandbreite der Menschen auf ein belastendes Ereignis reagiert? Hat möglicherweise in diesem Fall das anstehende Examen gar nichts mit den Beschwerden zu tun und wird es von dem Patienten nur aus subjektivem Begründungsbedürfnis in Zusammenhang mit seinen Beschwerden gebracht, während sie tatsächlich z. B. Ausdruck einer beginnenden Psychose oder eines Hirntumors sind? Enthält die Prüfungssituation für den jungen Mann Elemente eines starken Autoritätskonflikts, der über das übliche Ausmaß hinausgeht und auf einen ungelösten neurotischen Konflikt hinweisen könnte?

In welchem der möglichen Eventualfälle müßte von einer Krankheit gesprochen werden, so daß damit eine der Voraussetzungen für Therapie und dann vielleicht eine Indikation für eine Psychotherapie gegeben wäre. Lassen sich hierfür Kriterien anführen?

Die Definition von „Krankheit im Sinne der RVO" (Reichsversicherungsordnung) bezieht sich auf das Urteil des Oberlandesgerichtes Celle: „Krankheit im Sinne der gesetzlichen Krankenversicherung ist ein regelwidriger körperlicher oder geistiger Zustand, dessen Eintritt entweder lediglich die Notwendigkeit einer Heilbehandlung oder zugleich oder ausschließlich die Arbeitsunfähigkeit zur Folge hat" (zit. n. Beese, 1980). Diese Definition bietet nur das Kriterium der Arbeitsunfähigkeit für die Bestimmung, wann psychiatrische Psychotherapie indiziert sein könnte. Im übrigen wird die Entscheidung über das, was Krankheit ist, nur weitergereicht, in dem auf die Notwendigkeit einer Heilbehandlung hingewiesen wird. Wann eine Notwendigkeit gegeben ist und was eine Heilbehandlung ist, bleibt offen.

Es gibt eine Fülle von Versuchen, einen allgemeinen Krankheitsbegriff zu definieren. Tabelle 1 (Häfner, 1981) listet eine Reihe solcher Definitionsversuche auf. Allen Definitionen gemeinsam ist zum einen, daß sie eine konsistente Beeinträchtigung wesentlicher psychischer oder physischer Funktionen als Voraussetzung ansehen und zum zweiten, daß sie ein an normativen Definitionen gemessenes Unvermögen und Nichtkönnen annehmen. Krankheit bedeutet also ein Unfähig-zu und ein Belastet-mit.

Es gibt eine ganze Reihe von Erkrankungen, die aufgrund solch allgemeiner Definitionsversuche identifizierbar sind. Da Gesundheit und Krankheit jedoch keine disjunktiven sondern konträre Begriffe sind, die Endpunkte bezeichnen, zwischen denen ein kontinuierlicher Übergang möglich ist (Weinschenk, 1979), gibt es in der Zone des Übergangs aber auch Zustände, die über den allgemeinen Krankheitsbegriff nur bedingt zuzuordnen sind. Für die Bestimmungen dessen, was psychiatrische Psychotherapie ist, empfiehlt es sich deshalb, nicht auf den allgemeinen Krankheitsbegriff zu rekurrieren, sondern sich stattdessen auf spezielle Krankheitsbegriffe zu stützen. Dies hat auch den Vorteil, daß zusätzlich auch eine Abgrenzung von psychiatrischer Psychotherapie etwa zu Psychotherapie in der Psychosomatik erfolgen kann, was über den ja für beide Bereiche geltenden allgemeinen Krankheitsbegriff ebenfalls nicht möglich ist.

Tabelle 1. Ausgewählte Versuche, den allgemeinen Krankheitsbegriff in der Medizin zu definieren (in Anlehnung an Häfner, 1981. S. 34)

1. Krankheit ist Abweichung von regelmäßigen gesunden Lebensprozessen.
2. Krankheit ist der Ausdruck dafür, daß die Anpassungsgrenze des Organismus an seine Umwelt überschritten ist.
3. Krankheit ist ein Lebensvorgang, der die psychische oder physische Leistungsfähigkeit beeinträchtigt.
4. Krankheit bezeichnet eine Klasse von Fällen, die durch die Erfahrung therapeutischer Sorge für den Betroffenen oder für seine Bezugsperson gekennzeichnet ist.
5. Krankheit ist die Summe jener abnormen Phänomene, die sich bei lebenden Organismen entwickeln und sich derart von der Norm unterscheiden, daß ihnen ein biologischer Nachteil entsteht. Dieser Nachteil ist als verminderte Fortpflanzungsfähigkeit und Lebenserwartung zu definieren.
6. Krankheit ist ein dem Leben nicht immanenter und nicht beabsichtigter Prozeß, der wichtige Funktionsfähigkeiten des Betroffenen beeinträchtigt.
7. Ein Fall von psychischer Krankheit ist durch eine manifeste Störung der psychischen Funktionen definiert. Diese muß hinreichend spezifisch im klinischen Charakter, konsistent erkennbar in Übereinstimmung mit einem klar definierbaren Standard-Muster und schwer genug sein, um den Verlust der Arbeitsfähigkeit oder sozialer Fähigkeiten oder beider in einem Ausmaß zu verursachen, das mit dem Verlust von Arbeitszeit oder der Notwendigkeit rechtlicher oder sozialer Maßnahmen spezifiziert werden kann.

Spezielle Krankheitsbegriffe werden unter Bezug auf sehr unterschiedliche Methoden oder Kriterien erstellt (Häfner, 1981). Nosologische Einheiten können konstituiert werden über 1. eine Beschreibung von Symptomen, 2. die Bildung einer unterscheidbaren und interkorrelierten Gruppe von Symptomen, d. h. über ein Syndrom, 3. die Stabilität eine Zustandes, 4. meßbare objektivierende Indikatoren eines Zustandes, 5. Verlaufsgesetzlichkeiten, 6. topologische Aspekte, 7. Funktionszusammenhänge und 8. eine eindeutige Ätiologie. Durch eines oder mehrere dieser Kriterien lassen sich Zustände beschreiben, die schließlich in der Folge einer fachwissenschaftlichen und gesundheitspolitischen Diskussion in die Krankheitssystematik und in Diagnoseschemata aufgenommen werden. Solche Listen von Erkrankungen sind ebenso wie die wissenschaftliche Entwicklung stets im Fluß. Die Frage, ob ein bestimmter Zustand als Krankheit anzusehen ist oder nicht, muß zustandsspezifisch diskutiert werden.

Ein besonders schwieriges Beispiel hierfür ist die Neurose. Nach Binder (1962) muß bei den Neurosen berücksichtigt werden, daß es sich hier um „Veränderungen handelt, für deren Vergleich mit dem Normalen sich in erster Linie die Quantitätskategorie aufdrängt, während es bei den endogenen Psychosen die Qualitätskategorie ist". Dies führt im Einzelfall zu Abgrenzungsschwierigkeiten, worauf Helmchen und Rüger (1980) hingewiesen haben. Solche Schwierigkeiten dürfen aber nicht zum Anlaß genommen werden, die Grenze zwischen krank und gesund prinzipiell aufzuheben (Beese, 1980).

Generell läßt sich aus den vorgenannten Überlegungen ableiten, daß psychiatrische Psychotherapie unter dem Vorbehalt einer im Einzelfall nachgewiesenen Indikation Methoden zur Behandlung psychischer Erkrankungen umfaßt, wie sie z. B. in der von der Weltgesundheitsorganisation (WHO) betreuten internationalen Klassifikation der Krankheiten (ICD) als psychiatrische Krankheiten aufgeführt sind: organische, schizophrene und affektive Psychosen, Neurosen, Persönlichkeitsstörungen, sexuelle Störungen, Medikamenten- und Drogenabhängigkeit, körperliche Funktionsstörungen psychischen Ursprungs, psychogene Reaktionen und einige spezielle Syndrome wie z. B. Ticks (Degkwitz et al., 1980). Aus diesem Katalog wird gleichzeitig auch noch einmal deutlich, daß Psychotherapie bei psychiatrischen Erkrankungen oft nur ein Element eines Gesamtbehandlungsplans sein kann (dessen Stellenwert von der Qualität der differentiellen Indikation abhängt). Die Behandlung oder Beeinflussung von Erkrankungen und Leidenszuständen, die in diesem Katalog nicht aufgeführt sind, fällt nicht unter psychiatrische Psychotherapie. So gehören beispielsweise Maßnahmen zur Verbesserung der Beziehungen zwischen zwei Eheleuten mit dem Ziel, eine Scheidung abzuwenden, nicht zur psychiatrischen Psychotherapie. Die gleichen Maßnahmen mit dem Ziel, eine Impotentia coeundi zu behandeln, können stattdessen sehr wohl dazugehören.

Wie eingangs schon gesagt, besteht psychiatrische Psychotherapie nicht nur in der Behandlung von psychiatrischen Erkrankungen, sondern auch in der Behandlung ihrer Folgezustände. Dies gilt sowohl für die Kranken selbst wie auch für Betroffene, beispielsweise Familienangehörige. Eine Ehepaartherapie zur Veränderung pathogener Faktoren oder psychotherapeutische Hilfestellungen für eine Ehefrau, die den Schock der Erkrankung ihres Mannes und die daraus resultierenden Umwälzungen der eigenen Lebenssituation verarbeiten muß, können zur psychiatrischen Psychotherapie gerechnet werden.

Trotz dieser Ausweitung psychiatrisch-psychotherapeutischer Aktivitäten über den Kranken hinaus auf dessen Umwelt bleibt es sinnvoll, den „Kranken" vom „Betroffenen" abzugrenzen, ebenso wie auch vom Klienten (vgl. Kap. 1.4). Es gilt zu verhindern, daß Menschen mit einem noch ausreichenden Selbsthilfepotential sich als krank und behandlungsbedürftig erleben.

In der Festlegung dieses Bestimmungselementes Krankheit sollte auch deutlich werden, daß es viele psychotherapeutische Bereiche gibt, in denen nicht von psychiatrischer Psychotherapie gesprochen werden kann bzw. daß psychiatrische Psychotherapie nur einen begrenzten Einsatzbereich hat. Daraus erwachsen Konsequenzen für die Auswahl der anwendbaren Methoden, für die Ausbildung der Therapeuten wie auch für die Bedingungen, unter denen psychiatrische Psychotherapie eingesetzt werden sollte.

Verfahren der psychiatrischen Psychotherapie

Entsprechend dem weiten Spektrum der zu behandelnden Erkrankungen gehören sehr unterschiedliche therapeutische Interventionsstrategien in den Kanon der psychiatrischen Psychotherapie. Dies kann in der Tendenz die Gefahr in sich tragen, jedes Gespräch mit dem Patienten letztlich schon als Psychotherapie zu bezeichnen. Um einer unpraktikablen Ausweitung des Psychotherapiebegriffes entgegenzuwirken, erscheint es deshalb nötig, zunächst eine Abgrenzung gegen andere Formen geplanter psychischer Interventionen vorzunehmen. Psychotherapie sollte abgegrenzt werden gegen therapeutische Grundhaltung, gegen Beratung, gegen Soziotherapie und gegen Pädagogik. Die im ersten Abschnitt genannten Definitionskriterien für Psychotherapie erlauben in aller Regel eine eindeutige Unterscheidung. Die psychotherapeutische Grundhaltung ist zwar geplant, jedoch nicht zielorientiert. Die Beratung setzt ein anderes Störungsbild voraus als die Psychotherapie. Beraten werden Menschen, die in ihren Verhaltensmöglichkeiten hinreichend flexibel sind, um Problemlösungen zu entwickeln und einzusetzen, die nicht durch krankhafte Behinderungen eingeengt sind, sondern die in belastenden Lebensbedingungen durch die kurzfristige Unterstützung des Beraters in die Lage versetzt werden, sich selbst weiter zu helfen (Hirsch und Schmidtchen, 1981). Die Soziotherapie greift auf andere Handlungsmodelle zurück. Statt auf spezifischen psychischen Interventionsstrategien basiert sie eher auf der Beeinflussung des Lebensraumes und der Lebensbedingungen des Kranken. Verhaltens- und Erlebensänderungen werden über ein bestimmtes Lebens-„Milieu" (Kayser et al., 1973) angestrebt. Pädagogik ist keine Form der Krankenbehandlung. Da, wo sie als Heilpädagogik in Erscheinung tritt, handelt es sich zwar in weiteren Sinne auch um eine Krankenbehandlung, jedoch sind hier die Ziele andere. Im Vordergrund steht die Förderung der Entwicklungsmöglichkeiten eines im Wachstum befindlichen Menschen und weniger die Veränderung eines begrenzten Störverhaltens. Die getroffenen Unterscheidungen können im Einzelfall fließend ineinander übergehen, dennoch sollten die typologischen Unterschiede nicht außer acht gelassen werden.

Für die in der Psychiatrie zur Anwendung kommenden psychotherapeutischen Verfahren gibt es bislang keine gemeinsame theoretische Basis. Es gibt verschiedene Richtungen wie psychoanalytische Verfahren, lerntheoretische Verfahren, suggestive Verfahren, kognitiv rationale Verfahren oder expressive Verfahren. Innerhalb dieser Richtungen gibt es je nach Differenzierungsbedürfnis eine mehr oder weniger große Zahl von Schulen. Trotz einzelner Versuche, psychotherapeutische Verfahren unterschiedlichen theoretischen Hintergrundes miteinander zu kombinieren (vgl. z. B. Heigl und Triebel, 1977), scheinen z. Z. die Abgrenzungstendenzen zwischen den Schulen zu überwiegen. Das mag u. a. drei Gründe haben. Die in Frage stehenden psychischen Prozesse sind durch unterschiedliche Theorien umfassend zu beschreiben. Dabei sind die Beschreibungen allerdings oft so allgemein oder so komplex, daß sie keine empirischen Überprüfungen etwa im Sinne von Entscheidungsexperimenten zulassen. Zweitens sind für gleiche Probleme durchaus unterschiedliche Lösungswege denkbar. Zum dritten hat die empirische Forschung im Bereich Psychotherapie noch einen erheblichen Nachholbedarf, so daß zwar die generelle Wirksamkeit einzelner psychotherapeutischer Verfahren hinreichend nachgewiesen ist (vgl. Dührssen, 1962; Dührssen und Jorswieck, 1965; Strupp und Bergin, 1969; Beck et al, 1979; Whitehead, 1979), über differentielle Indikationen im Sinne vergleichend geprüfter Wirksamkeitsnachweise aber nur wenig Verläßliches vorliegt. Während die ersten beiden Punkte der Alternativität von Theorien und Problemlösungsstrategien sachimmanent sind und bestenfalls aufgrund wissenschaftstheoretischer Argumentationen eine Vereinheitlichung herbeigeführt werden könnte, handelt es sich bei der Frage nach empirisch gesicherten differentiellen Indikationen um ein Problem mit erheblicher therapeutischer Relevanz, das dringend einer Bearbeitung bedarf.

Psychiatrische Therapie definiert sich grundsätzlich nicht über ihre Methoden, sondern über die zur Behandlung anstehenden Erkrankungen und Probleme. Im Gegensatz zum Vorgehen einer Therapieschule liegt nicht ein bestimmtes Methodenarsenal vor, das dann auf verschiedene Krankheitszustände angewandt wird, sondern es sind eine Reihe von Erkrankungszuständen vorgegeben, die jeweils mit jener Methode behandelt werden, von der ein relativ bester Behandlungserfolg zu erwarten ist. Die Psychiatrie steht in der Denk- und Handlungstradition der Klinischen Medizin, die dadurch gekennzeichnet ist, daß sie primär auf Behandlung und damit auf Effekte und Wirksamkeitsnachweise und erst in zweiter Linie auf Erklärungen und Theorien ausgerichtet ist (Müller-Oerlinghausen und Linden, 1981). Psychiatrische Therapie basiert auf klinischer Erfahrung mit psychisch Kranken und ist gekennzeichnet durch den Zwang zum therapeutischen Handeln. Unter diesem pragmatischen Gesichtspunkt gibt es a priori keinen Ausschluß bestimmter Therapieverfahren oder -methoden. Verlangt wird nur, daß jedes therapeutische, also auch jedes psychotherapeutische Verfahren eine nachgewiesene Wirksamkeit hat für den Krankheitsbereich, in dem es eingesetzt wird und daß es in seinen einzelnen Schritten beschreibbar sowie nach Möglichkeit auch gegen andere Verfahren abgrenzbar ist. Da psychiatrische Therapie erlernbar sein muß, gilt auch für den psychotherapeutischen Bereich, daß die einzelnen Verfahren soweit beschreibbar sein müssen, daß sie im Rahmen der Fort- und Weiterbildung lehr- und lernbar sind.

Der Therapeut in der Psychiatrie

Psychotherapie erfordert spezielle Voraussetzungen. Hier ist zunächst an die Kenntnis der einzusetzenden Methoden und die Fähigkeit zu ihrer Anwendung zu denken. Darüber hinaus jedoch müssen psychiatrische Psychotherapeuten spezielle Kenntnisse und Erfahrungen mit psychiatrischen Erkrankungen und auch Kenntnisse in alternativen und komplementären Behandlungsmethoden haben. Damit ist nicht gesagt, daß psychiatrische Psychotherapie ausschließlich durch Psychiater praktiziert werden könne. Vieles was an Psychotherapie in der Psychiatrie etwa durch Diplom-Psychologen praktiziert wird, fällt aufgrund von Indikationsstellungen, Methodik und Einbindung in einen psychiatrischen Behandlungsrahmen ebenfalls unter psychiatrische Psychotherapie. Ohne Kooperation mit Psychiatern, oder ohne Bezug zur Psychiatrie und Kenntnis psychiatrischer Krankheitsbilder ist eine psychiatrische Psychotherapie allerdings nicht denkbar. Psychiatrische Erfahrung ist nötig, um Fehldiagnosen und Fehlbehandlungen zu vermeiden, denkt man etwa an von der Symptomatologie her ähnliche Zustandsbilder mit sehr unterschiedlichem pathogenetischem Hintergrund wie etwa ein depressives Syndrom, das sowohl Ausdruck einer neurotischen Erkrankungen, als auch einer postpsychotischen Depression nach akuter schizophrener Psychose, aber auch eines Hirntumors sein kann. Da diagnostischer und therapeutischer Prozeß ineinandergreifen, ist auch bei der Behandlung selbst die Kenntnis aller psychiatrischen Krankheitsbilder nötig.

Daß psychiatrische Psychotherapie nicht nur das ist, was von Psychiatern selbst an Psychotherapie geleistet wird, zeigt sich besonders auch an der Beteiligung anderer Berufsgruppen an der Therapie. Krankenschwestern und Pfleger, Sozialarbeiter, Beschäftigungstherapeuten, Arbeitstherapeuten oder Krankengymnasten nehmen traditionellerweise an der therapeutischen Versorgung von Patienten teil. Jede dieser Berufsgruppen hat spezielle Kenntnisse und Fertigkeiten. Je nach Problemlage und Krankheitsbild werden von diesen Personengruppen wichtige therapeutische Aufgaben übernommen. Sie decken jeweils Partialaspekte ab und arbeiten integriert im Rahmen eines Gesamttherapieplanes; insofern können sie Kotherapeuten des für die Gesamttherapie verantwortlichen Therapeuten sein.

Auch für den Bereich der Psychotherapie hat die Tätigkeit dieser Berufsgruppen zunehmend an Bedeutung gewonnen. Kotherapeuten oder Mediatoren (Manns, 1981) können zu einer wesentlichen Bereicherung der therapeutischen Möglichkeiten beitragen. Das Mediatorenkonzept wurde ursprünglich entwickelt, um den Einfluß, den Angehörige oder Laien aus dem natürlichen Sozialumfeld auf den Patienten haben, therapeutisch zu nutzen (Tharp und Wetzel, 1975). Die Grundidee hierbei ist, daß Personen, die einen sehr intensiven und vor allem häufigen Kontakt zum Patienten haben, auch bestimmte Einflußmöglichkeiten besitzen, die einem Therapeuten, der den Patienten z. B. nur einmal wöchentlich sieht, nicht unbedingt zur Verfügung stehen. Dasselbe gilt im Rahmen der Psychiatrie auch für Schwestern und Pfleger, die in der Regel den Tag über längere Zeit mit dem Patienten verbringen als Ärzte. Darüber hinaus nehmen Patienten die Schwestern und Pfleger auch in einer anderen Rolle wahr als Ärzte oder Psychologen. Daraus folgt, daß sie diesen Personengruppen gegenüber gelegentlich auch andere Dinge berichten, die sonst nirgendwo zur Sprache kommen oder Ratschläge und Empfehlungen dieser Personengruppen anders aufnehmen als solche der „eigentlichen" Psychotherapeuten. Aus dieser Erkenntnis heraus wurden eine Reihe von Modellen zur Integration pflegerischer Arbeit im Rahmen der psychiatrischen Psychotherapie entwickelt, deren Ziel es ist, diese Einflußmöglichkeiten des Pflegepersonals auf den Patienten systematisch zu nutzen (Linden, 1979). Ein Beispiel dafür ist etwa das Prinzip der Einstellungsfixierung bzw. die sogenannte „Attitude-Therapy" nach Taublee und Wright (1971). Sie haben bestimmte Grundeinstellungen beschrieben, die vom gesamten Personal je nach Erkrankung und therapeutischer Problemlage dem Patienten gegenüber einzunehmen sind. Solche Einstellungen sind aktive Freundlichkeit, passive Freundlichkeit, sachliche Nüchternheit, Ignorierung, freundliche Festigkeit und Realitätsbeistand. Diese Einstellungen und das daraus resultierende Verhalten sind genau beschrieben, sind lehrbar und können in den täglichen Stationskonferenzen im Hinblick auf jeden einzelnen Patienten festgelegt werden. Zurückgezogene und scheue Patienten werden beispielsweise mit aktiver Freundlichkeit behandelt, mißtrauische Patienten mit passiver Freundlichkeit. Wie für die Anwendung aller Psychotherapie-Verfahren ist selbstverständlich auch hier die Voraussetzung, daß der Patient in seinem Erleben und Verhalten, ebenso wie die Reaktion der Umwelt auf sein Verhalten verstanden werden.

Während es bei der therapeutischen Einstellungsfixierung um ein, wenn auch geplantes, so doch relativ allgemeines Basisverhalten geht, erfordern andere Therapieverfahren hingegen sehr spezifische Maßnahmen von seiten der jeweiligen Kotherapeuten. Beim Aktivitätsaufbau in der Behandlung depressiver Patienten können entsprechend erfahrene Beschäftigungstherapeuten die Erstellung von Aktivitätslisten und die gestufte allmähliche Heranführung des Patienten an zunehmend komplexere Tätigkeiten übernehmen (Hellhammer, 1981). Bei der systematischen Desensibilisierung oder dem gelenkten Üben bei der Behandlung von phobischen Erkrankungen können Pflegekräfte vorgeplante Übungen mit dem Patienten zusammen durchführen (Linden, 1981). Beim Selbstsicherheitstraining können Pflegekräfte als Kotherapeuten, beim Rollenspiel als Partner oder als Modelle mitwirken (Ullrich und Ullrich de Muynkck, 1980).

In allen diesen Fällen ist die Voraussetzung, daß ein erfahrener Psychotherapeut den Therapieablauf mit Patient und Kotherapeut zusammen plant, daß der Kotherapeut theoretisch und praktisch in den ihm zufallenden therapeutischen Aufgaben ausgebildet ist und diese unter Supervision durchführt. In der Medizin besteht traditionellerweise eine große Erfahrung in der Einbeziehung von Hilfskräften verschiedener Ausbildungsgrade in die Therapie. Der Einsatz von Kotherapeuten und Mediatoren bietet sich damit gerade in der Psychiatrie besonders an, muß allerdings in ein Gesamtbehandlungskonzept integriert werden. Andernfalls bestünde die Gefahr, daß die Einbeziehung einer großen Zahl von Mitarbeitern („Heilhilfspersonen") auf den Patienten eher desintegrierend und desorientierend wirken kann, eine Gefahr, auf die Fürstenau (1974) besonders hingewiesen hat. Schließlich darf für den Patienten nicht das Gefühl verloren gehen, wer eigentlich der für seine Behandlung Verantwortliche ist.

Außer durch den Ausbildungs- und Kooperationsaspekt können Psychiater auch noch durch ein spezielles Selbstverständnis beschrieben werden. Der professionelle Sozialisation des Arztes spielt sich in einem Feld ab, das durch das hilfesuchende Leiden des Kranken und duch die Vorbildung des Arztes bestimmt wird. Gegenüber der jeweils individuellen Einmaligkeit der pathischen Erfahrung des Kranken verfügt der Arzt über überindividuelle, regelhafte Kenntnisse und Erfahrungen zur krankheitsbedingten Einschränkung der Selbstverfügbarkeit, ihren Umfang und mögliche Konsequenzen. Schon insofern ist die Beziehung zwischen Arzt und Krankem asymmetrisch. Darin ist auch die besondere Verantwortung sowie die daraus abgeleitete und mit der Erfahrung von Jahrtausenden tradierten Haltung der Fürsorge des Arztes für den Kranken begründet. Während von vielen Psychotherapeuten in anderen Bereichen eine bestimmte äußere Distanziertheit zum Patienten praktiziert wird, die die Verantwortung für das Verhalten des Patienten nahezu völlig bei diesem beläßt, kann sich der psychiatrische Psychotherapeut einer auch rechtlich klar definierten Verantwortung für den Patienten nicht entziehen. Im Extrem zeigt sich das bei den Patienten, denen aufgrund ihrer Erkrankung vorübergehend oder dauernd eine „Rechtsgeschäftsfähigkeit" fehlt und bei denen ein besonderes Schutzbedürfnis vorliegt. Bei der Gefahr einer Selbst- oder Fremdgefährdung oder bei der Gefahr einer „Störung der öffentlichen Ordnung und Sicherheit" (Berliner Unterbringungsgesetz) oder beim Vorliegen einer krankheitsbedingten Krankheitsuneinsichtigkeit ist der Arzt verpflichtet, im Extrem sogar juristische Schritte einzuleiten mit dem Ziel einer gerichtlichen Unterbringung oder der Einleitung einer Pflegeschaft (Möllhoff, 1979). Weniger einschneidend, jedoch häufig für den therapeutischen Prozeß ebenso belastend, sind die bei der stationären Behandlung zu treffenden Entscheidungen über Beurlaubung oder Entlassung. Es kann als Teil des Behandlungsvertrages zwischen Patient und Arzt angesehen werden, daß im gegebenen Fall der Arzt für den Patienten Entscheidungen übernimmt und sich im Interesse des Patienten gelegentlich auch Handlungsimpulsen des Patienten entgegenstellt. Bei akuten und lebensbedrohlichen Krankheitszuständen wird diese ärztliche Grundhaltung auch von Laien als selbstverständlich akzeptiert. Bei psychiatrischen Erkrankungen dagegen wird gelegentlich diese ärztliche Haltung der Fürsorge als patriarchalisch-kustodial abqualifiziert und u.U. sogar verdächtigt, aus persönlichen Bedürfnissen, etwa der Annehmlichkeit für den Therapeuten, zu erwachsen. Es ist unbestritten, daß bei der Frage, wie weit die Fürsorge für den Patienten gehen soll oder kann, im Einzelfall schwierige Probleme entstehen können. Es erfordert gelegentlich eine Gratwanderung zwischen Gängeln und Bevormunden des Patienten einerseits und einer unangemessenen Verantwortungszuweisung und Überforderung des Patienten andererseits. Da, wo der Umgang mit schwer und dauerhaft psychisch Kranken und Behinderten im Vordergrund steht, ist wohl besonders die Gefahr der Entmündigung des Patienten gegeben, während bei psychotherapeutisch-partnerschaftlich ausgerichteten Betreuungsformen etwa in manchen therapeutischen Gemeinschaften eher die Gefahr einer Überforderung des Patienten droht (Heinrich, 1975).

Die angesprochene Problematik stellt sich mit besonderer Deutlichkeit bei Patienten, denen eine Motivation zur Behandlung fehlt. Dieses Problem hat in den letzten Jahren unter dem Stichwort einer unzureichenden therapeutischen Compliance zunehmende Beachtung gefunden (Sackett und Haynes, 1976; Cohen, 1979). Das Problem ist vor allem bei der medikamentösen Behandlung von Patienten jeder Art, d. h. auch nicht-psychiatrischer Patienten, deutlich geworden. Es stellt sich jedoch ebenso bei der Behandlung von Patienten durch Psychotherapie (Linden, 1980). Es gibt durchaus eine Reihe von gerade psychotherapeutischen Möglichkeiten, diese unzureichende therapeutische Motivation selbst zum Therapiegegenstand zu machen (Rüger, 1981; Kutter, 1981; Linden, 1981 i. Druck). Wenn fehlende Motivation zwar ein Therapiehindernis ist, jedoch in vielen Fällen als krankheitsunabhängig angesehen werden muß, dann kann jeder Versuch, Motivation aufzubauen, in den Verdacht der Manipulation geraten. Eine solche Sicht wird dem angesprochenen Problem in aller Regel jedoch nicht gerecht. Die Ursachen für eine unzureichende Compliance und mangelnde Behandlungsmotivation sind in allen Fällen sehr vielschichtig. Grundsätzlich kann davon ausgegangen werden, daß ein Patient von Krankheit sowie damit zusammenhängenden Problemen und Leiden befreit werden möchte. Fehlerhafte Informationen, unzutreffende Krankheitsmodelle, Ängste, die aus verschiedensten Quellen gespeist werden, negative soziale Einflüsse, persönliches Unvermögen, inadäquate Selbstbilder oder unbewußte psychodynamische Faktoren stehen einer adäquaten Mitarbeit in der Behandlung jedoch entgegen. Es grenzt geradezu an Zynismus, beispielsweise einen Patienten mit Bluthochdruck, der die krankheitsbedingte Gefährdung dadurch verdrängen möchte, daß er die Therapie verweigert, seinen Ängsten alleine zu überlassen. Compliance-Modifikation, sei es bei internistischen oder psychiatrischen Patienten, kann deshalb nicht als Manipulation bezeichnet werden. Entsprechende zusätzliche therapeutische Maßnahmen bestehen denn auch in aller Regel in einem besonders intensiven Eingehen auf die Standpunkte und Vorstellungen des Patienten, in einer besonders intensiven Beschäftigung mit dem Patienten, einem besonderen Ernstnehmen des Patienten und einer erhöhten Kooperation mit dem Patienten (Linden, 1979, 1981). Compliance- Modifikation und das damit verbundene Bemühen, den Patienten einer rational begründeten Behandlung zuzuführen, ist somit ein wichtiger Aspekt der psychiatrischen Psychotherapie, der sich aus dem ärztlichen Selbstverständnis des psychiatrischen Therapeuten herleitet.

Psychotherapie im Rahmen psychiatrischer Organisationsstrukturen

Die Arbeitsbedingungen, unter denen eine Therapie durchgeführt werden muß, stellen wichtige Möglichkeiten, aber auch Grenzen der therapeutischen Möglichkeiten dar. Psychiatrische Tätigkeit umfaßt den stationären wie den ambulanten Sektor. Beide Bereiche haben eine Reihe von Gemeinsamkeiten wie auch z.T. sehr deutliche Unterschiede.

Gemeinsam und somit typisch für psychiatrische Therapie im allgemeinen ist, daß in der Regel kaum eine Patientenselektion derart stattfinden kann, daß nur bestimmte, etwa prognostisch günstige oder kooperationswillige, oder für bestimmte Verfahren besonders geeignete Patienten behandelt werden könnten. Stattdessen müssen alle Patienten betreut werden, die an psychiatrischen Erkrankungen leiden, auch dann, wenn die z.Z. zur Verfügung stehenden Behandlungsmethoden nur begrenzte Erfolge erhoffen lassen. Um dem einzelnen Patienten gerecht werden zu können, müssen deshalb neben kausal orientierten Behandlungsmaßnahmen auch solche treten, die etwa dem Patienten helfen, mit bestimmten Krankheitserscheinungen besser leben zu können, d.h. kompensierende Therapiemaßnahmen, oder solche, die andere Therapiemaßnahmen ergänzen wie etwa in der Kombination von Pharmako- und Psychotherapie, d.h. komplettierende Therapiemaßnahmen, und schließlich auch solche, die im wesentlichen darin bestehen, für den Patienten bestimmte Lebensfunktionen zu übernehmen, zu denen er selbst nicht mehr in der Lage ist, d.h. korsettierende Therapiemaßnahmen (Linden und Hoffmann, 1976).

Die Vielfalt der zu behandelnden Erkrankungen führt auch zu einer Vielfalt der Methoden und damit zu besonderen Problemen in der Methodenauswahl und Methodenkombination (Rüger, 1975, 1976, 1979, 1981). Grundsätzlich ist zu fordern, daß in jedem gegebenen Fall die jeweils optimale Methode oder Methodenkombination zur Anwendung kommt. Da jede Methodenkombination im Prinzip jedoch ein eigenständiges neues Verfahren darstellt (Müller-Oerlinghausen und Linden, 1981), ergibt sich, daß die Entscheidungsprozesse im Einzelfall sehr kompliziert werden können und die Fähigkeit des einzelnen Therapeuten bei weitem übersteigen können. Entsprechend ist ebenso wie in anderen Bereichen der Medizin auch in der Psychiatrie eine Subspezialisierung zu beobachten, indem pharmakotherapeutische, psychotherapeutische und soziotherapeutische Maßnahmen von unterschiedlichen Personen durchgeführt werden. Hiermit stellen sich neue Probleme der Zusammenarbeit zwischen den verschiedenen Subdisziplinen und mit dem Patienten. Die Frage, inwieweit diese Subspezialisierung vorangetrieben werden soll oder inwieweit die Grundausbildung jedes einzelnen Therapeuten möglichst breit angelegt werden soll, ist bislang nicht nur in den Ausbildungsrichtlinien noch nicht definitiv festgelegt, sondern stellt auch jeden einzelnen Therapeuten bei vielen Patienten ständig vor neue schwierige Entscheidungen.

Ein anderer Aspekt, der psychiatrische Psychotherapie wesentlich beeinflußt, sind die materiellen Voraussetzungen der Behandlung. Von den Fachgesellschaften liegen inzwischen Sollzahlen über den Personalschlüssel in psychiatrischen Krankenhäusern, über die Zahl notwendiger psychiatrischer Betten und über die wünschenswerte Zahl niedergelassener Nervenärzte vor (Enquète zur Lage der Psychiatrie 1975; Dilling, 1977; Weinland et al., 1973). Die Realität bleibt hinter solchen als Mindestmaß angesehenen Zahlen leider in vielen Regionen und Krankenhäusern erheblich zurück (Hempfling et al., 1981). Dieser Tatbestand ist nicht durch die in der Psychiatrie Arbeitenden zu verantworten, sondern durch die für die Finanzierung politisch Verantwortlichen. Daraus folgt für die in der Psychiatrie Tätigen allerdings nicht, daß sie solange gar keine Behandlungsangebote zu machen brauchen, wie sie nach dem gegenwärtigen Wissensstand nicht optimale Angebote machen können. Vielmehr sind alle Beteiligten auch unter den gegenwärtigen Bedingungen zur Optimierung des therapeutischen Angebotes aufgefordert, die sich allerdings oft nur über Improvisation und Kompromisse erreichen läßt. Das bedeutet, daß psychiatrische Psychotherapie so durchgeführt werden muß, daß ein Kompromiß zwischen Intensität der Behandlung und Zahl der behandelten Patienten geschlossen wird. Hinzu kommt noch ein Kompromiß derart, daß therapeutische Eingriffe bei akuten und z. T. vitalen Erkrankungen eine höhere Priorität genießen als Maßnahmen bei längerfristigen und zumindest akut weniger gravierenden Erkrankungen. Psychotherapie, soweit es sich nicht um die Betreuung etwa akut suizidaler Patienten handelt, kann dadurch in die Gefahr geraten, zu einer Therapie der zweiten Linie zu werden. Im Rahmen der stationären Behandlung stehen die persönlichen und intensiven Kontakte zwischen Arzt und Patienten zudem in Konkurrenz zu Gemeinschaftsaktivitäten der Patienten, Beschäftigungstherapie, Konferenzen des Personals, organisatorischen Verpflichtungen der Ärzte und nicht zuletzt auch zu vielfältiger Papierarbeit des therapeutischen Personals (Linden und Albrecht, 1981).

Diese organisatorischen Rahmenbedingungen haben auch Konsequenzen für das, was inhaltlich getan wird. Sogenannte adaptive und supportive Psychotherapieverfahren und eine eklektische Auswahl der jeweils eingesetzten Technik machen mehr als die Hälfte der praktizierten Psychotherapieformen bei niedergelassenen Psychiatern aus (Heim, 1980). Wenn dabei Erkenntnisse neuerer Psychotherapieformen berücksichtigt werden, dann kann durch solche Verfahren auch „nicht optimalen Psychotherapie-Patienten" (Heim, 1980) unter nicht optimalen Therapiebedingungen zu einer günstigeren Entwicklung verholfen werden. Das klassische psychoanalytische Behandlungsverfahren wird nach Bräutigam (1979) selbst in einer psychosomatischen Ambulanz nur mehr bei etwa 5% der Patienten als das indizierte Verfahren angesehen, während bei den übrigen Patienten modifizierte psychoanalytische Behandlungsverfahren wie Notfallpsychotherapie, dynamische Psychotherapie, Gruppentherapie, Familientherapie oder stationäre Psychotherapie angezeigt sind.

Die organisatorischen Rahmenbedingungen, in denen psychiatrische Psychotherapie geleistet werden muß, haben auch unmittelbaren Einfluß auf die Weiterbildungsform und die Weiterbildungsinhalte. Rohde-Dachser (1979) nennt an allgemeinen strukturellen Problemen für die Gestaltung einer Psychotherapieweiterbildung im Rahmen der Psychiatrie und ihre Integration in die Gesamtinstitution der psychiatrischen Klinik, daß Kandidaten nach dem Kriterium der Klinikzugehörigkeit und nicht nach persönlicher Eignung zur Weiterbildung zugelassen werden müssen, daß die Weiterbildungszeit auf die Dauer der Klinikzugehörigkeit, d. h. etwa 3 bis 4 Jahre, begrenzt sein muß, daß die Ausbildung von Beginn an an einem relativ schwierigen Patientenklientel erfolgen muß, für deren Behandlung üblicherweise eine längerfristige Vorerfahrung vorausgesetzt wird, daß Selbsterfahrung in der Regel nur in begrenztem Rahmen möglich ist und daß Psychotherapiekandidaten in der Psychiatrie von Anfang an der Spannung zwischen dem in der täglichen psychiatrischen Routine vorherrschenden Aktionsdruck und der eher abwartend-permissiven Haltung des Psychotherapeuten, bei der es um die Reflexion der Aktionen geht, ausgesetzt sind. Entsprechend muß die Ausbildung sich auf diese strukturellen Vorgegebenheiten einstellen im Sinne „einer sich nicht an Maximalforderungen sondern an Machbarem orientierenden psychotherapeutischen Didaktik" (Rohde-Dachser, 1979).

Kritik am gegenwärtigen Entwicklungsstand der psychiatrischen Psychotherapie

Psychotherapie war schon immer ein Bestandteil psychiatrischer Behandlungsmethoden. Vor Aufkommen der biologischen Behandlungsverfahren stellten psychotherapeutische Maßnahmen im weiteren Sinne fast die einzigen therapeutischen Möglichkeiten dar. Entsprechend verlagerte sich in manchen Ländern wie beispielsweise in den USA das Interesse der psychiatrischen Fachwelt denn auch weitgehend hin zu den psychiatrischen Erkrankungen, die psychotherapeutisch angehbar waren. In den vierziger Jahren waren die Lehrstühle für Psychiatrie in den USA mit Psychoanalytikern besetzt. Die durch Psychotherapie allein kaum zu beeinflussenden schwereren Formen psychiatrischer Erkrankungen traten vergleichsweise etwas in den Hintergrund des Interesses. Mit der pharmakologischen Beeinflußbarkeit auch solcher Erkrankungen eröffneten sich gerade in den letzten Jahren neue Indikationen für die Psychotherapie.

Diesem zunehmendem Bedarf an Psychotherapie bei psychiatrischen Erkrankungen können zum gegenwärtigen Zeitpunkt allerdings weder Ausbildungsrichtlinien noch die bestehende Arbeitsorganisation noch die Forschung gerecht werden.

Es wurde oben schon darauf hingewiesen, daß eine Ausbildung in Psychotherapie im Rahmen der Weiterbildung zum Psychiater eine Reihe von strukturellen Besonderheiten zu berücksichtigen hat, die bei anderem Kontext der Ausbildung in Psychotherapie nicht auftreten (Rohde-Dachser, 1979). Es gibt bislang in Deutschland nur punktuell Erfahrungen, wie eine fundierte psychotherapeutische Weiterbildung in den Rahmen der Facharztweiterbildung integriert werden kann. Die z. Z. zu beobachtende Situation sieht häufig so aus, daß Psychotherapie-Weiterbildung außerhalb der eigentlichen Arbeitszeit und außerhalb der psychiatrischen Weiterbildungsinstitutionen über private Finanzierung in privatrechtlich organisierten Instituten oder Verbänden durchgeführt wird. Es handelt sich hierbei um einen dringend verbesserungsbedürftigen Zustand. Wenn man mit Helmchen und Lauter (1978) darin übereinstimmt, „daß psychotherapeutische Kenntnisse, Fertigkeiten und Erfahrungen auch in der Bundesrepublik Deutschland sehr viel stärker als bisher zum Berufsbild des Psychiaters gehören sollen", dann läßt sich das nur erreichen, wenn eine systematische psychotherapeutische Grundausbildung zum integrativen Bestandteil der psychiatrischen Fachweiterbildung wird. Das wirft allerdings stärker als bisher das Problem einer adäquaten Auswahl von Kandidaten zur Facharzt-Weiterbildung auf.

Die Entwicklung der psychiatrischen Psychotherapie wird auch durch die gegenwärtig zu beobachtenden konkreten Arbeitsbedingungen behindert. Mit einem niedergelassenen Nervenarzt auf etwa 68 000 Einwohner (Enquète, 1975), statt einem Nervenarzt auf 35 000 Einwohner, wie es von Dilling (1977) als sinnvoll errechnet wurde, besteht ein erheblicher Mangel an Nervenärzten. Bei etwa 900 behandelten Patienten pro Quartal und Praxis (Römer, 1977) ergeben sich nach eigener Beobachtung Besuchsfrequenzen von in Extremfällen mehr als 80 Patienten pro Tag. Allein aus dieser Zahl lassen sich erhebliche Beschränkungen für einen adäquaten Einsatz psychotherapeutischer Maßnahmen in Praxen niedergelassener Nervenärzte ableiten. Geht man im Durchschnitt davon aus, daß etwa 50% der Patienten in einer Nervenarztpraxis psychiatrische Patienten sind, von denen etwa die Hälfte auch psychotherapeutisch behandelt werden sollten, und berechnet man pro Psychotherapie-Patient im Durchschnitt 30 Minuten, für andere Patienten, wie z. B. Wiedervorstellungs-Patienten oder neurologische Patienten im Durchschnitt 5 bis 10 Minuten und berücksichtigt man die Möglichkeit einer Behandlung in Gruppen, dann lassen sich im Durchschnitt pro Arbeitsstunde vier bis fünf Patienten behandeln, d. h. bei einer etwa sechsstündigen Sprechstundenzeit am Tag immerhin 30 Patienten. Beim gegenwärtigen Stand der Zahl niedergelassener Nervenärzte ist jedoch selbst in dichter versorgten Gebieten wie beispielsweise Berlin die durchschnittliche Besuchsfrequenz nahezu doppelt so hoch, sie liegt bei etwa 8 Patienten pro Stunde.

Für den stationären Bereich gilt im Prinzip ebenso, daß der organisatorische Rahmen und nicht zuletzt auch der Personalschlüssel wichtige begrenzende Faktoren für die Anwendung der psychiatrischen Psychotherapie sind. Arbeitsplatzuntersuchungen für psychiatrische Stationsärzte zeigen, daß die Häufigkeit psychotherapeutischer Kontakte mit den Patienten unmittelbar mit der Gesamtarbeitsbelastung und insbesondere vom Ausmaß konkurrierender Arbeitsverpflichtungen abhängt (Linden und Albrecht, 1981). Arzt-Patienten-Schlüssel, die das Verhältnis von 1:20 überschreiten, sind mit Sicherheit als Therapiehindernis zu bezeichnen. Eine Verbesserung der Versorgung unter dem Aspekt der psychiatrischen Psychotherapie ist deshalb wesentlich auch ein finanzielles Problem.

Inwieweit Konstenträger, d. h. vor allem Krankenkassen und Kommunen, bereit sind, vermehrt die Kosten für psychiatrische Psychotherapie zu tragen, hängt zu einem gewissen Teil auch mit dem Nachweis der Wirksamkeit dieser Verfahren zusammen. Trotz einer Fülle von wissenschaftlichen Publikationsorganen zum Thema Psychotherapie sind die Grundlagen für eine psychiatrische Psychotherapie bislang als relativ unzureichend zu bezeichnen. Die vielfältigen Fragen einer prognostischen differenziellen Indikation, d. h. wissenschaftlich begründete Entscheidungen, wann welche alternativen Behandlungsmöglichkeiten welche Ergebnisse bringen, sind praktisch für keinen Therapiebereich der psychiatrischen Psychotherapie bislang zu beantworten. Auch in diesem Band, der eine gewisse Zusammenstellung des gegenwärtigen Forschungsstandes zum Thema Psychotherapie in der Psychiatrie bietet, gibt es keine einzige kontrollierte Vergleichsstudie zwischen verschiedenen Therapieverfahren. Zum zweiten sind Probleme der adaptiven Indikation ebenfalls ungeklärt, d. h. wann im therapeutischen Prozeß welche therapeutischen Strategien in welcher Modifikation am besten zum Einsatz kommen sollen. Probleme von Wechselwirkungen zwischen verschiedenen Therapieverfahren und schließlich gar das Problem von Nebenwirkungen werden nicht einmal angesprochen.

Der gegenwärtige Stand ist durch eine Unvergleichbarkeit vieler sehr heterogener Studien, durch oft nicht eindeutig interpretierbare Parameter und eine sehr unterschiedliche klinische Relevanz der Ergebnisse gekennzeichnet. Insbesondere ist das Problem der Psychotherapieforschung noch nicht gelöst, das in der Auswahl von „möglichst umschriebenen, operationalisierten und harten" Parametern für die Wirksamkeitsprüfung liegt (Busch und Helmchen, 1973). Diese Tatsache ist bei der Beurteilung einzelner Untersuchungen jeweils zu berücksichtigen.

Das Resümee hieraus besagt, daß es in der Zukunft dringend erforderlich sein wird, psychiatrische Psychotherapie als eigenen Forschungsgegenstand stärker in den Mittelpunkt zu stellen, daß es nicht genügt, Erfahrungen mit Psychotherapie aus anderen Bereichen in die Psychiatrie nur zu übertragen.

Psychiatrische Psychotherapie ist so gesehen ein bisher kaum explizierter, gleichwohl konstitutiver Bereich psychiatrischer Therapie. Er basiert auf einem umfangreichen, wenn auch nicht systematisierten Erfahrungsschatz psychologischer Interventionstechniken in der Psychiatrie (s. Schrenk, 1973). Psychiater verhalten sich zu Depressiven anders als zu Schizophrenen oder Patienten mit neurotischen Erkrankungen. Aufgrund des bestehenden Weiterbildungssystems, das sehr auf der persönlichen Vermittlung von Kenntnissen und auf Modellernen basiert, kann davon ausgegangen werden, daß hierbei durchaus überindividuell gültige Regeln beachtet werden. Die explizite Beschreibung, Analyse und handlungsrelevante Weiterbildung dieser bereits existierenden psychiatrischen Psychotherapie (Grawe 1981) könnte in der Zukunft fruchtbare Impulse für die Weiterentwicklung der Psychiatrie geben.

Literatur

Baumann U, von Wedel B (1981) Stellenwert der Indikationsfrage im Psychotherapiebereich. In: Baumann U (Hrsg) Indikation zur Psychotherapie. Urban & Schwarzenberg, München Wien Baltimore, S 1–38

Beck AT, Rush AJ, Shaw F, Emery E (1979) Cognitive Therapy of Depression Guilford. New York

Beese F (1980) Psychosoziale Störungen und psychisch bedingte Erkrankungen, Übergänge und Abgrenzungen. Prax Psychother Psychosom 25:13–27

Bericht der Enquete-Kommission über die Lage der Psychiatrie in der Bundesrepublik Deutschland. Deutscher Bundestag, Drucksache 7/4200 u. 7/4201 Bonn 1975

Binder H (1962) Der psychopathologische Begriff der Neurose. Schweiz Arch Neurol Psychiat 89:185–198

Bräutigam W (1979) Wege psychoanalytischer Therapie in Ambulanz und Klinik. In: Fischle-Carl H (Hrsg.) Theorie und Praxis der Psychoanalyse. Fellbach, Bonz, S 90–112

Busch H, Helmchen H (1973) Dokumentation psychiatrischer Therapie. Nervenarzt 44:569–575

Cohen SJ (1979) (Ed): New Direction in Patient Compliance Lexington. Lexington

Davison GC, NealeJM (1979) Abnormal Psychology Wiley. New York (Deutsch 1979)

Degkwitz R, Helmchen H, Kockott G, Mombour W (1980) Diagnosenschlüssel und Glossar psychiatrischer Krankheiten. 5. Aufl Springer, Berlin Heidelberg New York

Dilling H (1974) Nervenärzte in der Praxis, Probleme der ambulanten psychiatrischen Versorgung. Psychiat Prax 1:99–106

Dilling H (1977) Niedergelassene Nervenärzte in der psychiatrischen Versorgung. Nervenarzt 48:586–602

Dührssen A (1962) Katamnestische Ergebnisse bei 1004 Patienten nach analytischer Psychotherapie. Z Psychosomat Med 8:94–113

Dührssen A, Jorswieck E (1965) Eine empirisch-statistische Untersuchung zur Leistungsfähigkeit psychoanalytischer Behandlung. Nervenarzt 36:166–169

Fürstenau P (1974) Zur Problematik von Psychotherapiekombinationen aus der Sicht der vergleichenden Psychotherapieforschung und der Organisationssoziologie. Gruppenpsychother Gruppendyn 8:131–140

Golemann D (1980) Foreword: The Psychotherapy Handbook. Meridian, New York XVII–XIX

Grawe K (1981) Überlegungen zu möglichen Strategien der Indikationsforschung. In: Baumann U (Hrsg) Indikation zur Psychotherapie. Urban & Schwarzenberg, München Wien Baltimore, S 221–236

Häfner H (1981) Der Krankheitsbegriff in der Psychiatrie. In: Degkwitz R, Siedow H (Hrsg) Standorte der Psychiatrie, Bd 2: Zum umstrittenen psychiatrischen Krankheitsbegriff. Urban & Schwarzenberg, München Wien Baltimore, S 16–54

Heigl F, Triebel A (1977) Lernvorgänge in psychonalytischer Therapie. Die Technik der Bestätigung – eine empirisch Untersuchung. Huber-Verlag, Bern

Heim E (1980) „Stütztherapie" – neu entdeckt? Plädoyer für adaptive Psychotherapien. Psychother Med Psychol 30:262–273

Heinrich K (1975) Degenerationsmöglichkeiten therapeutischer Gruppen. In: Kranz H, Heinrich K (Hrsg) Psychiatrische und ethologische Aspekte abnormen Verhaltens. Thieme-Verlag, Stuttgart, S. 39–49

Hellhammer D (1981) Aktivitätsaufbau. In: Linden M, Hautzinger M (Hrsg) Psychotherapie-Manual. Springer, Berlin Heidelberg New York, S 1–4

Helmchen H, Lauter H (1978) Zur psychiatrischen Weiterbildung in der Bundesrepublik Deutschland. Nervenarzt 49:2–8

Helmchen H, Rüger U (1980) Neurosen und psychosomatische Erkrankungen als klassifikatorisches und diagnostisches Problem. Z Psychosom Med 26:205–216

Hempfling F, Kappos L, Milech T (1981) Zur ambulanten psychotherapeutischen Versorgung durch niedergelassene Nervenärzte. Psychother Med Psychol 31:91–96 (1981)

Herink R (1980) The Psychotherapy Handbook: The A–Z Guide to more than 250 Different Psychotherapies in Use Today. Merian, New York

Hirsch A, Schmidtchen S (1981) Beratung. In: Linden M, Hautzinger M Psychotherapie-Manual. Springer, Berlin Heidelberg New York, S 23–26

Kayser H, Krüger H, Mävers W, Petersen P, Rohde M, Rose HP, Veltin A, Zumpe V (1973) Gruppentherapie in der Psychiatrie. Thieme, Stuttgart

Kutter P (1981) Widerstandsanalyse. In: Linden M, Hautzinger M Psychotherapie-Manual. Springer, Berlin Heidelberg New York, S 285–288

Linden MM (1979 a) Therapeutische Ansätze zur Verbesserung von „Compliance". Nervenarzt 50:109–114

Linden M (1979 b) Modelle zur Integration pflegerischer Arbeit in die Therapie auf psychiatrischen Stationen. Psychiat Prax 6:143–150

Linden M (1980) Compliance und Compliance-Modifikation. In: Brengelmann, Z C (Hrsg) Entwicklung der Verhaltenstherapie. Röttger, München, S. 281–305

Linden M (1981 a) Die Veränderung von Krankheitsmodellen und Compliance bei schizophrenen Patienten. In: Helmchen H, Linden M, Rüger U (Hrsg) Springer, Berlin Heidelberg New York

Linden M (1981 b) Systematische Desensibilisierung. In: Linden M, Hautzinger M (Hrsg) Psychotherapie-Manual. Springer, Berlin Heidelberg New York, S. 221–224

Linden M (1981 in Druck) Compliance-adaptierte Information. In: Fischer B (Hrsg) Patienten-Compliance 2. Klausenbacher Gesprächsrunde

Linden M, Albrecht J (1981) Individueller Arzt-Patient-Kontakt auf einer psychiatrischen Akutstation. Psychother Psychosom Med Psychol 31:87–90 (1981)

Linden M, Hoffmann N (1976) Erhöhter therapeutischer Anspruch und verschenkte therapeutische Chance: Kausale, kompensierende und korsettierende Therapie. In: Fiedler PA, Hörmann G (Hrsg) Therapeutische Sozialarbeit. Sonderheft II 7 1976 der Mitteilungen der DGVT, S. 57–74

Manns M (1981) Mediatorentraining. In: Linden M, Hautzinger M (Hrsg) Psychotherapie-Manual. Springer, Berlin Heidelberg New York, S. 133–138

Möllhoff G (1979) Die „Unterbringung" psychisch Kranker. Psychiat Prax 6:31–40

Müller-Oerlinghausen B, Linden M (1981) Rationalität der Indikation zu psychopharmakologischer Behandlung. In: Baumann U (Hrsg) Indikation zur Psychotherapie. Urban & Schwarzenberg, München Wien Baltimore, S. 210–220

Römer K (1977) Studien über die Tätigkeit niedergelassener Nervenärzte in der BRD. Spektrum 6:83–84

Rohde-Dachser C (1979) Ärztliche Psychotherapie-Weiterbildung in der psychiatrischen Klinik – Erfahrungen und Reflexion am Beispiel der Medizinischen Hochschule Hannover. Psychiat Prax 6:183–194 (1979)

Rüger U (1975) Kombination von Medikation und Psychotherapie bei depressiven Erkrankungen. Ärztl Prax 27:3865–3869

Rüger U (1976) Tiefenpsychologische Aspekte des Verlaufs phasischer Depression unter Lithium- Prophylaxe. Nervenarzt 9:538–543

Rüger U (1979) Kombination von psychiatrischer Pharmakotherapie und Psychotherapie. Nervenarzt 50:491–500

Rüger U (1981) Stationär-ambulante Gruppenpsychotherapie. Ein langfristiges Behandlungsmodell. Springer, Berlin Heidelberg New York

Rüger U (1981) Übertragungsanalyse. In: Linden M, Hautzinger M (Hrsg) Psychotherapie-Manual. Springer, Berlin Heidelberg New York, S. 243–248

Sackett DL, Haynes RB (1976) (Eds): Compliance with Therapeutic Regimens. Johns Hopkins Univ Press, Baltimore

Schrenk M (1973) Über den Umgang mit Geisteskranken. Die Entwicklung der psychiatrischen Therapie vom „moralischen Regime" in England und Frankreich zu den „psychischen Curmethoden" in Deutschland. Springer, Berlin Heidelberg New York

Strupp H, Bergin H (1969) Some empirical and conceptual bases for coordinated research in psychotherapy. Intern J Psychiat 7:18–19

Taublee ES, Wright HW (1971) Attitude Therapy. A behavior modification programm in a psychiatric hospital. In: Richard HC (ed.): Behavioral intervention in human problems. Pergamon, New York

Tharp RG, Wetzel RJ (1975) Verhaltensänderungen im gegebenen Sozialfeld. Urban & Schwarzenberg, München Wien Baltimore

Ullrich R, Ullrich de Muynck R (1980) Diagnose und Therapie sozialer Störungen. Pfeiffer, München

Weinland W, Hoheisel HP, Grobe E (1973) Psychotherapie – heute und morgen. Eigenverlag, Frankfurt

Weinschenk C (1979) Der Krankheitsbegriff und der „Beruf des Psychotherapeuten". Deutsches Ärzteblatt, 225–229

Whitehead A (1979) Psychological treatment of Depression. A Review. Beh Res Ther 17:495–509

Wolberg L (1977) The Technique of Psychotherapy. Grune & Stretton, New York

Sachverzeichnis

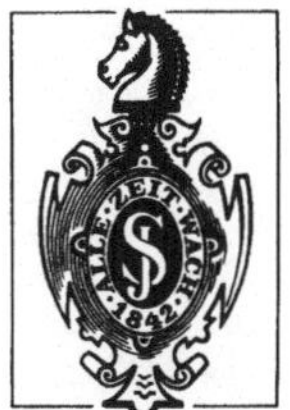